Gesetz
zur Bekämpfung der Geschlechtskrankheiten

vom 18. Februar 1927

Ausführlich erläutert, mit einer Einleitung versehen unter Abdruck der Ausführungsbestimmungen des Reichs, Preußens, Bayerns, Württembergs, Sachsens, Badens, Thüringens, Hessens und Hamburgs, sowie eines Sachverzeichnisses

von

Dr. Albert Hellwig
Landgerichtsdirektor in Potsdam

1928
München, Berlin und Leipzig
J. Schweitzer Verlag (Arthur Sellier)

Junge & Sohn, Univ.-Buchdruckerei, Erlangen

Vorwort.

Das Gesetz zur Bekämpfung der Geschlechtskrankheiten stellt der Rechtsanwendung eine schwere Aufgabe, und zwar aus verschiedenen Gründen. Es spielen medizinische, wirtschaftliche, kriminalistische und sozialfürsorgerische Gesichtspunkte hinein, die Beachtung heischen. Es tauchen schwierige staatsrechtliche, verwaltungsrechtliche, gewerberechtliche, strafrechtliche, bürgerlichrechtliche Fragen auf. Es finden sich eine Reihe von Unklarheiten in der Formulierung, die zu Zweifeln Anlaß geben, was das Gesetz meint. Vor allem aber ist das Gesetz nicht wie aus einem Guß, sondern es spiegeln sich in ihm die Kämpfe wieder, die ein Jahrzehnt fast um die Gestaltung des Gesetzes ausgefochten worden sind. Das Gesetz zur Bekämpfung der Geschlechtskrankheiten ist zwar in der Hauptsache und in seiner Grundtendenz zweifellos ein Gesetz, das rein hygienischen Strebungen sein Dasein verdankt. Diese Bestrebungen sind aber unlöslich von ethischen und selbst religiösen Gedankengängen, die vielfach eine andere Lösung erheischten, als sie geboten erscheinen mußte, wenn man diese Fragen lediglich vom hygienischen Standpunkt aus ansah.

Hier lag es außer dem Bereiche des Möglichen, daß das Gesetz Widersprüche in Einzelheiten vermeiden konnte. Und was der Gesetzgeber nicht vermocht hat, das ist auch demjenigen, der das Gesetz auszulegen hat, zu erreichen nicht vergönnt. Gerade dann ist ein innerer Ausgleich der verschiedenen hier wirksamen Weltanschauungen nicht erreichbar, wenn man, wie man dies tun muß, bei der Auslegung des Gesetzes loyal danach trachtet, nur die Gedankengänge des Gesetzes mit allen ihren Unvollkommenheiten klar herauszuarbeiten. Der Auslegende kann zwar der Pionier sein, der durch seine Arbeit die Lücken und Unvollkommenheiten des Gewordenen aufweist und dadurch den Weg bereitet für eine entsprechende Änderung des Gesetzes. Es wäre aber eine Verkennung seiner Aufgabe, wenn er schon das geltende Recht so auslegen wollte, wie es seiner, wenn auch vielleicht noch so gut begründeten Ansicht nach ein vernünftiger Gesetzgeber geschaffen haben würde.

Ich habe mich überall bemüht, die Zweifelsfragen klarzustellen und sie unter Heranziehung der über das Gesetz und die Entwürfe bisher erschienenen Literatur zu lösen oder doch den Weg zu zeigen, auf dem sie vielleicht einer befriedigenden Lösung nahe gebracht werden könnten. Ich habe dabei stets redlich und ehrlich danach gestrebt, mich vor einer vorgefaßten Meinung zu hüten und nichts in das Gesetz hineinzutragen, was in dem Gesetz nicht wenigstens andeutungsweise enthalten ist. Ich bin natürlich nicht der Meinung, daß ich überall das Rechte getroffen habe. Doch darf ich sagen, daß ich mich bemüht habe, nach Kräften die rechtlich zweifelhaften Stellen zu erkennen und daß ich keiner Schwierigkeit in der Fragestellung oder in der Lösung eines Problems bewußterweise ausgewichen bin. Ich hoffe auf diese Weise der Praxis wenigstens Hinweise gegeben zu haben, die von dem weiten Personenkreise, der zur Ausführung des Gesetzes berufen ist, nicht ohne Nutzen beachtet werden können. Und auch wo man der von mir vorgeschlagenen Lösung nicht beistimmen sollte, mag vielleicht der eine oder andere Hinweis auf entgegenstehende Gesichtspunkte willkommen sein.

Ein jedes Gesetz gewinnt erst Leben durch seine Anwendung in der Praxis. Und es ist eine Binsenwahrheit, daß das Gesetzesrecht so gar nicht selten ein ganz anderes Gesicht zeigt als das Recht der Praxis, wie es sich bei der Anwendung des Gesetzes durch Gerichte und Verwaltungsbehörden entwickelt. An Beispielen ist wahrlich kein Mangel. Man braucht auch gar nicht in die Ferne zu schweifen. Man erinnere sich, um zwei Beispiele gerade aus der Vorgeschichte des Gesetzes zur Bekämpfung der Geschlechtskrankheiten zu erwähnen, an die bisherige Konzessionierung von Bordellen durch manche Polizeibehörden trotz des Kuppeleiverbots auf der einen Seite und an den schon vor zwei Jahrzehnten in Preußen gemachten Versuch, durch einen Ministerialerlaß die erst jetzt durch das Gesetz in diesem Sinne geregelte Behandlung der Prostituierten im Widerspruch mit dem damaligen Recht in vielem Wesentlichen vorwegzunehmen.

Es wäre zu wünschen, daß alle Instanzen, die mit der Ausführung des Gesetzes betraut sind, den festen Willen haben, die Gedanken des Gesetzes auch in die Tat umzusetzen. Die bisher ergangenen Ausführungsbestimmungen Preußens, Bayerns, Sachsens, Württembergs, Badens, Thüringens, Hessens und Hamburgs lassen erfreulicherweise dieses ernste Bestreben erkennen. Insbesondere gilt dies von den preußischen Bestimmungen, die ausführlicher sind als diejenigen der anderen Länder und die daher weit mehr Gelegenheit haben, zu solchen umstrittenen Fragen Stellung zu nehmen. Möchten die Gerichte und die Verwaltungsbehörden diesem Beispiele folgen und, unbeeinflußt durch Eifersüchteleien und Eigenbrödlerei, einzig danach trachten, die Gedanken des Gesetzes zum Leben zu erwecken. Sie dürfen sich dabei weder durch ihre, oft genug auf alter Übung beruhende, anders geartete Weltanschauung beeinflussen lassen, noch auch sich durch die mancherlei Unvollkommenheiten und Widersprüche des Gesetzes in ihrer Arbeit beirren lassen! Und selbst, wenn sie auf Grund ihrer Erfahrungen der bestimmten Überzeugung sind, daß die Entscheidung einer bestimmten Streitfrage durch das Gesetz oder gar die ganze Grundtendenz des Gesetzes völlig verkehrt und für das Wohl der Allgemeinheit gefährlich sei, muß es ihre Aufgabe sein, als treue Diener des Gesetzes an seiner Verwirklichung nach Kräften mitzuwirken. Es erfordert das freilich ein persönliches Opfer, ein Opfer aber, das im höheren Interesse der Gemeinschaft zu bringen Pflicht ist.

Ich habe mich nicht erst in der letzten Zeit für den Gegenstand interessiert, der jetzt hier gesetzliche Regelung erfahren hat. Vielmehr habe ich das Zustandekommen des Gesetzes in allen seinen Etappen von Anfang an als lebhaft interessierter Zuschauer beobachtet. Ich habe, wie ich das stets zu tun pflege, mich auch nach Möglichkeit bemüht, nicht nur die rein juristische Erörterung zu den gesetzgeberischen Problemen zu verfolgen, sondern auch die Äußerungen der Fachleute derjenigen Wissensgebiete kennen zu lernen getrachtet, die den Untergrund des Gesetzes darstellen, insbesondere der Mediziner, der Kriminalisten, der Sexualforscher und der Sozialfürsorger.

Die bei diesem Gesetz besonders wichtigen Ausführungsbestimmungen Preußens, Bayerns, Württembergs, Sachsens, Badens, Thüringens habe ich nicht nur im Anhang mit abgedruckt, sondern auch in den Text der Erläuterungen mit hineingearbeitet. Ich hoffe, daß sie dadurch an praktischem Wert gewonnen haben. Die von dem Reichsgesundheitsamt herausgegebenen „Ratschläge an Ärzte über die Mitwirkung bei der Bekämpfung der Geschlechtskrankheiten“ habe ich zwar bei den Erläuterungen berücksichtigt, doch habe ich sie im Anhang nicht abgedruckt, da sie in der Hauptsache nur für Ärzte Interesse haben und jedem Arzt ohne weiteres leicht zugänglich sind.

Die rechtlichen Ausführungen habe ich ausführlich gestaltet, ausführlicher, als es wohl notwendig gewesen wäre, wenn mein Kommentar nur für geschulte Juristen bestimmt wäre. Ich hoffe aber, daß auch die nicht juristisch geschulten Beamten der Gesundheitsbehörden und die Ärzte, die Polizeibeamten und die Sozialfürsorger das Bedürfnis empfinden werden, sich über die Gedankengänge dieses weitreichenden Gesetzes im Zusammenhange zu unterrichten. Vorträge, die ich in der Hygiene-Akademie zu Dresden und in ärztlichen Vereinen zu Flensburg und Lübeck über das Gesetz gehalten habe, haben mir gezeigt, daß in der Tat ein solches Interesse in hohem Maße besteht. Ich habe mich deshalb auch nach Kräften bemüht, den sprachlichen Ausdruck so zu wählen, daß auch der Nichtfachmann imstande ist, den rechtlichen Ausführungen zu folgen.

In einer ausführlicheren Einleitung führe ich in die Entstehungsgeschichte und in die Gedankenwelt des Gesetzes ein und bemühe mich auf die erheblichen Schwierigkeiten einer sachgemäßen Auslegung ausführlicher hinzuweisen und den Weg zu weisen, der mir gangbar erscheint, um dieser Schwierigkeiten nach Möglichkeit Herr zu werden.

Im Anhang sind die Ausführungsbestimmungen des Reichs, Preußens, Bayerns, Sachsens, Württembergs, Badens, Thüringens, Hessens und Hamburgs zum Abdruck gelangt, desgleichen einige ergänzende Bestimmungen von Bedeutung. Darunter auch die Verordnung zur Bekämpfung der Geschlechtskrankheiten vom 11. Dezember 1918, die zwar durch § 19 Abs. 2 des Gesetzes ausdrücklich außer Kraft gesetzt worden ist, aber nicht nur als Vorgänger des Gesetzes geschichtlich von Interesse ist, und überdies in einzelnen Fragen auch für die Auslegung des Gesetzes den einen oder anderen beachtenswerten Gesichtspunkt weist, sondern die auch in ihrer Strafbestimmung für eine gewisse Übergangszeit unter Umständen noch unmittelbar zur Anwendung zu gelangen hat.

Durch Verweisungen auf diejenigen Stellen der Erläuterungen, in denen Fragen behandelt werden, die in irgendeiner Beziehung zu dem gerade erörterten Fragenkomplex stehen, habe ich mich bemüht, den Zusammenhang der Bestimmungen klar zu stellen und auch dem juristisch wenig Geschulten es zu ermöglichen, sich durch das Labyrinth der gesetzlichen Bestimmungen hindurchzufinden. Auch das Sachverzeichnis habe ich so ausführlich gehalten, daß es, wie ich hoffe, in der Praxis auch juristischen Laien das Auffinden derjenigen Bestimmungen ermöglichen wird, die sie gerade brauchen.

Dem gleichen Zweck, eine schnelle Orientierung zu ermöglichen, dient das ausführlich gehaltene Inhaltsverzeichnis, aus dem das System zu entnehmen ist, nach welchem die Erläuterungen zu den einzelnen Paragraphen geordnet worden sind.

Es wäre mir eine Genugtuung, wenn das Buch sich in der Praxis als ein brauchbarer Führer bewähren würde. Ich habe das Buch mit Lust und mit Liebe geschrieben und unter manchen Schwierigkeiten vollendet. Ich weiß natürlich, daß es gar manche Lücken hat und daß man über gar manche Frage anderer Meinung sein kann. Ich glaube aber auch, daß kein Kommentar in dem gegenwärtigen Zeitpunkt ein unfehlbarer Führer durch alle Schwierigkeiten des Gesetzes hindurch sein kann. So sehr sich der einzelne auch bemühen mag, die tatsächlichen Unterlagen so umfassend und so zuverlässig als möglich zu erkennen und sie richtig zu bewerten und so sehr er auch danach streben mag, etwaige Zweifelsfragen von praktischer Tragweite zu erkennen, so wird doch dieses Streben nicht immer von Erfolg gekrönt sein können. Das Leben selbst ist immer noch vielgestaltiger gewesen, als es sich auch von solchen, die mit schöpferischer Phantasie begabt sind, jemals am grünen Tisch hat ausmalen lassen.

So wird auch die Praxis sicherlich auch auf diesem Gebiet der wissenschaftlichen Forschung reiche Anregung geben. Ich bin allen denen, die mich auf Mängel oder auf Lücken aufmerksam machen oder die mir von Erfahrungen aus der Praxis, sei es über die tatsächlichen Unterlagen des Gesetzes und ihre künftige Entwicklung, sei es über die rechtliche Regelung in der Verwaltungspraxis, Nachricht geben, zu ganz besonderem Danke verpflichtet.

Potsdam, Anfang Oktober 1927.

Albert Hellwig.

Inhaltsverzeichnis.

Abkürzungen von Gesetzen, Verordnungen usw. sowie von Zeitschriften.

BGB.	= Bürgerliches Gesetzbuch.
bad. AV. I	= Badische Verordnung vom 13. September 1927. Vollzug des Reichsgesetzes zur Bekämpfung der Geschlechtskrankheiten. (Badisches Gesetz- und Verordnungsblatt 1927 S. 173.)
bad. AV. II	= Badische Verordnung vom 16. September 1927. Vollzug des Reichsgesetzes zur Bekämpfung der Geschlechtskrankheiten. (Badisches Gesetz- und Verordnungsblatt 1927 S. 176.)
bad. Richtl.	= Richtlinien zur Durchführung des Reichsgesetzes zur Bekämpfung der Geschlechtskrankheiten vom 18. Februar 1927 (RGBl. I S. 61) und der hierzu ergangenen Vollzugsverordnung des Ministers des Innern vom 16. September 1927. (GVBl. S. 176.) (Badisches Gesetz- und Verordnungsblatt 1927 S. 179.)
bayer. AV	= Bekanntmachung des Staatsministeriums des Innern vom 29. September 1927 Nr. 5302 b 54 über den Vollzug des Reichsgesetzes zur Bekämpfung der Geschlechtskrankheiten. (Ministerialamtsblatt der bayerischen inneren Verwaltung 1927 S. 49.)
Begr. zur pr. AV.	= Begründung zur preußischen Ausführungsverordnung zum Reichsgesetz zur Bekämpfung der Geschlechtskrankheiten. (Abgedruckt in der von der Deutschen Gesellschaft zur Bekämpfung der Geschlechtskrankheiten herausgegebenen Zusammenstellung der preußischen Ausführungsbestimmungen S. 5ff.)
Ber. I	= Bericht des 14. Ausschusses über den Entwurf eines Gesetzes zur Bekämpfung der Geschlechtskrankheiten – Nr. 3523 der Drucksachen — (Reichstag, I. Wahlperiode 1920/33, Nr. 5801).

Ber. II	= Bericht des 10. Ausschusses (Bevölkerungspolitik) über den Entwurf eines Gesetzes zur Bekämpfung der Geschlechtskrankheiten — Nr. 975 der Drucksachen — (Reichstag, III. Wahlperiode 1924/26, Drucks. Nr. 2714).
DJZ	= Deutsche Juristen Zeitung.
E 1918	= Entwurf eines Gesetzes zur Bekämpfung der Geschlechtskrankheiten vom 16. Februar 1918 (Reichstag, 13. Legislaturperiode, II. Session 1914/18, Nr. 1287).
E 1918 Aussch.	= Zusammenstellung eines Gesetzes zur Bekämpfung der Geschlechtskrankheiten — Nr. 1287 der Drucksachen — mit den Beschlüssen des 16. Ausschusses für Bevölkerungspolitik in erster Lesung. (Reichstag, 13. Legislaturperiode, II. Session 1914/18, 16. Ausschuß).
E I	= Entwurf eines Gesetzes zur Bekämpfung der Geschlechtskrankheiten vom 10. März 1920. (Reichsrat, Tagung 1920, Nr. 71.)
E II	= Entwurf eines Gesetzes zur Bekämpfung der Geschlechtskrankheiten (Reichstag, I. Wahlperiode 1920/22, Drucks. Nr. 3523).
E III	= Zusammenstellung des Entwurfs eines Gesetzes zur Bekämpfung der Geschlechtskrankheiten — Nr. 3523 der Drucksachen — mit den Beschlüssen des 14. Ausschusses in erster Lesung. (Reichstag, I. Wahlperiode, 1920/22, 14. Ausschuß.)
E IV	= E II in der Fassung der Beschlüsse des Ausschusses in zweiter Lesung (Bericht des 14. Ausschusses über den Entwurf eines Gesetzes zur Bekämpfung der Geschlechtskrankheiten — Nr. 3523 der Drucksachen —. (Reichstag, I. Wahlperiode, 1920/23. Nr. 5801.)
E V	= Entwurf eines Gesetzes zur Bekämpfung der Geschlechtskrankheiten vom 30. März 1925. (Reichsrat, Tagung 1925, Nr. 59.)
E VI	= Entwurf eines Gesetzes zur Bekämpfung der Geschlechtskrankheiten vom 6. Juni 1925. (Reichstag, III. Wahlperiode 1924/25, Nr. 975.)
E VII	= Zusammenstellung des Entwurfs eines Gesetzes zur Bekämpfung der Geschlechtskrankheiten — Nr. 975 der Drucksachen — mit den Beschlüssen des 10. Ausschusses in erster Lesung. (Reichstag, III. Wahlperiode 1924/26, 10. Ausschuß.)

E VIII	=	Zusammenstellung des Entwurfs eines Gesetzes zur Bekämpfung der Geschlechtskrankheiten — Nr. 975 der Drucksachen — mit den Beschlüssen des 10. Ausschusses in erster und zweiter Lesung. (Reichstag. III. Wahlperiode 1924/26, 10. Ausschuß.)
GA.	=	Goltdammers Archiv für Strafrecht.
JW.	=	Juristische Wochenschrift.
Mitt. der DGBG.	=	Mitteilungen der Deutschen Gesellschaft zur Bekämpfung der Geschlechtskrankheiten.
pr. AV.	=	Ausführungsverordnung zum Reichsgesetze zur Bekämpfung der Geschlechtskrankheiten vom 18. Februar 1927 (Reichsgesetzbl. I S. 61). Vom 24. August 1927. (Preußische Gesetzsammlung 1927 S. 171.)
pr. vorl. Anw.	=	Vorläufige Anweisung zur Durchführung des Reichsgesetzes zur Bekämpfung der Geschlechtskrankheiten vom 18. Februar 1927 (RGBl. I S. 61) und der hierzu ergangenen Ausführungsverordnung vom 24. August 1927 (GS. S. 171). (Volkswohlfahrt. Amtsblatt des Preußischen Ministeriums für Volkswohlfahrt 1927 S. 877.)
Ratschläge	=	Ratschläge an Ärzte über die Mitwirkung bei der Bekämpfung der Geschlechtskrankheiten. Bearbeitet im Reichsgesundheitsamt. Berlin o. J. (1927).
RG.	=	Entscheidungen des Reichsgerichts in Strafsachen.
RJWG.	=	Reichsjugendwohlfahrtsgesetz.
RV.	=	Reichsverfassung.
sächs. AV.	=	Ausführungsverordnung zum Reichsgesetz zur Bekämpfung der Geschlechtskrankheiten. Vom 24. September 1927. (Sächsisches Gesetzblatt 1927 S. 144.)
StGB.	=	Strafgesetzbuch.
StPO.	=	Strafprozeßordnung.
Teilbericht	=	Erster Teilbericht des 16. Ausschusses für Bevölkerungspolitik betreffend die Bekämpfung der Geschlechtskrankheiten im Heer und in der Gesamtbevölkerung (Reichstag. 13. Legislatur-Periode. II. Session 1914/17. Drucks. Nr. 912).
Thür. AV.	=	Verordnung zur Ausführung des Reichsgesetzes zur Bekämpfung der Geschlechtskrankheiten vom 19. September 1927 (Gesetzsammlung für Thüringen S. 183).
VO. 1918	=	Verordnung zur Bekämpfung der Geschlechtskrankheiten. Vom 11. Dezember 1918. (Reichsgesetzblatt 1918 S. 1431.)

Verh.	=	Reichstag, 1927. 256., 257., 258., 260. Sitzung Stenographische Berichte S. 8675, 8697, 8713, 8755
Verh. zu E IV	=	Reichstag I. 1920/23. 364., 365., 367., 368., 369. Sitzung. Stenographische Berichte S. 11312, 11343, 11417, 11460.
württ. AV.	=	Verordnung des Innenministeriums über die Durchführung des Gesetzes zur Bekämpfung der Geschlechtskrankheiten. Vom 27. September 1927. (Regierungsblatt für Württemberg 1927 S. 297.)
ZPO.	=	Zivilprozeßordnung.
ZBG.	=	Zeitschrift für Bekämpfung der Geschlechtskrankheiten.
ZStrW.	=	Zeitschrift für die gesamte Strafrechtswissenschaft.

Abkürzungen von Schriften.

Blaschko = Der Gesetzentwurf zur Bekämpfung der Geschlechtskrankheiten. Berlin 1920.

Blaschko (Welche Aufgaben) = Welche Aufgaben erwachsen dem Kampf gegen die Geschlechtskrankheiten aus dem Kriege? Leipzig 1915.

Dreuw = Die Sexualrevolution. Der Kampf um die Bekämpfung der Geschlechtskrankheiten.

Finger = Die Geschlechtskrankheiten als Staatsgefahr und die Wege zu ihrer Bekämpfung. Wien 1924.

Frank = Das Strafgesetzbuch für das Deutsche Reich. 17. Aufl. Tübingen 1926.

Geyer-Moses = Gesetz zur Bekämpfung der Geschlechtskrankheiten nebst Erläuterungen und Kommentar. Berlin 1927.

Haldy = Die Wohnungsfrage der Prostituierten (Kuppeleiparagraph und Bordellwirt). Eine juristische Betrachtung. Hannover 1914.

Jadassohn = Rechte und Pflichten des Arztes nach dem Gesetz über Geschlechtskrankheiten. Sonderabdruck aus der „Zeitschrift für ärztliche Fortbildung". Jhg. 24. Jena 1927.

Kahl = Das Gesetz zur Bekämpfung der Geschlechtskrankheiten und der Prostitution vom Rechtsstandpunkt aus beurteilt (Zeit- und Streitschriften zur Sittlichkeitsfrage Nr. 18. Plötzensee 1922).

Kaufmann = Krieg, Geschlechtskrankheiten und Arbeiterversicherung. Berlin 1916.

Kirchner = Die gesetzlichen Grundlagen der Seuchenbekämpfung im Deutschen Reiche. Jena 1907.

Korach = Über die Kommunalisierung der Prostituiertenfürsorge in Berlin. Berlin 1922.

LK = Das Reichsstrafgesetzbuch, erläutert von Ebermayer, Lobe und Rosenberg. 2. Aufl. Berlin und Leipzig 1922.

Laupheimer = Der strafrechtliche Schutz gegen geschlechtliche Infektion. Berlin 1914.

Lieske = Das Problem krimineller Bekämpfung der Ansteckung mit Geschlechtsleiden. Würzburg 1917.

v. Liszt (Vorträge) = Strafrechtliche Aufsätze und Vorträge. Bd. II. Berlin 1905.

Neißer = Die Geschlechtskrankheiten und ihre Bekämpfung. Berlin 1916.

Olshausen = Kommentar zum Strafgesetzbuch für das Deutsche Reich. 11. Aufl. Berlin 1927.
Placzek = Das Berufsgeheimnis des Arztes. 3. Aufl. Leipzig 1909.
Pfenniger = Das Strafrecht im Kampfe gegen die Geschlechtskrankheiten (Schweizer Zeitschrift für Strafrecht Jhg. 40 S. 209).
Posener = Die Bekämpfung der Geschlechtskrankheiten durch die neueste Reichsgesetzgebung. Berlin 1927.
Quarck = Gegen Prostitution und Geschlechtskrankheiten. Berlin 1921.
Sauter = Das Berufsgeheimnis und sein strafrechtlicher Schutz. Breslau 1910.
Schmölder = Die Prostituierten und das Strafrecht. München 1911.
Schmölder (Bestrafung) = Die Bestrafung und polizeiliche Behandlung der gewerbsmäßigen Unzucht. Berlin 1917.
Schuppe = Die staatliche Überwachung der Prostitution. Berlin 1914.
Schwartz = Das Strafgesetzbuch für das Deutsche Reich. Berlin 1914.
Sellmann = Das Gesetz zur Bekämpfung der Geschlechtskrankheiten. Hagen i. W. 1927.
Wolzendorff, Polizei und Prostitution. Tübingen 1911.
v. Zumbusch = Geschlechtskrankheitenbekämpfung und Strafrecht (Sonderabdruck aus der Münchener medizinischen Wochenschrift 1918 S. 47).

Einleitung.

Die Geschlechtskrankheiten, Syphilis, Tripper und Schanker, gehören zu denjenigen Krankheiten, die weit verbreitet sind. Das traf schon vor dem Kriege zu[1]); während des Krieges[2]) und in der Zeit nach dem Kriege haben sie an Ausdehnung noch erheblich gewonnen[3]). In den letzten Jahren haben sie allerdings anscheinend abgenommen[4]), wie man meint, und wohl auch mit Recht meint, weil die sexuelle Aufklärung über die Gefahren des außerehelichen geschlechtlichen Verkehrs und über die Maßnahmen, um den daraus entspringenden gesundheitlichen Gefahren soweit als irgend möglich vorzubeugen, anfange ihre Früchte zu tragen und weil überdies in den letzten Jahren wirksamere Heilmittel insbesondere gegen die Syphilis gefunden und immer mehr mit Erfolg angewendet würden.

Auch wenn man davon ausgeht, daß tatsächlich eine nicht nur vorübergehende Besserung des bisherigen Zustandes zu verspüren ist und wenn man die Bedenken auch zurückstellt, die dahin zielen, daß durch die Verwendung der neueren scharfen Behandlungsmethoden der Syphilis zwar scheinbar eine Heilung eintrete, in Wirklichkeit aber der Ausbruch der besonders schweren Formen der Nacherkrankungen außerordentlich begünstigt werde[5]), so liegt doch kein Anlaß vor, die Sachlage in rosigem Lichte anzuschauen

---

1) E 1918 S. 7; Laupheimer S. 18 f.

2) E II S. 6; Blaschko S. 1 ff., 7; Hallermeyer in „Sexualprobleme" 1913, Dezemberheft, zitiert im „Archiv für Kriminologie" Bd. 62 S. 110; Gans in ZBG. Bd. 19 S. 217 ff.; Löwenstein ZBG. Bd. 20 S. 138 ff.; Jungblut in Mitt. der DGBG. Bd. 21 S. 2 ff.; 14 ff.

3) E II S. 6; Quarck S. 16 f., 7 Anm. 1; Hoffmann „Reifezeit" S. 140; Zaglits, „Die sittliche Verwahrlosung der weiblichen Jugend" (Leipzig und Wien 1922) S. 651 ff.

4) Röschmann berichtet in der „Zeitschrift für ärztliche Fortbildung" 1925 S. 762 über den Internationalen Kongreß zur Bekämpfung der Geschlechtskrankheiten, auf dem 18 Länder, darunter auch Deutschland, vertreten waren. Fast aus allen Ländern wurde über eine sehr erhebliche Abnahme der Syphilis berichtet. Dieser Erfolg wurde zum Teil auf die energische Aufklärungsarbeit zurückgeführt, vor allem aber auf die neueren Behandlungsmethoden. Vgl. auch „Groß-Berliner Ärzteblatt" Jhg. 7 S. 350.

5) So neuerdings noch Bonne, „Das Verbrechen als Krankheit", München 1927 S. 77.

und zu meinen, ein zwingender Grund zu gesetzgeberischen Maßnahmen sei mithin gar nicht mehr gegeben.

Die besonderen Gefahren der Geschlechtskrankheiten[1]) liegen darin, daß sie nicht nur für den einzelnen von ihr Betroffenen oft ein äußerst schweres ernstes Leiden bedeuten, sondern daß sie auch für die Nachkommenschaft oft von verhängnisvollster Bedeutung sind und daß ein jeder Geschlechtskranker infolge des ansteckenden Charakters seiner Krankheit für seine nähere Umgebung eine große Gefahr bedeutet.

Es ist daher verständlich, daß man seit Jahrzehnten auch bei uns mit Besorgnis das Anwachsen der Geschlechtskrankheiten verfolgt hat und daß man von vielen Seiten aus den Versuch unternommen hat, der Weiterverbreitung der Seuche nach Möglichkeit Einhalt zu gebieten. Durch Aufklärung in den Schulen und im Heer, durch öffentliche Vorträge, durch Ausstellungen, durch gemeinverständliche Aufsätze in großen Tageszeitungen, durch Filmvorführungen und durch mancherlei andere Maßnahmen hat man versucht, eine Gesundung der Verhältnisse herbeizuführen und die Gefahr zu bannen, daß ein immer größerer Teil des deutschen Volkes verseucht und lebensuntauglich werde. Ganz besondere Verdienste um diese Bestrebungen hat sich die Deutsche Gesellschaft zur Bekämpfung der Geschlechtskrankheiten erworben.

Wenn trotz dieser Bestrebungen die Seuche sich immer mehr verbreitet hat, so ist das natürlich kein Beweis dafür, daß diese Kampfmethoden, die im wesentlichen mit der Einsicht und mit der Charakterstärke des einzelnen rechneten, wirkungslos gewesen seien. Dies schon deshalb nicht, weil man ja nicht wissen kann, ob sich nicht die Geschlechtskrankheiten noch weit intensiver verbreitet haben würden, wenn man nicht versucht hätte, auf diese Weise den Kampf gegen sie aufzunehmen. Nach den Erfahrungen des Lebens kann man sogar mit Bestimmtheit sagen, daß sicherlich in überaus zahlreichen Fällen sich diese Abwehrmaßnahmen als durchaus wirksam erwiesen haben. Nur ist leider auch soviel richtig, daß sie allein bei weitem nicht ausgereicht haben und ausreichen konnten, um die Krankheit in dem wünschenswerten Maße einzudämmen.

Es handelt sich bei dem Kampf gegen die Geschlechtskrankheiten um ein besonders schwieri-

---

[1]) E II S. 7; E 1918 S. 9 f.; Kauffmann S. 8 ff.; Laupheimer S. 11 f.; Kirchner in der „Ärztlichen Sachverständigen-Zeitung" 1919 S. 200; Vollmer ebendort S. 112 f.; „Groß-Berliner Ärzteblatt" Jhg. 7 S. 348 f.

ges Problem. Und das aus den verschiedensten Gründen.

Vor allem um deswillen, weil sich die Geschlechtskrankheiten zwar keineswegs ausschließlich, aber doch in der Hauptsache, durch geschlechtlichen Verkehr verbreiten. Der Geschlechtstrieb ist aber einer der stärksten menschlichen Triebe, dem Hemmungen aufzuerlegen selbst zahlreichen sonst durchaus besonnenen Menschen außerordentlich schwer fällt, insbesondere dann, wenn Alkoholgenuß hinzukommt. Durch das Heer der Prostituierten wird die Versuchung für Tausende noch stärker. Die heilsame Zucht der Kirche und die sittlichen Ideale haben in unserer Zeit für breite Massen des Volkes fast jeglichen Wert verloren. Das unverstandene Schlagwort von der Freiheit des einzelnen hat die Lockerung der Moral gefördert. Die üblen Wohnungsverhältnisse und die außerordentlich schlechte wirtschaftliche Lage breiter Volksteile, die Veräußerlichung des Lebensgenusses und der Lebensideale, wie sie durch viele Filme weitesten Kreisen immer wieder eingeimpft werden, eine schlüpfrige Literatur und ebenso schlüpfrige Theaterstücke sind zu gleicher Zeit Zeichen für die sittliche Verwilderung unserer Zeit als auch neue Quellen weitergehender Fäulnis. Die schlechte Entlohnung macht es vielen jungen Männern unmöglich, in den Jugendjahren zu heiraten und eine Familie zu gründen. Und die wenigsten von ihnen besitzen die erforderliche sittliche Widerstandskraft, um sich bis zur Eheschließung rein zu erhalten. Das falsche Ideal der freien Liebe und das Dogma des Sichauslebens verführt auch zahlreiche junge Mädchen aus Kreisen, in denen es noch vor wenigen Jahrzehnten als selbstverständlich galt, daß sich das junge Mädchen unberührt erhalten müsse, zu Ausschweifungen. Unkenntnis der Gefahren, die die Geschlechtskrankheiten mit sich bringen, oder doch ihre Unterschätzung, der Glaube, daß man diesen Gefahren durch Schutzmaßnahmen wirksam begegnen könne oder daß man die Krankheit doch durch bestimmte Kuren sicher und ohne schädliche Nachwirkung schlimmstenfalls wieder ohne besondere Schwierigkeiten heilen könne, das mitunter aufdringliche Anpreisen der Mittel und Methoden zur Verhütung von Geschlechtskrankheiten wirken nach der gleichen Richtung. Das Vertrauen, das breite Volkskreise ungerechtfertigterweise zu den Kurpfuschern haben, die gerade auf diesem Gebiet eine besonders aufdringliche Reklame gemacht und durch ihre Pfuschereien unendliches Unheil angerichtet haben, ist ein weiterer Umstand von großer Tragweite. Berücksichtigt man noch, daß die Geschlechtskrankheiten mitunter selbst für einen Arzt, wenn er nicht auf diesem Gebiete spezialistisch geschult ist, nur schwer zu erkennen sind, daß sie den von ihnen Befallenen oft keinerlei nennenswerte Beschwerden machen und daß sie den Geschlechtskranken nicht daran hindern, nach wie vor geschlechtlichen Verkehr auszuüben, so versteht man es ohne weiteres, daß es außerordentlich schwierig ist, Wege und Mittel zu finden, um allen diesen Umständen, die zur

Verbreitung der Geschlechtskrankheiten wesentlich beitragen, wirksam zu Leibe gehen zu können.

Man erkennt aber auch ohne weiteres, daß es kein Universalmittel gibt, daß es vielmehr der verschiedensten Methoden bedarf, wenn man hoffen will, wenigstens einigermaßen des Übels Herr zu werden. Und schließlich läßt sich nicht verkennen, daß manche Mittel, die sich im Kampfe gegen die Geschlechtskrankheiten als durchaus wirksam erweisen, auf der anderen Seite aber auch nach der entgegengesetzten Richtung wirken können und sicherlich auch wirken. So ist beispielsweise die möglichste örtliche Lokalisierung der Prostituierten in Bordellen und in Bordellstraßen für viele Männer ein Moment, das auf sie verführend wirkt, da sie jederzeit wissen, wo sie mit Sicherheit Prostituierte treffen können und weil sie irrigerweise glauben, daß durch die polizeiärztliche Kontrolle der gewerbsmäßigen Prostituierten eine gewisse Gewähr für gefahrlosen Geschlechtsverkehr gegeben sei. Die Beseitigung der Bordelle und das Verbot der Kasernierung sowie die Aufhebung der Reglementierung bewirken aber auf der anderen Seite, daß sich die Prostituierten mehr noch als bisher über die ganze Stadt verteilen und auch Gegenden verseuchen, die bisher im wesentlichen von ihnen verschont geblieben waren und ermöglicht es insbesondere auch Jugendlichen mit den Prostituierten in Berührung zu kommen. Die Anpreisung der Schutzmittel wird in vielen Fällen sicherlich die Ansteckung verhindern, in denen sonst eine Ansteckung erfolgt wäre, weil der Geschlechtsverkehr auch ohne Anwendung solcher Schutzmittel stattgefunden haben würde. Doch läßt es sich auch kaum bestreiten, daß die Möglichkeit solche Schutzmittel zu erhalten und der unbegründete Glaube, bei Anwendung dieser Schutzmittel gegen die Gefahren der Ansteckung vollkommen gesichert zu sein, bei manchem, der sonst aus begründeter Besorgnis vor geschlechtlicher Ansteckung sich doch noch im Zaume gehalten haben würde, der Anlaß sein wird, daß er der Versuchung doch zum Opfer fällt. Und selbst die geschlechtliche Aufklärung kann, insbesondere wenn sie nicht in sehr geschickter und besonders taktvoller Weise erfolgt, das Gegenteil von dem erreichen, was sie erstrebt und was zu erstreben ist.

So ist es durchaus nicht verwunderlich, sondern nur zu leicht verständlich, daß man lange Zeit in dem Kampfe gegen die Geschlechtskrankheiten nicht weitergekommen ist, wenigstens nicht wesentlich.

Es fehlte insbesondere an geeigneten reichsrechtlichen Handhaben, um auch die leichtfertigen und die böswilligen Geschlechtskranken daran zu verhindern, ihre Krankheit auf andere zu übertragen. Die landesrechtlichen Bestimmungen, die in einer Reihe von Ländern ergangen waren, reichten nicht aus, insbesondere auch deshalb nicht, weil sie sich einseitig fast ausnahmslos nur gegen Prostituierte richteten und die Männer von lockerem Lebenswandel und weitem Gewissen, die eine ebenso gefährliche Ansteckungsquelle bilden, unbeachtet ließen. Dann aber auch, weil eine wirklich umfassende Regelung dem Landesrecht unmöglich war und schließlich auch, weil an der Kostenfrage die Durchführung der Bestimmungen in der Praxis vielfach versagte.

Die insbesondere von der Deutschen Gesellschaft zur Bekämpfung der Geschlechtskrankheiten in der umsichtigsten und tatkräftigsten Weise geförderten Reformbestrebungen zur Schaffung neuer wirksamerer gesetzlicher Bestimmungen zur Ergänzung der gütlichen Maßnahmen haben erfreulicherweise schließlich Erfolg gehabt. Die Gefahren der Geschlechtskrankheiten veranlaßten während des Krieges die Stellvertretenden Generalkommandos, die ihnen anvertraute nahezu unbeschränkte Macht auch nach dieser Richtung hin in segensreicher Weise zu gebrauchen und Maßnahmen zu treffen, die es vordem nicht gelungen war durchzusetzen, weil starke Gegenströmungen, nicht immer aus idealistischen Gründen, dagegen gewesen waren. Es wurden eine ganze Reihe von Verordnungen zur Bekämpfung des Kurpfuschertums erlassen, in denen den Kurpfuschern insbesondere auch die Behandlung von Geschlechtskrankheiten verboten wurde [1]. Dieses Vorgehen der Stellvertretenden Generalkommandos war um so dankenswerter und anerkennenswerter, als es im Reichstag nicht gelungen war, den Gesetzentwurf zur Bekämpfung der Kurpfuscherei [2] durchzubringen.

Ein in den letzten Monaten vor Beendigung des Krieges eingebrachter Entwurf eines Gesetzes zur Bekämpfung der Geschlechtskrankheiten [3] konnte von dem Reichstag infolge Ausbruchs der Revolution nicht mehr verabschiedet werden. Es wäre aber, wie man wohl aus dem Schicksal der späteren Entwürfe schließen darf, auch ohnedies damals noch nicht Gesetz geworden, da manche seiner Bestimmungen gar zu sehr umstritten waren.

Wenigstens zwei wesentliche Bestimmungen dieses Entwurfes, nämlich die Ermächtigung zur Einleitung eines Zwangsheilverfahrens,

---

[1] Hellwig in der „Ärztlichen Sachverständigen-Zeitung" 1917 S. 149 ff.

[2] „Entwurf eines Gesetzes gegen Mißstände im Heilgewerbe" vom 18. November 1910 (Reichstag, 12. Legislatur-Periode, II. Session 1909/10 Nr. 535).

[3] „Entwurf eines Gesetzes zur Bekämpfung der Geschlechtskrankheiten" vom 16. Februar 1918 (Reichstag, 13. Legislatur-Periode, II. Session 1914/18 Nr. 1287. — Von mir zitiert als E 1918; dazu E 1918 Aussch.

seine Geschlechtskrankheit weiterzuverbreiten, daran zu verhindern, soweit es nötig ist, um einen Geschlechtskranken, der verdächtig ist sowie die Strafbestimmung gegen jene gewissenlosen Männer und Frauen, die geschlechtlichen Verkehr ausüben, obwohl sie wissen, daß sie an einer mit Ansteckungsgefahr verbundenen Geschlechtskrankheit leiden, wurde durch die Verordnung vom 11. Dezember 1918 Reichsrecht.

So erfreulich aber auch dieser erste Schritt der Gesetzgebung war, so war es doch eben auch nur ein erster Schritt. Wichtige Fragen wie insbesondere die des Kurpfuschertums auf diesem Gebiet, die Prostitutionsfrage und andere waren überhaupt nicht geregelt worden. Von der Strafbestimmung ließ sich von Anfang an nicht allzuviel erwarten und die Bestimmung über Zwangsheilung mußte solange zu einem Schattendasein verurteilt sein, als nicht ganz allgemein dafür gesorgt wurde, daß die erforderlichen Mittel auch bereitgestellt wurden, um diese Bestimmung in der Praxis auch restlos durchzuführen.

Es ist daher verständlich, daß schon im Frühjahr 1919 die Beratungen über einen umfassenderen Gesetzentwurf durch Besprechungen im Reichsministerium des Innern wieder aufgenommen wurden. Den Zusammenhang mit der Prostitution betonte ein Beschluß der preußischen Landesversammlung vom 25. Februar 1920, durch den die Staatsregierung ersucht wurde, „schleunigst einen Gesetzentwurf vorzulegen, durch den die Überwachung der Prostitution grundsätzlich umgestaltet wird. Ordnungs- und anstandpolizeiliche Ausnahmsbestimmungen sind zu beseitigen. Die bisherige Sittenpolizei ist unter völliger Loslösung von der Kriminalpolizei in ein ausschließlich gesundheitlichen und pfleglichen Zwecken dienendes Amt umzuwandeln“ [1]). Auch die Nationalversammlung stellte von sich aus Anträge und machte Gesetzesvorschläge, die sich auf die Bekämpfung der Geschlechtskrankheiten bezogen [2]).

Der von der Regierung dem Reichsrat vorgelegte Entwurf eines Gesetzes zur Bekämpfung der Geschlechtskrankheiten vom 10. März 1920 wurde von dem Reichsrat

---

[1]) Finger S. 21. Ein Antrag des 10. Ausschusses der Verfassunggebenden Preußischen Landesversammlung vom 28. Januar 1920 (Landesvers. 1919/20 Nr. 1823) hatte die Staatsregierung ersucht, die Reichsregierung zu veranlassen, zur Bekämpfung der Geschlechtskrankheiten und zur Regelung des Prostitutionswesens mit möglichster Beschleunigung einen Gesetzentwurf nach bestimmten, eingehend charakterisierten Gesichtspunkten vorzulegen.

[2]) Vgl. insbesondere den Antrag von Frau Dr. Schirmacher vom 11. und 12. Dezember 1919 über einen „Entwurf eines Gesetzes zur Bekämpfung der Geschlechtskrankheiten und zur Regelung der Prostitutionsfrage“ (Verfassunggebende Deutsche Nationalversammlung, 23. Ausschuß Nr. 2 und 3).

in einigen weniger wesentlichen Punkten mit Zustimmung der Regierung abgeändert. Hinsichtlich der Änderung des § 361 Nr. 6 StGB. durch den Reichsrat hielt aber die Regierung an ihrem ursprünglichen Entwurf fest. Sie legte den Entwurf am 9. Februar 1922 dem Reichstag vor. Der Entwurf wurde von dem 14. Ausschuß eingehend beraten und verschiedentlich abgeändert. Bei der Beratung in der Vollversammlung des Reichstags wurden dann noch einige weitere Änderungen vorgenommen, insbesondere wurde das Kurpfuschereiverbot nur noch auf die Behandlung von Geschlechtskrankheiten erstreckt, nicht auch noch auf Krankheiten oder Leiden der Geschlechtsorgane. Der Reichsrat lehnte das Gesetz in dieser verstümmelten Fassung ab.

Am 30. März 1925 wurde dem Reichsrat ein neuer Entwurf zugeleitet, der in allem wesentlichen dem ursprünglichen Entwurf entsprach, aber immerhin doch in einigen Punkten abgeändert worden war, so bei der Neufassung des § 361 Nr. 6 und 6a StGB. Der Reichsrat änderte diese Bestimmung diesmal nicht. Dem Reichstag ging der Entwurf am 6. Juni 1925 zu. Er wurde vom 10. Ausschuß und dann in der Vollversammlung in einzelnen Punkten abgeändert. Besonders heftige Kämpfe spielten sich wieder um die Fassung des Kurpfuschereiverbots ab. Es gelang aber diesmal eine Verballhornisierung der Vorlage zu verhindern. Am 26. Januar 1927 wurde der Gesetzentwurf von dem Reichstag in dritter Lesung angenommen. Der Reichsrat genehmigte die vorgenommenen Änderungen.

Das Gesetz zur Bekämpfung der Geschlechtskrankheiten vom 18. Februar 1927 ist in dem Reichsgesetzblatt Teil I S. 61 vom 22. Februar 1927 veröffentlicht worden und gemäß § 19 am 1. Oktober 1927 in Kraft getreten.

In letzter Stunde ist es geglückt, das *Reichsgesetz zur Bekämpfung der Geschlechtskrankheiten* unter Dach und Fach zu bringen. Es ist für einen jeden, der einen Einblick in diesen großen Fragenkomplex hat tun dürfen, ohne weiteres klar, daß das Reichsgesetz allein, auch nicht im Zusammenhalt mit den Ausführungsbestimmungen der Länder, die wichtige Aufgaben zu erfüllen haben, ausreichen wird, um das große Ziel einer wirksamen Bekämpfung der Geschlechtskrankheiten zu erreichen, auch dann nicht, wenn alle sachlichen und persönlichen Voraussetzungen gegeben sind, um die Gesetzesbestimmungen voll wirksam durchzuführen. Immerhin läßt sich sagen, daß jetzt *der Kampf gegen die Geschlechtskrankheiten auf eine weit umfassendere Grundlage gestellt* worden ist und daß bei dem erforderlichen guten Willen aller an der Durchführung des Gesetzes beteiligten Behörden, Stellen und Einzelpersonen im Laufe der Jahre das Gesetz sicherlich höchst erfreuliche Folgen zeitigen wird.

Gewiß wird und kann ein solches Gesetz nicht nach allen Richtungen hin befriedigen. Es ist geradezu selbstverständlich, daß sich gegen manche Maßnahmen mehr oder minder gewichtige Bedenken erheben lassen. Wenn man aber alles gegeneinander abwägt, so wird man doch finden, daß das Gesetz einen außerordentlichen Fortschritt in dem Kampfe gegen diese gemeingefährlichen Geschlechtskrankheiten bedeutet.

Nur einige Punkte seien kurz gestreift, bei denen die Kritik einsetzen könnte, teilweise auch schon eingesetzt hat.

Wenn § 2 des Gesetzes die Behandlungspflicht nur denjenigen Geschlechtskranken auferlegt, die an einer mit Ansteckungsgefahr verbundenen Geschlechtskrankheit leiden und die dies überdies wissen oder es doch den Umständen nach annehmen müssen, so ist das verständlich insofern, als auch im übrigen das Gesetz sich nicht ganz allgemein mit der Bekämpfung jeglicher Geschlechtskrankheiten befaßt, sondern, wenigstens insoweit, als es dem Geschlechtskranken Pflichten auferlegt, sich im allgemeinen auf diejenigen Geschlechtskranken beschränkt, deren Geschlechtskrankheit mit Ansteckungsgefahr verbunden ist. Diese Einschränkung ist eine Auswirkung des dem Gesetz zugrunde liegenden Grundgedankens, daß nicht das Wohl des Geschlechtskranken selbst das Motiv für das Einschreiten des Gesetzgebers ist, sondern der Schutz der Allgemeinheit vor dem Geschlechtskranken. Gegen Geschlechtskranke, deren Geschlechtskrankheit nicht mehr mit einer Ansteckungsgefahr verbunden ist, braucht aber die Allgemeinheit im allgemeinen nicht geschützt zu werden, abgesehen vielleicht von der Nachkommenschaft des Geschlechtskranken. Andererseits darf man nicht übersehen, daß in vielen Fällen die Geschlechtskranken selbst nicht wissen, daß ihre Krankheit mit Ansteckungsgefahr verbunden ist, daß sie also verpflichtet sind, sich durch einen für das Deutsche Reich approbierten Arzt untersuchen zu lassen und daß es in zahlreichen weiteren Fällen jedenfalls nicht möglich sein wird, dem Kranken das Gegenteil nachzuweisen. Die auf die mit einer ansteckungsgefährlichen Geschlechtskrankheit behafteten Geschlechtskranken beschränkte Pflicht sich behandeln zu lassen, kann zu der falschen und gefährlichen Anschauung Anlaß geben, als sei es für die übrigen Geschlechtskranken nicht erforderlich sich sachgemäß behandeln zu lassen und als ob eine Rechtspflicht zur Behandlung geschlechtskranker Pflegebefohlener für Eltern usw. nur dann bestehe, wenn es sich um eine mit Ansteckungsgefahr verbundene Geschlechtskrankheit handelt.

Zweifelhaft könnte es auch sein, ob es andererseits zweckmäßig ist, wenn das Gesetz jedem Arzt, ohne Rücksicht darauf, ob er Facharzt für Haut- und Geschlechtskrankheiten ist und ob er die erforderliche Sonderausbildung auf diesem

---

[1]) Vgl. unten die Zitate zu § 2 Anm. 6.

Gebiet genossen hat, die Fähigkeit zutraut, Geschlechtskrankheiten einwandfrei zu erkennen und Zeugnisse darüber auszustellen, ob die untersuchte Person an einer mit Ansteckungsgefahr verbundenen Geschlechtskrankheit leidet oder nicht. Gar manche Äußerungen auch der ärztlichen Fachzeitschriften [1]) scheinen darauf hinzudeuten, daß diese Voraussetzungen zum mindesten nicht in allen Fällen erfüllt sein werden. Es wäre daher sicherlich bessere Gewähr für die Zuverlässigkeit der ärztlichen Zeugnisse gegeben, wenn man nur die von Fachärzten oder auf dem Gebiete der Geschlechtskrankheiten wenigstens spezialistisch vorgebildeten Ärzten ausgestellten Zeugnisse als geeignete Unterlagen für die Entscheidungen der Gesundheitsbehörde angesehen haben würde. Trotzdem wird man sich auch mit der Lösung des Gesetzes abfinden können, da nicht nur die Gesundheitsbehörde in begründeten Ausnahmefällen berechtigt ist, die Vorlegung des Zeugnisses eines von ihr benannten Arztes — der stets ein Spezialist auf diesem Gebiete sein wird — zu verlangen, sondern vor allem auch die Erwartung berechtigt ist, daß durch geeignete Fortbildungskurse die Ausbildung der Ärzte für diese Aufgaben auf das Intensivste gefördert und auf der Höhe gehalten werden wird und daß Ärzte, denen diese Schulung abgeht, von sich aus soviel Verantwortungsgefühl haben werden, daß sie die Untersuchung von Geschlechtskranken und die Ausstellung von Zeugnissen über den Befund ablehnen.

Darauf, daß das Kurpfuscherverbot, das das Gesetz erfreulicherweise für Geschlechtskrankheiten sowie für Krankheiten und Leiden der Geschlechtsorgane bringt, eine ganz besonders sorgfältige Ausbildung der Ärzte auf diesem Gebiet zur Voraussetzung hat und sie daher, soweit diese Voraussetzung zurzeit noch nicht erfüllt ist, fordert, ist auch im Reichstag wiederholt mit vollem Recht auf das nachdrücklichste hingewiesen worden [1]). Es läßt sich aber auch nicht verkennen, daß mit einem höchst erfreulichen Eifer in den letzten Monaten Vorträge und Fortbildungskurse von der Ärzteschaft und ihren Organisationen ins Leben gerufen worden sind, so daß begründete Aussicht besteht, daß Versehen, wie sie bisher leider nicht ganz vereinzelt vorgekommen sind, künftig sich nicht mehr ereignen werden.

Auch gegen die Lösung der Prostitutionsfrage durch den Entwurf lassen sich selbstverständlich Bedenken geltend machen. Es ist zwar nicht ganz richtig, wenn gelegentlich behauptet worden ist, das Gesetz gäbe die Bekämpfung der Prostitution auf [2]) wenigstens dann nicht, wenn man

---

[1]) Ministerialdirektor Dammann in Verh. S. 8708 f.; Abg. Strathmann in Verh. zu E IV S. 11323.

[2]) „Christliche Volkswacht" vom 15. April 1922 S. 5. Ebenso auch Lennartz im „Volkswart" 1926 S. 67.

daraus die Folgerung herleiten wollte, daß nach der Auffassung des Gesetzgebers nunmehr das Gewerbe der Prostitution genau so ein ehrliches und anständiges Gewerbe darstelle wie irgendein anderes. Die strafrechtliche Bekämpfung der Prostitution als solche ist durch das Gesetz jetzt allerdings aufgegeben — wenn man von der Strafbarkeit der Prostitution in Gemeinden mit weniger als 15 000 Einwohnern, für die die oberste Landesbehörde die Prostitution verboten hat, absehen will. Damit ist aber keineswegs irgendein Werturteil über die Prostitution als solche zum Ausdruck gebracht. Es waren vielmehr nüchterne Zweckmäßigkeitserwägungen, die den Gesetzgeber veranlaßt haben, die Prostitution als solche für straffrei zu erklären, aus der Erkenntnis heraus, daß zum mindesten in den größeren Städten, in denen die Verhältnisse schlecht übersehbar sind, die strafrechtliche Bekämpfung der Prostitution vollkommen versagt hat und auch künftig würde versagen müssen und auf Grund der Überzeugung, daß die gesundheitlichen Aufgaben des Gesetzes den Prostituierten gegenüber weit wirksamer durchgeführt werden könnten, wenn sich die Prostituierten künftig nicht mehr strafbar machen würden durch die Ausübung ihres anrüchigen Gewerbes. Mit vollem Recht hat schon Kahl, der die überaus ernsten Bedenken nichts weniger als leicht nimmt, gegen sie folgendes ausgeführt: „Es ist zunächst nicht richtig, daß, wenn der Staat die Prostitution nicht mehr strafrechtlich ahndet, er sie damit für eine erlaubte, d. h. also eine sittlich einwandfreie Handlung erklärt. Im Strafrecht liegt kein Urteil über die sittliche Qualität einer Handlung. Unendlich viel unsittliches Verhalten, wie z. B. die Lieblosigkeit in tausend Erscheinungsformen muß der Staat straflos lassen, ohne damit entfernt ausdrücken zu wollen, daß jenes Verhalten sittlich erlaubt und zu billigen sei . . . Weiter aber, sollte das Volksbewußtsein wirklich in die irrige Vorstellung verfallen, als bedeute die Strafloserklärung der Prostitution als solcher die staatliche Freierklärung und ihre Erlaubtheit, so würden sich die Beteiligten bald bitter enttäuscht sehen müssen. Was der Staat, wenn auch nicht unter Strafe, so doch unter harten Zwang stellt, das erklärt er nicht für erlaubte Handlung. Er wendet nur eben ein anderes Mittel der Bekämpfung an . . . Endlich aber, und das ist hier die Hauptsache, der Staat soll verständigerweise auf das Mittel der Kriminalstrafe verzichten, wenn jahrhundertelange Erfahrung gezeigt hat, daß sie erfolglos ist, daß sie keinen Nutzen stiftet, weder den Nutzen der Besserung, noch den der Abschreckung, wenn ihre Anwendung im Gegenteil schadet, weil die Strafandrohung den Anschein erweckt, als leiste der Staat etwas im Kampf gegen die Prostitution, während er in Wahrheit damit nichts schafft und nichts erreicht.“ [1])

Wohl aber läßt sich kaum in Abrede stellen, daß vom Standpunkt des Kriminalisten aus die Beseitigung der Sittenpolizei und

---

[1]) Kahl S. 4 ff.

die Loslösung der gesundheitlichen Maßnahmen gegenüber den Prostituierten aus dem organischen Zusammenhange mit den Funktionen der Polizei einen gewissen Nachteil der von dem Gesetz gewählten Lösung bedeutet, da Zusammenhänge mancherlei Art zwischen Prostitution und Verbrechensbegehung sowie Verbrechensbekämpfung von jeher bestanden haben und sicherlich auch in Zukunft bestehen werden [1]). Ebenso ist die Befürchtung nicht unbegründet, daß die Prostituierten künftig auch in Stadtgegenden, in denen man sie bisher nicht anzutreffen pflegte, ungestört ihrem Gewerbe werden nachgehen können und dort zu einer bedauerlichen Schwächung der Moral, insbesondere auch jugendlicher Personen, Anlaß geben werden. Doch das sind Nachteile, die man bei sorgsamer Abwägung alles Für und Wider wird mit in den Kauf nehmen müssen und dürfen.

Es ließen sich ganz gewiß noch eine Reihe von Fragen aufweisen, an deren Beantwortung durch das Gesetz man mehr oder minder berechtigte Kritik üben könnte, eine Kritik, die allerdings nur zum kleinsten Teile als berechtigt anerkannt werden könnte, schon um deswillen, weil die Kritik meistens die praktischen Voraussetzungen verkennt, unter denen ein in alle Lebensgebiete so tiefeinschneidendes Gesetz wie das Gesetz zur Bekämpfung der Geschlechtskrankheiten überhaupt nur zustandekommen kann und tatsächlich auch zustande gekommen ist. Es ist gewiß unendlich leicht, diese oder jene Bestimmung eines Gesetzes als nicht folgerichtig, als zu engherzig oder als zu weitherzig hinzustellen und von einem bestimmten einseitigen Standpunkt aus auch nachzuweisen. Nur übersieht der weise Kritiker dabei meistens, daß die Frage auch unter anderem Gesichtspunkte betrachtet werden kann und vor allem auch, daß der „Gesetzgeber" eine lebendige Vielheit vieler Einzelpersönlichkeiten mit äußerst verschiedenartiger Weltanschauung, Interessen und Verständnis darstellt, daß daher die Gesetze auch nicht aus einem Guß sein können wie die Lehren eines Gelehrten oder das rechtspolitische Programm einer bestimmten Richtung.

Nur einen Punkt mehr formalen Charakters, der allerdings leider nicht nur formale Bedeutung hat, muß ich erwähnen, und zwar eingehender: Es ist das die vielfach mangelhafte Ausdrucksweise des Gesetzes, die nicht nur seinen Auslegern große Schwierigkeiten bereitet, sondern auch bei der prakti-

[1]) Baumgarten im „Archiv für Kriminalanthropologie" Bd. 11 S. 10 ff., 15 ff.; Wulffen bei Dufour, „Geschichte der Prostitution" 7. Aufl., Berlin 1925, S. 469 ff.; Wulffen, „Das Weib als Sexualverbrecherin", 6. bis 9. Tausend, Berlin 1925 S. 13 f., 81, 115, 412, 413; Coester in der „Deutschen Strafrechts-Zeitung" 1921 S. 283 ff.

schen Durchführung des Gesetzes sich sicherlich noch gar manchesmal auf das Unliebsamste bemerkbar machen wird.

Die mangelhafte Fassung des Gesetzes auch in grundlegenden Bestimmungen ist außerordentlich bedauerlich. Es wird damit eine große Unsicherheit in die Verwaltungspraxis und in die Rechtspflege hineingetragen. Ich brauche nur an die grundlegende Frage zu erinnern, ob das Gesetz unter Geschlechtskrankheiten, die mit Ansteckungsgefahr verbunden sind, die in § 1 genannten Geschlechtskrankheiten versteht, ohne Rücksicht darauf, ob die Geschlechtskrankheit sich in einem Stadium befindet, in dem tatsächlich Ansteckungsgefahr besteht oder ob sich die Bestimmungen der §§ 2, 5, 6 nicht auf alle an Syphilis, Tripper, Gonorrhöe erkrankten Personen beziehen, sondern nur auf solche, deren Geschlechtskrankheit zu der in Frage kommenden Zeit ansteckungsgefährlich ist. Verfolgt man die Entstehungsgeschichte dieser und anderer Unklarheiten, so wird man fast immer finden, daß sie nicht den Ministerien zur Last fallen, die die Gesetzentwürfe ausgearbeitet haben, selten auch dem Reichsrat, sondern fast immer dem Reichstag, der durch Abänderungsanträge und Neufassungen, die oft in letzter Minute eingebracht worden und nicht genügend in ihrer Rückwirkung auf die anderen Bestimmungen des Gesetzes durchdacht worden sind, die bisherige einheitliche und wohlüberlegte Formgebung des Entwurfs gestört hat.

Nur durch vernünftige Auslegung, die auf die Zweckgedanken des Gesetzes zurückgeht und sich, soweit dies irgend möglich ist, von dem Buchstaben des Gesetzes freimacht, kann einigermaßen das wieder gutgemacht werden, was der „Gesetzgeber" hier gefehlt hat. Daß diese Unklarheiten und Unvollkommenheiten in der Praxis zu Schwierigkeiten mancherlei Art führen werden, läßt sich nicht verkennen. Ausführungsbestimmungen können diese Zweifel selbstverständlich auch nicht in authentischer Weise lösen. Das scheint Löwenstein völlig zu verkennen, wenn er sagt: „Es darf nach Erlaß dieses Gesetzes sich nicht ereignen, daß der Richter oder die Polizeibehörde einzelne Bestimmungen dieses Gesetzes nach freiem Ermessen auslegen. Gerade der Richter, der in sittlicher Beziehung ein Urteil fällen soll, und die ihm beigegebenen Laienelemente bedürfen eines engen Rahmens zur Erfassung des Tatbestandes."[1] Es wird nicht erforderlich sein, auf diese vollkommen abwegigen Bemerkungen des näheren einzugehen.

Das Gesetz zur Bekämpfung der Geschlechtskrankheiten ist keines der Gesetze, die aus dem Stegreif geschaffen worden sind. Es geht vielmehr auf zahlreiche literarische Vorarbeiten zurück, auch ist fast ein Jahrzehnt vergangen von dem Augenblick an, wo

---

[1]) Löwenstein, „Deutsche Zeitschrift für Wohlfahrtspflege" Jhg. 2 S. 607.

der erste amtliche Entwurf den gesetzgebenden Körperschaften vorgelegt worden ist, bis zu dem Zustandekommen des Gesetzes. Und doch gibt es wenige Gesetze der letzten Jahre, bei denen sich die Schwierigkeiten der Auslegung in dem Maße häufen wie bei diesem Gesetz.

Diese Schwierigkeiten der Auslegung sind nur zu einem verhältnismäßig kleinen Teil darauf zurückzuführen, daß der Regierungsentwurf in seinem Sprachgebrauch nicht immer ganz klar und eindeutig ist oder daß bei der Beratung des Gesetzes im Reichstag Abänderungsvorschläge in Eile formuliert und angenommen worden sind, ohne daß sich die Antragsteller und die Reichstagsmehrheit Zeit genommen hatten, um die vorgesehene Fassung daraufhin genau anzusehen, ob der neue Wortlaut sich ungezwungen in den übrigen Text des Gesetzes einfügte oder nicht. Derartige Unklarheiten und Schönheitsfehler kommen bei den meisten neueren Gesetzen vor, bei dem einen in größerem Ausmaß, bei dem anderen in geringerem Umfange. Sie erschweren zwar das Verständnis der Gesetzesworte, insbesondere auch für die juristisch nicht geschulten Bürger, für die das Gesetz doch auch bestimmt ist, in höchst unerfreulicher Weise. Sie machen aber dem juristisch Geschulten, der bei der Auslegung nicht am Buchstaben haftet, sondern den Sinn und Zusammenhang der Bestimmungen berücksichtigt, der sich auch an Hand der Entstehungsgeschichte des Gesetzes über die Zweckbestimmung der zu Zweifeln Anlaß gebenden Gesetzesstelle Rechnung zu geben vermag, kaum besondere Schwierigkeiten.

Anders verhält es sich aber mit Zweifelsfragen, die ihren Grund darin haben, daß es oft recht schwierig ist, den Sinn und Zusammenhang einer bestimmten Vorschrift des Gesetzes und ihre Beziehungen zu anderen gesetzlichen Regelungen einwandfrei festzustellen. Soweit es sich dabei nicht um Unklarheiten in den Entwürfen und in den Abänderungsvorschlägen handelt, die darauf zurückgehen, daß die geistigen Urheber jener Vorschrift sich selbst nicht voll klar gewesen sind über das Ziel, das sie angestrebt haben, und über die Mittel, die sie zur Erreichung dieses Zieles als brauchbar angesehen haben — und das ist immerhin nur in verhältnismäßig seltenen Fällen der Fall —, sind diese Schwierigkeiten, diese Ungewißheit, diese Unstimmigkeiten darauf zurückzuführen, daß das Gesetz eben ein Produkt einander entgegengesetzter Bestrebungen ist, die in diesem Falle nicht zu einer harmonischen Verschmelzung gekommen sind, sondern nur einen äußerlichen Ausgleich gefunden haben. Es sind Fehler des Gesetzes, die ihren Quell in dem Kompromißcharakter des Gesetzes haben.

Nun läßt sich freilich von einem jeden Gesetz sagen, daß es in den Einzelheiten seiner Regelung in mehr oder minder weitgehendem Maße einen Kompromiß zwischen verschieden gearteten, oft einander feindlichen Tendenzen darstelle. Zum mindesten gilt das von allen Gesetzen, die durch Mehrheitsbeschlüsse so weitumfassender und so verschiedengestaltiger gesetzgebender Körperschaften wie den Reichsrat und den Reichstag geschaffen werden.

Immerhin gibt es Gesetze — und zu ihnen gehört das Gesetz zur Bekämpfung der Geschlechtskrankheiten in ganz besonderem Maße —, die diesen Kompromißcharakter in ganz besonders ausgeprägtem Maße aufweisen. Das sind diejenigen Gesetze, bei denen nicht nur wirtschaftliche Fragen eine Rolle spielen, sondern bei denen es sich letzten Endes um Weltanschauungsfragen handelt, um Fragen der Weltanschauung, bei denen auch verständige und sachkundige Männer und Frauen verschiedener Meinung sein können, um Fragen, bei denen man das Für und Wider nicht einfach logisch gegeneinander abwägen kann, um Probleme, bei denen Freund und Feind oft genug aneinander vorbeireden, um Kämpfe, die letzten Endes nicht mit logischen Gründen entschieden werden, bei denen vielmehr die Entscheidung aus dem unbewußten starken Mitschwingen tiefverankerter mächtiger Gefühle stammt oder doch zum mindesten auf das wesentlichste dadurch mitbeeinflußt wird. Es sind das jene, oft grundlegenden und schwerwiegenden Fragen, bei denen Anhänger und Gegner, meist ohne sich darüber klar zu werden, gar nicht ernstlich danach streben, ja gar nicht danach streben können, objektiv das Für und Wider gegeneinander abzuwägen, wo sie zwar glauben, daß sie sich gegenseitig mit besseren Gründen überzeugen wollen, wo in Wirklichkeit aber ihnen von allem Anfang an das zu erreichende Ziel unverrückbar vor Augen steht, wo sie von vornherein von der Gerechtigkeit ihrer Sache felsenfest überzeugt sind, wo nicht erst die Frage untersucht wird, um dann die Entscheidung zu finden, sondern wo vielmehr von allem Anfang an für jede der Parteien diejenige Entscheidung feststeht, für die sie sich mit ihrer ganzen Kraft einsetzen will, und wo dann erst im Kampf mit dem Gegner die Gründe gesucht werden, die vielleicht geeignet sein könnten, jene für sie selbstverständliche Entscheidung auch vernunftgemäß zu unterstützen.

Man glaube ja nicht, daß derartige Fälle nur ganz vereinzelt vorkommen. Bei einem jeden Gesetz der letzten Jahre, in denen es sich, wenn man auf den Kern der rechtspolitischen Bestrebungen eingeht, um Fragen der Weltanschauung handelt, so etwa das Lichtspielgesetz, das Schundliteraturgesetz, kann man bei der eingehenderen Zergliederung gar mancher Bestimmungen die verschiedenen Gedanken- und Gefühlskreise, die durch ihr Zusammenwirken das Gesetz schließlich in der Form, wie es uns vorliegt, zustande gebracht haben, erkennen.

Diese Weltanschauungsfehler eines Gesetzes, wenn ich sie so nennen darf, gehen auf die Tatsache zurück, daß das Gesetz nicht von einer bestimmten Einzelpersönlichkeit und auch nicht von einer geschlossenen Gruppe mit einer einheitlichen Weltanschauung geschaffen worden ist, sondern bald von dieser, bald von jener Weltanschauung wesentlich beeinflußt worden ist. Dies kann auf verschiedene Weise der Fall sein. Es wird meistens so sein, daß der Kern eines Gesetzes im wesentlichen Ausfluß einer einheitlichen Weltanschauung ist. Es kann sich dann aber ereignen, daß einzelne Bestimmungen aus dem Rahmen des Ganzen mehr oder minder herausfallen, daß sie offenbar von einer anderen Tendenz geschaffen sind, von ganz anderen weltanschaulichen Voraussetzungen ausgehen als das Gros der Vorschriften. Mitunter findet man sogar in ein und demselben Paragraphen Vorschriften, die nicht einheitlichen Geistes sind, sondern aus den Gedankengängen verschiedener Weltanschauungen zu einem Ganzen zusammengeschweißt sind, freilich — wie kann es anders sein! — nur äußerlich!

Der einzelne als Forscher oder als Rechtspolitiker kann zwar ein einheitlich zusammengefügtes rechtspolitisches Programm aufstellen, in welchem die einzelnen Bestimmungen die logischen Schlußfolgerungen einer großen schöpferischen Idee sind, in welchem die einzelnen Vorschriften zueinander passen und sich ungezwungen zu einer harmonischen Gesamtheit zusammenfügen. Durch Mehrheitsbeschlüsse aber, wenn nicht die entscheidende Mehrheit nach dem im Einzelfall ausschlaggebenden Gesichtspunkt einheitlich zusammengesetzt ist, kann naturgemäß ein derartiges organisches Ganzes nicht hervorgebracht werden. Auch im günstigsten Fall wird es dabei mindestens hier und da Dissonanzen geben.

Es kann daher nicht wundernehmen, daß es derartige Unstimmigkeiten auch in dem Gesetz zur Bekämpfung der Geschlechtskrankheiten gibt. Und wenn man die Entstehungsgeschichte des Gesetzes verfolgt hat, dann wird man sich auch darüber nicht wundern, daß gerade bei diesem Gesetz sich eine solche Häufung derartiger Disharmonien findet wie kaum bei einem anderen Gesetz. Sowohl im Reichsrat selbst wie auch im Reichstag ist um die Entscheidung vieler Fragen viele Jahre lang auf das heftigste gestritten worden. An schwerwiegenden Differenzen zwischen der damaligen Mehrheit des Reichstages und der Mehrheit des Reichsrats ist das Zustandekommen des Gesetzes vor wenigen Jahren noch im letzten Augenblick gescheitert. Und wenn das gesetzgeberische Werk nunmehr nach fast einem Jahrzehnt harter Arbeit und aufreibender Kämpfe unter Dach und Fach gebracht worden ist, so ist dies nur dadurch möglich gewesen, daß von allen Seiten Zugeständnisse gemacht worden sind, daß Gedankengänge, die ursprünglich dem Entwurf zugrunde gelegen haben, nicht unbeirrt durchgeführt worden sind, sondern, um die Bedenken der Gegner wenigstens zu mildern, mehr oder minder erhebliche Abschwächungen erlitten haben.

Die Feststellung des Kompromißcharakters des Gesetzes enthält keineswegs einen Vorwurf gegen die Mitglieder der gesetzgebenden Faktoren: Denn für seine Weltanschauung ist man nicht verantwortlich und daß man sich bei der Lösung gesetzgeberischer Probleme durch seine weltanschauliche Einstellung beeinflussen läßt, ist nur natürlich. Es ist aber meines Erachtens auch keineswegs besonderer Anerkennung wert, daß es schließlich doch noch gelungen ist, im Reichsrat und Reichstag eine Mehrheit zu finden, die sich mit halben Zugeständnissen begnügt und im Interesse des Zustandekommens des Gesetzes aus praktischen Erwägungen heraus ihre grundsätzlichen Bedenken zurückgestellt haben: Denn schließlich darf man von den Männern und Frauen, denen das Volk die gesetzgebende Gewalt anvertraut hat, mit Fug und Recht erwarten, daß sie Realpolitiker genug sind, um nicht Utopien nachzujagen, sondern dort, wo zweifelsfrei ein Bedürfnis nach gesetzgeberischem Einschreiten besteht und nur über die Grundrichtung und über die Art, wie eingegriffen werden muß, sich Übereinstimmung nicht erzielen läßt, sich nicht trotzig und unbeirrbar auf ihrem Standpunkt versteifen, sondern nachgeben und bei aller Wahrung ihrer grundsätzlichen Betrachtungsweise, doch praktisch mitarbeiten, um wenigstens das zu erreichen, was zu erreichen ist, um den selbst als schweres Übel empfundenen Mißständen zu Leibe zu gehen, wenn auch mit Mitteln, die nicht für so wirksam und für so zweckmäßig gehalten werden als diejenigen, die man selbst dafür bereitgehalten hat. *Weder bedarf das Aufeinanderprallen verschiedener Weltanschauungen bei den Lösungsversuchen gesetzgeberischer Probleme eine Rechtfertigung, noch auch kann die Beendigung dieses Kampfes durch einen Kompromiß als etwas besonderer Anerkennung wert bezeichnet werden.* Es handelt sich in beiden Fällen einfach um Tatsachen, die als selbstverständlich bezeichnet werden müssen und einer Wertung nicht bedürfen, sie aber auch nicht vertragen.

Wenn man die Jahrtausende alte Geschichte der Prostitution, die mit der Geschichte der Geschlechtskrankheiten auf das engste verknüpft ist, überschaut, wenn man an die Stellung denkt, die Kirche, Staat und Gesellschaft diesem gewaltigen Fragenkomplex gegenüber seit vielen Jahrhunderten eingenommen haben, dann wird man es ohne weiteres verstehen, daß es sich hier um *Fragen* handelt, *die für einen jeden von uns so gefühlsbetont sind, daß er sich zu einer wirklich unbefangenen Betrachtungsweise, die auch dem Gegner gerecht wird und die Begrenztheit des Wirkungsbereichs der eigenen Anschauungsweise klar erkennt, einfach nicht durchzuringen vermag.* Das gilt für diejenigen, die die durch die jahrhundertelange Tradition fast geheiligte Auffassung diesen Fragen des Lebens gegenüber vertreten, als auch für diejenigen, die einer freiheitlicheren, moderneren Auffassung das Wort reden. Auch sie dürfen sich nicht in dem Wahne wiegen, daß ihre Auffassung der Dinge schon um deswillen die richtigere sei, weil sie freiheitlicher ist, denn mitunter gibt Lockerung des Zwanges nur die Möglichkeit zu gröberen Mißbräuchen der Freiheit als bisher. Auch darf man nicht meinen, daß eine Einrichtung um deswillen, weil sie modernen Strömungen entspricht, schon auch sachlich wertvoll ist: Es hieße das von dem völlig unerwiesenen, ja man darf wohl sogar sagen, unrichtigen Axiom auszugehen, daß jede weitere Entwicklung auch eine Höherentwicklung sei, daß es nur Fortschritte gäbe und nicht auch rückläufige Entwicklungen.

Auf diese Selbstbesinnung, die auch den „Modernen" vonnöten ist, weise ich nicht deshalb mit besonderem Nachdruck hin, weil ich die modernen Grundtendenzen, denen das Gesetz zur Bekämpfung der Geschlechtskrankheiten sein Dasein verdankt, für verfehlt halte, sondern gerade, weil sie mir im wesentlichen das Richtige zu treffen scheinen, ich mir aber darüber klar bin, daß es sich der Natur der Dinge nach dabei nicht um eine wissenschaftliche Erkenntnis, sondern um ein durch tausenderlei Imponderabilien bestimmtes Glaubensaxiom handelt. Gerade deshalb muß man auf seiner Hut sein. Das gilt für den Ausleger des Gesetzes in genau dem gleichen Maße wie für den Gesetzgeber.

Die durch Schönheitsfehler des Gesetzes bedingten Unstimmigkeiten des Gesetzes kann man bei einigen gutem Willen und bei dem selbstverständlichen Streben nach möglichster Objektivität unschwer ausmerzen. Soweit es sich aber nicht um nur scheinbare Widersprüche handelt, sondern um tatsächliche Widersprüche, da helfen alle Auslegungsregeln nicht viel. Da kann es sich letzten Endes nur um eine Willensentscheidung handeln. Gewiß läßt sich die getroffene Entscheidung auch begründen; aber diese Gründe werden denjenigen nicht überzeugen, der von einer anderen grundsätzlichen Einstellung aus an die Auslegung dieser Bestimmungen herangegangen ist. Aber wenn es sich auch dabei um Willensentscheidungen handelt, so liegt die Sache doch nicht so, daß man bei der Auslegung solcher Zweifelsfragen einfach von der Grundtendenz des Gesetzes ausgehen und sie zugrunde legen oder gar die eigene Überzeugung als Leitstern für die Auslegung nehmen könnte. Es wäre zwar leicht nachzuweisen, daß in überaus zahlreichen Fällen Kommentatoren der Versuchung erlegen sind, zweifelhafte Stellen eines Weltanschauungsgesetzes bedenkenlos so auszulegen, wie es dem „richtigen" Recht, so wie sie es von dem Standpunkt ihrer Weltanschauung aus sahen, entspricht. Das heißt aber nicht das Gesetz auslegen, sondern es korrigieren.

Aber auch der naheliegende Gedanke, derartige Fragen einfach so zu lösen, daß man zwar von der eigenen Überzeugung, was besser wäre, sich loslöst, aber statt dessen einfach die Grundtendenz des Gesetzes als maßgebend betrachtet, dürfte bedenklich sein. Man umgeht dann die Schwierigkeiten, indem man von der Fiktion ausgeht, als sei das ganze Gesetz aus einheitlichem Guß, als sei es nur von einer einzigen leitenden Idee beherrscht, während die Schwierigkeiten der Auslegung ja gerade darauf beruhen, daß diese Voraussetzung nicht Wirklichkeit ist. Es kann nicht Sache des Auslegenden sein, den Kompromißcharakter einer Gesetzesbestimmung künstlich zu beseitigen. Auch das wäre nicht Auslegung des Gesetzes, sondern Hineinlegung fremder Gedanken in die Gedankenwelt des Gesetzgebers. Zwar gewährt es gewiß nicht nur vom ästhetischen Standpunkt aus eine gewisse Befriedigung, wenn man die Unebenheiten und Gegensätzlichkeiten, die in dem Gesetzgebungswerk verkörpert sind, ausgleicht und aus dem in Einzelheiten unharmonischen Bau ein überall zusammenstimmendes sinnvolles Gefüge macht. Aber nicht nur der Richter und der Verwaltungsbeamte, sondern auch der Gelehrte, der ein Gesetz kommentiert, darf sich nicht anmaßen, dem Gesetzgeber ins Handwerk pfuschen zu wollen.

Soweit der Wortlaut klar ist, muß man auch Bestimmungen, die zu dem Geist des Gesetzes, der in seinen grundlegenden Bestimmungen zum Ausdruck kommt, nicht passen, so auslegen, wie sie gemeint waren, als sie in das Gesetz hineingebracht waren, mag man persönlich diese Tendenz der Bestimmungen von Ausnahmecharakter billigen oder nicht, mag man auch es lebhaft bedauern, daß die großen Ideen, die dem Gesetzgeber vorgeschwebt haben, in diesem oder jenem wichtigen Punkte nicht voll durchgeführt worden oder gar in ihr Gegenteil verkehrt worden sind. Man muß sich mit diesem an sich höchst unerfreulichen Ergebnis abfinden, in der Hoffnung, daß die Erfahrungen des Lebens nach längerer oder kürzerer Zeit eine so deutliche Sprache sprechen werden, daß sich die nötige Mehrheit in den gesetzgebenden Körperschaften finden wird, um durch einen neuen Gesetzgebungsakt diese Dissonanz auszugleichen.

Bietet aber der Wortlaut zu Zweifeln Anlaß — und das ist leider nicht selten der Fall — so versagt auch dieses Rezept. Man wird sich dann nur so helfen können, daß man versucht alles Für und Wider sorgsam gegeneinander abzuwägen, daß man versucht, die ganze Frage auch einmal vom Standpunkte des Antipoden aus zu betrachten, sich in seine grundsätzliche Denkweise einzufühlen und daß man dann von den möglichen verschiedenen Lösungen diejenige wählt, die zwar auch diejenigen Gesichtspunkte berücksichtigt, denen die Minderheit zum Siege zu verhelfen getrachtet hat, daß man aber nach Möglichkeit zu vermeiden sucht, daß durch zu starres Festhalten an diesem Grundsatz der Grundtendenz des Gesetzes in unerträglicher Weise Abbruch getan wird. Es sind das Fälle, in denen man mit Fug und Recht sagen kann, daß das Gesetz weiser ist als die Gesetzgeber.

Ich bin mir natürlich klar, daß ich mit diesen Ausführungen kein Rezept gegeben habe, das eine jedermann befriedigende eindeutige Lösung solcher Streitfragen ermöglichte. Ich weiß auch, daß auch hier die Auslegung etwas als Sinn des Gesetzes ausgibt, von dem es im besten Fall doch immerhin zweifelhaft ist, ob diejenigen, die durch ihre Mehrheitsbeschlüsse das Gesetz geschaffen haben, tatsächlich die Frage in dem gleichen Sinne gelöst haben würden, wenn sie sie in voller Schärfe erkannt und zu ihr ausdrücklich Stellung genommen haben würden. Ich weiß sehr wohl, daß es sich letzten Endes um ein unlösbares Problem handelt.

Und doch glaube ich, daß es nicht ganz unnütz ist, sich darauf zu besinnen, daß es sich hier zwar um Willensentscheidungen handelt und handeln muß, daß es sich aber um Willensentscheidungen handeln soll, die nicht impulsiv von einer vorgefaßten Meinung aus getroffen werden, die vielmehr erst nach sorgsamer und loyal durchgeführter Untersuchung derjenigen Gedankenkreise gefällt werden dürfen, denen jene Bestimmung ihr Dasein verdankt. Diese gedankliche Vorarbeit, die bei der Auslegung des Gesetzes geleistet werden muß, braucht keineswegs immer in den Erläuterungen zum Ausdruck zu kommen. Sie muß aber in jedem einzelnen Fall vorgenommen worden sein, wenn anders es sich um eine wissenschaftliche Arbeit und nicht um eine politische Parteischrift handeln soll.

Dies gerade hier zu betonen, schien mir um deswillen besonders angebracht, weil die vielerlei Zweifelsfragen, zu denen das Gesetz Anlaß gibt, zum großen Teil auf den Zusammenprall zweier Weltanschauungen zurückzuführen sind und deshalb die Gefahr besonders nahe liegt, daß das Gesetz von den einen in diesem von den anderen in jenem Sinne ausgelegt wird. Gar manche Aufsätze, die in den letzten Monaten von Juristen, von Ärzten, von Sozialfürsorgern über das Gesetz veröffentlicht worden sind, zeigen meines Erachtens, daß eine unbewußt tendenziöse Auslegung des Gesetzes keineswegs eine nur theoretische Gefahr ist. An dem guten Willen derer, die dort, ohne dessen gewahr zu werden, ihre Tendenz in das Gesetz hineingetragen haben, ist ein Zweifel nicht erlaubt. Aber mit dem guten Willen allein ist es eben nicht getan! Man muß sich die Schwierigkeiten einer wenigstens annähernd objektiven Auslegung einmal vollkommen klar gemacht haben, um imstande zu sein, dieser Gefahr nach Möglichkeit zu entgehen. Ebenso wie es für die Gefahr der Befangenheit des Richters nur ein Mittel gibt, sie, soweit es irgend geht, zu vermeiden, die Erkenntnis nämlich, daß sie auch den besten Richter bedroht, so kann auch der Ausleger eines Gesetzes, mag er Schriftsteller, Verwaltungsbeamter, Richter, Arzt, Sozialfürsorger oder was immer auch sein, nur dann hoffen, wenigstens einigermaßen bei der Auslegung des Gesetzes gesetzestreu zu bleiben, wenn er sich klar darüber ist, daß er in allen auf weltanschaulichen Verschiedenheiten beruhenden Zweifelsfragen in Gefahr ist, subjektiv zu werden, in das Gesetz etwas hineinzulegen, anstatt das Gesetz auszulegen.

Daß sich alle diejenigen, die berufen sind, an irgendeiner Stelle dazu beizutragen, daß die Gedanken des Gesetzgebers sich verwirklichen, aber über diese Gefahren klar werden und daß sie daher versuchen, über ihre subjektive Meinung sich hinauszuentwickeln, in dem Streben, dem Willen des Gesetzgebers nach Möglichkeit zum Durchbruch zu verhelfen, ist um deswillen so dringend nötig, weil das Gesetz die Hoffnungen, die es erfüllen soll, nur dann auch tatsächlich erfüllen kann, wenn alle eines Geistes sind. Es wird zweifellos vielen schwer werden, sich zu der Grundanschauung des Gesetzes zu bekennen. Daß ein Gesetz, das nicht einmal bei denen, die mit seiner Anwendung und Ausführung betraut sind, Widerhall findet, dazu verurteilt ist, toter Buchstabe zu bleiben, nie und nimmer mehr aber Leben gewinnt, das zeigt gar manches Beispiel aus der Geschichte [1]). Und gerade auf unserem Gebiet zeigt das Schicksal des Erlasses des preußischen Ministers des Innern vom 11. Dezember 1907 [2]), daß selbst Weisungen der höchsten Instanz, wenn sie den Anschauungen des größeren Teiles der Verwaltungsbeamten nicht entsprechen, so durchgeführt werden können, daß sie tatsächlich nur auf dem Papiere stehen bleiben [3]). Und auch das Gesetz zur Bekämpfung der Geschlechtskrankheiten, das die Tschechoslowakei vor einigen Jahren geschaffen hat, soll, wenn ich recht unterrichtet bin, bislang nicht lebendes Recht geworden sein, weil eben der einmütige Widerhall bei denen fehlt, die zur Anwendung des Gesetzes berufen sind. Möchte uns das Schicksal erspart werden, daß man von unserem Gesetz zur Bekämpfung der Geschlechtskrankheiten einst das gleiche sagen kann!

Bei der Auslegung des Gesetzes muß stets davon ausgegangen werden, daß *der Schutz der Allgemeinheit vor dem Geschlechtskranken, nicht die Fürsorge für den*

---

1) Vgl. z. B. *Spiegel*, „Gesetz und Recht", München und Leipzig 1913 S. 42 ff.

2) Ministerialblatt für die preußische innere Verwaltung 1908 S. 14.

3) *Lindenau*, „Deutsche Strafrechtszeitung" 1918 S. 81.

Geschlechtskranken um seiner selbst willen der das Gesetz beherrschende Gesichtspunkt ist.

Das ganze Gesetz wird von dem Gedanken beherrscht, daß die Rücksicht auf die Allgemeinheit die energische Bekämpfung der Geschlechtskrankheiten erfordere. Nicht die Rücksicht auf die Gesundheit des einzelnen, der von einer Geschlechtskrankheit befallen ist, sondern die Rücksichtnahme auf die Gesunden, die von dem Geschlechtskranken gefährdet werden, ist es, die in maßgebender Weise die Gedankengänge des Gesetzgebers beeinflußt hat. Wenn es auch nach der allgemeinen Begriffsbestimmung der Geschlechtskrankheiten in § 1 des Gesetzes so scheinen könnte, als ob es tatsächlich, wie auch der Titel des Gesetzes anzudeuten scheint, Aufgabe des Gesetzes wäre, ganz allgemein jegliche Geschlechtskrankheit zu bekämpfen, so darf das doch nicht darüber hinwegtäuschen, daß gerade die einschneidenden Maßnahmen, die sich gegen den Geschlechtskranken richten, insbesondere die §§ 2, 4, 5, 6 sich nicht gegen jeden beliebigen Geschlechtskranken richten, sondern nur gegen solche Geschlechtskranke, deren Geschlechtskrankheit sich in der kritischen Zeit in einem Stadium befindet, das sie ansteckungsgefährlich macht. Derjenige Geschlechtskranke, dessen Geschlechtskrankheit nicht oder nicht mehr mit Ansteckungsgefahr verbunden ist, hat weder auf Grund des § 2 des Gesetzes die Pflicht sich behandeln zu lassen, noch hat er auf Grund des § 2 Abs. 2 einen Anspruch auf unentgeltliche Behandlung aus öffentlichen Mitteln, noch sind gegen ihn die Zwangsmaßnahmen des § 4 zulässig, noch richten sich gegen ihn die Strafbestimmungen der §§ 5 und 6. Nur von diesem das ganze Gesetz beherrschenden Gesichtspunkt aus sind die einzelnen Bestimmungen des Gesetzes zu verstehen Es ist nicht richtig, daß die Behandlung der Geschlechtskranken „nicht nur um ihretwillen, sondern vor allem auch um der Allgemeinheit willen vorgenommen wird“ [1]), und erst recht natürlich nicht, daß das gesundheitliche Interesse des Erkrankten der maßgebende Gesichtspunkt für die gesetzliche Regelung sei, sondern einzig und allein das öffentliche Interesse an dem Schutz der Gesunden gegen die Ansteckung durch die Kranken durchdringt das Gesetz von Anfang bis zu Ende. Nur von diesem Gesichtspunkt aus kann man es verstehen, wenn das Gesetz in § 2 Abs. 2 eine Rechtspflicht zur Behandlung der Krankheit auch gegenüber einem Pflegebefohlenen nur insoweit aufstellt, als die Geschlechtskrankheit des Pflegebefohlenen mit Ansteckungsgefahr verbunden ist und solange sie dies ist; nur unter diesem Gesichtspunkt ist es auch verständlich, daß § 2 Abs. 2 eine Heilung der Geschlechtskranken aus öffentlichen Mitteln sicherstellt, aber nur, wenn und solange ihre Geschlechtskrankheit mit Ansteckungsgefahr verbunden ist: Es ist das nicht eine unerträgliche Bevorzugung der minder-

---

[1]) *Jadassohn* S. 9.

bemittelten Geschlechtskranken vor anderen Kranken, sondern eine leider notwendige Schutzmaßnahme zugunsten der Gesunden.

Wenn man sich die Frage vorlegt, was wir von dem Gesetz zu erwarten haben werden, so wird man, ohne allzu optimistisch zu sein, sicherlich das eine sagen dürfen, daß es künftig weit besser möglich sein wird, den gemeingefährlichen Geschlechtskrankheiten, d. h. denjenigen Geschlechtskrankheiten, die mit Ansteckungsgefahr verbunden sind, zu Leibe zu gehen als dies bisher möglich gewesen ist und daß daher auch begründete Hoffnung besteht, daß es in absehbarer Zeit gelingen wird, greifbare Erfolge bei der Eindämmung dieser Seuche zu erzielen. Auf der anderen Seite muß man sich aber, wenn man nicht recht unliebsame Enttäuschungen erleben will, vor gar zu hochgespannten Erwartungen hüten. Das Gesetz wird sicherlich gute Dienste leisten, aber die durch das Gesetz angebahnten Maßnahmen allein werden nie und nimmer ausreichen, um des Übels in dem wünschenswerten Maße Herr zu werden[1]. Schon Blaschko, einer der verdienstvollsten Vorkämpfer für das Gesetz, hat seinerzeit mit erfreulicher Deutlichkeit erklärt, daß der Gesetzentwurf nur einen ganz kleinen Teil der erforderlichen Abwehrmaßnahmen enthalte[2].

Vor allem ist nicht scharf genug zu betonen, daß das Gesetz in weiser Beschränkung den Kampf gegen die Geschlechtskrankheiten nur vom gesundheitlichen Standpunkt aus aufnimmt. Darüber aber besteht Übereinstimmung, daß die durch das Gesetz zur Bekämpfung der Geschlechtskrankheiten unmittelbar geschaffenen oder angeregten Bekämpfungsmethoden, auch wenn alles auf das Beste geordnet wird, doch bei weitem nicht ausreichen, um das erstrebenswerte Ziel, die nachhaltige Bekämpfung der Geschlechtskrankheiten, zu erreichen, wenn sie nicht durch Mittel, die auf anderen Gebieten liegen, wirksam unterstützt werden. So weist Galewsky[3] darauf hin, daß es wichtig sei, das Schlafgängerwesen einzuschränken, Mädchenheime zu schaffen und durch Einrichtung von Ledigenheimen (auch für junge Männer) der Wohnungsnot ein Ende zu machen, da sie neben dem Alkohol eine der Hauptursachen der Geschlechtskrankheiten ist. Auch die Aufklärung über diese Fragen und die Sexualpädagogik müssen noch eine ganz andere Rolle spielen, desgleichen wird die Eheberatung ausgebaut werden müssen. Einen ganz besonderen Nutzen verspricht sich Galewsky von der Erfassung der geschlechtskranken Kinder, deren weitere Versorgung heute noch viel

[1] Finger S. 62 ff.

[2] Blaschko, „Gesetzentwurf“ S. 1.

[3] Galewsky in der „Deutschen Zeitschrift für Wohlfahrtspflege“ Jhg. 2 S. 606.

zu wünschen übrig lasse; insbesondere fehle es bei uns fast völlig an Heimen für syphilitische Kinder. Aus den Arbeiten Fischers für das Deutsche Reich und aus seinen eigenen für den Freistaat Sachsen gehe hervor, wie groß die Zahl der geschlechtskranken Gefangenen sei und wie wichtig es sei, sie während ihrer Gefangenschaft zu behandeln, damit sie gesund entlassen werden könnten [1]). Auch dafür seien besondere Räume in den Gefangenenanstalten, entsprechendes Pflegepersonal und eine besondere Ausbildung der Ärzte notwendig, da man nicht immer Fachärzte zur Verfügung haben werde. Daß nebenbei ganz besondere Fürsorge den Krankenhäusern und den Abteilungen für Geschlechtskranke gebühre, sei selbstverständlich. Hier sei vieles noch im Argen. Durchaus nötig sei es auch, daß sich Ärzte und Krankenkassen über die Behandlung der Geschlechtskrankheiten einigten, daß die Zahl der Kuren für Geschlechtskranke nicht beschränkt werde, daß die Zahl der mikroskopischen Untersuchungen, für die ein Entgelt bezahlt werde, erhöht werde, denn es sei unmöglich, die Heilung eines Gonorrhöekranken zu konstatieren, wenn nach der alten Reichsverordnung mikroskopische Untersuchungen nur zweimal im Vierteljahr gestattet seien. Ebenso müßten die antiluetischen Kuren nicht an bestimmte Zahlen gebunden sein, damit die Kranken die Möglichkeit hätten, gesund zu werden.

Aber nicht nur gesundheitliche Maßnahmen sind erforderlich, wenn der von dem Gesetz aufgenommene Kampf gegen die Geschlechtskrankheiten wirksam werden soll, sondern auch Maßnahmen erzieherischer Art. Jadassohn sagt mit Recht, daß das Gesetz zwar nur vom gesundheitlichen Standpunkt aus den Kampf gegen die Geschlechtskrankheiten aufnehme, daß man sich aber bewußt sein müsse, insbesondere auch die Ärzte, daß „wir gerade bei diesem Kampf als wichtigster Bundesgenossen der erzieherischen und fürsorgerischen Kräfte bedürfen, auf deren Mitarbeit auch der Gesetzgeber den größten Wert legt“. Er spricht die Hoffnung aus, und sie ist auch begründet, daß auf Grund einer solchen gemeinschaftlichen Arbeit und auf Grund der Mitwirkung der immer mehr aufzuklärenden Bevölkerung das Gesetz eine wesentliche Besserung der Volksgesundung anbahnen werde [2]). Sellmann nennt sogar das Gesetz „das bedeutendste Sittlichkeitsgesetz der Gegenwart“, was wohl etwas zu viel gesagt ist. Dagegen ist ihm durchaus beizustimmen, wenn er hinzufügt, es sei durchaus verkehrt, wenn man annehmen würde, „daß wir nun mit all unserer Sittlichkeitsarbeit beim siegreichen Ende wären. Unsere Arbeit beginnt nun erst recht.

---

[1]) Vgl. dazu insbesondere Bonne, „Das Verbrechen als Krankheit“, München 1927 S. 76 ff.

[2]) Jadassohn S. 39.

Das Gesetz kann erst dann wirklich ausgeführt werden, wenn wir den sozialen Schäden energisch zu Leibe rücken" [1]) Und auf demselben Gebiet liegt es, wenn Irmgard Jäger [2]) ausführt, es müsse unbedingt eingesehen werden, daß es nichts nützt, für die Ausheilung der Krankheit zu sorgen, ohne gleichzeitig zu versuchen, den Pflegling zu anderen Moralbegriffen zu bringen. „Daß das bei Erwachsenen nicht durch Vorhaltungen oder Moralpredigten zu erreichen ist, daß vielmehr jeder erziehliche Einfluß unaufdringlich und fast unmerklich geltend gemacht werden muß, ist eine Forderung, über die sich jede Fürsorgerin, die in diese Arbeit geht, von vornherein klar sein muß. Man kann aber auch nicht erwarten, daß eine Lebensänderung eintritt, wenn man nicht die wirtschaftlichen Vorbedingungen hierfür schaffen hilft, für Arbeit und Wohnung und reinere Umgebung sorgt usw. Und wie oft kann man selbst die Durchführung der Behandlung nicht erreichen, ohne einen Arbeitswechsel oder Wohnungswechsel durchführen zu helfen. Es wäre also Unkenntnis der Erfordernisse, wollte die Fachfürsorge für Geschlechtskranke versuchen, ohne die allgemeine Wohlfahrtspflege auszukommen".

Gesundheitliche, erzieherische, fürsorgerische und wirtschaftliche Maßnahmen ergänzen einander. So ist verschiedentlich mit Nachdruck darauf hingewiesen worden, daß sexuelle Aufklärung und sexuelle Erziehung in noch weit höherem Maße als bisher betrieben werden müssen und daß gerade sie von grundlegender Bedeutung für eine wirkliche dauernde Besserung der Verhältnisse sind [3]). Von größter Wichtigkeit ist auch die Bekämpfung der wirtschaftlichen und sozialen Schäden, die zwar die sittliche Verwahrlosung nicht bedingen, sie aber doch außerordentlich begünstigen [4]). Mit vollem Recht ist auch betont worden, daß auch

---

[1]) Sellmann, „Das Gesetz zur Bekämpfung der Geschlechtskrankheiten", Hagen i. W. 1927 S. 24.

[2]) Irmgard Jäger, „Deutsche Zeitschrift für Wohlfahrtspflege" Jhg. 1 S. 351 f.

[3]) Finger S. 64 ff., E 1918 S. 11. Többen, „Die Jugendverwahrlosung und ihre Bekämpfung", 2. Aufl., Münster i. W. 1927 S. 439 ff. Schon vor 20 Jahren hat Kopp in ZBG. 1908 S. 399 gesagt, der Hauptwert sei zu legen „auf eine zielbewußte Erziehung der Jugend zu größerer Selbstbeherrschung und zu einem größeren Verantwortlichkeitsgefühl gegen sich und andere". Über gewisse Gefahren der Aufklärung vgl. Hoffmann, „Die Reifezeit" S. 159. — Vielfach im Reichstag. So Bayersdörfer, Joos (Verh. S. 8693, 8698), ein Vertreter des Zentrums in Ber. I S. 2; Reichsminister Oser, Abg. Neuhaus, Strathmann, Luther, Grotjahn (Verh zu E IV S. 11 316, 11 318 f., 11 324, 11 325, 11 417). — Lennartz im „Volkswart" 1926 Nr. 3, 4, 5.

[4]) Abg. Moses in Verh. S. 8676 f.; Joos in Verh. S. 8698.

von diesem Gesichtspunkt aus der Kampf gegen den Alkohol mit ganzer Kraft aufgenommen werden muß, da es eine Erfahrungstatsache ist, daß auch Personen, die im nüchternen Zustande sich durchaus im Zaume haben würden, im Zustande leichter Berauschtheit der Versuchung zum Opfer fallen [1]). Wenn es erst einmal möglich sein wird, der Wohnungsnot ein Ende zu machen und insbesondere auch der ärmeren Bevölkerung ausreichende Wohnungsverhältnisse, die den gesundheitlichen Anforderungen entsprechen, zu verschaffen, wird ein weiterer wichtiger Faktor im Kampfe gegen die Verbreitung der Geschlechtskrankheiten geschaffen sein [2]) Eine gewisse Rolle spielt auch der Kampf gegen die sexuellen Schundfilme [3]) und die sexuelle Schundliteratur [4]). wenngleich ihre Bedeutung nicht überschätzt werden darf. Und schließlich muß noch erwähnt werden, daß auch vom Standpunkt einer wirksamen Bekämpfung der Geschlechtskrankheiten aus ein Reichsbewahrungsgesetz als unbedingt notwendig bezeichnet werden muß. Nur dann wird es möglich sein, diejenigen Elemente, die infolge ihrer psychopathischen Veranlagung immer wieder von neuem eine Infektionsgefahr bilden werden, auf die Dauer unschädlich zu machen. Es ist bezeichnend, daß auf diese Notwendigkeit nicht nur von Galewsky [5]) sondern auch von Anna Pappritz [6]) hingewiesen worden ist. Es gilt das insbesondere,

---

[1]) Zurhelle in Mitt. der DGBG. Bd. 25 S. 23 ff.; Lehmann in „Christliche Volkswacht" 15. Juni 1922 S. 5; Abg. Moses in Verh. S. 8678; Wulle in Verh. zu E IV S. 11 327.

[2]) Vgl. Pfeiffer in ZBG. Bd. 1 S. 135 ff.; Kampffmeyer ebendort Bd. 1 S. 145 ff., Bd. 3 S. 165 ff. Er vertritt dort die Auffassung, daß es nicht zutreffend sei, daß das Schlafgängerwesen zur Verbreitung der Geschlechtskrankheiten wesentlich beitrage. — Abg. Lüders in Verh. S. 8704 f.

[3]) Hellwig, „Schundfilms. Ihr Wesen, ihre Gefahren und ihre Bekämpfung" (Halle 1911) S. 30 ff., „Kind und Kino" (Langensalza 1914) S. 31 ff., „Lichtspielgesetz" (Berlin 1921) § 1 Anm. 26; Lange, „Das Kino in Gegenwart und Zukunft" (Stuttgart 1920) S. 26 ff.

[4]) Hellwig, „Jugendschutz gegen Schundliteratur, Gesetz zur Bewahrung der Jugend vor Schund- und Schmutzschriften", Berlin 1927 S. 45 f., 53 ff.

[5]) Galewsky tritt in der „Deutschen Zeitschrift für Wohlfahrtspflege" Jhg. 2 S. 605 dafür ein, daß ein Reichsbewahrungsgesetz geschaffen werde, durch welches es ermöglicht werde, sich ganz besonders der Psychopathinnen und ähnlicher Mädchen anzunehmen.

[6]) „Es fehlt an der gesetzlichen Handhabe wie an den nötigen Anstalten zur Unterbringung der sozialen Schädlinge, die infolge ihrer psychischen und physischen Veranlagung nicht imstande sind ein

wenn auch keineswegs ausschließlich, für einen großen Teil der gewerbsmäßigen Prostituierten.

Das Gesetz zur Bekämpfung der Geschlechtskrankheiten ist kein Strafgesetz, obgleich es eine ganze Reihe von strafrechtlichen Bestimmungen enthält [1]). Es sucht die Bekämpfung der Geschlechtskrankheiten durch Verwaltungsmaßnahmen zu erreichen, und zwar, soweit es möglich ist, durch pflegliche Maßnahmen und auf gütlichem Wege. Zwang und Strafen dienen im allgemeinen nur als letztes Mittel, wenn andere Maßnahmen durchaus nicht zum Ziele führen. Man sucht auch, soweit als irgend möglich, der Ansteckung schon vorzubeugen, so in den Bestimmungen über den Schutz der Amme und des Säuglings und in der Bestimmung des § 4, wonach eine Verpflichtung zur Vorlegung eines ärztlichen Zeugnisses schon dann gegeben ist, wenn erst Krankheitsverdacht besteht. Es liegt aber in der Natur der Sache, daß die Maßnahmen, die das Gesetz zur Bekämpfung der Geschlechtskrankheiten ermöglicht, in der Regel erst dann zur Anwendung gelangen werden, wenn ein Schaden schon eingetreten ist. Insbesondere kann man mit Hilfe des Gesetzes keinerlei Einfluß dahin ausüben, daß junge Mädchen nicht das schändliche Gewerbe der Prostituierten ergreifen. Hier bleibt ein weites Betätigungsfeld für alle charitativen Bestrebungen, die nach Möglichkeit zu unterstützen auch derjenige sich angelegen lassen sein muß, den die ganze Frage der Prostitution nur vom gesundheitlichen Standpunkt aus interessiert. Denn daß die Prostituierten eine stets neue Quelle der Infektion bilden, kann nicht zweifelhaft sein, mag man auch früher ihre Bedeutung als Infektionsquelle einseitig betont haben. Die Erfahrung hat nun gezeigt, daß hier verhältnismäßig selten dauernder Erfolg dann erzielt werden kann, wenn die sexuelle Verwahrlosung schon erhebliche Fortschritte gemacht hat, daß dagegen viel zu erreichen ist, wenn

---

geordnetes Arbeitsleben zu führen. Da gerade diese Elemente in vielen Fällen die gefährlichsten Träger der venerischen Seuchen sind, die zahlreiche Ansteckungen verursachen, so kann der Kampf gegen die Geschlechtskrankheiten nur dann wirklich erfolgreich sein, wenn das Gesetz ergänzt wird durch ein Bewahrungsgesetz" (Anna Pappritz in „Soziale Praxis" Bd. 34 S. 164).

[1]) In dem Vorentwurfe zu einem Strafgesetzbuch 1909 und den Entwürfen von 1913, 1919, 1925 wurden Vorschriften über Ansteckung oder Gefährdung durch Beischlaf seitens eines Geschlechtskranken nicht aufgenommen, weil diese Handlungen zum Teil schon nach heutigem Recht strafbar seien und weil eine wirksame Bekämpfung der Geschlechtskrankheiten neben strafrechtlichen Bestimmungen vor allem auch gesundheits- und gewerbepolizeiliche Maßnahmen erfordere, deren Regelung besser einem Sondergesetz überlassen bleibe (Begr. zum Vorentwurf S. 665; Denkschrift zum Entwurf 1919 S. 237).

in intensiver Weise und beharrlich vorbeugende Maßnahmen ergriffen werden[1]).

Es ist, wie man sieht, eine Fülle von Wünschen, die der Arzt noch auf dem Herzen hat, eine Fülle von Wünschen, von denen selbst im günstigsten Fall nur ein Teil in absehbarer Zeit erfüllt werden kann, und zwar auch nur nach und nach. Wir tun daher gut, unsere Erwartungen nicht zu hoch zu spannen. Das Gesetz zur Bekämpfung der Geschlechtskrankheiten gibt uns eine brauchbare reichsgesetzliche Grundlage zur wirksamen Bekämpfung dieser gemeingefährlichen Volksseuche, mehr aber auch nicht. Es wird noch zäher und rastloser Arbeit und der Unterstützung durch zahlreiche andere Maßnahmen bedürfen, wenn es allmählich gelingen soll, der Seuche Herr zu werden. Daß dieses hohe Ziel angestrebt werden muß und daß es ein großer Gewinn für die Volksgesundheit wäre, wenn es eines Tages gelingen sollte, die ansteckenden Geschlechtskrankheiten als eine Massenerscheinung aus unserem Volke zu verbannen, bedarf keiner Erwähnung. Ich bin aber auch optimistisch genug anzunehmen, daß es bei einigem guten Willen und bei einmütiger Zusammenarbeit aller Kreise, die nach irgendeiner Richtung hin an der Lösung dieser Aufgabe mitzuarbeiten berufen sind, gelingen wird, dieses schwierige Problem in der Hauptsache zu lösen. Heute freilich sind wir von dieser Lösung noch weit entfernt: Das Gesetz ist erst nach jahrelangen schweren Kämpfen geschaffen worden. Wir können nunmehr aber nicht auf unseren Lorbeeren ausruhen; sondern es gilt jetzt doppelt eifrig alle Hände zu rühren, um dem Gesetz Leben zu geben und das Ziel, für das das Gesetz uns jetzt die rechtliche Grundlage gibt, zu erkämpfen. Wir stehen nicht am Ende des Kampfes, sondern erst in seinen allerersten Anfängen. Viel Schweiß wird es noch kosten und auch Rückschläge sind nicht ausgeschlossen. Es gilt aber wacker und ungebrochenen Mutes auszuharren. Das Ziel ist der Arbeit wert!

Und zum Schluß mag noch dem Wunsch Ausdruck gegeben werden, daß es gelingen möge, auch auf diesem wichtigen Gebiete eine Rechtseinheit mit Deutsch-Österreich herzustellen. Auch in Österreich liegt ein in der Hauptsache gleichartiger Gesetzentwurf vor[2]). Es wäre höchst erfreulich, wenn es gelingen würde,

---

[1]) Rupprecht in ZBG. Bd. 16, Sonderabdruck S. 13 ff.

[2]) Ein von der deutsch-österreichischen Bundesregierung ausgearbeiteter Entwurf eines Gesetzes zur Bekämpfung der Geschlechtskrankheiten (veröffentlicht in den „Mitteilungen der Niederösterr. und Burgenländischen Ärztekammern" 1926 Nr. 11/12) zeigt weit-

ihn dem deutschen Gesetz anzugleichen. Es wird das allerdings Opfer nach manchen Richtungen hin erforderlich machen, Opfer aber, die im Interesse der großen Idee nicht unerträglich sein sollten.

Der naheliegende Gedanke, daß ein Gebiet wie dieses, das allen Kulturvölkern in dem gleichen Maße gemeinsam ist und das gleichartige Maßnahmen in allen Kulturländern geradezu herausfordert, einer gleichartigen Regelung in allen Kulturländern bedürftig und fähig sei, muß allerdings unter den heutigen Verhältnissen wohl noch auf lange hinaus zurückgestellt werden.

Abschließend kann man mit Jadassohn sagen, daß das Gesetz ein außerordentlich großes Vertrauensvotum bedeutet, das Reichsregierung sowie die Mehrheit des Reichsrats und des Reichstags dem deutschen Ärztestand gegeben haben und daß es auch nicht zu unterschätzen ist, daß zum erstenmal seit der verhängnisvollen Einführung der Kurierfreiheit in sie Bresche geschlagen worden ist: „Wenn wir Ärzte zeigen, daß auf dem einen, aber sehr ausgedehnten Gebiet der Geschlechtskrankheiten durch das Verbot der Tätigkeit der Nichtapprobierten aller Kategorien der Volksgesundheit großer Vorteil erwächst, dann wird das die beste Vorarbeit für die Aufhebung der Kurierfreiheit überhaupt sein." [1])

Diesem Wunsche kann sich von ganzem Herzen ein jeder anschließen, der die Gemeingefährlichkeit des Kurpfuschertums kennen gelernt hat. Die heutige Geistesverfassung wird aber wohl das Zustandekommen eines Kurpfuschergesetzes leider noch auf lange hinaus unmöglich machen, da das Kurpfuschertum von der mystischen und okkulten Welle zehrt, die über die Lande geht. Auch sie aber wird eines Tages wieder abebben. Und dann wird auch die Zeit gekommen

---

gehende Übereinstimmung in den Bestimmungen über den Behandlungszwang. Der unentgeltlichen Behandlung unbemittelter Personen sollen in Deutschösterreich nach dem Entwurf Ambulatorien, Spitalsabteilungen und allenfalls besondere von Ländern und Gemeinden zu errichtende Behandlungsstellen dienen. Eine ausdrückliche Beschränkung des Rechts zur Behandlung auf approbierte Ärzte findet sich in dem Entwurf nicht, doch ist nur von Ärzten die Rede. Die Fernbehandlung sowie die allgemeine Ankündigung von Mitteln zur Heilung oder Linderung von Geschlechtskrankheiten soll auch in Deutschösterreich verboten werden. Eine grundsätzliche Abweichung findet sich in der Stellungnahme zur Prostitution. Der Entwurf hält u.a. an der polizeilichen Überwachung der Prostituierten fest. Vgl. auch Reichstag, III. Wahlperiode 1924/25 10. Ausschuß, Drucks. Nr. 6 S. 7 ff.

[1]) Jadassohn S. 3 f.

sein, wo es möglich sein wird, den Unsinn, ja das Verbrechen der Kurierfreiheit überhaupt zu beseitigen[1]).

Das Gesetz zur Bekämpfung der Geschlechtskrankheiten ist das erste Reichsgesetz auf dem Gebiete der Gesundheitsfürsorge, das unter der neuen Verfassung zustandegekommen ist: Hoffentlich ist es ein Auftakt zu einer kräftigen Initiative der Reichsregierung auf diesem Gebiete. An weiteren lohnenden Aufgaben auf dem Gebiete der Tuberkulosefürsorge, der Irrenfürsorge und der Krüppelfürsorge usw. fehlt es wahrlich nicht![2])

---

[1]) Über die Notwendigkeit eines Kurpfuschereigesetzes vgl. insbesondere Ebermayer, „Die notwendige Bekämpfung der Kurpfuscherei" (Leipzig 1927). Dazu „Über Kurpfuschertum und seine Bekämpfung. Eine Vortragsreihe, herausgegeben von der Deutschen Gesellschaft zur Bekämpfung des Kurpfuschertums" (Berlin 1927); Schopohl, „Kurpfuscherei und die rechtlichen Bestimmungen zu ihrer Bekämpfung" (Berlin 1926); Kantor, „Freie Bahn für die Kurpfuscher?" (Berlin 1917); Kade, „Kurpfuscherei und Geschlechtskrankheiten" (ZBG. 1904 S. 154 ff.); Kraft, „Die Bekämpfung der Kurpfuscherei" („Preußische Jahrbücher" Bd. 159 S. 449 ff.); Clement, „Die strafrechtliche Bekämpfung der Kurpfuscherei", Göttinger Diss. 1913; Lion, „Die strafrechtliche Behandlung der Kurpfuscherei", Erlanger Diss. 1910; Graack, „Kurpfuscherei und Kurpfuschereiverbot. Eine rechtsvergleichende, kriminalpolitische Studie" (Jena 1906).

[2]) So in einer Besprechung des Gesetzes in der „Sozialen Praxis" Bd. 36 S. 308 f.

Gesetz zur Bekämpfung der Geschlechtskrankheiten.

Vom 18. Februar 1927.

(Reichsgesetzblatt I S. 61.)

Der Reichstag hat das folgende Gesetz beschlossen, das mit Zustimmung des Reichsrats hiermit verkündet wird:

§ 1.

Geschlechtskrankheiten im Sinne dieses Gesetzes sind Syphilis, Tripper und Schanker ohne Rücksicht darauf, an welchen Körperteilen die Krankheitserscheinungen auftreten.

§ 2.

Wer an einer mit Ansteckungsgefahr verbundenen Geschlechtskrankheit leidet und dies weiß oder den Umständen nach annehmen muß, hat die Pflicht, sich von einem für das Deutsche Reich approbierten Arzte behandeln zu lassen. Eltern, Vormünder und sonstige Erziehungsberechtigte sind verpflichtet, für die ärztliche Behandlung ihrer geschlechtskranken Pflegebefohlenen zu sorgen.

Durch Ausführungsbestimmungen ist dafür Sorge zu tragen, daß die Behandlung der Minderbemittelten, die keinen Anspruch auf anderweitige ärztliche Behandlung haben oder denen die Behandlung auf Grund einer Versicherung wirtschaftliche Nachteile bringen könnte, aus öffentlichen Mitteln sichergestellt wird.

§ 3.

Die Durchführung der aus diesem Gesetz erwachsenden gesundheitlichen Aufgaben ist Gesundheitsbehörden zu übertragen, die sich mit den Beratungsstellen für Geschlechtskranke, den Pflegeämtern und den sonstigen Einrichtungen der sozialen Fürsorge möglichst im Einvernehmen zu halten haben. Die Beamten der Ordnungs- und Wohlfahrtspolizei haben die Durchführung der gesundheitlichen und sozialfürsorgerischen Aufgaben, insbesondere das Eingreifen der Fürsorgestellen Minderjährigen gegenüber, in jeder Weise zu unterstützen.

§ 4.

Die zuständige Gesundheitsbehörde kann Personen, die dringend verdächtig sind, geschlechtskrank zu sein und die Geschlechtskrankheit weiterzuverbreiten, anhalten, ein ärztliches Zeugnis, nur in begründeten Ausnahmefällen ein von einem durch die zuständige Gesundheitsbehörde benannten Ärzte ausgestelltes Zeugnis über ihren Gesundheitszustand vorzulegen oder sich der Untersuchung durch einen solchen Arzt zu unterziehen. Auf Antrag des untersuchenden Arztes können solche Personen angehalten werden, wiederholt derartige Gesundheitszeugnisse beizubringen.

Personen, die geschlechtskrank und verdächtig sind, die Geschlechtskrankheit weiterzuverbreiten, können einem Heilverfahren unterworfen, auch in ein Krankenhaus verbracht werden, wenn dies zur Verhütung der Ausbreitung der Krankheit erforderlich erscheint.

Anzeigen, deren Urheber nicht erkennbar sind, dürfen nicht beachtet werden. Personen, die mit Namensnennung andere einer Geschlechtskrankheit bezichtigen, sind zunächst mündlich zu vernehmen und die Anzeigen erst dann weiter zu verfolgen, wenn die Vernehmung ergeben hat, daß ein ausreichender Anhalt für die Richtigkeit der behaupteten Tatsachen vorhanden ist.

Soweit andere Mittel zur Durchführung der in Abs. 1, 2 vorgesehenen Maßnahmen nicht ausreichen, ist die Anwendung unmittelbaren Zwanges zulässig. Ärztliche Eingriffe, die mit einer ernsten Gefahr für Leben und Gesundheit verbunden sind, dürfen nur mit Einwilligung des Kranken vorgenommen werden. Die Reichsregierung bestimmt, welche ärztlichen Eingriffe insbesondere hierunter fallen.

§ 5.

Wer den Beischlaf ausübt, obwohl er an einer mit Ansteckungsgefahr verbundenen Geschlechtskrankheit leidet und dies weiß oder den Umständen nach annehmen muß, wird mit Gefängnis bis zu drei Jahren bestraft, sofern nicht nach den Vorschriften des Strafgesetzbuchs eine härtere Strafe verwirkt ist.

Die Verfolgung tritt nur auf Antrag ein. Ist der Täter ein Angehöriger des Antragstellers, so ist die Zurücknahme des Antrags zulässig.

Die Strafverfolgung verjährt in sechs Monaten.

§ 6.

Wer weiß oder den Umständen nach annehmen muß, daß er an einer mit Ansteckungsgefahr verbundenen Geschlechtskrankheit leidet und trotzdem eine Ehe eingeht, ohne dem anderen Teile vor Eingehung der Ehe über seine Krankheit Mitteilung gemacht zu haben, wird mit Gefängnis bis zu drei Jahren bestraft.

Die Verfolgung tritt nur auf Antrag ein. Die Zurücknahme des Antrags ist zulässig.

Die Strafverfolgung verjährt in sechs Monaten.

§ 7.

Die Behandlung von Geschlechtskrankheiten und Krankheiten oder Leiden der Geschlechtsorgane ist nur den für das Deutsche Reich approbierten Ärzten gestattet. Verboten ist, solche Krankheiten anders als auf Grund eigener Wahrnehmung zu behandeln (Fernbehandlung) oder in Vorträgen, Schriften, Abbildungen oder Darstellungen Ratschläge für die Selbstbehandlung zu erteilen.

Wer einen anderen einem der im Abs. 1 enthaltenen Verbote zuwider behandelt oder sich zu einer solchen Behandlung öffentlich oder durch Verbreitung von Schriften, Abbildungen oder Darstellungen, wenn auch in verschleiernder Weise, erbietet, wird mit Gefängnis bis zu einem Jahr und mit Geldstrafe oder mit einer dieser Strafen bestraft.

Gleiche Strafe trifft den Arzt, der sich zur Behandlung der im Abs. 1 bezeichneten Krankheiten in unlauterer Weise erbietet.

§ 8.

Wer eine geschlechtskranke Person ärztlich untersucht oder behandelt, soll sich über die Art der Krankheit und über die Ansteckungsgefahr sowie über die Strafbarkeit der in §§ 5, 6 bezeichneten Handlungen belehren und ihr hierbei ein amtlich genehmigtes Merkblatt aushändigen.

Fehlt dem Kranken die zur Erkenntnis der Ansteckungsgefahr erforderliche Einsicht, so soll die Belehrung und die Aushändigung des Merkblattes an denjenigen erfolgen, der für das persönliche Wohl des Kranken zu sorgen hat.

§ 9.

Wer eine Person, die an einer mit Ansteckungsgefahr verbundenen Geschlechtskrankheit leidet, ärztlich behandelt, hat der im § 4 bezeichneten Gesundheitsbehörde Anzeige zu erstatten, wenn der Kranke sich der ärztlichen Behandlung oder Beobachtung entzieht oder wenn er andere infolge seines Berufes oder seiner persönlichen Verhältnisse besonders gefährdet.

Die oberste Landesbehörde kann bestimmen, daß die Anzeige anstatt der Gesundheitsbehörde einer Beratungsstelle für Geschlechtskranke zu erstatten ist. Kommt der Kranke den Anweisungen der Beratungsstelle nicht nach, so hat diese der Gesundheitsbehörde Kenntnis zu geben.

§ 10.

Wer als Beamter oder Angestellter einer Gesundheitsbehörde oder einer Beratungsstelle unbefugt offenbart, was ihm über Geschlechtskrankheiten eines andern oder ihre Ursache oder über die sonstigen persönlichen Verhältnisse der Beteiligten dienstlich bekannt geworden ist, wird mit Geldstrafe oder mit Gefängnis bis zu einem Jahre bestraft.

Die Verfolgung tritt nur auf Antrag ein. Den Antrag kann auch die Gesundheitsbehörde stellen.

Die Offenbarung ist nicht unbefugt, wenn sie von einem in der Gesundheitsbehörde oder in einer Beratungsstelle tätigen Arzte oder mit Zustimmung eines solchen Arztes an eine Behörde oder an eine Person gemacht wird, die ein berechtigtes gesundheitliches Interesse daran hat, über die Geschlechtskrankheit des anderen unterrichtet zu werden.

§ 11.

Wer zum Zwecke der Heilung oder Linderung von Geschlechtskrankheiten Mittel, Gegenstände oder Verfahren öffentlich oder durch Verbreitung von Schriften, Abbildungen oder Darstellungen, wenn auch in verschleiernder Weise, ankündigt oder anpreist oder solche Mittel oder Gegenstände an einem allgemein zugänglichen Orte ausstellt, wird mit Gefängnis bis zu sechs Monaten und Geldstrafe oder mit einer dieser Strafen bestraft.

Straflos ist, soweit nicht anderweitige reichs- oder landesrechtliche Vorschriften entgegenstehen, die Ankündigung oder Anpreisung dieser Mittel oder Gegenstände an Ärzte oder Apotheker oder an Personen, die mit solchen Mitteln oder Gegenständen erlaubterweise Handel treiben, oder in wissenschaftlichen ärztlichen oder pharmazeutischen Fachzeitschriften.

§ 12.

Vorträge, Schriften, Abbildungen und Darstellungen, die nur der Aufklärung über die Geschlechtskrankheiten, insbesondere ihre Erscheinungsformen, dienen, sind straflos, soweit sie nicht unter die Strafbestimmungen des § 7 fallen.

§ 13.

Die Reichsregierung kann das Inverkehrbringen von Mitteln oder Gegenständen, die zur Verhütung von Geschlechtskrankheiten dienen sollen, von dem Ergebnis einer amtlichen Prüfung abhängig machen und das Inverkehrbringen hierfür nicht geeigneter Gegenstände verbieten. Sie kann auch Vorschriften über das Ausstellen, Ankündigen oder Anpreisen der hiernach zugelassenen Mittel oder Gegenstände treffen.

Wer Mittel oder Gegenstände, die auf Grund des Abs. 1 Satz 1 vom Verkehr ausgeschlossen sind, in Verkehr bringt, wird mit Gefängnis bis zu sechs Monaten und mit Geldstrafe oder mit einer dieser Strafen bestraft. Ebenso wird bestraft, wer einer nach Abs. 1 Satz 2 getroffenen Vorschrift zuwiderhandelt.

§ 14.

Mit Gefängnis bis zu einem Jahre und mit Geldstrafe oder mit einer dieser Strafen wird bestraft, sofern nicht nach den Vorschriften des Strafgesetzbuchs eine härtere Strafe verwirkt ist,

1. eine weibliche Person, die ein fremdes Kind stillt, obwohl sie an einer Geschlechtskrankheit leidet und dies weiß oder den Umständen nach annehmen muß;
2. wer ein syphilitisches Kind, für dessen Pflege er zu sorgen hat, von einer anderen Person als der Mutter stillen läßt,

obwohl er die Krankheit des Kindes kennt oder den Umständen nach kennen muß;

3. wer ein sonst geschlechtskrankes Kind, für dessen Pflege er zu sorgen hat, von einer anderen Person als der Mutter, ohne sie vorher über die Krankheit und die gebotenen Vorsichtsmaßnahmen durch einen Arzt mündlich unterweisen zu lassen, stillen läßt, obwohl er die Krankheit des Kindes kennt oder den Umständen nach kennen muß;
4. wer ein geschlechtskrankes Kind, obwohl er die Krankheit kennt oder den Umständen nach kennen muß, in Pflege gibt, ohne den Pflegeeltern von der Krankheit des Kindes Mitteilung zu machen.

Straflos ist das Stillen oder Stillenlassen eines syphilitischen Kindes durch eine weibliche Person, die selbst an Syphilis leidet.

§ 15.

Mit Geldstrafe bis zu einhundertfünfzig Reichsmark oder mit Haft wird bestraft:

1. eine Amme, die ein fremdes Kind stillt, ohne im Besitz eines unmittelbar vor Antritt der Stellung ausgestellten ärztlichen Zeugnisses darüber zu sein, daß an ihr keine Geschlechtskrankheit nachweisbar ist;
2. wer zum Stillen eines Kindes eine Amme in Dienst nimmt, ohne sich davon überzeugt zu haben, daß sie im Besitz des in Nr. 1 bezeichneten Zeugnisses ist;
3. wer, abgesehen von Notfällen, ein Kind, für dessen Pflege er zu sorgen hat, von einer anderen Person als der Mutter stillen läßt, ohne vorher im Besitz eines ärztlichen Zeugnisses darüber zu sein, daß eine gesundheitliche Gefahr für die Stillende nicht besteht.

Die Vorschriften des Abs. 1 finden im Falle des § 14 Abs. 2 keine Anwendung.

§ 16.

Das Strafgesetzbuch wird abgeändert wie folgt:

I. § 180 erhält folgenden zweiten und dritten Absatz:

Als Kuppelei gilt insbesondere die Unterhaltung eines Bordells oder eines bordellartigen Betriebs.

Wer einer Person, die das achtzehnte Lebensjahr vollendet hat, Wohnung gewährt, wird auf Grund des Abs. 1 nur dann bestraft, wenn damit ein Ausbeuten der Person, der die Wohnung gewährt ist, oder ein Anwerben oder ein Anhalten dieser Person zur Unzucht verbunden ist.

II. Im § 184 wird hinter Nr. 3 folgende Vorschrift eingefügt:

3 a) wer in einer Sitte oder Anstand verletzenden Weise Mittel, Gegenstände oder Verfahren, die zur Verhütung von Geschlechtskrankheiten dienen, öffentlich ankündigt, anpreist oder solche Mittel oder Gegenstände an einem dem Publikum zugänglichen Orte ausstellt.

III. § 361 Nr. 6 erhält folgende Fassung:
wer öffentlich in einer Sitte oder Anstand verletzenden oder andere belästigenden Weise zur Unzucht auffordert oder sich dazu anbietet;

IV. Im § 361 wird hinter Nr. 6 eingefügt:
6a) wer gewohnheitsmäßig zum Zwecke des Erwerbes in der Nähe von Kirchen oder in der Nähe von Schulen oder anderen zum Besuche durch Kinder oder Jugendliche bestimmten Örtlichkeiten oder in einer Wohnung, in der Kinder oder jugendliche Personen zwischen drei und achtzehn Jahren wohnen, oder in einer Gemeinde mit weniger als fünfzehntausend Einwohnern, für welche die oberste Landesbehörde zum Schutze der Jugend oder des öffentlichen Anstandes eine entsprechende Anordnung getroffen hat, der Unzucht nachgeht.

V. Im § 362 Abs. 3 Satz 2 werden die Worte „Im Falle des § 361 Nr. 6" durch die Worte „In den Fällen des § 361 Nr. 6, 6a" ersetzt.

§ 17.

Wohnungsbeschränkungen auf bestimmte Straßen oder Häuserblocks zum Zwecke der Ausübung der gewerbsmäßigen Unzucht (Kasernierungen) sind verboten.

§ 18.

Die zur Durchführung dieses Gesetzes, insbesondere für das Zusammenwirken der Behörden mit den Einrichtungen der sozialen Fürsorge notwendigen Vorschriften werden von der obersten Landesbehörde erlassen. Die Aufbringung der entstehenden Kosten regelt sich nach Landesrecht.

§ 19.

Dieses Gesetz tritt am 1. Oktober 1927 in Kraft.

Mit dem gleichen Tage treten die Verordnung zur Bekämpfung der Geschlechtskrankheiten vom 11. Dezember 1918 und die Verordnung über Fürsorge für geschlechtskranke Heeresangehörige vom 17. Dezember 1918 (Reichsgesetzbl. S. 1431, 1433) außer Kraft.

Berlin, den 18. Februar 1927.

Der Reichspräsident
von Hindenburg

Der Reichsminister des Innern
v. Keudell.

§ 1.

Geschlechtskrankheiten im Sinne dieses Gesetzes sind Syphilis, Tripper und Schanker ohne Rücksicht darauf, an welchen Körperteilen die Krankheitserscheinungen auftreten.

1. Geschlechtskrankheiten.

§ 1 bringt die gesetzliche Begriffsbestimmung der Geschlechtskrankheiten im Sinne des Gesetzes zur Bekämpfung der Geschlechtskrankheiten. Sie ist in genau der gleichen Weise schon in E. 1918 § 1 enthalten.

Hiernach sind nur die Syphilis, der Tripper und der Schanker „Geschlechtskrankheiten" im Sinne des Gesetzes. Diese drei Krankheiten sind aber auch stets Geschlechtskrankheiten, ohne Rücksicht darauf, ob sie gelegentlich eines Geschlechtsaktes oder auf eine andere Weise erworben oder aber angeboren sind und ohne Rücksicht darauf, ob die Krankheitserscheinungen an den Geschlechtsorganen auftreten oder nicht. Sowohl Syphilis als auch Tripper können auch an anderen Körperteilen als den Geschlechtsorganen auftreten. Daher fallen unter das Gesetz beispielsweise auch die Augengonorrhöe, die sehr ansteckungsgefährlich ist, ferner die extragenitalen Primäraffekte und die kontagiösen Erscheinungen der Syphilis, wie sie besonders in der Mund- und Rachenhöhle vorkommen, desgleichen die kontagiösen Frühsymptome der angeborenen Syphilis. Aber auch die Syphilis der inneren Organe, besonders auch des Nervensystems, der Knochen, der Sinnesorgane und die Späterscheinungen an der Haut gehören nach Jadassohn S. 7 im Sinne des § 1 zu den Geschlechtskrankheiten.

Nur Syphilis, Tripper, Schanker sind Geschlechtskrankheiten im Sinne dieses Gesetzes, nicht dagegen nach Posener S. 9 z. B. Kondylome (Feigwarzen), die auch von der medizinischen Wissenschaft nicht zu den eigentlichen Geschlechtskrankheiten gerechnet werden. Nach Jadassohn S. 18 scheint es aber, als sei es zum mindesten möglich, daß breite Kondylome ansteckungsgefährliche Symptome von Geschlechtskrankheiten im Sinne des § 1 sein können. Die Frage muß daher als eine offene bezeichnet werden.

Über die Erscheinungsformen und die Entstehungsursachen der Geschlechtskrankheiten vgl. Begr. zu § 1.

Löwenstein („Deutsche Zeitschrift für Wohlfahrtspflege" Jhg. 2 S. 607) vertritt die Auffassung, daß auch die Nachkrankheiten der Syphilis, z. B. die Aortenerweiterung und Rückenmarksschwindsucht sowie Gehirnerweichung „als unter das Gesetz fallend zunächst anzusehen sind". Er meint aber, da diesen Nachkrankheiten eine wichtige Bedeutung für die Seuchenbekämpfung nicht zukomme, so müßten sie durch die Ausführungsbestimmungen „als nicht unter das Gesetz fallend angesehen werden". Löwenstein befindet sich bei dieser Argumentierung in dem grundlegenden Irrtum, daß durch Ausführungsbestimmungen das Gesetz abgeändert oder doch authentisch ausgelegt werden könne. Davon kann natürlich keine Rede sein. Es trifft aber auch nicht zu, daß die Nachkrankheiten der Syphilis als solche Geschlechtskrankheiten im Sinne des Gesetzes sind. Wenn und soweit ein beispielsweise an Rückenmarksschwindsucht Leidender zugleich auch noch an Syphilis leidet, ist er allerdings ein Geschlechtskranker im Sinne des Gesetzes, aber nicht mit Rücksicht auf seine Rückenmarksschwindsucht, sondern im Hinblick auf seine Syphilis. Wenn Löwenstein sagt, daß diese Nachkrankheiten für die Seuchenbekämpfung nicht von großer Bedeutung sind, so will er damit offenbar zum Ausdruck bringen, daß die Syphilis in diesem Stadium nicht mehr ansteckungsgefährlich ist. Daß dann aber auch die wichtigsten Bestimmungen des Gesetzes, insbesondere §§ 2, 4, 5, 6, auf solche Kranke nicht Anwendung finden, ergibt sich ohne weiteres aus der Fassung der betreffenden Paragraphen. Anders verhält es sich allerdings mit § 7.

Tripper wird auch Gonorrhoe oder Blennorrhoe genannt. Unter Schanker versteht das Gesetz nur den sogenannten weichen Schanker, nicht dagegen den sogenannten harten Schanker, der die örtliche Erscheinung der beginnenden Syphilis darstellt (Begr. zu § 1). Diejenigen Personen, die an hartem Schanker leiden, sind also an Syphilis erkrankt. Deshalb findet § 14 Abs. 1 Nr. 2 und Abs. 2 auch auf sie Anwendung.

§ 14 Abs. 1 Nr. 2 handelt nur von „syphilitischen" Kindern und § 14 Abs. 1 Nr. 3 im Gegensatz dazu von „sonst geschlechtskranken" Kindern, d. h. von Kindern, die an Tripper oder an weichem Schanker erkrankt sind. Soweit aber nicht diese vereinzelten Sonderbestimmungen getroffen sind, gelten die für Geschlechtskrankheiten getroffenen Bestimmungen des Gesetzes uneingeschränkt für sämtliche Geschlechtskrankheiten.

2. Krankheiten und Leiden der Geschlechtsorgane.

Von den „Geschlechtskrankheiten" sind zu unterscheiden die „Krankheiten oder Leiden der Geschlechtsorgane" (§ 7 Abs. 1). Zwar sind auch die Geschlechtskrankheiten in der großen Mehrzahl der Fälle Krankheiten der Geschlechtsorgane. Aber es gibt außer ihnen noch zahlreiche andere Krankheiten und Leiden der Geschlechtsorgane, die weder Syphilis noch Tripper noch weicher Schanker, mit andern Worten keine „Geschlechtskrankheiten" im Sinne des Gesetzes sind. Sie sind zum großen Teile nicht ansteckend und jedenfalls nicht so gemeingefährlich wie die Geschlechtskrankheiten. Sie sind aber von den eigentlichen Geschlechtskrankheiten vielfach nur schwer zu unterscheiden, jedenfalls nur durch den auf diesem Gebiet gründlich vorgebildeten Arzt unter Heranziehung der modernen Untersuchungsmethoden. Aus diesem Grunde ist das für Geschlechtskrankheiten bestehende Behandlungsverbot für andere als Ärzte, die für das Deutsche Reich nicht approbiert sind, durch § 7 Abs. 1 auch auf die Behandlung solcher Krankheiten und Leiden der Geschlechtsorgane erstreckt worden, die nicht Geschlechtskrankheiten sind. Das ist aber auch die einzige Bestimmung des Gesetzes, die sich unmittelbar auf Krankheiten und Leiden der Geschlechtsorgane im engeren Sinne bezieht. Insbesondere bezieht sich auch das Gegenstück zum Behandlungsverbot, die Behandlungspflicht des § 2 Abs. 1 nur auf solche Personen, die an „Geschlechtskrankheiten" leiden, nicht auch auf solche, die an solchen Krankheiten oder Leiden der Geschlechtsorgane leiden, die nicht Geschlechtskrankheiten im Sinne des Gesetzes sind.

3. Gesetzgeberischer Grund der Bestimmungen ist die Ansteckungsgefahr.

Der gesetzgeberische Grund, der zu dem Gesetz zur Bekämpfung der Geschlechtskrankheiten geführt hat, liegt weniger in den oft schwersten gesundheitlichen Schäden, die diese Krankheiten für die an ihnen Erkrankten mit sich bringen, als in den verhängnisvollen Folgen für die Nachkommenschaft und für Dritte, die durch Geschlechtsverkehr des Kranken oder auch auf sonstige Weise angesteckt werden können. Syphilis, Tripper und Schanker sind mit andern Worten mit Rücksicht vor allem auf ihre in der Regel gegebene Ansteckungsfähigkeit und die darüber hinaus meistens vorliegende Ansteckungsgefahr zum Gegenstand gesetzlicher Regelung gemacht worden. Die Geschlechtskrankheiten sind aber nicht in allen ihren Stadien ansteckend; sie bleiben aber trotzdem „Geschlechtskrankheiten" im Sinne des Gesetzes auch dann, wenn sie im konkreten Fall noch nicht oder nicht mehr ansteckungsfähig sind. Dies ist schon deshalb nötig, weil es selbst für den geübten Facharzt oft außerordentlich schwer, ja fast unmöglich ist, in einem konkreten Fall mit hinreichender Gewißheit zu erkennen, ob die Geschlechtskrankheit noch ansteckungsfähig ist oder nicht.

Von einer „Ansteckungsgefahr" sprechen die §§ 2 Abs. 1; § 5 Abs. 1; § 6 Abs. 1; § 8 Abs. 1; § 9 Abs. 1. Von „Geschlechtskrankheiten" schlechthin sprechen außer dem § 1 noch § 4 Abs. 1 und 2; § 5 Abs. 1; § 7 Abs. 1; § 10 Abs. 1 und 3; § 11 Abs. 1; § 12; § 13 Abs. 1; § 14 Abs. 1 Nr. 1; § 15 Abs. 1 Nr. 1. Von „geschlechtskranken" Personen sprechen § 2 Abs. 1; § 4 Abs. 1; § 8 Abs. 1; § 14 Abs. 1 Nr. 4. Es ist in diesen Fällen durch Auslegung zu ermitteln, ob sich die Bestimmung auf jede Geschlechtskrankheit schlechthin beziehen soll oder nur auf solche, die auch im konkreten Fall mit Ansteckungsgefahr verbunden sind.

4. Ansteckungsfähigkeit und Ansteckungsgefahr.

Dadurch daß das Gesetz verschiedentlich von Geschlechtskrankheiten spricht, die mit einer Ansteckungsgefahr verbunden sind, ergibt sich ohne weiteres, daß das Gesetz davon ausgeht, daß es auch solche Geschlechtskrankheiten gibt, die nicht mit einer Ansteckungsgefahr verbunden sind. Finger („Gerichtssaal" Bd. 94 S. 354) meint allerdings, § 2 sei nur „mangelhaft gefaßt". Er gibt zu, daß die jetzige Fassung „den Anschein hervorruft, daß die Behandlungspflicht nicht jedem obliegt, der an einer im § 1 bezeichneten Geschlechtskrankheit (das sind eben die ansteckenden Geschlechtskrankheiten) leidet, sondern daß diese Behandlungspflicht erst vorliegt, wenn diese Krankheit mit einer Ansteckungsgefahr verbunden ist". Auch Klee („Deutsche Richterzeitung" 1927 S. 333) meint, die Fassung des Gesetzes könne möglicherweise irreführen nach der Richtung hin, als ob die Behandlungspflicht nicht ohne weiteres jedem Geschlechtskranken obliege, sondern nur denjenigen von ihnen, bei denen eine Ansteckungsgefahr gegeben sei: „Die Absicht des Gesetzgebers ist natürlich die, jeden, der an Syphilis, Schanker oder Tripper leidet, ohne weiteres für behandlungspflichtig zu erklären." Wenn Finger und Klee recht hätten, so wäre die Fassung des Gesetzes allerdings mehr als mangelhaft, da die gleiche Fassung in §§ 5, 6, 9 wiederkehrt. In seiner kritischen Besprechung des E 1918 in Fassung des Ausschusses für Bevölkerungspolitik steht Finger („Gerichtssaal" Bd. 86 S. 277) noch auf dem Standpunkt, daß „geschlechtskrank" schlechthin ein weitergehender Begriff sei als an einer „mit Ansteckungsgefahr verbundenen Geschlechtskrankheit" leidend. Es ist durchaus nicht einzusehen, weshalb seine Stellungnahme dem Gesetz gegenüber in diesem Punkte eine andere geworden ist. Ohne zwingenden Grund darf man dem Gesetzgeber trotz der heute häufig zu beobachtenden Flüchtigkeiten in der sprachlichen Formulierung ein so böses Versehen nicht zumuten. Da rechtspolitisch sich für den einen wie für den anderen Standpunkt Gründe anführen lassen, möchte ich bis auf weiteres annehmen, daß mein Standpunkt richtig ist. Posener S. 14 scheint ihn zu teilen; Geyer-Moses Anm. zu §§ 1 und 2 nehmen keine Stellung. Vgl. auch § 2 Anm. 2 und 7.

§ 2.

Wer an einer mit Ansteckungsgefahr verbundenen Geschlechtskrankheit leidet und dies weiß oder den Umständen nach annehmen muß, hat die Pflicht, sich von einem für das Deutsche Reich approbierten Arzte behandeln zu lassen.

Eltern, Vormünder und sonstige Erziehungsberechtigte sind verpflichtet, für die ärztliche Behandlung ihrer geschlechtskranken Pflegebefohlenen zu sorgen.

Durch Ausführungsbestimmungen ist dafür Sorge zu tragen, daß die Behandlung der Minderbemittelten, die keinen Anspruch auf anderweitige ärztliche Behandlung haben oder denen die Behandlung auf Grund einer Versicherung wirtschaftliche Nachteile bringen könnte, aus öffentlichen Mitteln sichergestellt wird.

1. Entstehungsgeschichte.

§ 2 geht auf E. 1918 Aussch. § 1 zurück, der folgendermaßen lautete:

„Wer geschlechtskrank ist, hat die Pflicht, sich von einem staatlich geprüften Arzt behandeln zu lassen.

Wer weiß, daß er geschlechtskrank ist und es unterläßt, sich von einem staatlich geprüften Arzt behandeln zu lassen, wird mit Geldstrafe bis zu fünfhundert Mark oder mit Haft bis zu vier Wochen bestraft."

Hiernach war also die Behandlungspflicht allen Geschlechtskranken auferlegt, ohne Rücksicht, ob ihre Krankheit mit Ansteckungsgefahr verbunden war oder nicht, während § 2 des Gesetzes sie nur den an einer mit Ansteckungsgefahr verbundenen Geschlechtskrankheit Leidenden auferlegt. Die Strafbestimmung des § 2 Abs. 2 des E. 1918 Aussch. für Zuwiderhandlungen gegen diese Pflicht ist in das Gesetz nicht mitaufgenommen worden.

2. Rechtscharakter der Behandlungspflicht.

Die Tragweite der Bestimmung kann zweifelhaft sein. Es kann sich sowohl um die Aufstellung eines Grundsatzes ohne rechtliche Folgen handeln als auch um eine Rechtspflicht, deren Verletzung rechtliche Folgen nach sich zieht.

Bei den Vorberatungen wurde von maßgebender Seite die Ansicht geäußert, es handle sich hier lediglich um einen Appell an den Kranken, sich behandeln zu lassen. Diese Äußerung geschah aber zur Begründung der Ansicht, daß es nicht erforderlich sei, die Behandlungspflicht näher zu kennzeichnen, insbesondere dadurch, daß die Behandlung bis zur Beseitigung der Ansteckungsgefahr fortgesetzt werden müsse. Von anderer Seite wurde hinzugefügt, daß sich das Nähere ja aus den folgenden Paragraphen ergäbe. Hiernach würde es sich mehr um einen sittlichen Appell, eine moralische Verpflichtung, als um eine Rechtspflicht handeln.

Dieser Standpunkt ist auch in der Folge mehrfach vertreten worden. Insbesondere hat die Tatsache, daß die Verletzung dieser Pflicht nicht mit Strafe bedroht ist, dazu beigetragen, die Behandlungspflicht als eine lediglich moralische Pflicht aufzufassen. So bemerkt Blaschko (ZBG. Bd. 19 S. 69), es handle sich also „gewissermaßen nur um eine durch das Gesetz sanktionierte moralische Verpflichtung für jeden einzelnen aus dem Volke, im Falle einer Geschlechtskrankheit sich einer ärztlichen Behandlung zu unterziehen". Ähnlich hat nach Jadassohn S. 8 § 2 „nur den Wert eines moralischen Appells". Der Abgeordnete Joos (Verh. S. 8697) spricht davon, daß manche Bestimmungen „nur eine moralische Pflicht" in sich schlössen und „nicht eine gesetzliche" und brachte dies in einen Zusammenhang damit, daß die Unentgeltlichkeit der Heilbehandlung in dem Gesetzentwurf nicht enthalten sei. Im Ausschuß war bemängelt worden (Ber. I S. 3), daß die Feststellung „rein moralischer Verpflichtungen, wie sie § 2 enthalte, ohne Zufügung einer Strafbestimmung" eigentlich nicht Aufgabe eines Gesetzes sei. Die Abgeordnete Lang-Brumann (Verh. zu E. IV S. 11 325) bemängelte, daß nirgends gesagt sei, was mit dem geschehe, der sich dieser Pflicht entziehe; es handle sich um einen bloßen Rat, der in das Gesetz nicht hineingehöre.

Demgegenüber hat der Abgeordnete Bayersdörfer (Verh. S. 8691) aber mit Recht ausgeführt, § 2 sei nicht deshalb wirkungslos, weil er dem Kranken zwar die Pflicht zur Behandlung auferlege, diese Behandlungspflicht aber nicht zwangsweise durchzusetzen gestatte. Unter bestimmten Umständen gestatte überdies § 4 die Zwangsbehandlung. Zutreffend sagt Finger, JW. 1927 S. 883, daß § 2 „die moralische Pflicht eines an einer mit Ansteckungsgefahr verbundenen Geschlechtskrankheit Leidenden, sich ärztlich behandeln zu lassen, zu einer Rechtspflicht erhebt". (Vgl. auch Klee in der „Deutschen Richterzeitung" 1927 S. 332.)

Es kann keinem Zweifel unterliegen, daß die Behandlungspflicht eine Rechtspflicht enthält und nicht lediglich eine sittliche Pflicht ohne Rechtscharakter. Hierfür spricht nicht nur die Entstehungsgeschichte, sondern auch die Formulierung des Gesetzes. Daß die ursprünglich geplante, durch eine Strafandrohung gesicherte Vorschrift eine Rechtspflicht enthielt, kann nicht zweifelhaft sein. Wenngleich die Strafbestimmung in Wegfall gekommen ist, weil Bedenken dagegen geltend gemacht wurden, so ist damit noch nicht zum Ausdruck gebracht worden, daß es sich nicht mehr um eine Rechtspflicht, sondern nur um eine sittliche Pflicht handeln solle. Es kommt zwar in neueren Gesetzen vor, daß unverbindliche Grundsätze aufgestellt werden, an deren Nichtbeachtung sich irgendwie Rechtsfolgen nicht knüpfen. Doch sind das Ausnahmen. Es ist davon auszugehen, daß, wenn nicht das Gegenteil offensichtlich ist, in Gesetzen aufgestellte Pflichten auch Rechtspflichten sind. Das ist auch bei der Behandlungspflicht der Fall.

Daß durch § 2 Abs. 1 Satz 2 außer der Behandlungspflicht noch „eine durch das Gesetz begründete öffentliche Pflicht der Eltern, Lehrer und Erzieher, die heranwachsende Jugend so eingehend wie möglich über die Voraussetzungen der Erkenntnis von Geschlechtskrankheiten zu belehren" aufgestellt worden sei, behauptet Posener S. 15. Doch gibt das Gesetz m. E. für eine derartige Belehrungspflicht keinen Anhaltspunkt.

Daß Verletzungen der Rechtspflicht zur Behandlung nicht mit Strafe bedroht sind, spricht nicht gegen den Rechtscharakter der Pflicht, da die weit überwiegende Mehrzahl aller Rechtspflichten nicht nur des bürgerlichen Rechts, sondern auch des Verwaltungsrechts durch Strafdrohungen nicht gesichert sind.

Es knüpfen sich an die Verletzung der Behandlungspflicht wenigstens unter Umständen bürgerlichrechtliche und verwaltungsrechtliche Folgen. Vgl. darüber unten Anm. 8.

3. Voraussetzungen der Behandlungspflicht.

Die Behandlungspflicht besteht einmal für diejenigen, die selbst geschlechtskrank sind und dann für diejenigen, deren Pflegebefohlenen geschlechtskrank sind. Jene haben die Pflicht sich selbst behandeln zu lassen, diese die Pflicht ihre Pflegebefohlenen behandeln zu lassen.

Die Pflicht sich behandeln zu lassen, haben nicht nur Volljährige, sondern auch Minderjährige. Insbesondere wird das dann praktisch werden, wenn sie nicht mit ihren Eltern oder sonstigen Erziehungsberechtigten zusammenleben, so daß die Erziehungsberechtigten tatsächlich gar nicht in der Lage sind, zu erkennen, daß ihr Sohn usw. geschlechtskrank ist.

Neben den Minderjährigen haben aber auch stets die Erziehungsberechtigten die Pflicht ihre geschlechtskranken Pflegebefohlenen behandeln zu lassen. Soweit die Minderjährigen nicht in der Lage sind, ihre Geschlechtskrankheit zu erkennen, obliegt diese Behandlungspflicht den Erziehungsberechtigten ausschließlich.

Die „Pflegebefohlenen" sind den „Erziehungsberechtigten" gegenübergestellt. Daraus ergibt sich, daß als Pflegebefohlene nur Minderjährige in Frage kommen können, da nur sie der Erziehungsgewalt eines Erziehungsberechtigten unterstehen. Erwachsene gehören unter keinen Umständen zu den Pflegebefohlenen, auch dann nicht, wenn sie ihrer Persönlichkeit nach nicht anders zu bewerten sind als Minderjährige, beispielsweise wegen Geisteskrankheit oder Geistesschwäche oder Trunksucht Entmündigte, oder, wenn sie in ihrer Freiheit beschränkt sind und deshalb von sich aus der ihnen obliegenden Behandlungspflicht gar nicht genügen können, z. B. Strafgefangene, Untersuchungsgefangene, Insassen von Arbeitshäusern, von Irrenanstalten usw.

Wer als „Erziehungsberechtigter" im Sinne des § 2 Abs. 1 in Frage kommt, kann zweifelhaft sein. Aus der Zusammenstellung von Eltern, Vormündern und sonstigen Erziehungsberechtigten wird zu entnehmen sein, daß die Behandlungspflicht gegenüber den Pflegebefohlenen nur denjenigen Erziehungsberechtigten obliegt, die gegenüber den Pflegebefohlenen, die ihrer Erziehung anvertraut sind, ein von vornherein auf eine gewisse Dauer berechnetes und in sich abgeschlossenes Erziehungsrecht und Erziehungspflicht haben. Ob es sich um ein selbständiges oder um ein abgeleitetes Erziehungsrecht handelt, ist dagegen gleichgültig. Die Eltern als solche sind im Sinne dieser Bestimmung Erziehungsberechtigte, ohne Rücksicht, ob ihnen die elterliche Gewalt und insbesondere die Sorge für die Person ihrer Kinder zusteht. Beiden Eltern liegt die Behandlungspflicht gemeinsam ob. Das gleiche gilt für mehrere Vormünder. Zu den Eltern sind auch Adoptiveltern zu rechnen. Zu den sonstigen Erziehungsberechtigten gehören z. B. Pflegeeltern, Leiter von Alumnaten, von Waisenhäusern, von Fürsorgeerziehungsanstalten, von Jugendgefängnissen, Vorsteher von Landschulheimen, Leiterinnen von Mädchenpensionaten. Neben ihnen bleiben die Eltern oder Vormünder auch noch verpflichtet, für die Behandlung ihrer geschlechtskranken Pflegebefohlenen zu sorgen. Als Erziehungsberechtigte im Sinne dieser Vorschrift haben dagegen nicht zu gelten Schulleiter, Kindermädchen, Hauslehrer, Kindergärtnerinnen.

Das Erziehungsrecht ist ein Bestandteil des Rechts der Sorge für die Person (BGB. § 1631). Es besteht in dem Recht und der Pflicht, in einer dem Interesse usw. des Kindes entsprechenden Weise für die körperliche, geistige und sittliche Ausbildung zu sorgen. Der Vormund über Volljährige hat gemäß BGB. § 1901 für die Person des Mündels nur insoweit zu sorgen, als der Zweck der Vormundschaft es erfordert. Aber auch soweit der Vormund hiernach für die körperliche Ausbildung seines Mündels zu sorgen hat, wird man doch nicht von einem „Erziehungsrecht" gegenüber dem volljährigen Mündel sprechen können. Der Vormund eines Volljährigen ist deshalb nicht auf Grund des § 2 Abs. 1 des Geschlechtskrankengesetzes, wohl aber auf Grund seiner Pflichten als Vormund verpflichtet, für die Behandlung seines volljährigen Mündels zu sorgen.

Kommen Eltern, Vormünder oder sonstige Erziehungsberechtigte ihrer Verpflichtung nicht nach, so werden die Vormundschaftsgerichte gemäß §§ 1666, 1837 BGB. die notwendigen Maßnahmen zu treffen haben. Erforderlichenfalls werden die Fürsorgebehörden, insbesondere die Jugendämter, diese Maßnahmen anzuregen und zu unterstützen haben (bayer. AB. zu § 2 Abs. 1). Nach bad. AB. § 4 Abs. 3 sind Minderjährige dem Jugendamt zu überweisen, soweit die Erziehungsberechtigten ihrer Verpflichtung nicht nachkommen.

Auch die Leiter von Gefängnissen, Irrenanstalten usw. haben nicht auf Grund des § 2 Abs. 1 die Behandlungspflicht gegenüber den Insassen ihrer Anstalten. Wohl aber mußte es auch bisher schon als eine aus dem Rechtsverhältnis zwischen dem Staat und den von ihm der Freiheit beraubten und dadurch unter seine Obhut gekommenen Personen hergeleitete öffentlichrechtliche Pflicht des Staates und anderer öffentlichrechtlicher Verbände gelten, erhebliche Gesundheitsschädigungen zu verhüten und ausgebrochene Krankheiten zu heilen. Vorbildlich die sächs. Verordnung vom 20. August 1925 über die Behandlung geschlechtskranker Gefangener (Justizministerialblatt für den Freistaat Sachsen S. 73). Das gleiche gilt entsprechend auch für die Pflicht des Reichs gegenüber den Angehörigen der Reichswehr und der Reichsmarine. Durch die Gedankengänge des Geschlechtskrankengesetzes, insbesondere durch den in § 2 Abs. 1 zum Ausdruck gekommenen Gedanken, wird diese bisher schon bestehende öffentlichrechtliche Pflicht des Staates usw. noch besonders betont. Analog kann daher der Grundsatz des § 2 Abs. 1 auch auf solche Gewaltverhältnisse gegenüber Volljährigen angewendet werden.

Für eine ausdehnende Auslegung des Begriffs der Erziehungsberechtigten könnte auf § 8 Abs. 2 verwiesen werden, wonach, wenn dem Geschlechtskranken die zur Erkenntnis der Ansteckungsgefahr erforderliche Einsicht fehlt — was ja auch bei volljährigen Entmündigten der Fall sein kann —, die Belehrung sowie die Aushändigung des Merkblatts an denjenigen erfolgen soll, der für das persönliche Wohl des Kranken zu sorgen hat. Denn für das persönliche Wohl des Kranken haben auch Vormünder über entmündigte Volljährige zu sorgen. Es ist kein innerer Grund zu erkennen, weshalb das Gesetz den Kreis derjenigen Personen, denen es die Behandlungspflicht für Pflegebefohlene auferlegt, hätte anders abgrenzen sollen als den Kreis derjenigen Personen, denen an Stelle des Kranken das Merkblatt auszuhändigen und die Belehrung zu erteilen ist. Andererseits spricht die verschiedene Fassung in § 2 Abs. 1 und § 8 Abs. 2 gegen eine Gleichstellung dieser Personenkreise. Die Frage muß also als eine offene Frage behandelt werden. Als befriedigender wäre die Gleichstellung beider Personenkreise zu betrachten.

4. Objektive Voraussetzung der Behandlungspflicht: Das Leiden an einer mit Ansteckungsgefahr verbundenen Geschlechtskrankheit.

Die Behandlungspflicht obliegt nicht jedem, der oder dessen Pflegebefohlener an einer „Geschlechtskrankheit" im Sinne des § 1 leidet, sondern nur demjenigen, der an einer mit Ansteckungsgefahr verbundenen Geschlechtskrankheit leidet. Die Bekämpfung der Geschlechtskrankheiten überhaupt erfolgt im wesentlichen mit Rücksicht auf die bei ihnen regelmäßig gegebene Ansteckungsgefahr. An diese abstrakte Ansteckungsgefahr kann aber nicht gedacht sein, wenn die Behandlungspflicht davon abhängig gemacht wird, daß eine „mit Ansteckungsgefahr" verbundene Geschlechtskrankheit objektiv gegeben ist. Es kann die Hinzufügung dieser Worte vielmehr nur den Sinn haben, daß auch im konkreten Fall die Geschlechtskrankheit mit Ansteckungsgefahr verbunden sein muß. Das heißt, die Geschlechtskrankheit muß sich in einem Stadium befinden, in welchem nach medizinischen Erfahrungen die Möglichkeit besteht, daß sie auf einen Dritten übertragen wird, wenn auch vielleicht nur unter besonders ungünstigen Umständen. Dagegen erfordert der Begriff der konkreten Ansteckungsgefahr nicht, daß der Geschlechtskranke durch sein Verhalten dazu Anlaß gibt, daß dritte Personen angesteckt werden. Eine Syphilis im ansteckungsfähigen Stadium ist auch dann mit Ansteckungsgefahr verbunden, wenn der Erkrankte jeden geschlechtlichen Verkehr meidet, auch Berührungen Dritter, durch die die Krankheit übertragen werden könnte unterläßt, usw.

In dem gleichen Sinne ist das Wort „Ansteckungsgefahr" in den § 5 Abs. 1; § 6 Abs. 1; § 8 Abs. 1 und 2; § 9 Abs. 1 aufzufassen.

Die Ansteckungsgefahr ist besonders groß bei der Syphilis. Sie dauert, wenn nicht eine ganz besonders wirksame Behandlung eingetreten ist, jedenfalls mehrere Jahre. Die ersten Krankheitsjahre, in denen die Syphilis ihr primäres und ihr sekundäres Stadium durchmacht, sind diejenigen, in denen die Krankheit am häufigsten übertragen wird. Die Gefahr der sekundären Ansteckungsherde ist deshalb besonders groß, weil sie oft so unbedeutend sind, daß sie die Aufmerksamkeit des Erkrankten nicht wachrufen und auch deshalb, weil sie meist an solchen Körperstellen sitzen, die besonders leicht und häufig mit anderen Menschen in Berührung kommen, nämlich Geschlechtsteilen, Lippe und Mundhöhle. Die tertiären Erscheinungen, die gewöhnlich in viel späteren Jahren nach der Ansteckung auftreten, sind sehr viel weniger gefährlich und ansteckend. Insbesondere in den ersten Jahren kann auch dann, wenn keinerlei syphilitische Prozesse erkennbar sind und auch die sorgsamste Untersuchung äußerlich nichts von Syphilis nachzuweisen vermag, Ansteckungsfähigkeit bestehen. So kann in solchen Fällen z. B. durch Blut aus einer Wunde, durch Speichel, durch Milch die Ansteckung erfolgen. Nach den ersten Jahren hört die Ansteckungsfähigkeit im allgemeinen auf, selbst dann, wenn die Syphilis im Körper auch noch nicht ganz erloschen ist. „Ein mit Syphilis behaftetes Individuum kann — oft trotz größter Vorsicht — jahrelang infizieren, weil Jahre hindurch auch scheinbar harmlose Affektionen gefährlich sein können, ja sogar bei scheinbarer Gesundheit" (Neisser, „Die Geschlechtskrankheiten und ihre Bekämpfung", Berlin 1916, S. 43f.).

Was den Tripper betrifft, so ist die Ansteckungsfähigkeit bei dem Tripper des Mannes dann besonders langwierig, wenn es sich um eine Trippererkrankung der Vorsteherdrüse handelt, da die in den verschlungenen Gängen dieser an sich schon schwer zugänglichen Drüse sich ansammelnden Gonokokken schwer zu beseitigende Giftherde darstellen. Gefährlicher noch ist die Trippererkrankung der Frau, bei der die unmittelbare Erkrankung des Gebärmuttereingangs keinerlei subjektive Beschwerden verursacht. Es wissen deshalb „unzählige Frauen überhaupt nicht, daß sie angesteckt sind und die ansteckungsfähige Krankheit bei sich herumtragen." (Neisser S. 21f.; 22f.).

Hieraus ergibt sich ohne weiteres, daß schon die Feststellung, ob eine Person an einer mit Ansteckungsgefahr verbundenen Geschlechtskrankheit objektiv leidet, schwer zu treffen ist. Sie ist einigermaßen sicher nur dann zu treffen, wenn der Untersuchende die Untersuchung unter Benutzung aller modernen Hilfsmittel in der sorgsamsten Weise vornimmt. Und auch, wenn dies geschieht, werden bei zahlreichen Grenzfällen die Ansichten der Untersucher, ob die Geschlechtskrankheit im konkreten Fall noch ansteckungsfähig ist, je nach den Anforderungen, die sie stellen, auseinandergehen.

Auf diese Schwierigkeit der Feststellung der objektiven Ansteckungsfähigkeit der Geschlechtskrankheiten im konkreten Fall ist in den Verhandlungen wiederholt hingewiesen worden, so Spuler in Verh. S. 8680). Durch geeignete Behandlung ist es in vielen Fällen möglich, die Ansteckungsgefährlichkeit der Geschlechtskrankheiten in verhältnismäßig kurzer Zeit zu unterdrücken (Jadassohn in Verh. über E IV, S. 11350).

Im Ausschuß war beantragt worden, die einschränkenden Worte „mit Ansteckungsgefahr verbundenen“ zu streichen. Zur Begründung war geltend gemacht worden, der Erkrankte könne nicht wissen, ob Ansteckungsgefahr vorliege oder nicht; selbst der Arzt könne in vielen Fällen eine Entscheidung nicht treffen. Diese Schwierigkeit sei besonders groß bei der Beurteilung der Übertragungsmöglichkeit des Trippers. Und bei der Syphilis sei eine Übertragung noch im dritten Stadium möglich. Man müsse davon ausgehen, daß jede Geschlechtskrankheit ansteckend sei. Darauf gab Ministerialdirigent Dr. Hamel zu, „daß selten mit unbedingter Sicherheit die erfolgte Ausheilung festgestellt werden könne, wohl aber könne der Arzt sagen, ob nach menschlichem Ermessen noch Ansteckungsgefahr vorliege“. Der Präsident des Reichsgesundheitsamts Dr. Bumm fügte hinzu, „es sei in manchen Fällen sehr wohl möglich, festzustellen, daß eine Ansteckungsgefahr nicht mehr vorliege. In diesen Fällen bedeute der Zwang, dauernd in ärztlicher Behandlung verbleiben zu müssen, eine zu starke Belastung für die Erkrankten.“ (Ber. II. S. 3).

Die gleiche Frage wurde im Ausschuß später auch bei der Beratung des § 5 erörtert und dabei von einem Vertreter des Reichsministeriums des Innern u. a. ausgeführt, die Ansteckungsfähigkeit dauere in der Tat sehr lange und belaufe sich insbesondere bei der Syphilis, unter Umständen auch bei der Gonorrhöe, auf Jahre. Über die Frage der Ansteckungsdauer gäben aber die im Reichsgesundheitsamt auf Grund von eingehenden Beratungen des Reichsgesundheitsrats aufgestellten Richtlinien Aufschluß, die auf dem Umschlage des Entlassungsmerkblattes für die Kranken abgedruckt seien. Hier sei im einzelnen für alle Krankheitsformen die Frage beantwortet, wann eine Krankheit nicht mehr als ansteckungsgefährlich angesehen werden könne und demzufolge dem Kranken das Entlassungsmerkblatt ausgehändigt werden dürfe. Ausführliche Belehrungen über die Belehrungs- und Entlassungsmerkblätter für die Geschlechtskranken seien im übrigen von dem Vorsitzenden der Deutschen Gesellschaft zur Bekämpfung der Geschlechtskrankheiten, Professor Dr. Jadassohn, in Nr. 44 der „Ärztlichen Mitteilungen“ vom 14. November 1925, die fast sämtlichen deutschen Ärzten zugehen, veröffentlicht worden (Ber. II S. 11). Vgl. auch „Ratschläge“ S. 14 ff.

Über die Frage der Ansteckungsdauer vgl. noch Finger, „Die Geschlechtskrankheiten als Staatsgefahr und die Wege zu ihrer Bekämpfung“, Wien 1924, S. 11 ff. Er erwähnt beispielsweise eine eigene Beobachtung, die lehre, daß eine wegen rezenter Syphilis eben aus dem Spital als erscheinungsfrei entlassene Prostituierte, trotz unmittelbar vorausgegangener energischer Behandlung, trotz durch drei Fachärzte konstatierter „Latenz“ ihrer Syphilis, doch den ersten Mann, der sich ihr nach ihrer Entlassung am Entlassungstage aus dem Spitale selbst näherte, mit Syphilis infizierte. Er erwähnt auch die Feststellungen anderer Forscher, die ergeben, daß Infektionen bei der Syphilis auch in der Latenz erfolgen und daß anderweitige lokale Affekte die Infektion vermitteln. Auch bezüglich der Gonorrhoe ist die Frage der Ansteckungsfähigkeit schwer zu beantworten, da es latente Gonorrhoen gibt, die klinisch kaum irgendwelche Symptome zeigen, und da der Gonokokkus Schlupfwinkel hat, aus denen er nur sehr schwer zu vertreiben ist. In den Sekreten findet sich der Gonokokkus mitunter nur spärlich und oft auch nur zeitweise, nämlich kurz vor und nach der Menstruation. Auch wiederholte negative Befunde geben keine Gewähr dafür, daß die betreffende Frau nicht doch infiziert. Schließlich sei noch auf Hellers Aufsatz in ZBG. Bd. 19, S. 230 f. verwiesen, nach dem trotz aller Fortschritte der Wissenschaft die Feststellung der Nichtinfektiosität eines geschlechtskranken Menschen zu den schwierigsten Aufgaben gehört: „Sie kann restlos nur für eine gewisse Zahl akut verlaufender Gonorrhoen des Mannes gelöst werden. Für die Gonorrhoe der Frau, den chronischen oder mit Komplikationen verlaufenden Tripper des Mannes, für die Syphilis ist die Konstatierung der Nichtinfektiosität wissenschaftlich meist unmöglich . . . Die negative Wassermannreaktion beweist entgegen der in vielen Laienkreisen herrschenden Ansicht durchaus nicht die Nichtinfektiosität“.

Hieraus ergibt sich, daß auch gewissenhafte Untersuchung durch einen Facharzt, der keinerlei Symptome findet, nicht gewährleisten kann, daß der Geschlechtskranke seine Geschlechtskrankheit nicht mehr übertragen kann. Es kann also nicht bescheinigt werden, daß der betreffende nicht mehr ansteckungsfähig ist. Die Möglichkeit, daß eine Geschlechtskrankheit noch besteht und daß sie übertragen werden kann, läßt sich so gut wie nie mit Sicherheit ausschließen. § 2 spricht aber auch nicht von einer ansteckungsfähigen Geschlechtskrankheit, sondern von einer mit Ansteckungsgefahr verbundenen Geschlechtskrankheit. Mit Ansteckungsgefahr verbunden sind aber nur diejenigen Geschlechtskrankheiten, bei denen nach ärztlichen Erfahrungen mit einer gewissen Wahrscheinlichkeit damit gerechnet werden muß, daß sie noch ansteckungsfähig sind. Hierfür spricht auch eine in der Sitzung der Sachverständigenkommission der „Deutschen Gesellschaft zur Bekämpfung der Geschlechtskrankheiten“ im Juli 1919 von

Jadassohn gemachte Bemerkung, wonach das Reichsgesundheitsamt nicht von Ansteckungsfähigkeit, sondern, wesentlich einschränkend, von Ansteckungsgefahr gesprochen habe: „Wir können in sehr vielen Fällen sagen: Hier ist nach menschlichem Ermessen eine Gefahr nicht mehr vorhanden. Aber wir können nicht sagen: Die Ansteckungsfähigkeit ist ganz aufgehoben."

Ob die Geschlechtskrankheit nicht nur ansteckungsfähig ist, sondern auch eine Ansteckungsgefahr mit sich bringt, wird im allgemeinen nur der Facharzt nach genauer Untersuchung des Kranken feststellen können.

Für Geschlechtskranke, deren Krankheit keine Ansteckungsgefahr bildet, stellt das Gesetz nicht die Behandlungspflicht auf. Dies muß trotz der allgemeineren Fassung („geschlechtskranken Pflegebefohlenen") auch von der Behandlungspflicht gegenüber Pflegebefohlenen gelten, da § 2 Abs. 1 Satz 2 im Zusammenhang mit Satz 1 zu verstehen ist. Die bürgerlichrechtliche Behandlungspflicht geht hier allerdings weiter als jene öffentlichrechtliche. Ob dies zweckmäßig ist, mag hier dahingestellt bleiben.

5. Subjektive Voraussetzung der Behandlungspflicht.

In subjektiver Beziehung ist Voraussetzung der Behandlungspflicht, daß der Kranke oder — wenn es sich um geschlechtskranke Pflegebefohlene handelt — der Erziehungsberechtigte weiß oder den Umständen nach annehmen muß, daß er oder der Pflegebefohlene an einer mit Ansteckungsgefahr verbundenen Geschlechtskrankheit leidet.

Derjenige, dem die Behandlungspflicht obliegt, muß wissen oder den Umständen nach annehmen müssen, daß er an einer Geschlechtskrankheit leidet, die im konkreten Fall mit Ansteckungsgefahr verbunden ist.

Befindet er sich schon in ärztlicher Behandlung und ist er gemäß § 8 Abs. 1 über die Ansteckungsgefahr von dem Arzt belehrt worden, so wird er stets wissen, daß er an einer mit Ansteckungsgefahr verbundenen Geschlechtskrankheit leidet. Auch wenn er sagt, er hätte der Angabe des Arztes nicht Glauben geschenkt, so wird man ihm nicht glauben dürfen, es sei denn, daß sich ergibt, daß der Kranke seiner ganzen Persönlichkeit nach tatsächlich nicht „die zur Erkenntnis der Ansteckungsgefahr erforderliche Einsicht" besitzt. Diese Einsicht ist aber bei Erwachsenen stets zu vermuten, es sei denn, daß Geistesschwäche oder Geisteskrankheit im konkreten Fall es glaublich erscheinen lassen, daß dem Kranken diese Einsicht abgeht. Von solchen Ausnahmefällen abgesehen aber wird sich der von einem Arzt belehrte Geschlechtskranke nicht darauf berufen können, daß er die Mitteilung des Arztes über die Ansteckungsgefahr nicht geglaubt habe und daß er sich deshalb nicht für behandlungspflichtig gehalten habe. Bei einer anderen Auslegung würde man die ganze Behandlungspflicht, die das Gesetz aufstellt, illusorisch machen.

Wer also von einem Arzt wegen einer Geschlechtskrankheit behandelt und von dem Arzt über die Ansteckungsgefahr belehrt worden ist, wird in aller Regel der Behandlungspflicht des § 2 Abs. 1 unterliegen.

Anders liegt der Fall, wenn der betreffende Geschlechtskranke noch gar nicht ärztlich wegen seiner Geschlechtskrankheit behandelt und deshalb auch noch nicht gemäß § 8 Abs. 1 belehrt worden ist. In solchen Fällen wird man dem Geschlechtskranken vielfach nicht nachweisen können, daß er die Ansteckungsgefahr seiner Geschlechtskrankheit gekannt hat. Wenn es schon für den Arzt in sehr vielen Fällen schwer ist zu entscheiden, ob eine Geschlechtskrankheit nicht mehr ansteckungsfähig ist oder ob sie noch ansteckungsfähig ist oder ob sogar noch Ansteckungsgefahr besteht, so gilt dies natürlich in noch viel höherem Grade für Laien. Insbesondere an Tripper leidende Frauen wissen in vielen Fällen nicht einmal, daß sie krank sind, geschweige denn, daß sie geschlechtskrank sind, und erst recht nicht, daß ihre Geschlechtskrankheit ansteckungsgefährlich oder auch nur, daß sie ansteckungsfähig ist. Zu weit geht es allerdings, wenn v. Zumbusch („Münchener medizinische Wochenschrift" 1918 S. 48) geradezu sagt: „Von Ausnahmefällen abgesehen, wird man keiner Frau das Gegenteil beweisen können, wenn sie sagt, sie habe nichts davon gewußt, daß sie krank sei." Immerhin ist zuzugeben, daß insbesondere bei Frauen der Nachweis oft sehr schwierig ist und nicht selten mißglücken wird. In allen irgendwie zweifelhaften Fällen wird man dem Geschlechtskranken, der noch nicht nachweislich einen Arzt aufgesucht hat und von ihm belehrt worden ist, nicht nachweisen können, daß er die Ansteckungsgefahr seiner Geschlechtskrankheit gekannt hat oder sie den Umständen nach hat annehmen müssen. Allen diesen zahlreichen Geschlechtskranken legt daher das Gesetz auch nicht die Behandlungspflicht auf.

Immerhin wird es eine Reihe von Fällen geben, in denen man auch solchen Kranken, die einen Arzt noch nicht aufgesucht haben, nachweisen kann, daß sie die Ansteckungsgefahr gekannt haben oder sie den Umständen nach haben annehmen müssen. Insbesondere wird dies für Männer zutreffen, die an Trippererkrankung mit Sekret leiden. Je mehr die Aufklärung über die Geschlechtskrankheiten und ihre Erscheinungen und ihre Gefahren fortschreitet, desto häufiger wird man davon ausgehen können, daß der Geschlechtskranke auch die Art seiner Erkrankung und ihre Ansteckungsgefahr erkannt hat. Daß es in der Tat außerordentlich schwer ist, solchen Geschlechtskranken, die einen Arzt noch nicht aufgesucht haben, ihr Wissen nachzuweisen, bestätigt auch Dummer ZBG. Bd. 19 S. 235 f. und Blaschko, ebendort S. 65.

Zu weit geht es, wenn Löwenstein („Deutsche Zeitschrift für Wohlfahrtspflege" Jhg. 2 S. 608) sagt, daß zu denjenigen, die den Umständen nach annehmen müßten, daß sie an einer mit Ansteckungsgefahr verbundenen Geschlechtskrankheit litten, alle diejenigen gehörten, die bereits früher wegen der gleichen Krankheit behandelt oder gemäß § 8 von einem Arzt belehrt worden seien. Auch kann man ihm nicht beistimmen, wenn er sagt, der Begriff „den Umständen nach" sei möglichst eng zu definieren wie etwa: „Wer nach einem verdächtigen Geschlechtsverkehr eine Veränderung an seinen Geschlechtsorganen, wie Ausfluß oder Geschwüre oder am Körper Ausschläge bemerkt, muß den Umständen nach annehmen, daß er geschlechtskrank ist." Anscheinend meint Löwenstein, daß mit dieser Formulierung die fahrlässige Unkenntnis gemeint sei. Da dies aber nicht der Fall ist, kann man den Satz nicht als allgemeingültig ansehen.

Nur aber, wenn der Geschlechtskranke auch die Ansteckungsgefahr gekannt hat, liegt ihm die Behandlungspflicht ob, nicht schon dann, wenn er sie aus Fahrlässigkeit nicht gekannt hat.

Die Worte „oder den Umständen nach annehmen muß" können allerdings irreführen. Da sie mit dem Wort „weiß" durch ein „oder" verbunden sind, scheinen sie etwas anderes zu bedeuten. Und die Annahme liegt dann auch der Formulierung nach nahe, daß hiermit gesagt sein soll, behandlungspflichtig sei auch derjenige, der nur aus Fahrlässigkeit nicht wisse, daß er an einer mit Ansteckungsgefahr verbundenen Geschlechtskrankheit leide. In diesem Sinne legt auch Löwenstein ZBG. Bd. 20 S. 150 das Gesetz aus, indem er sagt: „Die Geschlechtskranken verbreiten ihre Geschlechtskrankheiten nicht wissentlich — das wird nur selten der Fall und kaum je nachzuweisen sein — dagegen fahrlässig, weil sie, bevor nicht der Arzt die Heilung ausspricht, den Umständen nach annehmen müssen, daß sie geschlechtskrank sind."

In Wirklichkeit aber will diese Formulierung, die sich auch schon in VO. 1918 § 3 findet, nicht besagen, daß auch derjenige, der seine mit Ansteckungsgefahr verbundene Geschlechtskrankheit nicht kennt, wenn auch nur aus Fahrlässigkeit, ebenso behandelt werden soll wie derjenige, der sie kennt. Die Fassung geht auf einen Vorschlag Schmölders ZBG. Bd. 1 S. 77 zurück. Schmölder wendet sich ausdrücklich dagegen, daß dadurch Fahrlässigkeit getroffen werde und er verweist auf die Auslegung derselben Worte bei der Hehlerei (StGB. § 259) durch das Reichsgericht in ständiger Rechtsprechung. Hiernach enthalten diese Worte lediglich eine Beweisregel, durch die die Feststellung des Wissens, des Vorsatzes, erleichtert werden soll: Der Richter soll das Wissen, wenn die begleitenden Umstände dafür sprechen, als gegeben annehmen, wenn sich nicht ausnahmsweise feststellen läßt, daß es doch nicht vorhanden gewesen ist. Auch Dummer ZBG. Bd. 19 S. 238 weist darauf hin, daß durch jene Worte eine bloß fahrlässige Unkenntnis nicht getroffen werden soll, daß es sich vielmehr in Anlehnung an den Sprachgebrauch des StGB. lediglich um eine Beweisvermutung handle.

Ob durch diese Beweisregel hier viel gewonnen ist, muß allerdings als zweifelhaft bezeichnet werden. So sagt mit Recht Dummer ZBG. Bd. 19 S. 238: „Würden Umstände vorliegen und vom Patienten gekannt werden, die notwendig zu der Annahme des Vorhandenseins einer Geschlechtskrankheit hinführen, so würde das Gesetz gestatten, ohne weiteres anzunehmen, daß der Patient mit diesen Umständen auch das Vorhandensein der Geschlechtskrankheit gekannt habe. Praktisch werden solche Fälle kaum vorkommen, da Umstände, wie etwa eitriger Ausfluß usw. kaum notwendig zu der Annahme des Vorhandenseins einer Geschlechtskrankheit führen werden, sondern auch andere Möglichkeiten offen lassen. Dann aber kann diese Beweisregel nicht durchgreifen." Auch wenn es vielleicht eine Übertreibung sein mag, wenn Lieske, „Das Problem krimineller Bekämpfung der Ansteckung mit Geschlechtskrankheiten", Würzburg 1917, S. 51 sagt, neun Zehntel aller Infektionen würden unbewußt übertragen, im Zustande des Ausklingens bei der Gonorrhoe, bei der Syphilis durch Leute, die sich längst gesund glaubten, so ist doch soviel sicher, daß in der Tat in sehr vielen Fällen Personen, die an einer mit Ansteckungsgefahr verbundenen Geschlechtskrankheit leiden, dies nicht wissen und daß man zahlreichen anderen dieses Wissen jedenfalls nicht einwandfrei nachzuweisen vermag, auch wenn man jene Beweisregel zuhilfe nimmt, da eben die Umstände selten so sind, daß ein Laie mit Notwendigkeit erkennen muß, daß er geschlechtskrank ist, geschweige denn, daß Ansteckungsfähigkeit oder gar Ansteckungsgefahr besteht. Nur soweit der Kranke in ärztlicher Behandlung gewesen und belehrt worden ist, wird die Beweisvermutung den Nachweis bis zu einem gewissen Grade erleichtern können. Darüber hinaus aber wird sie meistens versagen. Der Nachweis wiederum, daß der Betreffende sich in ärztlicher Behandlung befunden hat und belehrt worden ist, wird auch nicht in allen Fällen glücken.

6. Die Behandlung durch einen für das Deutsche Reich approbierten Arzt.

Diese Bestimmung findet ihr Gegenstück in der Bestimmung des § 7 Abs. 1, wonach nur den für das Deutsche Reich approbierten Ärzten die Behandlung von Geschlechtskrankheiten sowie von Krankheiten oder Leiden der Geschlechtsorgane gestattet ist. Beide Bestimmungen decken sich aber nicht, da § 7 nach zwei Richtungen hin weitergeht als § 2: Einmal bezieht sich das Behandlungsverbot für Kurpfuscher nicht nur auf Geschlechtskrankheiten im Sinne des § 1, sondern auch auf Krankheiten und Leiden der Geschlechtsorgane, die nicht Geschlechtskrankheiten sind; und dann bezieht sich das Behandlungsverbot auch auf sämtliche Geschlechtskrankheiten, gleichgültig, ob sie im konkreten Fall ansteckungsfähig sind oder nicht und ob im ersten Fall Ansteckungsgefahr besteht oder nicht, während sich die Behandlungspflicht nur auf die mit Ansteckungsgefahr verbundenen Geschlechtskrankheiten bezieht.

Es ist lediglich erforderlich, daß die Behandlung durch einen für das Deutsche Reich approbierten Arzt erfolgt. Es ist nicht erforderlich, die mit Ansteckungsgefahr verbundene Geschlechtskrankheit durch einen Spezialarzt behandeln zu lassen. Das Gesetz geht von der Voraussetzung aus, daß jeder approbierte Arzt auch die erforderlichen Fachkenntnisse habe, um Geschlechtskrankheiten erkennen und sachgemäß behandeln zu können. Inwieweit diese Voraussetzung gegeben ist, soll hier nicht untersucht werden. (Vgl. dazu die Mitteilungen von Tröscher in ZBG. Bd. 19 S. 21 und von Löwenstein in ZBG. Bd. 20 S. 140 f. sowie die „Mitt. der DGBG." Bd. 21 S. 7 oben und unten.)

Während im allgemeinen bei uns immer noch jedermann, gleichgültig ob er eine ausreichende Vorbildung hat oder nicht, die Behandlung kranker Menschen übernehmen darf, ist es nach schwerem Kampfe geglückt, durch § 7 des Gesetzes wenigstens für die Behandlung von Geschlechtskrankheiten sowie von Krankheiten oder Leiden der Geschlechtsorgane ein gesetzliches Kurpfuschereiverbot durchzusetzen. (Vgl. darüber unten § 7 Anm. 1.) Entsprechend genügt seiner Behandlungspflicht gemäß § 2 auch nicht derjenige, der einen Kurpfuscher seine Geschlechtskrankheit behandeln läßt, sondern nur derjenige, der einen für das Deutsche Reich approbierten Arzt hinzuzieht.

Wer für das Deutsche Reich als Arzt approbiert ist, ergibt sich aus § 29 der Gewerbeordnung und aus den dazu ergangenen Ausführungsbestimmungen. Ärzte, die im Ausland approbiert sind, dürfen in Deutschland nicht die Behandlung Geschlechtskranker übernehmen und durch ihre Heranziehung erfüllt der Geschlechtskranke nicht seine ihm nach § 2 obliegende Behandlungspflicht. Dies gilt auch für Schweizer und für deutsch-österreichische Ärzte. Dabei ist es gleichgültig, ob die Fachausbildung der ausländischen Ärzte im konkreten Fall derjenigen der deutschen Ärzte gleichwertig ist oder nicht: Selbst ein ausländischer Spezialarzt von europäischem Ruf darf, ohne die deutsche Approbation erlangt zu haben, die Geschlechtskranken gemäß § 7 nicht behandeln und er darf von einem an einer mit Ansteckungsgefahr verbundenen deutschen Geschlechtskranken zur Behandlung auch nicht zugezogen werden. Eine Ausnahme ist gemäß § 29 Abs. 4 der Gewerbeordnung verschiedentlich für Grenzbezirke getroffen, indem auf Grund von Übereinkünften mit Belgien, Österreich, Luxemburg und der Schweiz die Tätigkeit der ausländischen Ärzte gestattet ist (RGBl. 1873 S. 54; 1874 S. 99; 1883 S. 39; 1884 S. 19 und 45; 1899 S. 221).

In den Richtlinien, die der Ausschuß für Bevölkerungspolitik seinerzeit vorgeschlagen hatte (abgedruckt bei Finger im „Gerichtssaal" Bd. 86 S. 291) war unter V. ausdrücklich gesagt: „Die Behandlung muß bis zur Beseitigung der Ansteckungsgefahr fortgesetzt werden." Auch ohne daß dies im Gesetz ausdrücklich ausgesprochen worden ist, muß dieser Grundsatz ohne weiteres gelten. Daß die Behandlungspflicht nur bis zur Beseitigung der Ansteckungsgefahr besteht, erkennt auch pr. vorl. Anw. IV c 4 an, ausdrücklich allerdings nur für den Fall der Zwangsbehandlung auf Grund des § 4, mittelbar damit aber auch für den Fall des § 2.

Über die Frage, ob für das Deutsche Reich nicht approbierte Ärzte unter verantwortlicher Leitung eines Arztes zur Behandlung von Geschlechtskrankheiten hinzugezogen werden können, vgl. unten § 7 Anm. 4.

Auch die Behandlung durch einen für das Deutsche Reich approbierten Arzt genügt aber dann nicht, wenn sie auf eine vom Gesetz nicht gebilligte Weise geschieht, nämlich durch Fernbehandlung (§ 7 Abs. 1). Die Geschlechtskrankheit muß vielmehr von dem Arzt auf Grund eigener Wahrnehmung behandelt werden. Vgl. darüber unten § 7 Anm. 5.

7. Dauer der Behandlungspflicht.

Die Dauer der Behandlungspflicht ergibt sich ohne weiteres aus dem Gesetz. Block hatte zwar gemeint, das Gesetz habe eine Lücke, da es zwar in der Natur der Sache liege, von wann ab die Behandlungspflicht bestehe, dagegen nicht, wie lange sie dauere und hatte deshalb zunächst vorgeschlagen, hinzuzusetzen „bis zum Erlöschen der Ansteckungsfähigkeit" (ZBG. Bd. 19 S. 87) und dann „bis zum Erlöschen der Ansteckungsgefahr" (ZBG. Bd. 19 S. 116), doch kann dem nicht beigestimmt werden. Das Gesetz legt die Behandlungspflicht nur demjenigen auf, der an einer im konkreten Fall objektiv mit Ansteckungsgefahr verbundenen Geschlechtskrankheit leidet und dies weiß oder den Umständen nach annehmen muß: Sobald diese Voraussetzungen gegeben sind, aber auch nur, solange diese Voraussetzungen gegeben sind, besteht für den Geschlechtskranken die Behandlungspflicht. Sie hört auf, wenn auch nur eine der beiden Voraussetzungen fortgefallen ist. Eine Behandlungspflicht besteht also nicht mehr, wenn die Geschlechtskrankheit im konkreten Fall objektiv nicht mehr mit einer Ansteckungsgefahr verbunden ist, selbst dann nicht, wenn der Kranke dies nicht weiß oder sogar davon überzeugt ist, daß Ansteckungsgefahr noch besteht. Eine Behandlungspflicht fällt aber auch dann fort, wenn der Kranke der Überzeugung ist, daß seine Geschlechtskrankheit nicht mehr mit Ansteckungsgefahr verbunden sei. Das ist eine notwendige Folge der Formulierung des Gesetzes, das es nun einmal nicht nur auf das objektive Moment, sondern auch auf das subjektive abstellt. Gerade in diesen Fällen aber wird die Beweisvermutung für den Vorsatz in vielen Fällen dafür sorgen, daß diese Beschränkung der Wirkung des § 2 nicht allzu großes Unheil anrichtet.

8. Folgen der Zuwiderhandlung gegen die Behandlungspflicht.

Eine Strafandrohung gegen diejenigen, die der ihnen gemäß § 2 obliegenden Behandlungspflicht nicht genügen, stellt das Gesetz nicht auf. Es wäre auch unzulässig, in einem Landesgesetz zur Ergänzung eine entsprechende Strafvorschrift zu erlassen, da nach dem Willen des Reichsgesetzes Zuwiderhandlungen nicht bestraft werden sollen. Damit hat das Reichsgesetz diese Materie abschließend geregelt, so daß für das Landesgesetz Raum für eine ergänzende Regelung nicht bleibt. Dabei ist es gleichgültig, ob die landesrechtliche Vorschrift nur die Bestrafung von Prostituierten vorsieht, die sich der Behandlungspflicht entziehen oder ob sich die Strafvorschrift ganz allgemein gegen jedermann richtet. Etwa bestehende landesrechtliche Strafvorschriften treten ohne weiteres mit dem Inkrafttreten des Reichsgesetzes außer Kraft. (Vgl. auch Finger in „Gerichtssaal" Bd. 94 S. 350 ff.) Darauf, daß Zuwiderhandlungen nicht strafbar seien, ist in den Beratungen mehrfach hingewiesen worden (Ber. II S. 26). Ob der Standpunkt des Reichsgesetzes richtig ist, kann vielleicht bezweifelt werden; aber es ist auf jeden Fall eine arge Übertreibung, wenn Dreuw S. 243 eine solche Bestimmung ohne Strafandrohung für wertlos erklärt. Die verwaltungsrechtlichen Zwangsmittel werden sich als wirksamer erweisen als Strafandrohungen. Auch Finger („Gerichtssaal" Bd. 86 S. 277) hat sich gegen die ursprünglich geplante Einführung einer Strafbestimmung mit Nachdruck ausgesprochen: „Die Strafgesetzgebung greift fehl, wenn sie alles, was nicht sein soll, mit Strafe bedroht, sie stumpft die Schärfe des Schwertes ab, macht es unbrauchbar für Fälle, in denen es nicht entbehrt werden kann . . . Es ist kein Grund zu finden, weshalb man das Verhalten des Geschlechtskranken, der lieber hinsiecht, ehe er sich von einem Arzt behandeln läßt, strafrechtlich anders werten soll, als das gleiche Verhalten irgendeines anderen Kranken, dessen Krankheit vielleicht in viel höherem Grad mit Ansteckungsgefahr für die Umgebung verbunden ist." Dem ist durchaus zuzustimmen.

Wer der Behandlungspflicht des § 2 nicht genügt, macht sich nicht strafbar (vgl. dazu Begr. S. 9 sowie Teilb. S. 11 f. und Geyer-Moses § 2 Anm. 3). Damit ist aber in keiner Weise gesagt, daß es sich nur um einen sittlichen Grundsatz und nicht um eine Rechtspflicht handle (vgl. oben Anm. 2). Daß es sich um eine Rechtspflicht handelt, ergibt sich zweifelsfrei daraus, daß die Nichtbeachtung dieser Behandlungspflicht jedenfalls unter bestimmten Umständen rechtliche Folgen nach sich zieht.

Die eine Rechtsfolge ist die, daß gegen solche Personen dann, wenn sie außerdem „dringend verdächtig" sind, die „Geschlechtskrankheit weiterzuverbreiten", die Zwangsmaßnahmen des § 4 zulässig sind: Sie können gezwungen werden, ärztliche Zeugnisse vorzulegen. Und wenn sich dann — wie dies bei § 2 vorausgesetzt ist — ergibt, daß sie tatsächlich geschlechtskrank sind und wenn sie überdies noch „verdächtig sind, die Geschlechtskrankheit weiterzuverbreiten", so können sie einem Heilverfahren unterworfen und, wenn dies zur Verhütung der Ausbreitung der Krankheit erforderlich erscheint, auch in ein Krankenhaus verbracht werden.

Die zweite Rechtsfolge ist, daß Personen, die wissen, daß sie selbst oder ihre Pflegebefohlenen an einer mit Ansteckungsgefahr verbundenen Geschlechtskrankheit leiden und die ihrer Behandlungspflicht gemäß § 2 Abs. 1 nicht genügen und dadurch die Ansteckung eines Dritten herbeiführen, zivilrechtlich für den dadurch entstandenen Schaden verantwortlich sind. Dasselbe gilt für die Erziehungsberechtigten für den Schaden, der ihren Pflegebefohlenen durch die nicht rechtzeitige ärztliche Behandlung der mit Ansteckungsgefahr verbundenen Geschlechtskrankheit entsteht. Denn es kann nicht zweifelhaft sein, daß § 2 Abs. 1 ein „den Schutz eines andern bezweckendes Gesetz" im Sinne des § 823 Abs. 2 BGB. ist und daß § 2 Abs. 1 sowohl den Schutz Dritter als auch den Schutz der Pflegebefohlenen bezweckt. Letzteres wird man annehmen dürfen, obgleich sich das Gesetz ja nur auf die mit Ansteckungsgefahr verbundenen Geschlechtskrankheiten bezieht, den Erziehungsberechtigten ihren Pflegebefohlenen gegenüber also eine Behandlungspflicht bezüglich anderer Geschlechtskrankheiten nicht auferlegt. Das schließt m. E. nicht aus, daß in dem Umfange, in dem das Gesetz die Behandlungspflicht gegenüber Pflegebefohlenen anerkennt, dies auch zum Schutze der Pflegebefohlenen, nicht nur zum Schutze Dritter, angeordnet ist. Dafür scheint mir auch § 8 Abs. 2 zu sprechen, der deutlicher erkennen läßt, daß diese Bestimmung auch mit im Interesse des geschlechtskranken Pflegebefohlenen getroffen ist. Geyer-Moses § 2 Anm. 5 sprechen nur davon, daß § 2 Abs. 1 Satz 2 ein Schutzgesetz für die nicht voll geschäftsfähigen Geschlechtskranken sei. Über das Einschreiten des Vormundschaftsgerichts vgl. oben Anm. 2.

Im einzelnen vgl. über die zivilrechtliche Bedeutung der Geschlechtskrankheiten Konrad Hellwig in ZBG. Bd. 1 S. 26 ff.; vgl. auch Laupheimer S. 9 Anm. 1.

9. Die Kosten der Behandlung haben grundsätzlich die Geschlechtskranken selbst zu tragen.

Da das Gesetz aber jedermann, der an einer mit Ansteckungsgefahr verbundenen Geschlechtskrankheit leidet — wenn er dies weiß oder den Umständen nach annehmen muß — die Behandlungspflicht auferlegt, ohne Rücksicht darauf, ob er versichert ist oder nicht und ohne Rücksicht darauf, ob er imstande ist, die durch die Behandlung entstehenden Kosten zu tragen, ist durch § 2 Abs. 2 dafür Sorge getragen, daß jedermann auch in der Lage ist, seiner Behandlungspflicht zu genügen.

Die Frage der unentgeltlichen Behandlung ist bei den Beratungen über den Gesetzentwurf bis zum letzten Augenblick so heftig umstritten worden wie kaum eine andere Bestimmung. Eine eingehende Erörterung der Frage ist hier nicht am Platze, da sich das Gesetz auf den Standpunkt der Unentgeltlichkeit gestellt hat. Nur soviel sei gesagt, daß nicht zu verkennen ist, daß gewichtige finanzielle Bedenken und darüber hinaus auch noch Bedenken anderer Art gegen die jetzige Regelung vorgebracht werden können, daß aber trotzdem nicht darum herumzukommen ist, daß als Gegenstück der Behandlungspflicht die Unentgeltlichkeit für Unbemittelte von dem Gesetz garantiert sein muß, wenn nicht die Behandlungspflicht in solchen Fällen nur auf dem Papier stehen soll. Vgl. über diese ganze Frage Finger, S. 43; Kuhn im „Handwörterbuch für Sexualwissenschaft" S. 165; Kaufmann S. 30 f.; Ber. I S. 4, 6, 14; Abgeordnete Lang-Brumann in Verh. über E IV S. 11 326; Ber. II S. 4; 26; Verh. S. 8678; 8688 f.; 8694; 8708; 8710 f.; 8717.

10. Landesrechtliche Bestimmungen über unentgeltliche Behandlung.

Die Bestimmungen über die unentgeltliche Behandlung werden in Ausführungsbestimmungen ergehen. Vgl. § 18. Memelsdorff („Soziale Praxis" Jhg. 36 S. 442) verweist zutreffend darauf, daß mit den „Ausführungsbestimmungen", von denen § 2 Abs. 2 spricht, nur Verordnungen der Länder gemeint sein können, da die Durchführung des Gesetzes den Ländern obliegt (a. M. Löwenstein in der „Deutschen Zeitschrift für Wohlfahrtspflege" 1927 S. 606). Für eine Ausführungsbestimmung des Reichs auf Grund des § 2 Abs. 2 ist kein Raum. Memelsdorff bezeichnet es aber als durchaus erwünscht, daß das Reichsministerium des Innern Erläuterungen herausgebe, die zwar nicht das Wesen von Ausführungsbestimmungen hätten, aber doch Empfehlungen für eine gleichmäßige Auslegung zweifelhafter Bestimmungen des Gesetzes und für eine gleichmäßige Anwendung in den Ländern enthielten. Ob das Reichsministerium des Innern in absehbarer Zeit diesem Ratschlage, gegen den rechtliche Bedenken nicht zu erheben sind, folgen wird, dürfte zweifelhaft sein.

Die Aufbringung der entstehenden Kosten regelt sich nach Landesrecht. Damit ist auch das Landesrecht in der Frage entscheidend, wer die Kosten für die unentgeltliche Behandlung Minderbemittelter zu tragen hat, ob das Land oder aber die Heimatgemeinde. Auch wenn der Staat zunächst die Kostentragung selbst übernimmt, kann er nach den maßgebenden Bestimmungen des Landesrechts ein Erstattungsrecht gegenüber der Heimatgemeinde haben. Bei den Vorbesprechungen war allerdings einmal angeregt worden, die für die Behandlung entstehenden Kosten nicht der Heimatbehörde, sondern der Behörde am Wohnsitz des Geschlechtskranken zur Last zu legen. Sonst könnte z. B. durch Eintreiben der Kosten in der Heimatgemeinde eines in der Großstadt infizierten Dienstmädchens übles Gerede entstehen, das dem betreffenden Mädchen unter Umständen die Rückkehr in die Gemeinde unmöglich machen und es für sein ganzes Leben schwer schädigen würde. Dieser Anregung ist aber nicht Folge gegeben worden. Das Landesrecht ist jedenfalls vollkommen frei bei seinen Bestimmungen über die Aufbringung der Kosten. Es wird sich allerdings empfehlen, dabei auch andere als rein finanzielle Gesichtspunkte zu beachten. Übrigens kann auch der Rückgriff auf die Gemeinde des Wohnsitzes gleichartige unerfreuliche Nebenwirkungen haben.

Das Landesrecht kann auch bestimmen, daß die Kostentragung durch Staat oder Gemeinde nur vorläufig zu erfolgen hat und daß Staat oder Gemeinde gegen den Geschlechtskranken ein Rückgriffsrecht zusteht, sobald dieser wirtschaftlich in der Lage ist, die Kosten der Behandlung, wenn auch in Teilbeträgen, zu erstatten. Der Anregung, die Kosten der Behandlung nicht als Armenlasten aufzufassen, hat das Gesetz nicht entsprochen.

Als derartige landesrechtliche Bestimmungen kommen sowohl schon bestehende Bestimmungen allgemeiner Art in Frage als auch neu zu erlassende Sonderbestimmungen.

11. Der Umfang der unentgeltlichen Behandlung.

Auf unentgeltliche Behandlung haben Anspruch Minderbemittelte, die keinen Anspruch auf anderweitige ärztliche Behandlung haben. Was unter Minderbemittelten zu verstehen ist, sagt das Gesetz nicht. Es ist deshalb den Ausführungsbestimmungen überlassen, zu bestimmen, welche Personenkreise als minderbemittelt anzusehen sind. Es wird dabei davon auszugehen sein, daß ein Minderbemittelter noch nicht ein Unbemittelter zu sein braucht. Selbst ein kleines Vermögen, das aber nicht realisierbar ist, schließt nicht aus, daß der betreffende als minderbemittelt zu gelten hat. Aus finanziellen Gründen werden die Länder begreiflicherweise die Tendenz haben, den Kreis der Minderbemittelten nach Möglichkeit einzuengen. Deshalb muß darauf verwiesen werden, daß § 2 Abs. 2 die Durchführung der Behandlungspflicht auch denjenigen ermöglichen will, die sonst überhaupt nicht oder nur unter sehr schweren Opfern in der Lage sind, der Behandlungspflicht nachzukommen. Deshalb ist eine engherzige Auslegung des Begriffs der Minderbemittelten nicht am Platze. Eine starre Abgrenzung der Minderbemittelten von den Bemittelten ist gar nicht möglich. Ob jemand minderbemittelt ist oder nicht, richtet sich nicht schematisch etwa nach der Höhe seines Einkommens, sondern auch nach seinen wirtschaftlichen Verpflichtungen. Ein Junggeselle beispielsweise mit einem bestimmten Einkommen kann durchaus imstande sein, die Kosten der Behandlung selbst zu tragen, wenngleich vielleicht unter gewissen Opfern, während für einen Verheirateten mit mehreren Kindern selbst bei höherem Einkommen die Kosten für die Behandlung einfach nicht tragbar sein können. Es kommt ferner darauf an, welche Kosten im einzelnen Fall entstehen, insbesondere, ob eine langwierige und kostspielige Behandlung erforderlich ist, vielleicht sogar Krankenhausbehandlung, oder ob es sich nur um eine verhältnismäßig geringe Kosten machende ambulante Behandlung handelt. Wer in Fällen, in denen die entstehenden Kosten nicht groß sind, als minderbemittelt nicht gelten kann, kann doch minderbemittelt sein, wenn die Behandlung erhebliche Kosten verursacht. Die Frage, ob es im letzten Falle zulässig ist, von dem Kranken wenigstens einen Zuschuß zu den Kosten im Rahmen seiner Leistungsfähigkeit zu verlangen, muß bejaht werden, schon deshalb, weil ja ein Rückgriff gegen den Behandelten zulässig ist (vgl. oben Anm. 11). Es würde auch unbillig sein, wenn man zwar von einem nicht völlig unbemittelten Geschlechtskranken unter Umständen verlangen würde, daß er eine nicht zu teuere Behandlung für leichtere geschlechtliche Erkrankungen aus eigener Tasche bezahlt, während ein schwerer Erkrankter in gleicher wirtschaftlicher Lage keinen Pfennig zu den Behandlungskosten zuzusteuern brauchte.

Soweit es sich um die Behandlungspflicht handelt, die Erziehungsberechtigten gegenüber ihren Pflegebefohlenen obliegt, kommt es darauf an, ob der Pflegebefohlene minderbemittelt ist. Da aber die Behandlung auf öffentliche Kosten nur subsidiär eintreten soll, besteht ein Anspruch auf unentgeltliche Behandlung nur dann, wenn kein Dritter zur Tragung der Kosten verpflichtet und imstande ist, so etwa die Eltern oder derjenige, der mit dem Kind unzüchtige Handlungen vorgenommen und es dabei angesteckt hat. Bestehen hier Zweifel an der Verpflichtung des Dritten oder an seiner Zahlungsfähigkeit, so liegt es im öffentlichen Interesse, wenn die Behandlung zunächst auf öffentliche Kosten durchgeführt und dann gegen den Verpflichteten Rückgriff genommen wird.

Auch den Minderbemittelten steht ein Anspruch auf Behandlung aus öffentlichen Mitteln stets nur dann zu, wenn die Geschlechtskrankheit, an der sie leiden, im konkreten Fall mit Ansteckungsgefahr verbunden ist. Denn § 2 Abs. 2 soll lediglich denjenigen, die sonst dazu nicht imstande sind, die Durchführung der Behandlungspflicht des § 2 Abs. 1 ermöglichen. Die Behandlungspflicht erstreckt sich aber nur auf mit Ansteckungsgefahr verbundene Geschlechtskrankheiten. Es ist nicht angängig, die Ausnahmebestimmung des § 2 Abs. 2, die heftig umstritten war, ausdehnend auszulegen. Andererseits liegt es im öffentlichen Interesse, wenn nicht zu kleinlich verfahren wird. Es wäre zu wünschen, daß nur in solchen Fällen, in welchen zweifelsfrei eine Ansteckungsgefahr nicht besteht, die Behandlung auf öffentliche Kosten nicht übernommen werden würde. Eine etwas großzügige Handhabung ist um so mehr erwünscht, als ja die Unterscheidung zwischen Ansteckungsfähigkeit und Ansteckungsgefahr ohnedies sehr schwierig ist.

Auch Minderbemittelte, die an einer mit Ansteckungsgefahr verbundenen Geschlechtskrankheit leiden, haben nur unter zwei Voraussetzungen Anspruch auf Behandlung aus öffentlichen Mitteln: Nämlich dann, wenn sie entweder keinen Anspruch auf anderweitige ärztliche Behandlung haben, oder zweitens, wenn ihnen die Behandlung auf Grund einer Versicherung wirtschaftliche Nachteile bringen könnte.

Wer gegen Krankheit versichert ist, gleichgültig ob kraft Gesetzes oder infolge Abschlusses eines Versicherungsvertrages, hat hiernach im allgemeinen keinen Anspruch darauf, aus öffentlichen Mitteln behandelt zu werden. Das hängt damit zusammen, daß die Behandlung aus öffentlichen Mitteln nur subsidiär erfolgen soll, wenn eine anderweitige ärztliche Behandlung nicht gesichert ist. Falls nach den Bestimmungen des Versicherungsvertrages die Behandlung von Geschlechtskrankheiten nicht zu den Leistungspflichten der Versicherungsgesellschaft gehört, tritt selbstverständlich ohne weiteres die Behandlung aus öffentlichen Mitteln an ihre Stelle. Das gleiche ist der Fall, wenn etwa auf Grund der Versicherungsbestimmungen die Dauer der Behandlung des Geschlechtskranken auf eine gewisse Höchstdauer beschränkt ist, von dem Zeitpunkt an, wo der Kranke nicht mehr auf Grund seiner Versicherung behandelt wird. Wenn jemand auf Grund eines Versicherungsvertrages zwar auch gegen Geschlechtskrankheiten versichert ist, ihm aber von den Kosten, die durch die Behandlung entstehen, nur ein bestimmter Prozentsatz ersetzt wird, so ist, falls der von ihm zu tragende Anteil an den Kosten seine Leistungsfähigkeit übersteigt, davon auszugehen, daß ihm ein „Anspruch auf anderweitige ärztliche Behandlung" nicht zusteht. Seine Behandlung ist dann aus öffentlichen Mitteln sicherzustellen.

Memelsdorff („Soziale Praxis" Jhg. 36 S. 445) bemerkt mit Recht, daß die Auslegung des Begriffs „minderbemittelt" besondere Schwierigkeiten bereite. Der Begriff müsse möglichst weit gefaßt werden, denn der Gesetzgeber habe den Begriff offenbar weiter fassen wollen als den Begriff „hilfsbedürftig" im Sinne der Fürsorgepflichtverordnung. Um einen Maßstab zu gewinnen, hat der Deutsche Städtetag vorgeschlagen, auf die Einkommenssätze zurückzugreifen, die gemäß § 6 Abs. 4 der Fürsorgepflichtverordnung von den Bezirksfürsorgeverbänden für die Wochenfürsorge festgesetzt sind. Diese Einkommenssätze gehen über die Richtsätze erheblich hinaus. „Als minderbemittelt sind hiernach also diejenigen Personen anzusehen, deren Einkommen die für die Wochenfürsorge festgesetzten Einkommenssätze nicht übersteigt." Die pr. vorl. Anw. nimmt davon Abstand, einen solchen festen Maßstab einzuführen. Sie stellt es ganz auf den konkreten Fall ab. Nach pr. vorl. Anw. V soll der Begriff der „Bedürftigkeit" durch eine Abänderung der Verordnung über Fürsorgeleistungen vom 20. Dez. 1924 (pr. Gesetzsammlung S. 764) dahin erweitert werden, daß hilfsbedürftig auch sind „Geschlechtskranke, soweit sie ohne Gefährdung ihres oder ihrer Unterhaltsberechtigten notwendigen Lebensbedarfs die Kosten der ärztlichen Behandlung einer Geschlechtskrankheit nicht tragen können". Die pr. vorl. Anw. macht also keinen Unterschied zwischen „minderbemittelt" und „hilfsbedürftig". Ob dies dem Sinn des § 2 Abs. 2 des Gesetzes zur Bekämpfung der Geschlechtskrankheiten entspricht, kann zweifelhaft sein. Es kommt aber in der Hauptsache darauf an, wie in der Praxis der Begriff der „Gefährdung" des „notwendigen" Lebensbedarfs ausgelegt werden wird. Es ist leider zu besorgen, daß verständliche Rücksichtnahme auf die finanzielle Belastung in nicht seltenen Fällen dazu führen wird, daß dem Wunsche des Reichstags (vgl. auch Memelsdorff S. 446), daß die Prüfung der wirtschaftlichen Hilfsbedürftigkeit ohne jegliche Engherzigkeit erfolgen möge, nicht entsprochen wird.

Nach Löwenstein („Deutsche Zeitschrift für Wohlfahrtspflege" Jhg. 2 S. 608) sind unter Minderbemittelten „in engster Auffassung" zu verstehen „alle von der Sozialversicherung nicht Erfaßten und deren unversicherte Angehörige, soweit sie keinen Anspruch auf anderweitige ärztliche Versorgung haben und auf Grund ihrer wirtschaftlichen Lage gezwungen sind, eine wohlfahrtsärztliche Versorgung in Anspruch zu nehmen". Irgendwelche konkreten Anhaltspunkte, nach denen man im Einzelfall feststellen kann, ob ein Geschlechtskranker minderbemittelt ist oder nicht, gibt Löwenstein hiermit nicht. Er fügt aber hinzu — und dem ist beizustimmen — daß der Begriff „Minderbemittelte" möglichst weit gefaßt werden muß, wenn das Gesetz eine tiefgreifende Wirkung haben soll.

Nach bayer. AB. zu § 2 Abs. 4 sind als minderbemittelt Personen zu betrachten, die, ohne hilfsbedürftig im Sinne der Verordnung über die Fürsorgepflicht vom 13. Februar 1924 (vgl. Anhang) zu sein, auf Grund ihrer wirtschaftlichen Lage nicht imstande sind, die notwendigen Behandlungskosten aus eigenen Mitteln zu bestreiten. Ergänzend wird hinzugefügt, daß diese Voraussetzung jedenfalls bei Personen gegeben sei, deren Einkommen unter den Sätzen bleibe, deren Nichterreichung eine Wöchnerin nach der Verordnung vom 7. September 1925 zur Änderung der Reichsgrundsätze über Voraussetzung, Art und Maß der öffentlichen Fürsorge (Reichsgesetzblatt I S. 332) Wochenfürsorge erhalte. Es werden dann noch nähere Bestimmungen über die Tragung der Kosten gegeben. Nach sächs. AB. § 5 sind als minderbemittelt anzusehen einmal die Hilfsbedürftigen im Sinne der Reichsverordnung über die Fürsorgepflicht vom 13. Februar 1924 (vgl. Anhang) und ferner solche Personen, die auf Grund ihrer wirtschaftlichen Lage ohne Gefährdung ihres sonstigen Lebensbedarfs nicht imstande sind, die Kosten „ausreichender" ärztlicher Behandlung aus eigenen Mitteln zu bestreiten. § 18 des sächsischen Wohlfahrtspflegegesetzes vom 28. März 1925 (Sächsisches Gesetzblatt S. 55), der die Zuständigkeitsfrage, die Frage der Kostenerstattung und die Frage der Zuständigkeit der Verwaltungsgerichte für Streitigkeiten regelt, hat Anwendung zu finden. Desgleichen § 51 der Ausführungsverordnung zum Wohlfahrtspflegegesetz vom 20. März 1926 (Sächsisches Gesetzblatt S. 69 und 90). Dieser bestimmt, daß die Bezirksfürsorgeverbände verpflichtet sind, Maßnahmen zur Heilung bei Geschlechtskrankheiten durchzuführen, soweit solche als Krankenhilfe oder zur Wiederherstellung der Arbeitsfähigkeit erforderlich sind. Darüber hinaus sollen Maßnahmen durchgeführt werden, um der Ansteckung an Geschlechtskrankheiten vorzubeugen und entgegenzuwirken. In Thür. AB. § 5 werden als minderbemittelt diejenigen Personen bezeichnet, die nach ihren wirtschaftlichen Verhältnissen nicht in der Lage sind, die Kosten „ausreichender" ärztlicher Behandlung aus eigenen Mitteln zu bestreiten. Hinzugefügt wird, daß bei Prüfung der wirtschaftlichen Verhältnisse nicht engherzig verfahren werden dürfe.

In Bayern weist AB. zu § 2 Abs. 3 darauf hin, daß die Kosten der Behandlung im allgemeinen die Geschlechtskranken selbst zu tragen haben. Bei versicherten Personen hat der Versicherungsträger die Kosten nach den einschlägigen Vorschriften zu übernehmen. Wenn der Erkrankte hilfsbedürftig ist im Sinne der Verordnung über die Fürsorgepflicht vom 13. Februar 1924 (vgl. Anhang), so haben die öffentlichen Fürsorgeverbände für die Kosten aufzukommen. Es wird ausdrücklich darauf hingewiesen, daß die Prüfung der wirtschaftlichen Hilfsbedürftigkeit ohne Engherzigkeit erfolgen solle. Die in § 6 der Reichsgrundsätze über Voraussetzung, Art und Maß der öffentlichen Fürsorge vom 4. Dezember 1924 (RGBl. I S. 765) als Pflichtaufgabe vorgeschriebene Krankenhilfe soll ihnen in ausreichendem Maße zuteil werden und von der in § 9 II der Reichsgrundsätze vorgesehenen Möglichkeit, auf die Zurückzahlung zu verzichten, solle weitgehend Gebrauch gemacht werden, namentlich keine Zurückzahlung aus dem Arbeitslohn verlangt werden. Nach thür. AB. § 13 werden die Kosten, soweit sie nicht vom Kranken selbst bezahlt werden können, von den Gemeinschaften zur Bekämpfung der Geschlechtskrankheiten übernommen. Die Aufbringung etwaiger ungedeckter Kosten regelt sich nach den Ausführungsbestimmungen zur Reichsverordnung über die Fürsorgepflicht. Die Krankenkassen, in geringerem Umfange auch die Berufsgenossenschaften, Landesversicherungsanstalten, die Reichsversicherungsanstalt für Angestellte und die Lebensversicherungsgesellschaften haben nach Reckzeh („Zeitschrift für die gesamte Versicherungswissenschaft" Bd. 27 S. 327) auch die Kosten für besondere diagnostische und therapeutische Verfahren bei Geschlechtskrankheiten übernommen. Die aus der Heilbehandlung geschlechtskranker hilfsbedürftiger Personen entstehenden Kosten sind Kosten der Krankenhilfe im Sinne des § 6b der Reichsgrundsätze über Voraussetzung, Art und Maß der öffentlichen Fürsorge vom 6. Dezember 1924 (bad. AV. § 8). Über die Durchführung des § 2 Abs. 2 für minderbemittelte Geschlechtskranke sind in Baden Ausführungsbestimmungen noch nicht ergangen. Nach bad. Richtlinien II sollen sie nach Klärung der Rechtslage erfolgen. Reckzeh („Zeitschrift für die gesamte Versicherungswissenschaft" Bd. 27 S. 325) bezeichnet es als eine schwierige Aufgabe der Krankenkassen-Gutachter, bei den Nachuntersuchungen betr. Krankenhausüberweisungen einerseits möglichst keine Schwierigkeiten für notwendige schnelle Krankenhausüberweisungen ansteckender Geschlechtskranker eintreten zu lassen, andererseits aber die wohl zu erwartende größere Zahl von unnötigen Krankenhausaufnahmeverordnungen für nicht ansteckende, nicht akut oder schwer Erkrankte abzuwehren.

Dagegen liegt hier nicht der Fall vor, daß ihm „die Behandlung auf Grund einer Versicherung wirtschaftliche Nachteile bringen könnte". Bei Aufnahme dieser Bestimmung hat man an Fälle gedacht, in denen zwar die Behandlungskosten durch die Versicherungsanstalt gedeckt werden, der Geschlechtskranke aber befürchten muß, daß er aus seiner Stellung entlassen wird, wenn durch die Behandlung auf Grund der Versicherung bekannt wird, daß er an einer Geschlechtskrankheit leidet. In solchen Fällen würde die Gefahr naheliegen, daß der Geschlechtskranke, um diese wirtschaftlichen Nachteile zu vermeiden, seine Geschlechtskrankheit überhaupt nicht behandeln läßt. Deshalb soll in solchen Fällen die Behandlung des Minderbemittelten, der an einer mit Ansteckungsgefahr verbundenen Geschlechtskrankheit leidet, aus öffentlichen Mitteln erfolgen (vgl. dazu Abg. Schröder, Verh. S. 8756).

Ob die Behandlung auf Grund einer Versicherung wirtschaftliche Nachteile bringen kann, ist im einzelnen Falle nachzuweisen oder doch glaubhaft zu machen. Die unentgeltliche Behandlung ist dann aus „öffentlichen Mitteln" sicherzustellen. Memelsdorff (Soziale Praxis Jhg. 36 S. 446) weist darauf hin, daß es zweckmäßig sei, die örtlichen Arbeitsgemeinschaften zum Träger der Behandlung von Minderbemittelten und Versicherten im Sinne des § 2 Abs. 2 zu machen, wenn man Einzelabrechnungen zwischen dem Fürsorgeverband und dem Versicherungsträger vermeiden wolle, die nur unnötige Verwaltungsarbeit und Reibungen verursachen (ebenso Martineck in „Die Reichsversicherung" 1927 S. 65). Wenn überall solche Arbeitsgemeinschaften beständen, so wäre dies allerdings zweckmäßig. Da diese Voraussetzung aber nicht erfüllt ist, soll nach der pr. vorl. Anw. V durch eine entsprechende Erweiterung künftig die pr. Verordnung über die Fürsorgeleistungen vom 20. Dez. 1924 (pr. Gesetzsammlung S. 764) auch auf diese Fälle Anwendung finden. Auch bayer. AB. zu § 2 Abs. 5 weist darauf hin, daß die Versicherungspflichtigen die ihnen bei Inanspruchnahme der Versicherung drohenden Nachteile ausreichend glaubhaft zu machen haben. Löwenstein („Deutsche Zeitschrift für Wohlfahrtspflege" Jhg. 2 S. 608) macht darauf aufmerksam, daß die Ausführungsbestimmungen auf die Notwendigkeit hinweisen müßten, daß nachgewiesen werden müsse, daß dem betreffenden Geschlechtskranken die Behandlung auf Grund einer Versicherung wirtschaftliche Nachteile bringen könnte. Er setzt hinzu, daß die Art des Nachweises die Geheimhaltung der Geschlechtskrankheit gewährleisten müsse. Dem ist grundsätzlich zuzustimmen. Doch wird hier ebenso wie bei der Auslegung des Begriffs der „Minderbemittelten" davon ausgegangen werden müssen, daß nur bei einer möglichst weitherzigen Auslegung das Gesetz sich so auswirken kann, wie es erwünscht ist. Es wird schwer sein, den erforderlichen Nachweis zu erbringen, ohne daß die Geschlechtskrankheit bekannt wird. Das Bekanntwerden der Geschlechtskrankheit muß aber unter allen Umständen verhindert werden, denn gerade zu diesem Zweck ist die Behandlung solcher Geschlechtskranken aus öffentlichen Mitteln sichergestellt worden. Man wird daher keine strengen Anforderungen an den Nachweis stellen dürfen, sondern sich mit einer Glaubhaftmachung begnügen müssen. Ist selbst eine solche Glaubhaftmachung nicht möglich, so wird man, falls nicht aus besonderen Gründen erhebliche Zweifel an der Richtigkeit der Behauptung des Geschlechtskranken sich ergeben, im Zweifel davon auszugehen haben, daß seine Behauptung den Tatsachen entspricht. Die preußischen Ausführungsbestimmungen enthalten über diesen Nachweis keinerlei Richtlinien. Löwenstein behauptet, die Sicherstellung von Mitteln für Versicherte, denen die Behandlung wirtschaftliche Nachteile bringen könnte, könne nur durch das Reich erfolgen, nicht durch die Länder; es sei eine entsprechende Ausführungsbestimmung des Reichs erforderlich („Deutsche Zeitschrift für Wohlfahrtspflege" Jhg. 2 S. 606). Dem kann aber nicht beigestimmt werden. Es ist durchaus nicht einzusehen, weshalb reichsrechtliche Bestimmungen hier erforderlich sein sollen. Das Gesetz denkt hier nur an Ausführungsbestimmungen der Länder. Solche sind auch in Preußen beispielsweise erlassen (pr. vorl. Anw. V).

Ob auch A u s l ä n d e r Anspruch auf Versorgung aus öffentlichen Mitteln haben, kann zweifelhaft sein. Löwenstein („Deutsche Zeitschrift für Wohlfahrtspflege" Jhg. 2 S. 608) bejaht die Frage, ohne seine Ansicht zu begründen. Nach ihm muß sich der Anspruch auf Behandlung aus öffentlichen Mitteln auch auf hilfsbedürftige oder unversicherte Ausländer erstrecken, sofern ihre Geschlechtskrankheit mit Ansteckungsgefahr verbunden ist. Dieser Auffassung ist beizutreten, und zwar deshalb, weil es sich bei dem Anspruch auf unentgeltliche Behandlung nicht um einen nur oder doch hauptsächlich im eigenen Interesse des Kranken gegebenen Anspruch handelt, sondern um einen aus Gründen des öffentlichen Interesses gegebenen Anspruch. Ob die Ansteckungsgefahr von einem Inländer oder von einem Ausländer droht, ist gleichgültig. Das Deutsche Reich hat ein Interesse daran, daß nach Möglichkeit keine der in seinem Gebiet anwesenden Personen an einer mit Ansteckungsgefahr verbundenen Geschlechtskrankheit leidet. Erkrankt allerdings ein Ausländer, der als lästiger Ausländer nach den maßgebenden Vorschriften demnächst in das Ausland abgeschoben werden soll, an einer mit Ansteckungsgefahr verbundenen Geschlechtskrankheit, so fällt das öffentliche Interesse an seiner Behandlung fort. Es wird ihm in diesem Fall auch ein Anspruch auf Behandlung aus öffentlichen Mitteln nicht zuzubilligen sein, soweit nicht durch Staatsverträge Gegenseitigkeit verbürgt wird.

12. Entschließung des Reichstags.

Der Ausschuß hatte beschlossen, dem Reichstag zur Annahme folgende Entschließung zu empfehlen:

„Die Reichsregierung zu ersuchen,

1. die Behandlungspflicht der Krankenkassen für die Behandlung der Geschlechtskranken bis zur Beseitigung der Ansteckungsgefahr zu verlängern,

2. auf die Länder dahin einzuwirken, daß

a) die in dem § 6 der Reichsgrundsätze über die Voraussetzung, Art und Maß der öffentlichen Fürsorge vom 4. Dezember 1924 (Reichsgesetzbl. I S. 765) als Pflichtaufgabe vorgeschriebene Krankenhilfe den von der Sozialversicherung nicht erfaßten wirtschaftlich hilfsbedürftigen Geschlechtskranken in ausreichendem Maße zuteil wird.

b) die Prüfung der wirtschaftlichen Hilfsbedürftigkeit dieser Kranken ohne Engherzigkeit erfolgt,

c) die Hilfe sich von den Mängeln der alten Armenpflege freihält,

d) von der in dem § 9 Abs. 2 der Reichsgrundsätze vorgesehenen Möglichkeit, auf die Zurückzahlung zu verzichten, in weitgehendstem Umfange Gebrauch gemacht wird, namentlich, um eine Rückzahlung aus dem Arbeitslohn zu vermeiden" (Ber. II S. 6, 32).

Diese Entschließung ist durch § 2 Abs. 2, der erst in der dritten Lesung im Plenum eingefügt worden ist, überholt, ohne daß der Reichstag daraus die Folgerung für die Entschließung gezogen hätte (Geyer-Moses S. 62).

§ 3.

Die Durchführung der aus diesem Gesetz erwachsenden gesundheitlichen Aufgaben ist Gesundheitsbehörden übertragen, die sich mit den Beratungsstellen für Geschlechtskranke, den Pflegeämtern und den sonstigen Einrichtungen der sozialen Fürsorge möglichst im Einvernehmen zu halten haben. Die Beamten der Ordnungs- und Wohlfahrtspolizei haben die Durchführung der gesundheitlichen und sozialfürsorgerischen Aufgaben, insbesondere das Eingreifen der Fürsorgestellen Minderjährigen gegenüber, in jeder Weise zu unterstützen.

1. Grundsätzliche Selbständigkeit der Gesundheitsbehörden; ihr Zusammenwirken mit anderen Behörden und Stellen.

§ 3 geht auf E III § 2a zurück. Er bringt klar zum Ausdruck, daß es sich bei der Bekämpfung der Geschlechtskrankheiten, wie sie in dem Gesetz geregelt ist, um eine gesundheitspolizeiliche Aufgabe handelt und daß andere sicherheitspolizeiliche und ordnungspolizeiliche Maßnahmen auszuscheiden haben. Während sich bisher die Bekämpfung der Geschlechtskrankheiten im wesentlichen auf die Bekämpfung der Geschlechtskrankheiten der Prostituierten bezogen hat und mit dieser Aufgabe die Polizeibehörden betraut waren, sind nach dem Reichsgesetz die Geschlechtskrankheiten zu bekämpfen, ganz gleichgültig, wer an ihnen leidet. Da der Reichstag — ob mit Recht oder zu Unrecht, sei dahingestellt — befürchtet hat, daß auch die neuen Bestimmungen nicht viel nützen würden, wenn dieselben Polizeibehörden, die bisher mit dieser Materie befaßt waren, mit der Ausführung des Gesetzes betraut werden würden, hat man sich entschlossen, die Polizeibehörden als solche auszuschalten. Jedenfalls soweit die gesundheitlichen Aufgaben, die das Gesetz stellt, in Betracht kommen, sollen Gesundheitsbehörden die ausführenden Organe sein.

Aus der Fassung der Bestimmung geht hervor, daß nur die gesundheitlichen Aufgaben der Gesundheitsbehörde obliegen, nicht etwa auch polizeiliche Aufgaben, auch nicht etwa seuchenpolizeiliche Aufgaben (Memelsdorff in „Soziale Praxis“ Jhg. 36 S. 442). Dabei ist allerdings zu beachten, daß auch die gesundheitlichen Aufgaben ihrem Wesen nach materiell polizeilicher Natur sind. Soweit Beratungsstellen nicht vorhanden sind, wird die Gesundheitsbehörde die Verpflichtung haben, die Aufgabe von Untersuchungen von geschlechtskranken Personen oder einer Geschlechtskrankheit verdächtiger Personen selbst vorzunehmen (so Memelsdorff in „Soziale Praxis“

Jhg. 36 S. 443). In Bayern sind durch AB. zu § 3 Abs. 2 die Aufgaben der Gesundheitsbehörden über die ihnen durch das Gesetz zugewiesenen Aufgaben hinaus in zweckmäßiger Weise erweitert worden. Ähnliches wird auch in den anderen Ländern als zulässig zu erachten sein, auch wenn keine ausdrückliche Anordnung dahin ergangen ist.

Das Gesetz verschließt sich aber auch nicht der Einsicht, daß die Gesundheitsbehörden ihre Aufgabe nur dann befriedigend werden lösen können, wenn sie sich mit denjenigen Stellen, die neben ihnen — allerdings ohne Zwangsgewalt — gleichfalls vom gesundheitlichen Standpunkt aus die Bekämpfung der Geschlechtskrankheiten aufgenommen haben, den Beratungsstellen, den Pflegeämtern und den sonstigen Einrichtungen der sozialen Fürsorge — zu denen u. a. auch die Arbeitsnachweise gehören (Ber. II S. 16) —, möglichst in Verbindung setzen und wenn überdies auch die Polizei die Durchführung sowohl der gesundheitlichen als auch der sozialfürsorgerischen Aufgaben in jeder Weise unterstützt.

Diesen Grundsatz der grundsätzlichen Selbständigkeit der Gesundheitsbehörden, aber ihres Zusammenwirkens mit anderen Behörden und Stellen, bringt § 3 zum Ausdruck. Zutreffend weist Galewsky in der „Deutschen Zeitschrift für Wohlfahrtspflege" Jhg. 2 S. 605 darauf hin, daß wir bei dieser Tätigkeit „weder der caritativen Verbände noch der Heilsarmee noch der ganzen freiwilligen Wohlfahrtspflege entbehren können, die ja bis vor kurzem in großem Umfange die Pflege und Fürsorge für die gefährdete Jugend geleistet haben, denn es wird lange Zeit dauern, bis der Staat und die Gemeinden in der Lage sein werden, alle die nötigen Heime und die dazu nötigen Fürsorgerinnen und Wohlfahrtsbeamtinnen zu schaffen".

2. Gesundheitliche und sozialfürsorgerische Aufgaben.

Gesundheitliche Aufgabe der Bekämpfung der Geschlechtskrankheiten ist, nach Möglichkeit dafür zu sorgen, daß die Übertragung von Geschlechtskrankheiten verhindert wird und daß die Geschlechtskranken von ihrer Krankheit nach Möglichkeit geheilt werden. Die sozialfürsorgerischen Aufgaben auf diesem Gebiet gehen dagegen dahin, nach Möglichkeit zu verhindern, daß junge Mädchen der Prostitution zum Opfer fallen und daß Mädchen, die sich der Prostitution schon ergeben haben, nach Möglichkeit veranlaßt werden, die Prostitution wieder aufzugeben. Das Ziel der gesundheitlichen Maßnahmen ist lediglich ein gesundheitliches; die sozialfürsorgerischen Maßnahmen gehen dagegen im wesentlichen von sittlichen und religiösen Tendenzen aus; sie bezwecken nicht in erster Linie die Gesundung des Körpers, sondern die Rettung einer Seele. Sie beschränken sich im Gegensatz zu den gesundheitlichen Maßnahmen auf die Prostitution und auf die werdende Prostitution. Da aber gerade die Prostituierten erfahrungsgemäß eine besonders gefährliche Quelle der Übertragung der Geschlechtskrankheiten bilden, tragen die sozialfürsorgerischen Maßnahmen, wenn sie Erfolg haben, auch mit dazu bei, daß die gesundheitlichen Maßnahmen Erfolg haben. Sie ergänzen und unterstützen die gesundheitlichen Maßnahmen.

Wenn man von den Maßnahmen der §§ 16 und 17, deren Charakter zweifelhaft sein kann, absieht, sieht das Gesetz nur gesundheitliche Maßnahmen vor. Die sozialfürsorgerischen Maßnahmen werden aber durch das Gesetz mittelbar unterstützt, und zwar einmal dadurch, daß die mit der Durchführung der gesundheitlichen Aufgaben betrauten Gesundheitsbehörden angewiesen werden, sich mit den Einrichtungen der sozialen Fürsorge möglichst im Einvernehmen zu halten, und zweitens dadurch, daß die Polizeibehörden angewiesen werden, die Durchführung auch der sozialfürsorgerischen Aufgaben in jeder Weise zu unterstützen.

Nach Ber. I S. 3 hatte im Ausschuß die Vertreterin der Deutschen Demokratischen Partei ausgeführt, sozialfürsorgerische Bestimmungen müßten dem Gesetz hinzugefügt werden. Man glaubte nach Ber. I S. 5 diese „Absicht der Parteien, sozialfürsorgerische Absichten in das Gesetz hineinzuarbeiten, die geeignet seien, das soziale Übel der Prostitution einzuschränken, namentlich aber jugendliche Prostituierte wieder zu einem ehrbaren Lebenswandel zurückzuführen", durch Einfügung des jetzigen § 3 zu erreichen. In Wirklichkeit kann aber von einer wirklichen Einarbeitung der sozialfürsorgerischen Bestimmungen in das Gesetz keine Rede sein.

Memelsdorff weist in der „Sozialen Praxis" Jhg. 36 S. 445 darauf hin, daß die Bildung von örtlichen Arbeitsgemeinschaften zwischen der Gemeinde, den Versicherungsträgern und der freien Wohlfahrtspflege, soweit sie sich mit der Bekämpfung der Geschlechtskrankheiten befasse, erforderlich sei. Die Kosten für die Beratungsstellen und die Untersuchungsstellen müßten gemeinsam getragen werden: „Ein enges Zusammenarbeiten aller Beteiligten, insbesondere der Landesversicherungsanstalt, der Krankenkassen und der Gemeinden ist dringend erforderlich. Nur dann werden Reibungen und Kompetenzkonflikte von vornherein ausgeschaltet werden. Ein verständnisvolles Hand-in-Hand-Arbeiten erfolgt am besten in Form einer Arbeitsgemeinschaft, in der die Gemeinde (Gemeindeverband) als Träger der Gesundheitsbehörde die Geschäftsführung in der Hand hat. Die Arbeitsgemeinschaft wird Träger der Beratungs- und Untersuchungsstellen, die Arbeitsgemeinschaft stellt das notwendige Personal an usw." Entsprechend diesen Gedankengängen weist auch die pr. vorl. Anw. VI Abs. 1 darauf hin, daß die Schaffung von Arbeitsgemeinschaften anzustreben sei. Während aber Memelsdorff S. 445 es als besonders wichtig bezeichnet, daß sich die Mitglieder der Arbeitsgemeinschaften auch finanziell an den Leistungen der Arbeitsgemeinschaften beteiligen (so auch Martineck in „Die Reichsversicherung" 1927 S. 65), gibt die pr. vorl. Anw. VI Abs. 1 keine Richtlinie nach dieser Richtung, sondern überläßt es den örtlichen Verhandlungen, ob und in welcher Weise der Kreis in solchen Fällen künftig an der Verwaltung dieser Stellen mitbeteiligt wird und in welcher Weise er in Zukunft die Kosten der Stellen mitträgt. Löwenstein („Deutsche Zeitschrift für Wohlfahrtspflege" Jhg. 2 S. 608) weist darauf hin, daß Arbeitsgemeinschaften der Versicherungsträger auch deshalb notwendig würden, um dadurch die Möglichkeit wirtschaftlicher Nachteile aus der Behandlung für den Geschlechtskranken auszuschalten. Nach Reckzeh („Zeitschrift für die gesamte Versicherungswissenschaft" Bd. 27 S. 324) sind bereits eine Reihe von Arbeitsgemeinschaften zwischen den Trägern der sozialen Versicherung und Fürsorge gebildet und mit Erfolg tätig.

3. Gesundheitsbehörden.

Dadurch daß bestimmt wird, daß die Durchführung der gesundheitlichen Aufgaben Gesundheitsbehörden zu übertragen ist, beabsichtigt das Gesetz nicht irgendwelche neue Behörden zu schaffen; es bleibt vielmehr den landesrechtlichen Ausführungsvorschriften überlassen, zu bestimmen, welche bereits bestehenden Dienststellen als Gesundheitsbehörden im Sinne dieses Gesetzes zu gelten haben (Begr. zu § 3). Auf die sachgemäße Auswahl und Ausgestaltung dieser Gesundheitsbehörden, die die Abg. Neuhaus als einen „etwas nebelartigen Begriff" bezeichnet hat, abgesehen von den Gesundheitsämtern der großen Städte (Verh. zu E IV S. 11 317) wird viel ankommen. Gelingt es nicht, hier allgemein Behörden zu schaffen, die imstande sind, den ihnen übertragenen gesundheitlichen Aufgaben in vollem Umfange gerecht zu werden, so wird das Gesetz zum großen Teil auf dem Papier stehen bleiben. Als Behörden, die eventuell als Gesundheitsbehörden in Betracht kommen könnten, nennen Geyer-Moses § 3 Anm. 1 Kreisärzte, städtische oder staatliche Gesundheitsämter, Wohlfahrtsämter, Jugendämter.

Es wird grundsätzlich nichts dagegen einzuwenden sein, wenn die Aufgaben der Gesundheitsbehörden auch Polizeibehörden übertragen werden. Daß die Gesundheitsbehörden „von der Polizei getrennt" sind, wie dies E III verlangte, ist nicht erforderlich, wenngleich vielleicht erwünscht. Doch darf unter keinen Umständen die Gesundheitsbehörde dann im wesentlichen nichts anderes als eine Art Fortsetzung der Sittenpolizei sein. Denn mit voller Klarheit geht aus der Entstehungsgeschichte des Gesetzes hervor, daß man die bisherige Sittenpolizei unter allen Umständen hat abschaffen wollen. Dies ist auch wiederholt von der Regierung erklärt worden (vgl. z. B. Ber. II S. 7) und kommt auch unmittelbar durch die Fassung des Gesetzes zum Ausdruck. Wenn vereinzelt Polizeibehörden als Gesundheitsbehörden bestimmt werden sollten, so wird Leiter stets der Arzt, nicht ein Polizeibeamter, sein müssen. Alle Maßnahmen der Gesundheitsbehörden dürfen nur auf die gesundheitliche Bekämpfung der Geschlechtskrankheiten hinzielen.

Über die Befugnisse der Gesundheitsbehörde gegenüber Geschlechtskranken und gegenüber solchen Personen, die dringend verdächtig sind, geschlechtskrank zu sein, vgl. § 4; über die Anzeigepflicht an die Gesundheitsbehörden vgl. § 9; über die Schweigepflicht der Beamten oder Angestellten einer Gesundheitsbehörde vgl. § 10.

In Preußen sind die Aufgaben der Gesundheitsbehörden den Gemeinden und Gemeindeverbänden übertragen worden (pr. AB. § 1). Memelsdorff in „Soziale Praxis" Jhg. 36 S. 443 war auch für diese Lösung eingetreten, da der Staat sich für diese Aufgaben nicht eigne. Wenigstens in Preußen erscheine der staatliche Gesundheitsbeamte für die Durchführung dieser Aufgaben nicht geeignet. Den Gemeinden dagegen stünden die langjährigen Erfahrungen der Fürsorge, insbesondere der vorbeugenden Gesundheitsfürsorge, zur Verfügung, sie hätten auch bereits zum Teil die Einrichtungen und die für die Gesundheitsfürsorge geeigneten Mitarbeiter. In Preußen sind Gesundheitsbehörden in der Regel in Stadtkreisen der Magistrat oder der Bürgermeister sowie etwa besonders eingerichtete Verwaltungsausschüsse (Deputationen) und in den Landkreisen die Kreisausschüsse. Gemäß pr. AB. § 11 gilt die Landgemeinde Helgoland als Landkreis im Sinne dieser Vorschriften. Über das Recht und die Pflicht, kreisangehörigen Gemeinden und engeren Gemeindeverbänden von mehr als 10 000 Einwohnern sowie in der Provinz Hannover den selbständigen Städten die Durchführung der den Gesundheitsbehörden obliegenden Aufgaben zu übertragen vgl. pr. AB. § 9 und pr. vorl. Anw. I 2. Über die Organisation der Gesundheitsbehörde in Preußen vgl. pr. vorl. Anw. II 1 bis 4.

Daß in Preußen die Aufgaben der Gesundheitsbehörde den Stadt- und Landkreisen als Selbstverwaltungsangelegenheiten und nicht als Auftragsangelegenheiten übertragen worden sind, ist mit Memelsdorff („Soziale Praxis" Jhg. 36 S. 443) zu billigen. Für die andere Lösung hatte man geltend gemacht, daß das Gesetz vor allem den Schutz der Allgemeinheit bezwecke und daß diese seuchenpolizeilichen Aufgaben ihrem Wesen nach nur in der Hand des Staates liegen könnten, sowie daß der Staat die Zügel fest in der Hand behalten müsse, da sonst die mit dem Gesetz verfolgten Ziele nicht erreicht werden könnten. Memelsdorff erklärt beide Gründe nicht für stichhaltig. Wenn die Gesundheitsbehörde auch gewisse Zwangsmaßnahmen anordnen könne, so seien diese ihrem Inhalt nach doch nicht polizeilicher Natur. Hinzukomme, daß die Gesundheitsbehörde im wesentlichen gesundheitsfürsorgerische Aufgaben zum Schutze des einzelnen zu erfüllen habe. Diese Gründe können allerdings als stichhaltig nicht anerkannt werden. Es ist ein grundlegender Irrtum Memelsdorffs, wenn er annimmt, daß das Gesetz in der

Hauptsache gesundheitsfürsorgerische Aufgaben zum Schutze des einzelnen — das soll doch wohl heißen des Geschlechtskranken — zu erfüllen habe. In Wirklichkeit handelt es sich um den Schutz der Allgemeinheit, die durch die Geschlechtskranken in ihrer Gesundheit gefährdet werden. Das geht aus den verschiedenen Bestimmungen hervor, die zeigen, daß nur die mit Ansteckungsgefahr verbundenen Geschlechtskrankheiten den Gesetzgeber interessieren, insbesondere aus § 2, nach dem auch Geschlechtskranken die Behandlungspflicht nur dann obliegt, wenn ihre Geschlechtskrankheit mit Ansteckungsgefahr verbunden ist und nur solange, als dies der Fall ist, und aus § 4, nach welchem Zwangsmaßnahmen auch nur dann zulässig sind, wenn Ansteckungsgefahr besteht und nur solange, als dies der Fall ist. Nicht im Interesse der Gesundheit des Geschlechtskranken ist das Gesetz geschaffen worden, sondern im Interesse der Gesunden, die durch die Geschlechtskranken gefährdet werden. Soweit dieser Schutz der Allgemeinheit durch Zwangsmaßnahmen erfolgt, handelt es sich um seuchenpolizeiliche Maßnahmen. Es ist aber durchaus nicht einzusehen, warum nicht auch seuchenpolizeiliche Maßnahmen den Gemeinden und Gemeindeverbänden als Selbstverwaltungsangelegenheiten sollten übertragen werden können, wenn nur die Erwartung berechtigt ist, daß die Gemeinden ihrer Aufgabe gerecht werden können. Auch der dritte Grund, auf den Memelsdorff besonderes Gewicht legt, daß die Gesundheitsbehörde jeden polizeilichen Zwang vermeiden müsse, ist jedenfalls nach der positiven Regelung in der pr. AB. und der vorl. Anw. nicht durchgreifend, da in Preußen der Gesundheitsbehörde Zwangsbefugnisse übertragen worden sind. Memelsdorff hat gegen eine solche Regelung Bedenken erhoben: „Gibt man ihr die Möglichkeit, Strafen festzusetzen und diese womöglich auch beizutreiben, Festnahmen und Verhaftungen vorzunehmen, so muß in der Bevölkerung der Glaube erweckt werden, es handele sich um die Sittenpolizei in neuer Aufmachung. Die Tätigkeit der Gesundheitsbehörde würde dadurch von vornherein erheblich beeinträchtigt werden. Aus diesem Grunde muß auch vermieden werden, der Gesundheitsbehörde Zwangsbefugnisse auf Grund des Landesrechts (in Preußen gemäß § 132 des Landesverwaltungsgesetzes) zu übertragen.“ Ob und inwieweit diese Bedenken begründet sind, kann dahingestellt bleiben. Jedenfalls hat — wenn auch die Gesundheitsbehörden nicht ausdrücklich genannt sind — schon das Gesetz zur Bekämpfung der Geschlechtskrankheiten § 4 die Gesundheitsbehörden zur Anwendung unmittelbaren Zwanges ermächtigt und pr. AB. § 3 gibt ihnen auch die Befugnis zur Verhängung von Ordnungsstrafen in Geld als Zwangsmittel. Nicht in der Begründung, wohl aber im Endergebnis ist Memelsdorff beizustimmen.

In Bayern ist gemäß AB. zu § 3 Abs. 1 Gesundheitsbehörde die Bezirksverwaltungsbehörde, in München die Polizeidirektion. Sie hat in steter Fühlung mit dem Amtsarzt vorzugehen und, soweit erforderlich, auch sonstige Fachärzte heranzuziehen. Sie kann die

Durchführung ihrer Aufgaben außer den Zwangsbefugnissen auf Grund des § 4 des Gesetzes, etwaigen Gesundheitsämtern oder sonstigen geeigneten Stellen ganz oder teilweise übertragen. Doch behält sie dann die Aufsicht. In Württemberg sind Gesundheitsbehörden die Oberamtsärzte, in Stuttgart der Amtsarzt beim Polizeipräsidium (württ. AB. § 1). In Sachsen ist Gesundheitsbehörde gemäß § 2 sächs. AB. die für die Bekämpfung der Geschlechtskrankheiten zuständige Behörde des Bezirksfürsorgeverbandes (§ 8 des sächs. Wohlfahrtspflegegesetzes vom 28. März 1925, Sächs. Gesetzblatt S. 55). Die Mitwirkung der Bezirksärzte ist sicherzustellen. In Thüringen sind Gesundheitsbehörden in den Landkreisen die Gesundheitsämter, in den Stadtkreisen die Stadtvorstände unter Mitwirkung des Kreisarztes als sachlichem Berater (thür. AB. § 2).

In Preußen ist durch pr. AB. § 1 Abs. 2 den Gesundheitsbehörden vorgeschrieben, „fachlich vorgebildete Ärzte" heranzuziehen. Es kann dies ein Facharzt für Geschlechtskrankheiten sein, doch genügt auch ein anderer für diese Krankheiten fachlich vorgebildeter Arzt oder eine entsprechende Ärztin (pr. vorl. Anw. II 2).

Über die Mitwirkung des Kreisarztes in Preußen vgl. pr. vorl. Anw. X.

4. Gesundheitsbehörden und Polizeibehörden.

Nicht mehr die Polizeibehörden, sondern die besonderen Gesundheitsbehörden sind Träger der gesundheitlichen Aufgaben der Bekämpfung der Geschlechtskrankheiten. Aber auch die Polizeibehörden haben bei der Durchführung des Gesetzes mitzuwirken.

Das ist selbstverständlich insoweit, als die Verfolgung strafbarer Handlungen in Frage kommt, die durch Zuwiderhandlungen gegen die Strafvorschriften des Gesetzes begangen sind. Wenngleich auch diese Strafbestimmungen, von denen des § 16 vielleicht abgesehen, ergangen sind, um mittelbar die Durchführung der gesundheitlichen Bekämpfung der Geschlechtskrankheiten zu ermöglichen, so gehört die Durchführung der Strafbestimmungen doch nicht zu den gesundheitlichen Aufgaben, deren Durchführung den Gesundheitsbehörden übertragen ist. Auf diesem Gebiete sind gemäß StPO. § 163 nur die Polizeibehörden zuständig, nicht dagegen die Gesundheitsbehörden.

Aber auch, soweit die Durchführung der gesundheitlichen Aufgaben in Betracht kommt, ist die Mitwirkung der Polizeibehörden zum mindesten insoweit unentbehrlich, als unmittelbarer Zwang gemäß § 4 in Frage kommt (Begr. zu § 3). Aber die Sittenpolizei ist beseitigt. Soweit gesundheitliche Maßnahmen in Frage kommen, wird die Polizeibehörde nicht mehr zur Erfüllung einer ihr eigenen selbständigen polizeilichen Aufgabe tätig, sondern nur noch als Hilfsorgan der Gesundheitsbehörden. Ihre Aufgabe beschränkt sich nach einem Ausspruch von

Ministerialdirektor Dr. Dammann (Ber. II S. 7) darauf, „bei der Durchführung der gesundheitlichen ... Maßnahmen Hilfsstellung zu leisten".

Das Gleiche gilt auch für die Tätigkeit der Polizeibehörden bei Erfüllung der sozialfürsorgerischen Aufgaben. Auch hier sind sie darauf angewiesen, nicht kraft eigenen Rechts, sondern nur zur Unterstützung derjenigen Behörden und Stellen, denen die sozialfürsorgerischen Maßnahmen anvertraut sind, einzugreifen. Auch hier ist ihre Tätigkeit auf eine bloße „Unterstützung" beschränkt.

Aus dieser Stellung der Polizeibehörden gegenüber den gesundheitlichen und den sozialfürsorgerischen Aufgaben ergibt sich, daß sie nicht einschreiten dürfen, wenn die zuständige Gesundheitsbehörde usw. es ausdrücklich ablehnt, sich in dem konkreten Fall ihrer Unterstützung zu bedienen. Dagegen ist die Polizeibehörde nicht darauf angewiesen, stets zu warten, bis sie um Unterstützung von der zuständigen Stelle angegangen wird, vielmehr darf und muß sie von sich aus zur Unterstützung einschreiten, sobald sie erkennt, daß bei verständiger Würdigung der Sachlage ihr Einschreiten im Interesse der Durchführung der gesundheitlichen oder sozialfürsorgerischen Maßnahmen liegt. Die Polizeibehörde hat also einzuschreiten, wenn zu vermuten ist, daß ihr Einschreiten von der zuständigen Behörde oder Stelle als erwünschte Unterstützung angesehen wird.

Die für das Zusammenwirken der Behörden mit den Einrichtungen der sozialen Fürsorge notwendigen Vorschriften werden gemäß § 18 von der obersten Landesbehörde erlassen. Es wird dabei zu berücksichtigen sein, daß auch heute schon die Polizeibehörden von sich aus vielfach in der weitherzigsten Weise die sozialfürsorgerischen Arbeiten auf diesem Gebiet unterstützt haben, wie insbesondere die Abg. Neuhaus, Verh. S. 8706 des näheren dargelegt hat. Während ein kommunistischer Antrag im Ausschuß beabsichtigt hatte, die Mitwirkung der Polizei ganz auszuschalten, geht die jetzige Fassung auf einen deutschnationalen Antrag zurück. Durch ihn ist die Mitwirkung der Ordnungs- und Wohlfahrtspolizei gesichert worden.

Über Einzelheiten vgl. unten Anm. 8.

5. Beratungsstellen für Geschlechtskranke.

Beratungsstellen für Geschlechtskranke sind von den Versicherungsanstalten, zunächst für geschlechtskranke Kriegsteilnehmer für die Zeit nach ihrer Entlassung vom Militär, dann aber auch allgemein, vielfach eingerichtet worden. Es wurde erkannt, daß ein planmäßiges Zusammenarbeiten zwischen der Ärzteschaft und den Trägern der Invaliden- und Krankenversicherung erforderlich ist, um die Überwachung der Geschlechtskranken erfolgreich zu gestalten. Zum Zwecke der Überwachung wurden von den Versicherungsanstalten nach Benehmen mit der zuständigen ärztlichen Standesvertretung besondere Beratungsstellen eingerichtet. Als Vorbild dienten gleichartige Einrichtungen in den skandinavischen Ländern und in Hamburg, wo sie sich seit 1914 bewährt hatten. Die Beratungsstellen sollen grundsätzlich nur beraten, nicht behandeln (Kaufmann S. 25 ff.).

Die Beratungsstellen sind zwar wesentlich auf den guten Willen der Kranken angewiesen. Die Befugnis zu Zwangsmaßnahmen, wie sie den Gesundheitsbehörden gemäß § 4 zustehen, haben sie nicht (vgl. auch § 9 Abs. 2). Trotzdem können sie einen gewissen Druck ausüben. Bei der Aufforderung, vor der Beratungsstelle zu erscheinen, können die Kranken auf die ihnen gemäß § 1272 der Reichsversicherungsordnung drohenden Rechtsnachteile hingewiesen werden. Diese bestehen darin, daß ihnen die Invalidenrente ganz oder teilweise versagt werden kann, wenn sich ein Erkrankter „ohne gesetzlichen oder sonst triftigen Grund dem Heilverfahren entzogen hat und die Invalidität durch das Heilverfahren voraussichtlich verhütet worden wäre". Gegen Kranke, die bei der Beratungsstelle nicht erscheinen, kann unter Umständen auch gemäß § 529 der Reichsversicherungsordnung eingeschritten werden. Eine Bestrafung durch den Kassenvorstand ist möglich, wenn der behandelnde Arzt dem Kranken die Weisung gegeben hat, sich bei der Beratungsstelle zu melden oder wenn dies durch die Krankenordnung den Kassenmitgliedern zur Pflicht gemacht ist. § 529 der Reichsversicherungsordnung bestimmt, daß der Vorstand der Kasse gegen einen Versicherten, der die Krankenordnung oder die Anordnungen des behandelnden Arztes übertritt, Strafen bis zum dreifachen Betrage des täglichen Krankengeldes für jeden Übertretungsfall festsetzen kann.

Daß die Beratungsstellen Zwangsrechte gegenüber Geschlechtskranken, die ihre Mahnung nicht befolgen, nicht haben, betont auch Abg. Bickes in Verh. S. 8682. Zwar konnte auch bisher schon unter Umständen in solchen Fällen die Polizeibehörde auf Grund der VO. 1918 Zwangsmaßnahmen ergreifen, doch erfuhr sie meistens von diesen Kranken nichts, da weder die Ärzte noch die Krankenkassen noch die Beratungsstelle der Polizei Anzeige in solchen Fällen zu machen befugt waren.

Aus den Gesichtspunkten, die bei der Einrichtung von Beratungsstellen zu beachten sind (Kaufmann S. 60), ist hervorzuheben, daß ihr Zweck eine kostenlose und streng verschwiegene Beratung von Personen ist, „die an Geschlechtskrankheiten leiden oder daran zu leiden besorgen". Und zwar erstreckt sich die Beratung „auf alle in ihrem Bezirke wohnenden oder dauernd beschäftigten Personen, die dem Kreise der nach der Reichsversicherungsordnung (und dem Versicherungsgesetz für Angestellte) versicherten Bevölkerung angehören oder ihr in wirtschaftlicher und sozialer Hinsicht nahestehen". Hiernach erstreckt sich die Tätigkeit der Beratungsstellen also insoweit auf einen größeren Kreis von geschlechtskranken Personen, als nicht erfordert wird, daß die Geschlechtskrankheit ansteckungsfähig oder gar ansteckungsgefährlich ist; andererseits erstreckt sich die Tätigkeit der Beratungsstellen nicht auf „Personen in gehobener wirtschaftlicher Stellung" (Kaufmann S. 29).

Jeder Kassenarzt ist verpflichtet, den versicherungspflichtigen Kranken, falls er der Überwachung bedarf, nach der Entlassung aus der ersten Behandlung der zuständigen Beratungsstelle zu melden. Die Beratungsstelle ladet dann den Kranken zu einem bestimmten Termin zur Untersuchung und Beratung vor. Genau so verfährt die Beratungsstelle auch mit jedem ihr von einem Privatarzt gemeldeten Kranken. Die Beratungsstelle untersucht und berät auch alle freiwillig erscheinenden Geschlechtskranken. Sie nimmt Untersuchungen auf Gonokokken, Syphilisspirochäten, die Wassermann-Untersuchung des Blutes usw. vor, schließt aber grundsätzlich jede Behandlung der Kranken aus. Wenn sie die Behandlung des Kranken für notwendig hält, so verweist sie den Kranken jenachdem an einen Privatarzt, einen Kassenarzt oder an ein öffentliches Ambulatorium (Finger S. 46).

Es gibt zurzeit etwa 270 Beratungsstellen in Deutschland (Galewsky in der „Deutschen Zeitschrift für Wohlfahrtspflege" Jhg. 2 S. 602).

Die Beratungsstellen haben zwar verdienstlich gewirkt, doch haben sie, wie aus den veröffentlichten Zahlen über ihre Tätigkeit unzweideutig hervorgeht, immerhin nur einen verhältnismäßig kleinen Teil der Geschlechtskranken erfaßt (Quarck S. 10).

Irmgard Jäger („Deutsche Zeitschrift für Wohlfahrtspflege" Jhg. 1 S. 350) versichert, daß die Arbeit der von den Versicherungsanstalten eingerichteten Beratungsstellen erfolgreich gewesen sei. Sie wollen in erster Linie diejenigen Personen ärztlich beraten, die glauben krank zu sein oder die wissen wollen, ob ihre Krankheit ausgeheilt ist oder noch behandlungsbedürftig ist. Erst in zweiter Linie tritt bei den meisten Beratungsstellen ärztliche Überwachung hinzu. Die systematische Forschung nach den vermutlichen Ansteckungsquellen, die insbesondere von der Reichswehr und der Schutzpolizei betrieben wird, ist auch von vielen Beratungsstellen aufgenommen worden. Auch diejenigen, die hiernach verdächtig sind, geschlechtskrank zu sein, werden von den Beratungsstellen vorgeladen, untersucht und beraten.

Nach Hahn in den Mitt. der DGBG. Bd. 22 1924 hat sich in Hamburg, das im Jahre 1914 die erste deutsche Beratungsstelle eingerichtet hatte, im Jahre 1923 die Landesversicherungsanstalt aus finanziellen Gründen von den Beratungsstellen zurückgezogen. Der Hamburger Staat hat sie übernommen. Er hat auch die Leitung behalten. Die Landesversicherungsanstalt hat sich nach Festigung der wirtschaftlichen Lage an den Kosten der Beratungsstelle mitbeteiligt. Auch andere Landesversicherungsanstalten sollen sich von den Beratungsstellen zurückgezogen haben.

E II § 14 hatte bestimmt, daß im ganzen Reichsgebiet öffentliche Beratungsstellen für Geschlechtskranke in ausreichender Anzahl vorhanden sein müßten. In der Begründung wurde u. a. darauf hingewiesen, daß die Beratungsstellen immer häufiger in Anspruch genommen worden seien und daß die überraschend große Zahl der freiwilligen Meldungen zeige, daß sich die Beratungsstellen das volle Vertrauen der Bevölkerung erworben hätten. „Die vorzüglichen Ergebnisse, die die Tätigkeit der Beratungsstellen bisher gehabt hat, weisen auf die Notwendigkeit hin, den Ausbau der bestehenden und die Begründung neuer Stellen mit allen Mitteln zu fördern. Sie sollen in Zukunft das natürliche Bindeglied zwischen dem Kranken und dem Arzte einerseits und der Gesundheitsbehörde anderseits werden."

Demgegenüber erklärt Dreuw S. 203 ff. die Beratungsstellen für „ein unnützes und zweckloses Zwischenglied zwischen dem Arzte des Vertrauens und dem Patienten".

Das Gesetz hat sich dieser pessimistischen Auffassung nicht angeschlossen, hat es aber andererseits auch vermieden, irgendeinen Druck auf die weitere Einrichtung von Beratungsstellen auszuüben, sich vielmehr darauf beschränkt, ein Zusammenarbeiten der Gesundheitsbehörden mit den Beratungsstellen, soweit sie etwa bestehen, zu sichern. Löwenstein („Deutsche Zeitschrift für Wohlfahrtspflege" Jhg. 2 S. 609) fordert den Ausbau der Beratungsstellen und ihr inniges Zusammenarbeiten mit den Gesundheitsbehörden. Er lehnt die Bestrebungen, die Beratungsstellen als Gesundheitsbehörden im Sinne des Gesetzes anzusehen als dem Gesetz zuwiderlaufend und als den Aufgaben der Beratungsstellen abträglich ab. Daß es unzweckmäßig wäre, die Beratungsstellen zu Gesundheitsbehörden mit Zwangsbefugnissen zu machen, ist zuzugeben; dagegen würde dies als rechtlich unzulässig nicht angesehen werden können. In Preußen sind die Beratungsstellen nicht zu Gesundheitsbehörden gemacht worden und es wäre zu wünschen, daß dies auch in den übrigen Ländern nicht geschehe.

Über die Frage, ob die Beratungsstellen in Behandlungsstellen umzuwandeln seien, ob sie also nicht nur die Beratung der Geschlechtskranken, sondern auch ihre Behandlung zu übernehmen hätten oder nicht, ist in den Verhandlungen des Reichstags gestritten worden (vgl. Abg. Moses in Verh. S. 8678). Vom Standpunkt einer wirksamen Bekämpfung der Geschlechtskrankheiten und vom Standpunkt des Gesetzes aus ist gegen die Übernahme auch der Behandlung von Geschlechtskranken durch bisherige Beratungsstellen jedenfalls nichts einzuwenden, wobei es dahingestellt bleiben mag, ob

Interessen anderer Art eine solche Umwandlung der Beratungsstellen in Behandlungsstellen untunlich machen würden. Ob es nötig ist und ob es sich empfiehlt, die Beratungsstellen in Behandlungsstellen umzuwandeln (so Reitze Verh. S. 8710), bezweifelt Bickes Verh. S. 8683, da sie auf dem Lande und in kleineren Städten aus naheliegenden Gründen doch nicht aufgesucht werden würden, während es in den größeren Städten genügend vorgebildete Ärzte gäbe.

Nach der pr. AB. § 1 Abs. 3 sind von den Gesundheitsbehörden Beratungsstellen, soweit sie bestehen und soweit sie „den von den Behörden zu stellenden Voraussetzungen genügen, und die Errichtung neuer Stellen dadurch vermieden werden kann", heranzuziehen und anteilsmäßig mit Mitteln auszustatten. Der Sinn dieser Bestimmung könnte zweifelhaft sein. Es wird damit nicht gesagt sein sollen, daß die Beratungsstellen als solche Gesundheitsbehörden werden sollen, und zwar deshalb nicht, weil die Aufgaben einer bloßen Beratungsstelle kaum jemals sich werden auf alle diejenigen Aufgaben erstrecken können, die den Gesundheitsbehörden nach dem Gesetz obliegen. Entspricht allerdings eine bereits bestehende Beratungsstelle den von „den Behörden", d. h. wohl von dem betreffenden Stadt- oder Landkreis, in dessen Bezirk sie liegt, zu stellenden Anforderungen, so kann sie zu einer Gesundheitsbehörde erweitert und umgestaltet werden. Sie verliert dadurch aber notwendigerweise den Charakter einer bloßen Beratungsstelle. Sie erhält behördlichen Charakter. Sie untersteht aber den an der Spitze des betreffenden Kreises stehenden Instanzen. Ist eine der Voraussetzungen für die Übertragung der Aufgaben einer Gesundheitsbehörde an eine Beratungsstelle nicht gegeben, entspricht also entweder die Beratungsstelle nicht den von den Behörden an sie zu stellenden Anforderungen oder aber wird durch die Übertragung der Befugnisse an sie die Errichtung einer neuen Stelle doch nicht vermieden, so bleibt sie als Beratungsstelle bestehen. In diesem Fall haben sich die Gesundheitsbehörden mit ihr möglichst im Einvernehmen zu halten (§ 3 des Ges.). Über dieses Zusammenarbeiten mit denjenigen Beratungsstellen, die nicht in Gesundheitsbehörden umgewandelt werden, enthält die pr. AB. keinerlei Bestimmungen. Dagegen befaßt sich mit ihnen die pr. vorl. Anw. VI. Die Kreise, die nach § 7 der pr. AB. grundsätzlich die Kosten der von der Gesundheitsbehörde geforderten ärztlichen Untersuchungen und ärztlichen Zeugnisse zu tragen haben, haben ein finanzielles Interesse daran, daß eine ausreichende Anzahl solcher Beratungsstellen, in denen jeder unentgeltlich untersucht und erforderlichenfalls auch unentgeltlich ein ärztliches Zeugnis ausgestellt wird, bestehen. Es ist nicht erforderlich, daß die Beratungsstellen kommunale Stellen sind. Wenn an Orten öffentliche Beratungs- oder Untersuchungsstellen bestehen, deren Träger nicht der Stadt- oder Landkreis ist, so hat dieser von der Schaffung eigener Stellen abzusehen, wenn die Gesundheitsbehörde die vorhandenen Stellen nach ihrer Ausgestaltung, insbesondere ihrer ärztlichen Versorgung, für ausreichend und geeignet hält, ihr bei der Bekämpfung von Geschlechtskrankheiten wirksame Dienste zu leisten. Als besonders zweckmäßig wird die Bildung von Arbeitsgemeinschaften zur Verwaltung und Unterhaltung sowohl schon vorhandener als auch erst einzurichtender Beratungs- oder Untersuchungsstellen empfohlen. Sie haben neben den Kreisen alle öffentlichen und privaten Einrichtungen zu umfassen, deren Aufgabe die Heilung oder Bekämpfung der Geschlechtskrankheiten ist.

In Sachsen hat gemäß sächs. AV. § 3 jeder Bezirksfürsorgeverband eine öffentliche, jedermann kostenlos zugängliche Beratungsstelle unter ärztlicher Leitung einzurichten und zu unterhalten oder sich einer solchen anzuschließen. Näheres darüber in sächs. AV. § 3 Abs. 2 und 3. In Württemberg sind gemäß AV. § 2 Beratungsstellen die Hauptberatungsstelle für Geschlechtskranke der Landesversicherungsanstalt Württemberg in Stuttgart und die von ihr in Stuttgart und in anderen Städten des Landes aufgestellten Beratungsstellen. In Baden sind gemäß AV. II § 2 Beratungsstellen die öffentlichen Beratungsstellen der Landesversicherungsanstalt Baden. Das Ministerium kann auch andere Einrichtungen zu Beratungsstellen erklären. Eingehender über die Beratungsstellen Bad. Richtlinien III 1 bis 7. Nach thür. AV. § 3 sind Beratungsstellen die bei der Thüringischen Landesversicherungsanstalt bestehende Gemeinschaft zur Bekämpfung der Geschlechtskrankheiten als Beratungszentrale und die von den Kreisen oder von der Thüringischen Landesversicherungsanstalt eingerichteten Kreisgemeinschaften zur Bekämpfung der Geschlechtskrankheiten. Das Ministerium für Inneres und Wirtschaft kann weitere Einrichtungen als Beratungsstellen erklären.

In bad. AV. II § 2 Abs. 2 wird es für unzulässig erklärt, „sich unbefugt die Bezeichnung Beratungsstelle für Geschlechtskranke oder eine ähnliche Bezeichnung zuzulegen". Diese Bestimmung wird als rechtsgültig zu gelten haben. An einer Strafbestimmung fehlt es.

6. Pflegeämter.

Größere Städte haben vielfach sogenannte Pflegeämter eingerichtet. Außerdem gibt es in einer größeren Anzahl Polizeifürsorgeanstalten. Die Pflegeämter leisten nur fürsorgerische Arbeit und zwar meistens unter Beschränkung auf die sittlich gefährdeten Mädchen und Frauen, gleichgültig ob sie jugendlich sind oder nicht. Auch wenn das Pflegeamt mit der Polizeibehörde verbunden ist, so ist es doch eine selbständige Abteilung. Das Pflegeamt in Dresden übernimmt nur diejenigen Frauen und Mädchen, bei denen ein polizeiliches oder strafrechtliches Verfahren nicht in Frage kommt; die anderen werden der Wohlfahrtsstelle des Polizeipräsidiums überwiesen. Über die Aufgaben des Pflegeamts und der Wohlfahrtsstelle im einzelnen vgl. Finger S. 22 ff. Daß den Pflegeämtern eine wichtige Aufgabe der sozialen Fürsorge für sittlich gefährdete Personen beiderlei Geschlechts zufällt, ist Löwenstein („Deutsche Zeitschrift für Wohlfahrtspflege“ Jhg. 2 S. 609) zuzugeben. Dagegen ist nicht recht einzusehen, weshalb sie ihren Aufgaben nur dann gerecht werden können, wie Löwenstein meint, wenn sie als selbständige Ämter eingerichtet werden. Auch ist nicht ersichtlich, aus welchen Gründen die Einrichtung von Landespflegeämtern notwendig sein soll. Eine Reihe von Wohlfahrtsämtern befaßt sich nach Irmgard Jäger („Deutsche Zeitschrift für Wohlfahrtspflege“ Jhg. 1 S. 350) überhaupt nicht mit der Bekämpfung der Geschlechtskrankheiten, andere haben für sie jedenfalls keine eigene Abteilung, sondern lassen sie in der Familienfürsorge oder durch die Armenfürsorge bearbeiten. Einige andere haben besondere Abteilungen für die Gefährdetenfürsorge an Erwachsenen, denen sie auch die Aufgabe der Bekämpfung der Geschlechtskrankheiten zuweisen und nur einige wenige haben hierfür besondere Abteilungen. Auch die Polizeifürsorgestellen und die Pflegeämter betreiben nebenbei häufig Fürsorge für Geschlechtskranke. Das Pflegeamt sucht durch geeignete Maßnahmen dahin zu wirken, daß die betreffenden Mädchen oder Frauen aus dem Milieu, in dem sie sittlich gefährdet sind, nach Möglichkeit herauskommen. Das Pflegeamt steht aber auch mit den Beratungsstellen in Verbindung, sorgt für ärztliche Untersuchung sowie für ärztliche Behandlung der Kranken, entweder durch einen verläßlichen Facharzt, wenn die häuslichen Verhältnisse dies tunlich erscheinen lassen, oder aber in einem besonderen Krankenhaus, wo sie den Verführungen der heimlichen und offenen gewerbsmäßigen Prostitution nicht ausgesetzt sind. Diese Zusammenarbeit der Beratungsstelle mit dem Pflegeamt bezeichnet Finger S. 24 mit Recht als besonders wichtig: „Der Hauptwert liegt in der humanen Fürsorge, in der Fernhaltung von allem Polizeilichem und von der gefahrbringenden steten Berührung mit Dirnen. Nur so ist es möglich, die Pfleglinge der Prostitution zu entziehen und sie der Gesellschaft zu erhalten.“ Da unter den jugendlichen Verwahrlosten sich zahlreiche psychisch Minderwertige befinden, ist mit Finger auch auf die Mitwirkung eines psychiatrischen Sachverständigen bei der Untersuchung und Unterbringung aller polizeilich aufgegriffenen Herumtreiberinnen und bei allen der Fürsorge zu überweisenden besonderes Gewicht zu legen.

Die Pflegeämter haben sich nach Kuhn („Handwörterbuch der Sexualwissenschaft“, Bonn 1923 S. 375) aus den Fürsorgerinnen bei den Polizeibehörden entwickelt. Die erste Fürsorgerin wurde 1903 in Stuttgart eingestellt. Sie war keine Polizeibeamtin, sondern durch einen Verein angestellt und hatte vor allem gegenüber den erstmalig der Sittenpolizei vorgeführten Frauen und Mädchen sozialfürsorgerische Aufgaben, durch Unterbringung in Heime, Arbeitsbeschaffung usw. Sie hatte sich auch der unter sittenpolizeilicher Aufsicht stehenden Frauen und Mädchen anzunehmen, die die Gewerbsunzucht aufgeben wollten. (Vgl. auch Henriette Arendt, „Erlebnisse einer Polizeiassistentin", München 1910; Martha Ringel, „Die Polizeiassistentin. Schilderungen aus dem Beruf", Leipzig 1914; Cornelia M. Beaujon, „Die Mitarbeit der Frau bei der Polizei", Haag 1912.)

Da das Pflegeamt nicht nur Jugendlichen gegenüber sozialfürsorgerische Aufgaben zu erfüllen hat, ist es nur folgerichtig, wenn Korach, Über die Kommunalisierung der Prostituiertenfürsorge in Berlin, Berlin 1922, S. 3 ff. sich dagegen wendet, das Pflegeamt dem städtischen Jugendamt anzugliedern.

Dagegen kann es zweifelhaft sein, ob seine Forderung berechtigt ist, das Pflegeamt dem städtischen Gesundheitsamt anzuschließen. Er verkennt dabei, daß die sozialfürsorgerischen Aufgaben des Pflegeamts sich zum mindesten in den gesundheitlichen Aufgaben nicht erschöpfen, ja daß die eigenen selbständigen Aufgaben eines Pflegeamts auf anderem als gesundheitlichem Gebiet liegen. Anna Pappritz („Soziale Praxis" Jhg. 34 S. 163) sagt allerdings, die Erfahrung habe gelehrt, daß die fürsorgerische Tätigkeit des Pflegeamts auch in gesundheitlicher Beziehung viel Besseres leiste als die sittenpolizeiliche Kontrolle. Deshalb ist Blumenfeld ZBG. Bd. 19 S. 291 ff. beizustimmen, wenn er dafür eintritt, daß das Pflegeamt als besondere Verwaltungsbehörde zu schaffen sei, das weder der Polizei noch dem Jugendamt noch dem Gesundheitsamt angeschlossen oder gar untergeordnet sein dürfe, sondern selbständig sein müsse. „Es ist Mittelpunkt aller Bestrebungen zum Schutze sittlich Gefährdeter innerhalb eines Stadt- und Landgebiets, die zuständige Stelle, an welcher alle anderen Behörden oder Privatorganisationen die ihnen bekannt werdenden Fälle sittlicher Gefährdung zu melden haben." Unter „sittlich gefährdet" versteht Blumenfeld „jede Person, deren moralische Widerstandskraft durch widrige Einwirkungen physischer, psychischer oder wirtschaftlicher Art bedroht ist".

Daß diese Pflegeämter, wenngleich ihre Aufgaben weit über das hinausgehen, was das Gesetz zur Bekämpfung der Geschlechtskrankheiten unmittelbar anstrebt, doch in hohem Maße geeignet sind, auch die Bekämpfung der gesundheitlichen Aufgaben im Kampfe gegen die Geschlechtskrankheiten zu unterstützen, kann keinem Zweifel unterliegen. § 2 des Gesetzes bestimmt daher mit Fug und Recht, daß sich die Gesundheitsämter auch mit den Pflegeämtern möglichst im Einvernehmen zu halten haben. Andererseits gestattet die Finanzlage es nicht, einen Druck auf Stadtverwaltungen und auf Landkreise auf Einrichtung derartiger Pflegeämter auszuüben. Man mag das im Interesse der Sache bedauern, darf aber nicht sagen, das Gesetz leiste damit eine Arbeit, „die nach außen hin nur etwas vortäuschen soll, hinter der aber in Wirklichkeit nichts steckt" (Abg. Arendsee, Verh. S. 8685). Dabei ist zuzugeben, daß es sehr erwünscht wäre, wenn im ganzen Reich solche Pflegeämter beständen, da die Durchführung der Aufgaben der Gesundheitsbehörden dadurch ganz wesentlich erleichtert und gefördert werden würde (Ber. I S. 5 f.). Galewsky („Deutsche Zeitschrift für Wohlfahrtspflege" Jhg. 2 S. 605) vertritt die Ansicht, daß wir in erster Linie den Ausbau der Pflegeämter und Pflegeheime brauchen, damit wir für die gefährdete Jugend, für die der Prostitution bereits anheimgefallenen und die noch zu rettenden Mädchen die Möglichkeit zur Bewahrung haben.

7. Zusammenarbeit zwischen den Gesundheitsbehörden, den Beratungsstellen, Pflegeämtern usw.

Das Gesetz bestimmt in § 2, daß sich die Gesundheitsbehörden mit den Beratungsstellen usw. „möglichst im Einvernehmen zu halten haben". Gemäß § 18 werden die für das Zusammenwirken der Gesundheitsbehörden mit den Einrichtungen der sozialen Fürsorge notwendigen Vorschriften von der obersten Landesbehörde erlassen.

Das Gesetz geht davon aus, daß die Gesundheitsbehörden gut tun, mit den Einrichtungen der sozialen Fürsorge zusammenzuarbeiten, weil dadurch auch die gesundheitlichen Interessen am besten gewahrt werden und weil überdies vermieden wird, daß die sozialfürsorgerischen Interessen durch gesundheitliche Maßnahmen, die auf sie nicht Rücksicht nehmen, gefährdet oder geschädigt werden, was auch nicht im öffentlichen Interesse liegen würde.

Die Gesundheitsbehörden werden sich deshalb in allen Fällen, in denen sozialfürsorgerische Interessen in Frage kommen können, vor entscheidenden Schritten mit den Pflegeämtern usw. in Verbindung zu setzen haben, soweit nicht Gefahr im Verzug ist. Macht das Pflegeamt gegen die geplante Maßnahme der Gesundheitsbehörde Bedenken geltend, so sind diese Bedenken gewissenhaft zu prüfen. Soweit es die von der Gesundheitsbehörde zu verfolgenden gesundheitlichen Interessen irgend zulassen, ist auf diese Bedenken Rücksicht zu nehmen. Kommt die Gesundheitsbehörde aber nach sorgsamer Prüfung alles Für und Wider zur Überzeugung, daß ihre für die Ausführung der beabsichtigten Maßnahme sprechenden Gründe überwiegen, so ist sie in ihren Entschließungen frei. Sie hat sich mit den Pflegeämtern usw. nur „möglichst" im Einvernehmen zu halten.

Die oberste Landesbehörde muß aber als befugt anzusehen sein zu bestimmen, daß in einem solchen Falle die Entscheidung einer höheren Instanz eingeholt werden muß. Es darf aber bezweifelt werden, ob eine solche Anordnung zweckmäßig wäre: Die dadurch entstehende Verzögerung in der Ausführung der Maßnahmen könnte üble Folgen haben; auch würde die Entschlußfreudigkeit der Gesundheitsbehörden durch eine solche Bestimmung leicht gehemmt werden.

Geyer-Moses § 3 Anm. 2 erklären mit Recht: „Die Fragen,

die sich aus den Beziehungen zwischen Geschlechtskrankheit und wirtschaftlicher und sozialer Lage der Kranken, zwischen Geschlechtskrankheit und Berufsleben, zwischen Geschlechtskrankheit und Säuglings- und Mutterschutz, zwischen Geschlechtskrankheit und Jugenderziehung und Jugendfürsorge ergeben, müssen gleichzeitig in Verbindung mit den Gesundheitsbehörden von den Wohlfahrtsbehörden in Angriff genommen werden."

Flesch behandelt in Mitt. der DGBG. Bd. 25 S. 50 f. die „Soziale Fürsorge zur Einschränkung der Prostitution und der Geschlechtskrankheiten". Hauptgewicht ist nach ihm auf die „soziale Fürsorge zur Vorbeugung des Eintritts in die Prostitution zu legen, da die allgemeine Erfahrung zeige, „daß es so gut wie hoffnungslos ist, Frauen, die längere Zeit Prostituierte waren, davon abzubringen, bevor Alter und Krankheit ihr Zerstörungswerk verrichtet haben. Entwöhnung von jeder Arbeit, Alkoholismus, Verlangen nach Luxus führen sie immer wieder in das Gewerbe zurück". Auch bei beginnenden Prostituierten ist die soziale Fürsorge noch aussichtsreich; nur ist es von jeher schwierig, der großen Zahl der heimlichen Prostituierten rechtzeitig habhaft zu werden. Von großer Wichtigkeit ist auch die Fürsorge im Krankenhaus: „Im Krankenhaus muß die individuelle Einwirkung auf das Innenleben beginnen. Nie darf die Anfängerin der Prostitution mit bereits Unverbesserlichen in Berührung kommen. Welche Patientinnen aber bereits ganz verkommen sind, weiß anfangs niemand. Es können scheinbar Unverdorbene in alle Tiefen der Perversität und Verblödung gelangt sein. Mir ist ein Fall bekannt, in dem die achtjährige Schwester mit der zwölfjährigen zusammenarbeitet, um an den Besuchern der letzteren Erpressungen zu verüben. Aus dem Berliner Sternbergprozeß weiß man, in wie früher Jugend schon schlimmste Prostitution stattfindet. Die neu aufzunehmenden Patientinnen gehören in Einzelzimmer, bis festgestellt ist, ob sie zu den Unverbesserlichen gehören." Als wichtigste Aufgabe der Fürsorgearbeit im Krankenhaus bezeichnet Flesch die Berufsberatung, bei der Fürsorgeschwester, Psychologe und Psychiater zusammenarbeiten müßten. Es müßten auch für diejenigen, die über die Zeit der Arbeitsunfähigkeit hinaus im Krankenhaus festgehalten werden müßten, dort Lehr- und Arbeitsstätten geschaffen werden, in denen sie gegen Lohn im Spital selbst verwertbare Arbeiten ausführen könnten. Auch nach der Entlassung bedarf es noch weitgehender Fürsorge, um den Rückfall in die Prostitution nach Möglichkeit zu verhüten. Flesch verkennt nicht, daß seine Vorschläge große Aufwendungen für eine Krankengruppe fordern, die geringe Sympathie finde: „Aber diese Aufwendungen werden sich gut verzinsen, wenn durch die zu erwartende Abnahme der Geschlechtskrankheiten in entsprechendem Maße sich die Kosten für die Verpflegung der geschlechtskranken Prostituierten vermindern. Sie müssen im Interesse der Allgemeinheit im Spital versorgt werden. Die weitgehende Fürsorge wird zur

Pflicht dieser Allgemeinheit in deren eigenstem Interesse." Das ist durchaus richtig. Trotzdem darf bezweifelt werden, ob diese Gedanken in absehbarer Zeit verwirklicht werden können.

Unter den „sonstigen Einrichtungen" sind, wie Löwenstein („Deutsche Zeitschrift für Wohlfahrtspflege" Jhg. 2 S. 609) bemerkt, die verschiedenen Formen der staatlichen, kommunalen und charitativen Fürsorge zu verstehen. Ob es erforderlich oder auch nur zweckmäßig wäre, wenn nach Löwensteins Forderung in den Ausführungsbestimmungen festgelegt würde, in welchem Ausmaße und in welcher Beziehung die freie Liebestätigkeit bei der Erfüllung der Aufgaben dieses Gesetzes mitwirken könne, mag bezweifelt werden. Die preußischen Ausführungsbestimmungen haben dahingehende Bestimmungen auch nicht getroffen. Es ist auch ratsam, zum mindesten zunächst die praktischen Erfahrungen bei der Handhabung des Gesetzes abzuwarten, um genau erkennen zu können, nach welcher Richtung eine allgemeine Regelung überhaupt möglich und erwünscht ist.

Es ist Löwenstein („Deutsche Zeitschrift für Wohlfahrtspflege" Jhg. 2 S. 609) zuzustimmen, wenn er sagt, auch die Ausführung der sozialfürsorgerischen Aufgaben des Gesetzes sei in erster Linie Staatsaufgabe und in der praktischen Durchführung Aufgabe der Kommunalverbände. Deshalb müsse eine einseitige Verschiebung dieser Aufgaben von vornherein verhindert werden. Die charitativen Verbände hätten bei Erfüllung dieser Aufgaben zwar mitzuwirken, doch dürfte ihnen allein dieser Teil der Aufgabe nicht übertragen werden. Irmgard Jäger („Deutsche Zeitschrift für Wohlfahrtspflege" Bd. 1 S. 351) weist mit Recht darauf hin, daß die Bekämpfung der Geschlechtskrankheiten in enger Verbindung mit den übrigen Zweigen der Wohlfahrtspflege arbeiten müsse, so mit dem Jugendamt, der Wirtschaftsfürsorge, dem Arbeitsamt, dem Wohnungsamt usw. Über das Zusammenwirken der Gesundheitsbehörden mit den Einrichtungen der sozialen Fürsorge in Preußen eingehend pr. vorl. Anw. VII 1 bis 8. In Ziff. 1 wird hervorgehoben, daß zu einer wirksamen Bekämpfung der Geschlechtskrankheiten gesundheitliche Maßnahmen nicht ausreichen werden, vielmehr ihre Ergänzung durch sozialfürsorgerische Maßnahmen da notwendig werden wird, wo neben der körperlichen Erkrankung eine sittliche Gefährdung oder Verwahrlosung besteht. Vgl. auch pr. vorl. Anw. II 3. Nach pr. vorl. Anw. IV c Ziff. 1 ist, wenn der in das Krankenhaus Verbrachte innerhalb seiner Familie lebt, stets der Fürsorgestelle Mitteilung zu machen zwecks Prüfung, ob fürsorgerische Maßnahmen für die Familie erforderlich sind. Nach Ziff. 3 ist in geeigneten Fällen außer für Heilbehandlung auch für eine erzieherische Einwirkung auf den Kranken zu sorgen. Wenn ein Kranker aus dem Krankenhaus entlassen werden soll, so soll nach Ziff. 5 stets der Fürsorgestelle rechtzeitig von der bevorstehenden Entlassung Kenntnis gegeben werden, wenn für den Kranken nachher fürsorgerische Maßnahmen in Frage kommen. Bayer. AB. zu § 3:

Abs. 2 weist darauf hin, daß die Gesundheitsbehörden insbesondere bei minderjährigen Geschlechtskranken auch dafür zu sorgen haben, daß die Kranken in Fühlung mit den öffentlichen und privaten Fürsorgestellen und Fürsorgeeinrichtungen kommen und daß deshalb ein enges Zusammenarbeiten mit den Wohlfahrts-, Jugend- und Pflegeämtern sowie mit den Organen der einschlägigen freiwilligen Fürsorgeverbände und der Seelsorge notwendig ist. Besonders eingehend die sächs. AB. § 10: „Die Gesundheitsbehörde hat in Verbindung mit den Trägern der sozialen Versicherung, den Schul- und Hochschulbehörden, den Gefangenenanstalten und Gerichtsgefängnissen, den ärztlichen Bezirksvereinen, dem Landesausschuß für hygienische Volksbelehrung, den Verbänden der freien Wohlfahrtspflege, den Volkshochschulen, dem Deutschen Hygiene-Museum, dem Landesverband Sachsen der Deutschen Gesellschaft zur Bekämpfung der Geschlechtskrankheiten für laufende sexualhygienische und sexualpädagogische Unterweisung aller Kreise der Bevölkerung, insbesondere der heranwachsenden Jugend, Sorge zu tragen." Nach § 47 der Ausführungsverordnung zum sächsischen Wohlfahrtspflegegesetz vom 20. März 1926 in der Fassung der sächs. AB. § 11 haben die Bezirksfürsorgeverbände bei Geschlechtskranken, insbesondere bei Jugendlichen, die erforderlichen pflegerischen und erzieherischen Maßnahmen zu treffen. Über die Mitwirkung der Verbände und Einrichtungen der freien Wohlfahrtspflege in Baden vgl. bad. AB. II § 3 und bad. Richtlinien IV 1 bis 7. Über die Heranziehung der Wohlfahrtsämter usw. in Thüringen vgl. thür. AB. § 4 sowie § 10.

8. Mitwirkung der Polizeibehörden.

Die jetzige Fassung geht auf die Beratungen im Ausschuß zurück. Hier machte eine Abgeordnete des Zentrums darauf aufmerksam, daß gesetzliche Grundlage für die bisherige freiwillige Fürsorgetätigkeit von Frauenvereinen usw. an sittlich gefährdeten Mädchen § 361 Ziff. 6 StGB. gebildet habe; es werde künftig nicht mehr möglich sein, gefährdete jugendliche Personen frühzeitig der Fürsorge zuzuführen. Gegen den Widerspruch der Kommunisten und Sozialdemokraten, die ein polizeiliches Einschreiten zu Fürsorgezwecken nicht wünschten, wurde dann der Satz eingefügt „insbesondere das Eingreifen der Fürsorgestellen Minderjährigen gegenüber in jeder Weise". Dies ging den Zentrumsvertretern aber nicht weit genug, sie wünschten, daß hinter „in jeder Weise" noch die Worte eingeschaltet würden „nötigenfalls durch Anwendung unmittelbaren Zwanges". Gegen diesen Zusatzantrag äußerte Ministerialdirektor Dr. Damman Bedenken: Man solle versuchen, zunächst ohne eine so weitgehende Bestimmung auszukommen, ähnliche Bestimmungen aber für ein Bewahrungsgesetz vorsehen. Dieser Zusatzantrag wurde alsdann abgelehnt. (Ber. II S. 30 f.)

Hiernach muß man als feststehend ansehen, daß jedenfalls im Ausschuß die Mehrheit eine zwangsweise Zuführung von sittlich gefährdeten Mädchen durch die Polizeibeamten an Pflegeämter u. dgl. nicht gewollt hat. Ob im Gesetz selbst dieser Standpunkt klar zum Ausdruck gekommen ist, könnte zweifelhaft sein. Im Gegenteil könnte man sagen, daß durch die Worte „in jeder Weise" auch die Anwendung unmittelbaren Zwangs, soweit er notwendig sei, mitenthalten sei. Man wird nicht sagen können, daß hiermit lediglich habe gesagt sein sollen, daß die Beamten der Ordnungs- und Wohlfahrtspolizei durch die ihnen zu Gebote stehenden Mittel die sozialfürsorgerischen Aufgaben unterstützen sollten, daß ihnen aber nach allgemeinen Grundsätzen Zwangsbefugnisse insoweit nicht zuständen. Diese Begründung würde um deswillen nicht zutreffen, weil nach der Fassung des Gesetzes zwischen der Tätigkeit der Ordnungs- und Wohlfahrtspolizei bei Unterstützung der sozialfürsorgerischen und der gesundheitlichen Aufgaben keinerlei Unterschied gemacht wird. Bei der Unterstützung der gesundheitlichen Aufgaben ist aber die Anwendung unmittelbaren Zwanges zur Durchführung der Maßnahmen des § 4 zweifellos erlaubt. Immerhin spricht die Tatsache, daß, soweit gesundheitliche Aufgaben in Frage kommen, in § 4 Abs. 4 die Zulässigkeit unmittelbaren Zwanges ausdrücklich bestimmt ist, während eine gleiche Bestimmung bezüglich der sozialfürsorgerischen Aufgaben fehlt, dafür, daß man entgegen dem Wortlaut des Gesetzes wird annehmen müssen, daß die Polizeibehörden nicht „in jeder Weise" befugt sind, die sozialfürsorgerischen Aufgaben zu unterstützen, daß sie nämlich Zwangsmaßnahmen insoweit nicht anwenden dürfen, jedenfalls nicht auf Grund reichsrechtlicher Ermächtigung. Daß hierdurch die Durchführung der sozialfürsorgerischen Aufgaben wesentlich erschwert werden wird, läßt sich nicht verkennen. Vgl. auch oben Anm. 4.

Die Abg. Neuhaus führte in Verh. S. 8705 f. aus, daß die Polizeibeamten bisher in der wirksamsten Weise die sozialfürsorgerische Arbeit unterstützt hätten, indem sie Mädchen, die sie in Nachtcafés, Absteigequartieren usw. angetroffen hätten, festgehalten, mitgenommen und am andern Morgen den Fürsorgestellen zugeführt hätten. Die Polizei könne hier nicht ausgeschaltet werden, weil ihre Beamten die einzigen Beamten seien, die zu den entscheidenden Stunden an diese Orte kämen, wo diese akute Gefahr bestehe. Auf diese Weise seien jährlich mehrere Tausend Mädchen den Fürsorgestellen zugeleitet worden (vgl. auch Abg. Neuhaus in Verh. E IV S. 11 317 f.).

Die Rechtslage ist zurzeit die, daß die Ordnungs- und Wohlfahrtspolizeibeamten auf Grund Reichsrechts nicht befugt sind, sittlich gefährdete Mädchen zwangsweise den Fürsorgestellen zuzuführen. Die Befugnisse der Polizeibeamten richten sich aber, soweit sie nicht durch Reichsgesetz zulässigerweise geregelt sind, nach Landesrecht. Zu weit geht es, wenn Jadassohn S. 12 gelegentlich bemerkt, die Polizei dürfe, wenn nicht § 16 verletzt worden sei, nicht selbständig eingreifen. Soweit nach Landesrecht die Polizeibeamten aus wohlfahrtspolizeilichen Gründen auch zu einer Zwangsvorführung als berechtigt erscheinen, gilt dies auch nach Inkrafttreten des Gesetzes zur Bekämpfung der Geschlechtskrankheiten, und zwar auch auf dem hier in Frage kommenden Gebiet. Es ist davon auszugehen, daß zwar die gesundheitlichen Aufgaben bei der Bekämpfung der Geschlechtskrankheiten abschließend durch Reichsgesetz geregelt worden sind, nicht dagegen die sozialfürsorgerischen. Aus der Begr. zu § 4 ergibt sich, daß § 4 Abs. 4 nicht deshalb aufgenommen worden ist, um dadurch etwa die Ausübung unmittelbaren Zwangs zur Durchführung sozialfürsorgerischer Maßnahmen auszuschließen, sondern lediglich, um insoweit sicherzustellen, daß Anwendung unmittelbaren Zwanges überall zulässig sei: „Da sich nicht für alle Länder aus dem geltenden Landesrecht die Befugnis zur Anwendung unmittelbaren Zwanges ergibt, muß die für die wirksame Durchführung des Gesetzes unentbehrliche Ermächtigung hierzu durch Reichsrecht geschaffen werden." Auch hieraus ergibt sich ohne weiteres, daß die Polizeibeamten, soweit sie dazu nach dem maßgebenden Landesrecht befugt sind, auch zur Durchführung der sozialfürsorgerischen Maßnahmen unmittelbaren Zwang anwenden dürfen. Bis auch sie einmal durch Reichsgesetz geregelt worden sind, kann das Landesrecht Bestimmungen treffen, die über das hinausgehen, was nach Reichsrecht gilt. Deshalb kann auch das Landesrecht, über den § 3 des Reichsgesetzes hinausgehend, bestimmen, daß die Polizeibeamten auch durch unmittelbaren Zwang die sozialfürsorgerischen Aufgaben der Pflegeämter, Fürsorgestellen usw. unterstützen können.

Die kriminalpolizeilichen Aufgaben der Polizei werden durch das Gesetz in keiner Weise berührt. Daher ist es selbstverständlich, daß die Polizei insofern selbständig vorgehen und Feststellungen treffen muß, wenn es sich um den Verdacht strafbarer Handlungen handelt (Memelsdorff in „Soziale Praxis" Jhg. 36 S. 444). Wenn sie gelegentlich der Verfolgung von Gesetzesübertretungen davon Kenntnis erhält, daß Personen dringend verdächtig sind, geschlechtskrank zu sein und die Geschlechtskrankheit weiterzuverbreiten, so hat sie selbstverständlich das Recht — und wie pr. vorl. Anw. IX 2 mit Recht hervorhebt, auch die Pflicht —, die betreffenden Personen festzustellen und der Gesundheitsbehörde zu melden. Dagegen darf die Polizei von sich aus einen eigentlichen Fahndungsdienst mit dem Ziel, alle diejenigen Personen festzustellen, von denen ein Gesundheitszeugnis gemäß § 4 Abs. 1 verlangt werden kann, nicht einrichten; dies wäre auch nicht zweckmäßig: „Der Hauptwert darf nicht auf die polizeiliche Tätigkeit, sondern muß auf die fürsorgerische Tätigkeit gelegt werden. Viel wichtiger als ein polizeilicher Fahndungsdienst ist vorbeugende und nachgehende Fürsorge im Interesse der Kranken und der gefährdeten Teile der Bevölkerung. Diese Fürsorge wird in erster Linie das Außenpersonal, das der gemeindlichen Wohlfahrtspflege zur Verfügung steht, ausüben müssen. Vor allem werden hierfür auch die Fürsorgerinnen und Fürsorger der Pflegeämter in Frage kommen. Falls anderweitig ausreichende Kräfte nicht vorhanden sind, wird auch die Gesundheitsbehörde durch eigenes Außenpersonal vorbeugende und nachgehende Fürsorge betreiben können." Diesen Ausführungen Memelsdorffs wird man sich durchaus anschließen können, sowohl in der Beurteilung der Rechtsfrage als auch der Zweckmäßigkeitsfrage. Aber es ist zu beachten, daß es der Gesundheitsbehörde rechtlich unbenommen ist, wenn sie es für angebracht hält, die Polizeibehörden auch um einen solchen Fahndungsdienst im gesundheitlichen Interesse zu ersuchen. Das ergibt sich aus § 3 des Gesetzes. In Preußen ist dies durch pr. AB. IX 3 sogar ausdrücklich in diesem Sinne geregelt worden: „Ersuchen der Gesundheitsbehörde, Straßen, Plätze, Vergnügungsstätten, Gastwirtschaften und dergl. zwecks Feststellung von Personen zu überwachen, die dringend verdächtig sind, geschlechtskrank zu sein und die Geschlechtskrankheit weiterzuverbreiten, ist stattzugeben. Zur Beobachtung und Feststellung weiblicher Personen sollen dabei auch Polizeibeamtinnen hinzugezogen werden, soweit solche zur Verfügung stehen und ihre Heranziehung unter Berücksichtigung der Eigenart der weiblichen Polizei möglich und zweckmäßig ist." Entsprechend ist in Sächs. AB. § 4 bestimmt, daß die Polizei zur Durchführung der gesundheitlichen und sozialfürsorgerischen Aufgaben mit Zwangsmitteln nur auf Antrag der Gesundheitsbehörde tätig zu werden hat. Genau das gleiche hat aber auch für diejenigen Länder zu gelten, in denen eine solche ausdrückliche Regelung nicht getroffen worden ist.

Über die Unterstützung der Gesundheitsbehörde durch die Polizei ganz besonders ausführlich pr. vorl. Anw. IX 1 bis 8. In Ziff. 7 wird darauf hingewiesen, daß unberührt bleibt die Pflicht der Polizei, Minderjährige, die sich in dringender Gefahr körperlicher oder sittlicher Verwahrlosung befinden, wenn Gefahr im Verzuge ist und keine andere Möglichkeit besteht, sie rechtzeitig abzuwenden, in Schutzhaft zu nehmen (§§ 56, 63 des Reichsjugendwohlfahrtgesetzes in Verbindung mit § 6 des Gesetzes zum Schutze der persönlichen Freiheit), um sie den für ein Eingreifen gegenüber der Verwahrlosung zuständigen Fürsorgestellen zuzuführen. Die Rechte und Pflichten der Polizei begrenzt bayer. AB. zu § 3 Abs. 2 folgendermaßen: „Die Beamten der Ordnungs- und Wohlfahrtspolizei haben das Recht und die Pflicht, die Durchführung der gesundheitlichen und fürsorgerischen Aufgaben in jeder Weise zu unterstützen. Sie haben der Gesundheitsbehörde von allen einschlägigen Beobachtungen Kenntnis zu geben und Personen, die dringend verdächtig sind, geschlechtskrank zu sein und die Geschlechtskrankheit weiterzuverbreiten, der Gesundheitsbehörde zur weiteren Veranlassung zu melden. Sie sind verpflichtet, dieser Behörde die Durchführung ihrer Maßnahmen durch Anwendung des erforderlichen unmittelbaren Zwanges zu ermöglichen. Die Polizeibehörden werden insbesondere den gesundheitlich und sittlich gefährdeten Minderjährigen ihre Aufmerksamkeit zuwenden und sie zur Verhütung weiterer Gefährdung den Fürsorgestellen der Behörden und freien Organisationen für Minderjährige zuführen." Bad. AB. II § 9 umgrenzt die polizeilichen Aufgaben folgendermaßen: „Die Tätigkeit der Polizei besteht, abgesehen von der Verfolgung strafbarer Handlungen und der Beseitigung rechts- und ordnungswidriger Zustände, im wesentlichen in Feststellungen auf Ersuchen der Gesundheitsbehörden, in Mitwirkung bei der Durchführung des § 4 des Reichsgesetzes, in Mitteilung von Beobachtungen an die Gesundheitsbehörden und in der Mitwirkung der Beamtinnen der Polizeifürsorge hinsichtlich weiblicher Personen." Nach thür. AB. § 12 können die Gesundheitsbehörden zur Vollstreckung ihrer Anordnungen die Polizeiorgane in Anspruch nehmen.

Dadurch, daß nur die Beamten der Ordnungs- und Wohlfahrtspolizei genannt sind, wird in keiner Weise ausgeschlossen, daß nicht auch die Beamten der Sicherheitspolizei, insbesondere der Kriminalpolizei, die Durchführung der gesundheitlichen und der sozialfürsorgerischen Aufgaben zu unterstützen hätten. Es ist ein selbstverständlicher Grundsatz, daß jede Behörde in ihrem Amtsbereich, soweit sie dazu in der Lage ist, die Erfüllung aller staatlicher Aufgaben anderer Behörden und die Erfüllung von Aufgaben anderer Stellen, die offenbar im öffentlichen Interesse liegt, nach Kräften zu unterstützen hat. Denn die Verwaltung ist ihrem Grundgedanken nach einheitlich. Jeder Verwaltungszweig hat nach dem Ganzen zu streben und jeder Beamte hat diejenigen öffentlichen Belange, die er bei seiner eigenen Verwaltungstätigkeit nach irgendeiner Richtung hin als gefährdet erkennt, derjenien Behörde oder Stelle weiterzuleiten, die zur Wahrung dieser öffentlichen Belange berufen ist. Das ist ein selbstverständlicher Grundsatz, der nicht erst durch das Gesetz ausgesprochen zu werden brauchte. Auch nach Beseitigung der Sittenpolizei wird die Sicherheitspolizei, insbesondere die Kriminalpolizei, vielfach Gelegenheit haben, Wahrnehmungen zu machen, die ein Einschreiten im gesundheitlichen oder sozialfürsorgerischen Interesse erwünscht machen. Es ist selbstverständlich, daß die Kriminalpolizei dann nicht nur berechtigt, sondern sogar verpflichtet ist, von diesen Wahrnehmungen den maßgebenden zuständigen Behörden und Stellen Mitteilung zu machen.

Über die Mitwirkung der Polizei besagt pr. AB. § 3 Abs. 2, daß die Gesundheitsbehörden die Polizeibehörden zur Vollstreckung ihrer Anordnungen in Anspruch nehmen können. Darüber hinaus haben aber auch alle Verwaltungsbehörden des Staates und der Gemeinden, also auch die Polizeibehörden, für die Erfüllung der aus dem Gesetz zur Bekämpfung der Geschlechtskrankheiten und aus der pr. AB. sich ergebenden Aufgaben Beistand zu leisten. Vgl. pr. AB. § 4 und pr. vorl. Anw. III 5. Entgegen dieser Bestimmung ist aber davon auszugehen, daß bei dem Ersuchen um Beistandleistung durch eine andere Gesundheitsbehörde die Frage, ob es sich um eine unbefugte Offenbarung im Sinne des § 10 des Gesetzes handelt, gar nicht auftauchen kann (vgl. § 10 Anm. 4).

9. Mitwirkung anderer Behörden.

Aus dem in Anm. 8 entwickelten Grundsatz allgemeiner Verwaltungshilfe folgt ohne weiteres auch, daß nicht nur die Polizeibehörden, sondern auch sämtliche andere Behörden verpflichtet sind, die Durchführung der gesundheitlichen und sozialfürsorgerischen Aufgaben zu unterstützen. Das gilt z. B. für die Beamten der Wohnungsämter, für die Strafvollzugsbehörden, die Jugendämter, die Vormundschaftsgerichte, die Strafgerichte, die Ehescheidungskammern usw. Geyer-Moses § 3 Anm. 3 verweisen insbesondere auf die Wichtigkeit des Zusammenarbeitens mit den Gewerbeaufsichtsbehörden. Den selbstverständlichen Grundsatz, daß sich alle Verwaltungsbehörden des Staates und der Gemeinden bei der Erfüllung der aus dem Gesetz zur Bekämpfung der Geschlechtskrankheiten und der pr. AB. sich ergebenden Aufgaben einander Beistand zu leisten haben, bringt pr. AB. § 4 zum Ausdruck. Ebenso bad. AB. II § 10. Pr. vorl. Anw. III 5 weist darauf hin, daß, bevor eine Behörde um Beistand angegangen werde, zu prüfen sei, ob auch die Voraussetzungen von § 10 Abs. 3 des Gesetzes vorlägen. (Vgl. dazu oben Anm. 8 am Ende.)

§ 4.

Die zuständige Gesundheitsbehörde kann Personen, die dringend verdächtig sind, geschlechtskrank zu sein und die Geschlechtskrankheit weiterzuverbreiten, anhalten, ein ärztliches Zeugnis, nur in begründeten Ausnahmefällen ein von einem durch die zuständige Gesundheitsbehörde benannten Arzte ausgestelltes Zeugnis über ihren Gesundheitszustand vorzulegen oder sich der Untersuchung durch einen solchen Arzt zu unterziehen. Auf Antrag des untersuchenden Arztes können solche Personen angehalten werden, wiederholt derartige Gesundheitszeugnisse beizubringen.

Personen, die geschlechtskrank und verdächtig sind, die Geschlechtskrankheit weiterzuverbreiten, können einem Heilverfahren unterworfen, auch in ein Krankenhaus verbracht werden, wenn dies zur Verhütung der Ausbreitung der Krankheit erforderlich erscheint.

Anzeigen, deren Urheber nicht erkennbar sind, dürfen nicht beachtet werden. Personen, die mit Namensnennung andere einer Geschlechtskrankheit bezichtigen, sind zunächst mündlich zu vernehmen und die Anzeigen erst dann weiter zu verfolgen, wenn die Vernehmung ergeben hat, daß ein ausreichender Anhalt für die Richtigkeit der behaupteten Tatsachen vorhanden ist.

Soweit andere Mittel zur Durchführung der in Abs. 1, 2 vorgesehenen Maßnahmen nicht ausreichen, ist die Anwendung unmittelbaren Zwanges zulässig. Ärztliche Eingriffe, die mit einer ernsten Gefahr für Leben oder Gesundheit verbunden sind, dürfen nur mit Einwilligung des Kranken vorgenommen werden. Die Reichsregierung bestimmt, welche ärztliche Eingriffe insbesondere hierunter fallen.

1. Übersicht. Zuständige Gesundheitsbehörde. Rechtsmittel.

§ 2 verpflichtet denjenigen, der an einer mit Ansteckungsgefahr verbundenen Geschlechtskrankheit leidet, sich ärztlich behandeln zu lassen. Die gleiche Pflicht haben die Erziehungsberechtigten gegenüber ihren an einer mit Ansteckungsgefahr verbundenen Geschlechtskrankheit leidenden Pflegebefohlenen.

Die Durchführung dieser Behandlungspflicht will § 4 dadurch sichern, daß er unter Umständen ihre zwangsweise Durchführung vorsieht. Die Zwangsbehandlung, die § 4 Abs. 2 vorsieht, bezieht sich allerdings nicht auf alle an einer mit Ansteckungsgefahr verbundenen Geschlechtskrankheit Leidenden, sondern nur auf diejenigen, die verdächtig sind, die Geschlechtskrankheiten weiterzuverbreiten.

Da die Gesundheitsbehörde in der Regel nicht ohne weiteres wissen kann, ob eine bestimmte Person geschlechtskrank ist, gibt ihr § 4 Abs. 1 die Möglichkeit, sich in zuverlässiger Weise darüber zu vergewissern, ob eine Person, die dringend verdächtig ist, geschlechtskrank zu sein und die Geschlechtskrankheit weiterzuverbreiten, auch tatsächlich geschlechtskrank und verdächtig ist, die Geschlechtskrankheit weiterzuverbreiten, ob also die Voraussetzungen des § 4 Abs. 2 für die eventuelle Einleitung eines Zwangsheilverfahrens gegeben sind.

Den Maßnahmen des § 4 Abs. 1 unterliegen also auch Personen, die in Wirklichkeit gar nicht geschlechtskrank sind, denen also auch eine Behandlungspflicht auf Grund des § 2 gar nicht obliegt. Um ein Einschreiten gegen nur möglicherweise Geschlechtskranke auf Grund unzulänglicher Unterlagen nach Möglichkeit auszuschließen, gibt § 4 Abs. 3 einige Vorschriften bezüglich der Behandlung von Anzeigen.

Auch soweit die Voraussetzungen für ein Zwangsheilverfahren gegeben sind, sollen Eingriffe ernster Art nicht gegen den Willen des Kranken vorgenommen werden (§ 4 Abs. 4).

Besonders hervorzuheben ist, daß sich § 4 seinem Sinn und seinem Wortlaut nach nicht etwa nur auf gewerbsmäßige Prostituierte bezieht, sondern auf alle Männer und Frauen, bei denen jene Voraussetzungen gegeben sind. Wenn auch bei den Prostituierten diese Voraussetzungen weit häufiger erfüllt sein werden als bei anderen Frauen und als bei Männern, so kann dies doch an der Tatsache nichts ändern, daß die Gesundheitsbehörden grundsätzlich in gleicher Weise gegen Männer und Frauen zum Einschreiten verpflichtet sind. Diese Ausdehnung der Zwangsmaßnahmen auf alle diejenigen, die verdächtig sind, die Geschlechtskrankheit weiterzuverbreiten, ist einer der wesentlichsten Grundsätze des Gesetzes, der allerdings schon seit VO. 1918 § 2 geltendes Recht ist. Wenn sich dieser Grundsatz bisher noch nicht in ausreichendem Maße hat auswirken können, so dürfte das im wesentlichen darauf zurückzuführen sein, daß nicht überall Gesundheitsbehörden bestanden haben, denen die Verpflichtung obgelegen hat, für die Durchführung dieser Bestimmung zu sorgen.

Während nach dem preußischen Gesetz betr. die Bekämpfung übertragbarer Krankheiten vom 28. August 1905 (Preußische Gesetzsammlung S. 373) in der Fassung der Bekanntmachung vom 25. Februar 1927 (Preußische Gesetzsammlung S. 41) § 9 Abs. 2 bei Syphilis, Tripper und Schanker eine zwangsweise Behandlung, wenn diese zur wirksamen Verhütung der Ausbreitung der Krankheit erforderlich schien, nur bei denjenigen Personen angeordnet werden konnte, die gewerbsmäßig Unzucht treiben, gab das braunschweigische Gesetz § 7 Abs. 2 die Befugnis zur zwangsweisen Behandlung allen Personen gegenüber (Kirchner S. 185 f.).

Inwieweit Zwangsmaßnahmen erforderlich sein werden, kann zweifelhaft sein. Es ist anzunehmen, daß die Erkenntnis, daß Zwangsmaßnahmen zulässig sind, in immer weiteren Kreisen durchdringen wird und daß deshalb die Anwendung von Zwang immer seltener werden wird. Die nach Hammer (Mitt. der DGBG. Bd. 21 S. 6) bei der Durchführung der VO. 1918 § 2 in Württemberg gemachten Erfahrungen scheinen dafür zu sprechen.

Über die **Zuständigkeit der Gesundheitsbehörde** enthalten die Ausführungsbestimmungen Vorschriften.

Für Preußen bestimmt pr. AB. § 2, daß diejenige Gesundheitsbehörde zuständig ist, in deren Bezirk der Verdacht der Weiterverbreitung der Geschlechtskrankheit bei einem Krankheitsverdächtigen oder Kranken hervortritt. Ein solcher Verdacht braucht, wie die Begr. zur pr. AB. zu § 2 bemerkt, nicht überall da zu bestehen, wo sich der Krankheitverdächtige oder Kranke dauernd aufhält. So kann jemand an einem Ort, an dem er sich nur vorübergehend aufhält, durch seine Lebensführung verdächtig werden, daß er geschlechtskrank ist und seine Geschlechtskrankheit weiterverbreitet, während sein Verhalten an dem Ort seines gewöhnlichen Aufenthalts keinerlei Verdacht gegen ihn aufkommen läßt. So etwa bei einem Geschlechtskranken, der infolge seines Berufs eine besondere Ansteckungsgefahr bildet. Würde daher die ausschließliche Zuständigkeit der Gesundheitsbehörde des Verdachtsortes vorgesehen, so würden die größeren Städte, in denen auch zahlreiche auswärts Wohnende beruflich tätig sind, stark belastet werden. Deshalb bestimmt pr. AB. § 2 Abs. 2, daß die an sich in erster Linie zuständige Gesundheitsbehörde einer anderen Gesundheitsbehörde, in deren Bezirk der Verdächtige seinen gewöhnlichen Aufenthalt hat, die Durchführung der Zwangsmaßnahmen durch eine schriftliche Mitteilung überlassen kann, wenn der Verdächtige den Ort seines gewöhnlichen Aufenthalts regelmäßig, mindestens aber einmal wöchentlich, aufsucht. Regelmäßig geht die Zuständigkeit mit der Überlassung, d. h. wohl mit dem Zugehen der schriftlichen Mitteilung, an die Gesundheitsbehörde des Aufenthaltsortes über. Bestreitet aber diese die Zuständigkeit, so bleibt bis zur Entscheidung des Bezirksausschusses die Gesundheitsbehörde des Verdachtsortes zuständig (pr. AB. § 3 Abs. 4).

Mit der Abgabe an die Gesundheitsbehörde des gewöhnlichen Aufenthaltsorts darf aber nicht Mißbrauch getrieben werden. Es ist in erster Linie von jeder Gesundheitsbehörde das Ziel zu verfolgen, daß alle erforderlichen Maßnahmen so unverzüglich als möglich erfolgen, da nur dann eine wirksame Bekämpfung der Geschlechtskrankheiten möglich ist. Deshalb bemerkt die Begr. zu § 2 pr. AB. weiter, daß grundsätzlich zunächst die Gesundheitsbehörde des Verdachtsorts die Vorlage eines ärztlichen Zeugnisses auch dann zu fordern haben werde, wenn der Verdächtige im Bezirk einer anderen Gesundheitsbehörde den gewöhnlichen Aufenthalt habe und den Ort dieses Aufenthalts regelmäßig aufsuche: „Es muß vermieden werden, daß diese erste Anordnung etwa durch einen Streit darüber verzögert wird, ob der Verdächtige in dem Bezirk einer anderen Gesundheitsbehörde tatsächlich seinen gewöhnlichen Aufenthalt hat oder nicht. Daher wird nur, wenn weitere Maßnahmen gegen den Verdächtigen erforderlich sind, weil z. B. der untersuchende Arzt die wiederholte Beibringung von Gesundheitszeugnissen für notwendig erklärt hat oder weil eine Geschlechtskrankheit nachgewiesen ist, ihre Durchführung der anderen Gesundheitsbehörde zu überlassen sein."

Die Überlassung wirkt gemäß § 2 Abs. 2 pr. AB. nur für die Zeit, innerhalb deren sie zulässig ist. „Fällt nachträglich eine der Voraussetzungen für die Überlassung fort, so ist damit auch der Grund hinfällig geworden, der den Übergang der Zuständigkeit auf die Gesundheitsbehörde des gewöhnlichen Aufenthalts rechtfertigte. Daher soll dann wieder die Gesundheitsbehörde zuständig sein, in deren Bezirk der Verdacht der Weiterverbreitung der Krankheit hervortritt" (Begr. zu § 2d der pr. AB.).

Wird der Gesundheitsbehörde, der die Durchführung überlassen worden war, bekannt, daß nachträglich eine der Voraussetzungen für die Überlassung fortgefallen war und damit ihre Zuständigkeit erloschen ist, so hat sie dies unverzüglich der früher zuständigen Gesundheitsbehörde des Verdachtsortes mitzuteilen. Die gleiche Pflicht liegt ihr ob, wenn der Verdacht der Weiterverbreitung der Geschlechtskrankheit bei dem Verdächtigen nicht mehr besteht (pr. vorl. Anw. III Abs. 3).

Es kann zwischen den verschiedenen Gesundheitsbehörden Streit darüber entstehen, welche von ihnen zuständig ist: Die Gesundheitsbehörde des Aufenthaltsorts kann bestreiten, daß der Verdächtige in ihr seinen gewöhnlichen Aufenthalt hat oder daß er ihn regelmäßig aufsucht oder doch nicht mindestens wöchentlich einmal; ebenso kann die Gesundheitsbehörde des Verdachtsortes in Abrede stellen, daß die Voraussetzungen der Übertragung wieder fortgefallen sind. Erfolgt keine Einigung, so ist der Zuständigkeitsstreit durch den Bezirksausschuß zu entscheiden, und zwar, wenn die Gesundheitsbehörde des Aufenthaltsortes die Zulässigkeit der Übertragung der Durchführung bestreitet, durch den für die Gesundheitsbehörde des Verdachtsortes zuständigen Bezirksausschuß (pr. AB. § 2 Abs. 3) und wenn die Gesundheitsbehörde des Verdachtsorts in Abrede stellt, daß die Voraussetzungen der Übertragung in Fortfall gekommen sind, durch den für die Gesundheitsbehörde des Aufenthaltsorts zuständigen Bezirksausschuß (pr. AB. § 2 Abs. 5).

Hat der für den Aufenthaltsort zuständige Bezirksausschuß entschieden, daß die Voraussetzungen der Übertragung fortgefallen seien, so ist ohne weiteres die Zuständigkeit wieder auf die Gesundheitsbehörde des Verdachtsortes übergegangen. Die Gesundheitsbehörde ist aber in der Lage, wenn sie die Voraussetzungen des § 2 Abs. 2 pr. AB. als gegeben ansieht, der Gesundheitsbehörde des Aufenthaltsortes von neuem die Durchführung zu übertragen. Es wird aber nicht nur der schuldigen Rücksichtnahme auf eine verwaltungsgerichtliche Entscheidung, sondern auch dem Sinn der pr. AB. entsprechen, daß eine solche neuerliche Übertragung der Durchführung nur dann erfolgt, wenn neue Tatsachen hervorgetreten sind, die entweder beim Erlaß der Entscheidung des Bezirksausschusses noch nicht vorgelegen haben oder die doch dem Bezirksausschuß nicht bekannt gewesen sind und deshalb von ihm auch nicht haben gewürdigt werden können. Sonst wäre die Möglichkeit gegeben, daß ein und derselbe Tatbestand von zwei verschiedenen Bezirksausschüssen, nämlich dem für die Gesundheitsbehörde des Aufenthaltsortes und dem für die Gesundheitsbehörde des Verdachtsortes zuständigen, entschieden werden müßte und verschieden entschieden werden könnte.

Ein Rechtsmittel gegen die Entscheidung des Bezirksausschusses gibt es nicht (pr. AV. § 2 Abs. 3 und 5).

In Bayern ist zuständig diejenige Gesundheitsbehörde, in deren Bezirk die verdächtige Person ihren gewöhnlichen Aufenthalt hat. In dringenden Fällen kann diejenige Gesundheitsbehörde, in deren Bezirk der Verdacht der Weiterverbreitung aufgetreten ist, die erforderlichen Maßnahmen treffen. Sie hat dann die Gesundheitsbehörde des Aufenthaltsortes zu verständigen (bayer. AV. zu § 4).

In Württemberg ist zuständig derjenige Oberamtsarzt, in dessen Amtsbezirk der Beteiligte wohnt oder seinen gewöhnlichen Aufenthalt hat oder der von diesem Oberamtsarzt auf Antrag des Beteiligten um Übernahme der Sache ersuchte Oberamtsarzt eines anderen Bezirks (württ. AV. § 3). Hiernach scheint es, als ob der Oberamtsarzt die Sache nur auf Antrag, nicht auch von Amts wegen, abgeben darf. Das wäre höchst unzweckmäßig. Auch ist keine Bestimmung darüber getroffen, wie bei Zuständigkeitsstreitigkeiten zu verfahren ist.

In Baden ist nach Richtl. I 4 in erster Linie zuständig diejenige Gesundheitsbehörde, in deren Bezirk der Verdacht der Weiterverbreitung hervortritt. Nach Richtl. V d hat die Gesundheitsbehörde, wenn sie erfährt, daß eine Person, gegen die Anordnungen auf Grund des Gesetzes erforderlich waren, nicht nur vorübergehend ihren Aufenthaltsort gewechselt hat, der Gesundheitsbehörde des neuen Aufenthaltsortes Mitteilung zu machen, wenn die betreffende Person im Zeitpunkt des Aufenthaltswechsels noch verdächtig war, eine Geschlechtskrankheit weiterzuverbreiten, und wenn vermutet werden kann, daß sie sich auch an ihrem neuen Aufenthaltsort der Weiterverbreitung verdächtig machen wird.

In Thüringen ist zuständig diejenige Gesundheitsbehörde, „in deren Bezirk sich der Geschlechtskranke oder Krankheitsverdächtige befindet". Das soll offenbar heißen, wo er sich in dem Zeitpunkt befindet, in dem ein Einschreiten gegen ihn erforderlich wird. Es wird das also in der Regel diejenige Gesundheitsbehörde sein, in deren Bezirk der Verdacht der Verbreitung hervortritt. Es ist weiter bestimmt, daß die an sich zuständige Gesundheitsbehörde die Durchführung der Maßnahmen durch schriftliche Mitteilung einer anderen Gesundheitsbehörde überlassen kann, wenn der Betreffende in ihrem Bezirk seinen gewöhnlichen Aufenthalt hat.

Bei den Maßnahmen, die die Gesundheitsbehörde auf Grund des § 4 zu treffen hat, handelt es sich *ihrem Wesen nach* um *Maßnahmen polizeilichen Charakters*, und zwar um gesundheitspolizeiliche Maßnahmen. Dies ergibt sich daraus, daß das ganze Gesetz von dem Gedanken beherrscht ist, daß es sich nicht um Wohlfahrtspflege für den Geschlechtskranken handelt, sondern um Schutz der Gesunden gegen Ansteckung durch den Kranken. Das ist aber eine Aufgabe, die ihrem Wesen nach polizeilichen Charakters ist. Dabei ist es unerheblich, daß man diese polizeiliche

Aufgabe besonderen Behörden, die formell keine Polizeibehörden sind, übertragen hat. Daß es sich um polizeiliche Aufgaben handelt, ergibt sich insbesondere auch daraus, daß im Grunde die gleichen Maßnahmen bisher schon auf Grund der VO. 1918 § 3 zulässig waren und daß zu ihrer Ausführung die Ortspolizeibehörden zuständig waren, weil es sich um polizeiliche Aufgaben handelte, auch wenn dies in der Verordnung selbst in keiner Weise zum Ausdruck kam (vgl. Urteil des pr. Oberverwaltungsgerichts vom 4. November 1926 in DJZ. Jhg. 32 S. 170).

2. Verpflichtung zur Vorlegung eines ärztlichen Gesundheitszeugnisses.

Wenn nach Möglichkeit dafür gesorgt sein soll, daß Personen, die geschlechtskrank sind und die verdächtig sind, die Geschlechtskrankheit weiterzuverbreiten, ärztlich behandelt werden, so muß die Gesundheitsbehörde in der Lage sein, sich zunächst zu vergewissern, ob die betreffenden Personen tatsächlich geschlechtskrank sind oder nicht.

Die Verpflichtung zur Vorlegung eines ärztlichen Zeugnisses haben alle Personen, die nach der allein maßgebenden Überzeugung der zuständigen Gesundheitsbehörde dringend verdächtig sind, geschlechtskrank zu sein und die Geschlechtskrankheit weiterzuverbreiten, ohne Rücksicht darauf, ob diese Überzeugung der Gesundheitsbehörde auch begründet ist oder nicht. Kahl S. 7 bemerkt, die Prostituierten seien immer dringend verdächtig. Seine Versuche, dies durch einen entsprechenden Zusatz schon im Gesetz zum Ausdruck zu bringen, haben allerdings Erfolg nicht gehabt. Aus tatsächlichen Gründen aber ist die Rechtslage die gleiche, als wenn dies im Gesetz ausdrücklich ausgesprochen worden wäre.

Welche Gesundheitsbehörde zuständig ist, ergeben die Ausführungsbestimmungen der Länder (§ 18).

Auf welche Weise sich die Gesundheitsbehörde ihre Überzeugung verschafft, ist im allgemeinen ihre innere Angelegenheit. Nach einzelnen Richtungen hin gibt § 4 Abs. 3 allerdings die Gesundheitsbehörden bindende Vorschriften (vgl. darüber unten Anm. 5). Dritte haben nicht nachzuprüfen, ob die Gesundheitsbehörde bei der Ausübung ihres freien Ermessens sachgemäß vorgegangen ist oder nicht. Selbst wenn die Gesundheitsbehörde die Vorschrift des § 4 Abs. 3 nicht beachtet haben sollte, bleibt ihre Maßnahme Dritten gegenüber doch rechtmäßig. Die Ausübung des freien Ermessens ist nur insoweit nachprüfbar, als etwa nach dem betreffenden Landesrecht eine Aufsichtsbeschwerde gegenüber den Maßnahmen der Gesundheitsbehörden zulässig ist. Im übrigen können Dritte sich nicht darauf berufen, daß die Anordnung der Gesundheitsbehörde in dem betreffenden Falle nicht zulässig sei, da in Wirklichkeit die betreffende Person nicht dringend verdächtig sei, geschlechtskrank zu sein oder doch nicht dringend verdächtig sei, die Geschlechtskrankheit weiterzuvertreiben. Dies gilt sowohl für die Polizeibehörden, die etwa von der Gesundheitsbehörde um Anwendung unmittelbaren Zwanges zur Durchsetzung der Maßnahmen des Gesundheitsamts angegangen werden, als auch für diejenigen Personen, gegen die sich die betreffende Maßnahme der Gesundheitsbehörde richtet. Zu prüfen ist lediglich, ob es sich um eine Anordnung der zuständigen Gesundheitsbehörde handelt. Wird diese Frage verneint, so braucht der Anordnung nicht Folge geleistet zu werden und die Polizeibehörden dürfen sie nicht durchsetzen.

Die Polizeibeamten, die die Anordnung der Gesundheitsbehörden zwangsweise durchsetzen, sind gegenüber einem Widerstand, der ihnen hierbei geleistet wird, durch StGB. § 113 geschützt. Dies gilt auch dann, wenn die Gesundheitsbehörde nicht zuständig gewesen war, vorausgesetzt, daß die Polizeibeamten die Unzuständigkeit nicht erkannt haben. Zum mindesten gilt dies für den Fall, daß den Polizeibeamten der Befehl zum Einschreiten nicht unmittelbar von der unzuständigen Gesundheitsbehörde gegeben worden ist, sondern durch Vermittlung des den betreffenden Polizeibeamten übergeordneten, zur Erteilung von Befehlen zuständigen Vorgesetzten.

Die Verpflichtung geht auf Vorlegung eines ärztlichen Zeugnisses, und zwar in der Regel auf nur einmalige Vorlegung eines solchen Zeugnisses. Aus § 2 Abs. 1 in Verbindung mit § 7 Abs. 1 ergibt sich, daß nur das Zeugnis eines für das Deutsche Reich approbierten Arztes ausreicht. Denn das ärztliche Zeugnis kann nur auf Grund einer Untersuchung des betreffenden ausgestellt werden und schon die Untersuchung fällt unter den Begriff der Behandlung im Sinne des § 7 Abs. 1 (vgl. unten Anm. 3).

Daß das Zeugnis von einem Spezialarzt für Haut- und Geschlechtskrankheiten ausgestellt worden ist, ist nicht erforderlich (vgl. auch bad. AV. II § 4). Jeder für Deutschland approbierte Arzt ist zur Ausstellung eines solchen Zeugnisses berechtigt, obwohl noch E VI nur ein von einem „behördlich dazu ermächtigten Arzte" ausgestelltes Zeugnis verlangt hatte. Zur Rechtfertigung dieser Vorschrift hatte die Begr. zu § 4 ausgeführt, die Untersuchung des Krankheitsverdächtigen erfordere nicht nur Fachkenntnisse auf einem nicht jedem Arzt geläufigen Gebiet, sondern, da sie die Grundlage einschneidender Maßnahmen bilden solle, auch besonderes Verantwortungsgefühl. Mir will scheinen, daß der Standpunkt des Entwurfs sachgemäß gewesen ist. Nach dem Gesetz ist aber die Gesundheitsbehörde nicht befugt, das Zeugnis eines beliebigen Arztes als nicht ausreichend anzusehen. Anders kann und wird die Frage liegen, wenn ein begründeter Ausnahmefall vorliegt. Bayer. AV. zu § 4 Abs. 3 steht wohl auf dem Standpunkt, daß stets das Zeugnis eines Amtsarztes oder eines Facharztes für Geschlechtskrankheiten verlangt werden darf und daß in der Regel nur nicht verlangt werden dürfe, daß das Zeugnis von einem bestimmten Arzt ausgestellt werde. Dieser an sich zweckmäßige Standpunkt entspricht aber nicht dem Gesetz.

Nur „in begründeten Ausnahmefällen" kann die Gesundheitsbehörde verlangen, daß die betreffende Person ein von einem bestimmten Arzte ausgestelltes Gesundheitszeugnis vorlegt. Ein solcher begründeter Ausnahmefall wird insbesondere dann gegeben sein, wenn Tatsachen vorliegen, die die Vermutung rechtfertigen, daß der betreffende Arzt, der das Zeugnis ausgestellt hat, entweder nicht sachkundig genug ist, um die Untersuchung in zuverlässiger Weise vornehmen zu können oder daß er nicht sorgsam genug vorgegangen ist, so daß gegen sein Verantwortlichkeitsgefühl Bedenken bestehen. Bloße Vermutungen reichen aber nicht aus; sie müssen durch irgendwelche Tatsachen gestützt werden. Dabei ist es nicht erforderlich, daß sich diese Tatsachen unmittelbar gerade auf den vorliegenden Fall beziehen; vielmehr ist es ausreichend, wenn sich aus ihnen auch für den vorliegenden Fall Bedenken gegen die Sachkunde oder die Gewissenhaftigkeit des betreffenden Arztes rechtfertigen lassen. So würde ein solcher begründeter Ausnahmefall beispielsweise nicht nur dann vorliegen, wenn sich aus dem Inhalt des betreffenden Zeugnisses ohne weiteres ergäbe, daß die Untersuchung nicht in sachkundiger Weise vorgenommen worden ist, daß etwa ohne Untersuchung der Person, ohne mikroskopische Untersuchung auf Gonokokken, ohne Vornahme der Wassermannschen Blutuntersuchung usw. das Zeugnis ausgestellt worden ist, sondern auch dann, wenn aus anderen Fällen, in denen der betreffende Arzt Zeugnisse über das Vorhandensein von Geschlechtskrankheiten ausgestellt hat, der Gesundheitsbehörde in verläßlicher Weise bekannt ist, daß diese Zeugnisse nicht zuverlässig gewesen sind. Dabei wird allerdings nicht ein vereinzelter Irrtum des Arztes, der bei Ausstellung eines solchen Zeugnisses vorgekommen ist, als ausreichend anzusehen sein, da auch dem gewissenhaften und sachkundigen Facharzt Irrtümer in der Diagnose passieren können. Andererseits wer den Bedenken gegen die Gewissenhaftigkeit des betreffenden Arztes auch dann schon als begründet anzuerkennen sein, wenn sich zwar noch nicht auf diesem Gebiete, wohl aber in anderen Fällen durch gerichtliche Verurteilungen, durch ehrengerichtliche Bestrafungen u. dgl. seine mangelnde Sachkunde oder Gewissenhaftigkeit einwandfrei ergeben hat.

Als nicht hinreichend sachkundig oder gewissenhaft kann sich ein Arzt nicht nur dadurch erwiesen haben, daß er die Geschlechtskrankheit oder die Ansteckungsgefahr nicht erkannt hat, obgleich er sie hätte erkennen müssen, sondern auch dadurch, daß er schuldhafter Weise Geschlechtskrankheiten, die nicht ansteckungsgefährlich waren, als ansteckungsgefährlich bescheinigt oder Krankheiten, die gar keine Geschlechtskrankheit waren, für solche gehalten hat.

Zweifelhaft kann sein, ob ein begründeter Ausnahmefall dann vorliegt, wenn es sich um eine Prostituierte handelt, bei der die

Vermutung dafür spricht, daß sie an einer mit Ansteckungsgefahr verbundenen Geschlechtskrankheit leidet. Das würde an sich nicht der Fall sein, denn es würde das auf ein Ausnahmerecht gegenüber der Prostituierten hinauskommen. Ein solches Ausnahmerecht mag vielleicht zweckmäßig sein, entspricht aber zweifellos nicht dem geltenden Recht. Dagegen steht zweifellos nichts im Wege, ist sogar durchaus angebracht, die besondere Stellung der Prostituierten bei der Übertragung der Geschlechtskrankheiten bei der der Gesundheitsbehörde obliegenden Prüfung der Frage zu berücksichtigen, ob ein Zwangsheilverfahren einzuleiten ist oder nicht (vgl. darüber unten Anm. 6.)

Von einem anderen Gesichtspunkt aus kann man aber auch zu der Ansicht kommen, daß aus besonderen tatsächlichen Gründen von Prostituierten mindestens die Vorlegung des Zeugnisses eines besonders erfahrenen Facharztes verlangt werden kann.

Die Frage ist inzwischen von Löwenstein („Deutsche Zeitschrift für Wohlfahrtspflege" Jhg. 2 S. 609) erörtert worden, allerdings in anfechtbarer Weise. Auch haben die Ausführungsbestimmungen zu ihr Stellung genommen. Löwenstein meint, es müsse genau umschrieben werden — und zwar, wie aus seinen sonstigen Ausführungen hervorgeht, in den Ausführungsbestimmungen —, wann die Gesundheitsbehörde berechtigt sei, das Zeugnis eines von ihr benannten Arztes zu verlangen. Ausführungsbestimmungen, die das tun würden, wären aber insoweit nicht verbindlich, da sie nicht das den Gesundheitsbehörden durch das Reichsgesetz eingeräumte freie Ermessen bei der Beurteilung der Frage, ob ein „begründeter Ausnahmefall" vorliegt, einschränken dürfen. Daß es auch nicht zweckmäßig wäre, das freie Ermessen nach dieser Richtung hin einzuschränken, ergibt sich daraus, daß keineswegs nur in denjenigen Fällen, die Löwenstein anführt, ein solcher begründeter Ausnahmefall vorliegen kann. Löwenstein zählt nämlich nur folgende Fälle auf: 1. wenn trotz vorliegenden ärztlichen Attestes der begründete Verdacht besteht, daß eine Geschlechtskrankheit vorliegt, 2. wenn das Zeugnis von einem Arzt stammt, der bekannterweise Gefälligkeitsatteste ausstellt, 3. wenn sich herausstellt, daß ein ärztliches Zeugnis an sich mangelhaft ausgestellt ist.

Dementsprechend hat es auch die pr. vorl. Anw. IV b Abs. 4 vermieden, diejenigen Fälle aufzuzählen, in denen ein solcher begründeter Ausnahmefall vorliegen kann, sich vielmehr damit begnügt, darauf hinzuweisen, daß ein solcher Ausnahmefall „unter anderm" dann vorliegen werde, „wenn nach der Ansicht des bei der Gesundheitsbehörde tätigen Arztes das eingereichte Zeugnis nicht genügt, z. B. weil es nicht von einem Facharzt oder einem fachlich vorgebildeten Arzt ausgestellt ist, in dem betreffenden Falle wegen der Schwierigkeit der Beurteilung aber das Zeugnis eines solchen Arztes nötig erscheint".

Löwenstein S. 610 meint ferner, es seien besondere Bestimmungen in den Ausführungsvorschriften notwendig, damit die Anwendung des § 4 sich nicht ausschließlich gegen Frauen richte und somit die Reglementierung durch eine Hintertür wiederkehre. Daran ist soviel richtig, daß eine einseitige Anwendung des § 4 gegen Frauen, die gewerbsmäßig Unzucht treiben, unbedingt vermieden werden muß. Dies kann aber nicht durch Ausführungsbestimmungen verhindert werden. Die Ausführungsbestimmungen werden vielmehr, wie dies auch die pr. vorl. Anw. an verschiedenen Stellen tut, Anlaß haben, eher den entgegengesetzten Standpunkt zu betonen, daß aus öder Gleichmacherei nicht die in der Regel ungleichartigen Verhältnisse gleichmäßig beurteilt werden und deshalb ein sachgemäßes Einschreiten gegen die meistens besonders gefährlichen Prostituierten vermieden wird. Soweit die Voraussetzungen zum Einschreiten vorliegen, müssen allerdings Männer und Frauen unbedingt gleichmäßig behandelt werden. Dies kann nur dadurch erreicht werden, daß alle Polizeibeamten, die Beamten der Gesundheitsbehörden usw. eingehend in die Gedankengänge des Gesetzes eingeführt werden. Mit Recht bezweifelt Campe in der „Deutschen Strafrechtszeitung" 1918 Sp. 79, daß die Prostituierten „aus Dankbarkeit für die Milderung des Kuppeleiparagraphen, die Freigabe der Prostitution und der Beseitigung der polizeilichen Aufsicht" ihre Überwachung selbst erleichtern und damit zur Hebung der Volksgesundheit beitragen werden. Man wird zweifellos gerade gegenüber Prostituierten in sehr vielen Fällen ohne Zwangsmaßnahmen nicht auskommen können. Korach S. 18 hält besondere öffentliche Untersuchungsstellen für Prostituierte für erforderlich. Könnten sich die Prostituierten den Arzt wählen, so würde bald derjenige der gesuchteste sein, der als der nachsichtigste bald bekannt sein werde.

Nicht ganz unbedenklich ist es vielleicht, wenn die pr. vorl. Anw. IV b Abs. 4 anscheinend davon ausgeht, daß bei Prostituierten wohl im allgemeinen ein begründeter Ausnahmefall anzunehmen ist, der die Gesundheitsbehörde berechtigt, das Zeugnis eines bestimmten von ihr benannten Arztes zu verlangen: „Von Personen, von denen bekannt ist, daß sie häufig wechselnden Geschlechtsverkehr ausüben, und bei denen damit gerechnet werden kann, daß sie durch Täuschungsmittel ein etwaiges Geschlechtsleiden zu verbergen suchen, kann gefordert werden, daß sie das Zeugnis eines von der Gesundheitsbehörde benannten Arztes oder, wenn eine öffentliche Beratungs- oder Untersuchungsstelle für Geschlechtskranke vorhanden ist, das Zeugnis einer solchen Stelle beibringen."

Es geht das sowohl über die von § 4 aufgestellten Erfordernisse als auch über den Rahmen des Notwendigen hinaus. Daß die Bestimmung, wenngleich die Fassung allgemein ist und ausnahmsweise auch bei Männern zur Anwendung kommen kann, aus tatsächlichen Gründen wesentlich bei Prostituierten zur Anwendung kommen wird, kann allerdings nicht beanstandet werden, da der Grundsatz der gleichen rechtlichen Behandlung nicht verletzt ist. Wohl aber ist zu beanstanden, daß die vorl. Anw. die Gesundheitsbehörden in den von ihr erwähnten Fällen unterschiedslos ermächtigt, das Zeugnis eines bestimmten Arztes zu verlangen. Verständlich und begründet wäre es, wenn in solchen Fällen das Zeugnis eines erfahrenen Facharztes verlangt würde, da ein anderer Arzt, auch wenn er fachlich vorgebildet ist, vielfach nicht in der Lage sein wird, die Täuschungsversuche zu durchschauen und die geeigneten Maßnahmen zu treffen, um trotzdem die etwa bestehende Geschlechtskrankheit festzustellen. Die Auflage, in solchen Fällen das Zeugnis eines Facharztes beizubringen, würde man als angemessen und als rechtlich zulässig bezeichnen können. Es geht aber zu weit, wenn die Auswahl dieses Facharztes nicht der betreffenden verdächtigen Person überlassen wird, sondern von ihr ohne weiteres verlangt wird, daß sie das Zeugnis eines bestimmten Facharztes vorlegt. Zuzugeben ist allerdings, daß ein Facharzt, der ständig derartige besonders schwierige Fälle zu beurteilen hätte, eine besondere Sachkunde auf diesem besonderen Gebiet zu erwerben Gelegenheit haben und deshalb etwaige Täuschungsversuche unter Umständen auch leichter durchschauen würde als ein anderer Facharzt, dem größere Erfahrungen auf diesem Gebiet abgehen. Trotzdem kann eine so weitgehende Auflage als rechtlich zulässig nicht anerkannt werden.

Im übrigen ist es nach der Fassung der vorl. Anw. nicht ganz klar, an welche Voraussetzungen diese Auflage geknüpft sein soll: Geht man davon aus, daß bei einer bestimmten Gruppe von Personen, von denen es bekannt ist, daß sie häufig wechselnden Geschlechtsverkehr ausüben, nämlich bei den Prostituierten, stets damit gerechnet werden kann, daß sie durch Täuschungsmittel ein etwaiges Geschlechtsleiden zu verbergen suchen oder soll verlangt werden, daß im einzelnen Fall bestimmte tatsächliche Anhaltspunkte dafür vorliegen, daß sie dies tun werden?

Nach bayer. AV. zu § 4 Anm. 3 liegt ein begründeter Ausnahmefall u. a. stets vor bei Prostituierten. Nach bad. Richtl. V b 3 wird bei Prostituierten wohl immer ein begründeter Ausnahmefall vorliegen, jedenfalls dann, wenn damit gerechnet werden muß — und das wird wohl fast stets der Fall sein —, daß sie durch Täuschungsmittel ein etwaiges Geschlechtsleiden zu verbergen suchen. Wenn diese Voraussetzung tatsächlich vorliegt, so ist in der Tat die gesetzliche Voraussetzung gegeben, da dann das Zeugnis eines beliebigen Arztes, der mit diesen Schlichen der Prostituierten nicht vertraut ist, keinerlei Gewähr dafür bieten kann, daß die Prostituierten nicht tatsächlich doch geschlechtskrank sind. Über die — schon aus Geschäftsrücksichten verständliche, wenn auch nicht verzeihliche — Neigung der Prostituierten zur Verschleierung ihrer Geschlechtskrankheit vgl. auch Schmölder, Bestrafung S. 8.

Der Gedanke, daß nach Möglichkeit auch dann, wenn ein begründeter Ausnahmefall vorliegt, der betreffenden Person die Wahl zwischen mehreren Ärzten freizustellen ist, kommt in den Ausführungsbestimmungen verschiedentlich zum Ausdruck. So weist die pr. vorl.

Anw. IV b Abs. 4 zutreffend darauf hin, daß auch in denjenigen Ausnahmefällen, in denen der einer Geschlechtskrankheit Verdächtige nicht einen von ihm selbst gewählten Arzt in Anspruch nehmen darf, ihm, wo die örtlichen Verhältnisse dies gestatten, die Möglichkeit zu geben sein wird, unter mehreren Ärzten zu wählen und daß Frauen in solchen Fällen tunlichst auch das Aufsuchen von Ärztinnen zu ermöglichen ist. Ähnlich bayer. AB. zu § 2 Abs. 2. Nach sächs. AB. § 6 hat die Gesundheitsbehörde eine Liste der in begründeten Ausnahmefällen heranzuziehenden zur Ausstellung von Zeugnissen befugten Ärzte alljährlich aufzustellen. Unter den benannten Ärzten ist die Auswahl freizulassen.

Ob begründeter Anlaß vorliegt, ein von der dringend verdächtigen Person eingereichtes ärztliches Zeugnis nicht gelten zu lassen, hat die Gesundheitsbehörde nach pflichtgemäßem freien Ermessen zu entscheiden. Weder derjenige, von dem die Gesundheitsbehörde die Vorlegung eines Zeugnisses verlangt hat, noch der Arzt, dessen Zeugnis beanstandet ist, noch irgendwelche Dritte können die Stellungnahme der Gesundheitsbehörde bemängeln. Nur dort, wo nach Landesrecht eine Aufsichtsbeschwerde gegen die Maßnahmen der Gesundheitsbehörde zulässig ist, kann sich die Aufsichtsbeschwerde auch gegen einen angeblichen Mißbrauch des freien Ermessens auch nach dieser Richtung hin richten.

Es wird als zulässig zu erachten sein, daß die Gesundheitsbehörden bestimmte Anforderungen an das ärztliche Zeugnis stellen, daß sie beispielsweise verlangen, daß das ärztliche Zeugnis nicht lediglich die Schlußfolgerung des Arztes wiedergibt, sondern auch nachweist, auf Grund welcher Untersuchungen der Arzt zu seiner Überzeugung gelangt ist. Die obersten Landesbehörden müssen als befugt anzusehen sein, auf Grund des § 18 den Gesundheitsbehörden ihres Landes derartige allgemeine Anweisungen zu geben. Im Interesse einer möglichst einheitlichen Handhabung wäre dies zu empfehlen.

Auch Löwenstein („Deutsche Zeitschrift für Wohlfahrtspflege" Jhg. 2 S. 609) hat zutreffend darauf hingewiesen, daß es erforderlich sei, ein einheitliches Formular für Gesundheitsatteste vorzuschreiben, das vom Reichsgesundheitsamt nach Anhörung von Fachärzten auszuarbeiten sei. Dementsprechend bestimmt auch pr. vorl. Anw. VIII Abs. 2, daß das Gesundheitszeugnis unter Verwendung des amtlich ausgegebenen Vordrucks ausgestellt werden soll. (Vgl. Anhang III.) Dadurch wird die Gefahr mangelhafter Atteste erheblich vermindert. Auch die sächs. AB. § 8 und die thür. AB. § 7 Abs. 1 schreiben die Benutzung der amtlichen Vordrucke für Gesundheitszeugnisse vor.

Das ärztliche Zeugnis wird sich darüber auszusprechen haben, ob die betreffende Person geschlechtskrank ist oder nicht. Ist sie geschlechtskrank, so wird weiterhin zu bescheinigen sein, ob nach dem Charakter der Krankheit Ansteckungsgefahr besteht oder nicht. Dagegen hat sich das ärztliche Zeugnis nicht darüber zu verbreiten, ob nach den persönlichen, beruflichen, häuslichen und sonstigen Verhältnissen der betreffenden Person zu befürchten ist, daß sie die Krankheit weiterverbreitet. Diese nicht auf medizinischem Gebiete liegenden Umstände zu untersuchen und zu werten ist lediglich Sache der Gesundheitsbehörde, nicht des Arztes. Es wird aber nichts dagegen einzuwenden, sondern zu begrüßen sein, wenn der Arzt zur Unterstützung der Gesundheitsbehörde etwaige Umstände nach dieser oder jener Richtung, die ihm bekannt sind, anführt. Er darf sie nur nicht bei der Bildung seiner Überzeugung, ob die betreffende Person an einer mit Ansteckungsgefahr verbundenen Geschlechtskrankheit leidet oder nicht, mitverwerten.

Von welchem Arzt die Gesundheitsbehörde in Ausnahmefällen die Beibringung eines Zeugnisses verlangt, ist ihre Sache. Es wird das in der Regel wohl ein Facharzt oder ein Amtsarzt mit besonderen Fachkenntnissen auf diesem Gebiet sein. Soweit der betreffende Arzt nicht durch seine Dienstpflicht zur Ausstellung eines solchen Zeugnisses verpflichtet ist, hat die Gesundheitsbehörde allerdings kein Zwangsmittel gegenüber dem betreffenden Arzt. Das gleiche gilt für denjenigen, dem Beibringung dieses Zeugnisses aufgegeben worden ist. Seine Verpflichtung erlischt deshalb, sobald sich ergibt, daß der Arzt sich weigert, die betreffende Person zu untersuchen und ihr ein Zeugnis auszustellen. Aus welchen Gründen diese Weigerung erfolgt, ist gleichgültig. Auch der bei der Gesundheitsbehörde tätige Arzt kann benannt werden. Eine andere Frage aber ist, ob dies zweckmäßig ist. Daß die bei der Gesundheitsbehörde mitwirkenden Ärzte oder Ärztinnen Fachärzte sein müssen oder doch wenigstens den Nachweis erbracht haben müssen, daß sie sich die für diese Tätigkeit notwendige Ausbildung in besonderen behördlich einzurichtenden Sonderkursen angeeignet haben (Löwenstein, „Deutsche Zeitschrift für Wohlfahrtspflege" Jhg. 2 S. 609), ist selbstverständlich (vgl. auch pr. vorl. Anw. II Abs. 2). Das gilt, wie Löwenstein zutreffend hinzufügt, auch für Kreisärzte, die für die Wahrnehmung der Geschäfte einer solchen Gesundheitsbehörde in Frage kommen. Auch muß darauf hingewirkt werden, daß bei der kreisärztlichen Prüfung das Fach „Geschlechtskrankheiten" künftig besonders geprüft wird. Dies schon mit Rücksicht auf § 5 der pr. AB.

Ein eigentliches Gesundheitsattest kann der Arzt überhaupt nicht ausstellen, wie Löwenstein („Deutsche Zeitschrift für Wohlfahrtspflege" Jhg. 2 S. 610) mit Recht bemerkt: Es kann nur bescheinigt werden, daß ansteckende Erscheinungen nicht gefunden worden sind.

Genügt das von dem Verdächtigen vorgelegte ärztliche Zeugnis der Gesundheitsbehörde nicht, so kann sie, anstatt sogleich zu verlangen, daß ein Zeugnis von einem bestimmten Arzt beigebracht wird, sich auch damit begnügen, dem Verdächtigen aufzugeben, ein Zeugnis eines anderen, von ihm selbst auszuwählenden, Arztes beizubringen. Dies muß deshalb als zulässig gelten, weil es gegenüber der Anordnung der Beibringung eines Zeugnisses durch einen bestimmten Arzt das Geringere ist. Auch zu dieser Maßnahme darf die Gesundheitsbehörde aber nur dann greifen, wenn ein begründeter Ausnahmefall vorliegt, der sie auch zu dem Verlangen berechtigen würde, daß das Zeugnis eines bestimmten Arztes vorgelegt werde.

In entsprechender Anwendung der Vorschrift des § 2 Abs. 2 wird durch Ausführungsbestimmungen dafür zu sorgen sein, daß es den Minderbemittelten möglich ist, auch ohne eigene Kosten das von der Gesundheitsbehörde verlangte ärztliche Zeugnis beizubringen. Da die Beibringung eines solchen Zeugnisses erheblich geringere Kosten verursacht als die Durchführung einer Heilbehandlung, steht allerdings nichts im Wege, den Kreis derjenigen Personen, die als Minderbemittelte im Sinne dieser Vorschrift in Frage kommen, erheblich enger zu ziehen als den Kreis derjenigen Personen, die auf unentgeltliche Heilbehandlung Anspruch haben sollen. Andererseits wird es sich empfehlen, ohne Rücksicht auf die wirtschaftliche Lage des betreffenden, die Erstattung der für das ärztliche Zeugnis verauslagten Betrages wenigstens dann zu gewährleisten, wenn sich aus dem ärztlichen Zeugnis ergibt, daß die betreffende Person zu Unrecht in den Verdacht gekommen ist, geschlechtskrank zu sein. Darüber hinaus wird es erwünscht sein, die Kosten auch dann zu erstatten, wenn die betreffende Person zwar geschlechtskrank ist, ihre Krankheit aber nicht mit Ansteckungsgefahr verbunden ist.

Löwenstein („Deutsche Zeitschrift für Wohlfahrtspflege" Jhg. 2 S. 610) hat darauf hingewiesen, daß die Gesundheitsbehörden die Möglichkeit schaffen müßten, die erforderlichen ärztlichen Zeugnisse kostenlos zu erhalten, da auch die von der Sozialversicherung erfaßten Personen ärztliche Atteste besonders bezahlen müßten. Dementsprechend hat auch pr. AB. § 7 bestimmt, daß die Kosten eines ärztlichen Zeugnisses, ebenso auch die Kosten einer ärztlichen Untersuchung, demjenigen Stadt- oder Landkreise zur Last fallen, dessen Gesundheitsbehörde die Beibringung des Zeugnisses angeordnet hat. Steht aber zur unentgeltlichen Untersuchung und Ausstellung des Zeugnisses eine öffentliche Einrichtung zur Verfügung und macht der Verdächtige von ihr keinen Gebrauch, obgleich er auf ihr Vorhandensein hingewiesen worden war, so hat der Stadt- oder Landkreis die Kosten nur zu tragen, wenn sich der Krankheitsverdacht nicht bestätigt (pr. AB. § 7 Abs. 2). Der Verdächtige ist auf diese Folgen hinzuweisen (pr. vorl. Anw. IV b Abs. 3). Gemeinden oder Gemeindeverbände, die danach die Kosten eines von der Gesundheitsbehörde angeordneten Heilverfahrens zu tragen haben, können von dem Kranken oder von demjenigen, der dem Kranken gegenüber zur Tragung der Kosten verpflichtet ist, ihren Ersatz verlangen (pr. AB. § 8 Abs. 2). Nach sächs. AB. § 6 hat die Gesundheitsbehörde für kostenlose Erlangung der ärztlichen Zeugnisse für Unbemittelte und Minderbemittelte Sorge zu tragen.

3. Verpflichtung zur Duldung der Zwangsuntersuchung.

Die Ausstellung eines Zeugnisses über den Gesundheitszustand setzt selbstverständlich eine Untersuchung durch den Arzt voraus. Da nur solche Zeugnisse für die Gesundheitsbehörde von Wert sein können, durch die der dringende Verdacht, daß die betreffende Person an einer mit Ansteckungsgefahr verbundenen Geschlechtskrankheit leidet, entkräftet wird, ist es erforderlich, daß die Untersuchung des Verdächtigen, die die Grundlage des Zeugnisses bildet, in allerletzter Zeit stattgefunden hat, in der großen Regel erst nach der Aufforderung der Vorlegung eines ärztlichen Zeugnisses. Denn wenn die Untersuchung früher stattgefunden hat, so gibt das ärztliche Zeugnis keine Gewähr dafür, daß die betreffende Person sich nicht inzwischen an einer Geschlechtskrankheit angesteckt hat, daß also der Verdacht trotz des negativen ärztlichen Gesundheitszeugnisses berechtigt gewesen ist. Deshalb *liegt in der Verpflichtung zur Vorlegung eines ärztlichen Zeugnisses im allgemeinen ohne weiteres auch die Verpflichtung sich zu diesem Zweck ärztlich untersuchen zu lassen.* Diese Untersuchung kann durch einen *beliebigen* Arzt erfolgen.

Desgleichen liegt in der in begründeten Ausnahmefällen bestehenden Verpflichtung, das Zeugnis nicht eines beliebigen, sondern eines von der Gesundheitsbehörde *benannten* Arztes, beizubringen (vgl. oben Anm. 2), ohne weiteres auch die Verpflichtung sich der Untersuchung durch *diesen* Arzt zu unterziehen. Da aber die Vorlegung des Zeugnisses durch diesen Arzt von der verdächtigen Person nicht ohne weiteres erzwungen werden kann, weder unmittelbar noch mittelbar, etwa durch Zwangsstrafen, so bleibt in Fällen, in welchen die verdächtige Person sich der Untersuchung des von der Gesundheitsbehörde benannten Arztes nicht freiwillig unterzieht, nichts anderes übrig, als diese Untersuchung durch Anwendung *unmittelbaren Zwanges zu erzwingen.* An diesen Fall denkt § 4 Abs. 1, wenn er den einer Geschlechtskrankheit dringend Verdächtigen in begründeten Ausnahmefällen unter Umständen verpflichtet, sich der Untersuchung durch einen von der Gesundheitsbehörde benannten Arzt zu unterziehen. Da in der Verpflichtung zur Vorlegung eines Zeugnisses die Verpflichtung zur Duldung der Untersuchung ohne weiteres enthalten ist, hätte es dieses ausdrücklichen Ausspruchs des Gesetzes nicht bedurft.

Durch die jetzige Fassung des Gesetzes wird der falsche Eindruck erweckt, als stände es im Belieben, ob die Gesundheitsbehörde, wenn ein begründeter Ausnahmefall vorliegt, entweder Vorlegung des Zeugnisses eines von ihr benannten Arztes verlangen oder aber statt dessen die Zwangsuntersuchung durch einen solchen Arzt herbeiführen könne. Aus dem auch in § 4 Abs. 4 anerkannten Grundsatz, daß mit möglichster Schonung vorzugehen ist und daß der unmittelbare Zwang nur das *äußerste* Mittel bilden darf, wenn das Ziel auf anderem Wege nicht erreicht werden kann, folgt aber, daß in solchen Ausnahmefällen die Gesundheitsbehörde zunächst verlangen muß, daß das Zeugnis eines von ihr benannten Arztes vorgelegt wird und daß sie erst dann, wenn diesem Verlangen nicht entsprochen wird, dazu übergehen darf, die Untersuchung durch den betreffenden Arzt zwangsweise durchzuführen.

Die Reihenfolge der Maßnahmen, die die Gesundheitsbehörde treffen kann, um sich darüber zu vergewissern, ob ein Verdächtiger auch tatsächlich geschlechtskrank ist, ist also folgende:

1. Aufforderung ein Gesundheitszeugnis eines beliebigen Arztes vorzulegen (vgl. oben Anm. 2);
2. Aufforderung ein Gesundheitszeugnis eines anderen beliebigen Arztes vorzulegen (vgl. oben Anm. 2);
3. Aufforderung ein Gesundheitszeugnis eines von der Gesundheitsbehörde benannten bestimmten Arztes vorzulegen (vgl. oben Anm. 2);
4. Zwangsuntersuchung durch einen bestimmten von der Gesundheitsbehörde namhaft gemachten Arzt (Anm. 3).

4. Pflicht zur wiederholten Beibringung von Gesundheitszeugnissen.

Unter gewissen Umständen können Personen, die dringend verdächtig sind, geschlechtskrank zu sein und die Geschlechtskrankheit weiterzuverbreiten, angehalten werden, wiederholt Gesundheitszeugnisse beizubringen. Auch hier sind im allgemeinen Gesundheitszeugnisse eines beliebigen Arztes gemeint und nur in begründeten Ausnahmefällen besteht die Pflicht zur wiederholten Beibringung von Gesundheitszeugnissen eines bestimmten, von der Gesundheitsbehörde benannten Arztes. Auch hier kann die Untersuchung als Grundlage der Ausstellung des Zeugnisses nötigenfalls erzwungen werden.

Unter welchen Voraussetzungen die wiederholte Beibringung von Gesundheitszeugnissen verlangt werden kann, geht aus dem Gesetz nicht hervor. Und auch die Begr. zu § 4 spricht sich nicht klar aus: „Wiederholte Untersuchungen werden sich oft als unumgänglich erweisen. Um jedoch jede Willkür auszuschließen, soll sie die Gesundheitsbehörde nur auf Antrag des untersuchenden Arztes anordnen können."

Da nur auf Antrag des Arztes die wiederholte Beibringung von Gesundheitszeugnissen verlangt werden kann, ist davon auszugehen, daß medizinische Gründe entscheidend dafür sein müssen, ob dieser Antrag gestellt werden soll oder nicht, ob also die Gesundheitsbehörde ermächtigt sein soll, die wiederholte Beibringung der Gesundheitszeugnisse anzuordnen oder nicht. Jadassohn S. 13 vertritt den Standpunkt, daß die Krankheitsverdächtigen, wenn die erste Untersuchung negativ sei, stets wiederholt untersucht werden müßten, denn wer sich der Ansteckungsgefahr ausgesetzt habe, könne sich ja zur Zeit der ersten Untersuchung in der Inkubationszeit der Syphilis befinden. Soweit tatsächlich Ansteckung mit Syphilis nach den Umständen des Falles wenigstens als möglich in Frage kommt, muß Jadassohn zugestimmt werden. Löwenstein („Deutsche Zeitschrift für Wohlfahrtspflege" Jhg. 2 S. 610) weist mit Recht darauf hin, daß der Arzt bei einer nur einmaligen Untersuchung häufig gar nicht in der Lage sein wird, ein Urteil über das Vorliegen einer Geschlechtskrankheit abzugeben und daß der Arzt deshalb verpflichtet sei, im Zweifelsfalle vor der Ausstellung eines solchen Zeugnisses wiederholte Untersuchungen vorzunehmen. Es handelt sich hierbei, wie Geyer und Moses § 4 Anm. 7 zutreffend bemerken, um Fälle, in denen die Untersuchung durch den Arzt einen begründeten Verdacht der Erkrankung, aber keine einwandsfreie Diagnose ergibt oder in denen es zweifelhaft ist, ob Ansteckungsgefahr vorliegt oder nicht, oder in denen der untersuchende Arzt eine wiederholte ärztliche Beobachtung für notwendig hält, und in denen er nicht sicher ist, ob die untersuchte Person seinen Ratschlägen folgen wird: „Es handelt sich hier um eine Bestimmung, die der ärztlichen Sicherstellung der Diagnose dienen soll, nicht aber um eine Bestimmung, die eine Handhabe zu einer dauernden ärztlichen Präventivkontrolle liefern soll." Diese Bestimmung darf nicht dazu führen, daß auf Umwegen wieder eine regelmäßige Zwangsuntersuchung der Prostituierten eingeführt wird.

Dagegen wird in einer Veröffentlichung des „Groß-Berliner Ärztebundes" („Berliner Ärzte-Correspondenz" Jhg. 7 S. 351) ohne weitere Begründung die Ansicht vertreten, daß die Prostituierten verpflichtet seien, wiederholt Gesundheitszeugnisse beizubringen: „Hierzu sind regelmäßige ärztliche Untersuchungen notwendig. Nicht alle Ärzte werden diese Untersuchungen übernehmen wollen oder auch übernehmen können; da für die Untersuchung der Prostituierten besonders eingearbeitete, mit den Schlichen und Kniffen der Asozialen vertraute Ärzte zur Verfügung stehen müssen, wird es sich empfehlen, für diese Prostituierten besondere Untersuchungszeiten an den Beratungsstellen einzurichten bezw. die für die Prostituierten bestehenden Untersuchungsstellen in einer dem Gesetz entsprechenden Weise umzugestalten." Auch Jadassohn S. 20 betont, daß offenkundig Prostituierte, die sich ja immer wieder infizieren können, wegen des dauernd auf ihnen ruhenden Verdachts geschlechtskrank zu sein und ihre Krankheit weiterzuverbreiten, immer wieder Zeugnisse werden einreichen müssen. Nach bad. Richtl. V b 3 liegt die Notwendigkeit zur wiederholten Beibringung eines Gesundheitszeugnisses u. a. dann vor, wenn die erste Untersuchung noch zu keinem abschließenden Ergebnis geführt hat, ferner aber auch, wenn es sich um eine Person handelt, die häufig wechselnden Geschlechtsverkehr ausübt. Bayer. AB. zu § 4 Abs. 3 erklärt ganz allgemein bei

Prostituierten eine in regelmäßigen Zwischenräumen sich wiederholende Untersuchung für notwendig.

Es ist allerdings nicht zu verkennen, daß jede Prostituierte dringend verdächtig ist, geschlechtskrank zu sein und die Geschlechtskrankheit weiterzuverbreiten (vgl. auch Anm. 6). Legt eine Prostituierte ein Gesundheitszeugnis vor, nach dem sich ergibt, daß sich nicht feststellen läßt, daß sie geschlechtskrank ist oder daß ihre Geschlechtskrankheit mit Ansteckungsgefahr verbunden ist, so wird ein gewissenhafter Arzt in der Regel es mindestens als zweifelhaft ansehen, ob seine Diagnose richtig ist. Er wird deshalb bei Prostituierten, ebenso aber auch bei Männern, die erwiesenermaßen häufig mit Prostituierten geschlechtlich verkehren, den Antrag auf wiederholte Beibringung des Zeugnisses stellen. Stellt er diesen Antrag aber nicht, so ist die Gesundheitsbehörde von sich aus nicht berechtigt, die wiederholte Beibringung eines Gesundheitszeugnisses zu verlangen. Auch wenn der Arzt in einem Fall, wo nach der Überzeugung der Gesundheitsbehörde die wiederholte Untersuchung der verdächtigen Person erforderlich wäre, einen solchen Antrag nicht stellt, so ist das für die Gesundheitsbehörde noch nicht ein zureichender Grund, um nunmehr die Vorlegung des Zeugnisses eines von ihr namhaft gemachten Arztes zu verlangen. Hierzu wäre sie nur dann berechtigt, wenn sich aus mehreren solchen klarliegenden Fällen annehmen läßt, daß der Arzt nicht zuverlässig ist.

Der untersuchende Arzt kann den Antrag stellen. Untersuchender Arzt ist derjenige, der die Untersuchung tatsächlich vorgenommen hat, gleichgültig, ob er von der verdächtigen Person ausgewählt oder von der Gesundheitsbehörde bestimmt worden ist.

Der untersuchende Arzt ist zur Stellung eines entsprechenden Antrages verpflichtet, wenn er nach gewissenhafter Prüfung die Überzeugung gewinnt, daß zur Bildung eines sicheren ärztlichen Urteils die einmalige Untersuchung nicht ausreicht. Er hat sich dabei allein von der ärztlichen Ethik leiten zu lassen; er darf nicht aus Nachgiebigkeit, um seinen Patienten gefällig zu sein, von dem Antrage Abstand nehmen, obgleich die Sachlage ihn notwendig macht. Er darf andererseits auch nicht bestrebt sein, um den Wünschen der Gesundheitsbehörde entgegenzukommen, etwa bei Prostituierten einen solchen Antrag auch dann zu stellen, wenn er aus besonderen Gründen in den betreffenden Fall nach pflichtgemäßem Ermessen die Voraussetzungen für ihn für nicht gegeben erachtet.

Es ist lediglich dem pflichtgemäßen Ermessen des Arztes überlassen, ob er einen Antrag stellen will oder nicht. Irgendein Zwang kann gegen ihn nicht ausgeübt werden. Die Ausübung seines Ermessens ist grundsätzlich auch nicht nachprüfbar. Nur dann, wenn aus einer Reihe von Tatsachen hervorgeht, daß er mehrfach das ihm hier eingeräumte freie Ermessen offensichtlich mißbraucht hat, ist die Gesundheitsbehörde in der Lage, ihn künftig praktisch auszuschalten, indem sie seine Gesundheitszeugnisse als ausreichend nicht mehr anerkennt. Ob dieser Fall aber jemals praktisch werden wird, darf bezweifelt werden.

Der Arzt hat nur den Antrag zu stellen und dieser Antrag ist die Voraussetzung für die Anordnung der Gesundheitsbehörde, daß wiederholt Gesundheitszeugnisse vorzulegen seien. Die Entscheidung aber, ob sie einem solchen Antrage entsprechen will oder nicht, steht im freien pflichtgemäßen Ermessen der Gesundheitsbehörde. Sie kann davon nicht nur dann Abstand nehmen, wenn sie aus ärztlichen Gründen den Antrag des Arztes nicht für begründet hält, sondern auch dann, wenn sie aus tatsächlichen Gründen zu der Überzeugung gelangt, daß der Verdächtige zwar möglicherweise an einer mit Ansteckungsgefahr verbundenen Geschlechtskrankheit leide, daß aber nach den besonderen Umständen des Falls ein dringender Verdacht, daß er seine etwa bestehende Geschlechtskrankheit weiterverbreite, nicht bestehe. Will die Gesundheitsbehörde von einem Antrage des untersuchenden Arztes abweichen, so wird sie das allerdings nicht ohne durchschlagende wichtige Gründe tun dürfen. Im Zweifel wird sie sich dazu entschließen müssen, dem Antrage des Arztes stattzugeben, da es das kleinere Übel ist, daß eine Einzelperson unnötigerweise durch wiederholte Vorlegung von ärztlichen Zeugnissen belästigt wird, als daß die etwa bestehende Geschlechtskrankheit auf Dritte übertragen wird.

5. Verfahren der Gesundheitsbehörde zur Ermittlung der Ansteckungsquellen.

Von ihrer Befugnis, die Vorlegung eines Gesundheitszeugnisses zu verlangen, kann die Gesundheitsbehörde nur dann Gebrauch machen, wenn ihr Tatsachen bekannt sind, die den Schluß rechtfertigen, daß eine bestimmte Person dringend verdächtig ist, geschlechtskrank zu sein und die Geschlechtskrankheit weiterzuverbreiten. Die Kenntnis dieser Tatsachen kann die Gesundheitsbehörde auf verschiedenem Wege erhalten.

Unter bestimmten Voraussetzungen ist jeder Arzt verpflichtet, der Gesundheitsbehörde Anzeige zu erstatten (§ 9 Abs. 1). In solchen Fällen werden die Voraussetzungen zum Einschreiten stets gegeben sein. Hat die oberste Landesbehörde von der Ermächtigung des § 9 Abs. 2 Gebrauch gemacht, zu bestimmen, daß die Ärzte die Anzeige an die Beratungsstellen zu erstatten haben, so tritt an Stelle der Anzeige des Arztes die dienstliche Mitteilung der Beratungsstelle an die Gesundheitsbehörde, wenn der Kranke den Anweisungen der Beratungsstelle nicht nachkommt.

Jeder Arzt ist berechtigt, den von ihm behandelten Geschlechtskranken nach der Ansteckungsquelle zu fragen und die Mitteilung seines Patienten hierüber der Gesundheitsbehörde mitzuteilen. Eine unbefugte Offenbarung des ihm anvertrauten Geheimnisses liegt in einer solchen Mitteilung an die Gesundheitsbehörde nicht. Andererseits ist kein Arzt zu einer solchen Mitteilung rechtlich verpflichtet. Und in zweifelhaften Fällen, insbesondere dann, wenn er Grund zu der Annahme hat, daß die Angaben seines Patienten in dieser Hinsicht nicht verläßlich sind, wird der behandelnde Arzt eine solche Mitteilung lieber unterlassen. Geht eine solche Mitteilung eines Arztes aber bei der Gesundheitsbehörde ein, so ist sie berechtigt und verpflichtet, von sich aus nunmehr dem Verdacht nachzugehen. Zweifel könnten nur dann auftauchen, wenn der Arzt seine Informationsquelle, also den Namen seines Patienten, nicht nennen will. Und dies wird in der großen Mehrzahl aller solcher Fälle der Fall sein. Es könnte dann die Frage aufgeworfen werden, ob es sich dann um eine Anzeige handelt, „deren Urheber nicht erkennbar" ist (§ 4 Abs. 3). Vgl. darüber unten. Auch wenn dieses Bedenken aber nicht begründet ist, sind Anzeigen dieser Art nicht anders zu behandeln als Anzeigen irgendeiner beliebigen Privatperson. Im Interesse einer wirksamen Bekämpfung der Geschlechtskrankheiten liegt es, wenn die Ärzte ihrer moralischen Pflicht, nach Möglichkeit auch die Ansteckungsquelle zu ermitteln, nachkommen. Wie Jadassohn S. 11 richtig bemerkt, gibt § 4 der Behörde und den Ärzten die Mittel in die Hand, um die Infektionsquellen der venerischen Krankheiten in größtem Maßstabe aufzudecken und anzugreifen. Er bezeichnet es mit Recht als eine selbstverständliche Pflicht der Ärzte, die Infektionsquellen festzustellen und der Gesundheitsbehörde zu melden. In der Tat ist nur auf diese Weise, durch freiwillige Mitarbeit der Ärzte, der Kampf gegen die ansteckungsgefährlichen Geschlechtskrankheiten aussichtsreich (vgl. auch „Ratschläge" S. 17). Aber zu betonen bleibt, daß es sich für die Ärzte nur um eine moralische Pflicht handelt, vielleicht auch um eine Berufspflicht, dagegen nicht um eine Rechtspflicht. Dies auch dann nicht, wenn die Ausführungsbestimmungen der Länder eine solche Verpflichtung aufstellen (vgl. z. B. pr. vorl. Anw. IV b 6; VI 3; VIII 4; bayer. AB. zu § 4 Abs. 4; bad. Richtl. V b 4). Durch die Ausführungsbestimmungen kann zwar den Gesundheitsbehörden die Pflicht auferlegt werden, nicht aber den Ärzten, die nicht bei einer Gesundheitsbehörde angestellt sind. Als mindestens zweifelhaft muß es auch bezeichnet werden, ob den bei einer Beratungsstelle angestellten Ärzten eine solche Rechtspflicht auferlegt werden kann. Es wäre aber zu wünschen, daß jeder Arzt von sich aus bestrebt ist, zur möglichst restlosen Aufdeckung der Ansteckungsquellen beizutragen.

Es können drittens Mitteilungen an die Gesundheitsbehörden durch andere Behörden erfolgen, so etwa durch das Vormundschaftsgericht, durch Ehescheidungskammern, durch Strafgerichte, durch die Staatsanwaltschaften, durch

Polizeibehörden, durch Strafvollzugsbehörden, durch Militärbehörden usw. Auch in diesen Fällen hat die Gesundheitsbehörde pflichtgemäß zu prüfen, ob die in der amtlichen Mitteilung enthaltenen Tatsachen genügen, um die Voraussetzungen des § 4 Abs. 1 als erfüllt anzusehen. Da eine Behörde nur nach sorgsamer Prüfung derartige Mitteilungen an die Gesundheitsbehörde machen wird, darf im allgemeinen davon ausgegangen werden, daß ein dringender Verdacht vorliegt. Die Gesundheitsbehörde kann aber, wenn die Umstände es rechtfertigen, trotz einer solchen behördlichen Mitteilung die Voraussetzung für ihr Einschreiten verneinen. Sie kann auch, wenn ihr die Angaben der Behörde noch nicht als ausreichend erscheinen, ein gewisser Verdacht aber immerhin zu bestehen scheint, durch Rückfragen bei der betreffenden Behörde oder auf sonstige geeignete Weise den Versuch machen, sich zuverlässigere Unterlagen für die Prüfung der Sachlage und für ihre Entscheidung zu verschaffen.

Viertens kann jeder beliebige Privatmann Anzeige an die Gesundheitsbehörde erstatten. Und dies werden vermutlich die häufigsten Fälle sein. Es ist die Befürchtung nicht ganz unbegründet, daß in zahlreichen Fällen unbegründete Anzeigen von Privatpersonen erstattet werden, teils aus Unkenntnis der Sachlage heraus, vielleicht auch leichtfertig, teils aber auch böswilligerweise.

Um einen gewissen Schutz gegen leichtfertige und böswillige Anzeigen zu geben, hat § 4 Abs. 3 gewisse Maßnahmen getroffen. Während die Strafverfolgungsbehörden Anzeigen strafbarer Handlungen, auch wenn der Anzeigende der Person nach nicht zu ermitteln ist, nicht ohne weiteres in den Papierkorb werfen dürfen, sondern pflichtgemäß von Amts wegen Ermittlungen anzustellen haben, es sei denn, daß es sich offensichtlich um eine vollkommen unbegründete oder gar nicht ernstlich gemeinte Anzeige handelt — diese Pflicht zum Einschreiten besteht auch in den Fällen der §§ 5 ff. des Gesetzes zur Bekämpfung der Geschlechtskrankheiten — bestimmt § 4 Abs. 3 ausdrücklich, daß Anzeigen, deren Urheber nicht erkennbar sind, nicht beachtet werden dürfen. Solche namenlosen Anzeigen bilden also mit anderen Worten keinen zureichenden Grund zur Einleitung von Ermittlungen, ob die in der Anzeige namhaft gemachte Person tatsächlich dringend verdächtig ist geschlechtskrank zu sein und die Geschlechtskrankheit weiterzuverbreiten. Ob hier das Gesetz bei der Abwägung des öffentlichen Interesses an der Verhinderung der Weiterverbreitung der Geschlechtskrankheiten mit dem privaten Interesse des Einzelnen, nicht unnötigerweise belästigt zu werden, das Rechte getroffen hat, mag dahingestellt bleiben.

Wann eine Anzeige vorliegt, deren Urheber nicht erkennbar ist, kann zweifelhaft sein.

Zweifelsfrei sind nur diejenigen Fälle, in denen der Absender der Anzeige nicht erkennbar ist. Ebenso zu behandeln sind Anzeigen, deren Absender zwar genannt ist, aber offenbar in irreführender Weise, da der Anzeigende nicht zu ermitteln ist. Das gleiche wird auch für diejenigen Anzeigen zu gelten haben, bei denen der Absender zwar dem Namen nach genannt ist und bei denen auch kein Anhaltspunkt dafür gegeben ist, daß ein falscher Name angegeben ist, bei denen aber die Anschrift des Absenders fehlt und deshalb nicht zuverlässig festgestellt werden kann, wer der Anzeigende ist. Daß alle diese Fälle wie namenlose Anzeigen zu behandeln sind, folgt aus § 4 Abs. 3 Satz 2: Bei allen diesen Anzeigen ist es nicht möglich, den Anzeigenden mündlich zu vernehmen. Das Gesetz geht aber davon aus, daß ohne eine solche mündliche Vernehmung die Gesundheitsbehörde nicht in der Lage ist, sich in ausreichender Weise zu vergewissern, ob die Anzeige genügende Anhaltspunkte zur Weiterverfolgung bietet oder nicht.

Schwieriger liegen diejenigen Fälle, in denen zwar der Anzeigende erkennbar ist, auch vernommen werden kann, in denen aber ohne weiteres aus der Anzeige zu erkennen ist oder sich doch bei der mündlichen Vernehmung des Anzeigenden ergibt, daß er die Anzeige nicht auf Grund eigener Wahrnehmungen sondern nur auf Grund der Angaben eines Dritten gemacht hat, dessen Namen er entweder nicht angeben kann oder will. Wenn man alle solche Anzeigen, die auf Grund von Hörensagen erstattet werden, als nichtbeachtlich behandeln wollte, so würden insbesondere die von Ärzten auf Grund der Angaben ihrer Patienten über die mutmaßliche Infektionsquelle erstatteten freiwilligen Anzeigen so gut wie gänzlich auszuscheiden haben. Daß dies bedauerlich wäre im Interesse einer wirksamen Bekämpfung der Geschlechtskrankheiten, kann man nicht verkennen, wenn man weiß, daß nicht nur in den nordischen Ländern, sondern auch bei uns, insbesondere, aber nicht ausschließlich, während des Krieges, durch derartige Mitteilungen in einem erheblichen Prozentsatz der Fälle die Ansteckungsquelle erkannt worden ist. Der Wortlaut und auch der Sinn des Gesetzes nötigen nicht zu einer Auslegung, die auch derartige Anzeigen auf Grund von Hörensagen als unbeachtlich zu behandeln zwingt.

Es kommt auf die Auslegung des Begriffs „Urheber" an: Ist als Urheber der Anzeige derjenige anzusehen, der die Anzeige der Gesundheitsbehörde erstattet hat, so ist die Anzeige von der Gesundheitsbehörde zu beachten. Versteht man dagegen unter Urheber der Anzeige denjenigen, auf dessen Mitteilungen sie letzten Endes beruht, so dürfte eine solche Anzeige von der Gesundheitsbehörde nicht zum Ausgangspunkt von Ermittlungen gemacht werden. Dem Wortsinn nach kann Urheber sowohl das eine wie das andere bedeuten. Und auch aus der Gegenüberstellung mit der in § 4 Abs. 3 Satz 2 gebrauchten Wendung „Personen, die mit Namensnennung andere einer Geschlechtskrankheit bezichtigen" ergibt sich nichts Entscheidendes, da es zweifelhaft sein kann, wer „bezichtigt", ob derjenige, der formell die Anzeige erstattet oder derjenige, der dem Anzeigenden die Tatsachen mitgeteilt hat. Wenn man aber berücksichtigt, daß die anonymen Anzeigen nur deshalb ausgeschaltet werden sollen, um böswillige und leichtfertige Anzeigen nicht zum Anlaß von Ermittlungen zu machen, so wird man jedenfalls bei denjenigen Anzeigen, die ein Arzt auf Grund der Angaben eines von ihm nicht namhaft gemachten Patienten erstattet, davon ausgehen dürfen, daß dieser gesetzgeberische Grund hier nicht vorliegt. Von einem Arzt kann man erwarten, daß er leichtfertiges oder böswilliges Geschwätz als solches erkennt und nicht unbesehen weitergibt. Damit ist natürlich nicht ausgeschlossen, daß sich seine Annahme, daß die Mitteilungen seines Patienten Hand und Fuß haben, nachträglich als irrig erweist.

Wenn man aber ärztliche Anzeigen auf Grund von Hörensagen als Anzeigen mit Namensnennung ansieht, dann wird das gleiche auch zu gelten haben für die Anzeigen, die irgendeine beliebige Privatperson unter Nennung ihres Namens auf Grund der Angaben eines unbekannten Dritten erstattet, obgleich bei ihnen eine gewisse Gewähr dafür, daß es sich nicht um boshaftes Geschwätz handelt, nicht gegeben ist, ja nicht einmal mit Sicherheit vorausgesetzt werden darf, daß der unbekannte Dritte nicht nur in der Phantasie des Anzeigenden besteht. Da aber eine falsche Anzeige unter Umständen zu einer Bestrafung wegen verleumderischer Beleidigung führen kann (Posener S. 16), ist immerhin eine gewisse Gewähr gegen Mißbrauch gegeben. Dies um so mehr, als es ja nach Vernehmung des Anzeigenden vollkommen im freien Ermessen der Gesundheitsbehörde steht, ob sie eine solche Anzeige weiterverfolgen will oder nicht. Das gleiche gilt natürlich auch gegenüber Anzeigen, die von Ärzten auf Grund der Angaben ihrer Patienten erstattet werden.

Löwenstein („Deutsche Zeitschrift für Wohlfahrtspflege" Jhg. 2 S. 610) stellt die Forderung auf, daß dem Anzeigenden durch die Anzeige Unannehmlichkeiten nicht entstehen dürfen. Und die pr. vorl. Anw. IV b Abs. 2 bestimmt, daß der Name des Anzeigenden geheim zu halten ist. Ob eine solche Schonung des Anzeigenden, die für die Regelfälle zweifellos erwünscht ist, ganz allgemein angebracht ist, darf bezweifelt werden. Zu weit geht es daher auch, wenn die pr. vorl. Anw. IV b 1 ganz allgemein vorschreibt, daß der Name des Anzeigenden geheim zu halten sei. Insbesondere in Fällen, wo es sich um eine offensichtlich böswillige Verleumdung handelt, kann es zweifelhaft sein, ob eine so weitgehende Rücksichtnahme auf den Anzeigenden geboten ist. Die Beamten und Angestellten der Gesundheitsbehörde sind jedenfalls an diese Weisung gebunden. Verstoßen sie dagegen, so machen sie sich aber nur disziplinarisch verantwortlich, nicht auch kriminell strafbar, da die Voraussetzungen des § 10 des Gesetzes nicht gegeben sind.

Wird in einer Anzeige, deren Urheber bekannt ist, die Behauptung aufgestellt, daß eine bestimmte Person geschlechtskrank sei und verdächtig sei, die Geschlechtskrankheit weiterzuverbreiten, so hat die Gesundheitsbehörde ein Feststellungsverfahren einzuleiten, ob der dadurch entstandene Verdacht als „dringend" bezeichnet werden kann. Das gleiche ist der Fall, wenn in der Anzeige lediglich die Behauptung der Geschlechtskrankheit aufgestellt wird, denn bei jeder Geschlechtskrankheit muß von vornherein wenigstens mit der Möglichkeit gerechnet werden, daß Ansteckungsgefahr besteht und daß der Kranke die Geschlechtskrankheit weiterverbreitet. Nur wenn sich ausnahmsweise aus den genauen Angaben der Anzeige unmittelbar ergeben sollte, daß der Verdacht der Weiterverbreitung der Geschlechtskrankheit weder nach der Auffassung des Anzeigenden noch auch objektiv vorliegt, ist die Gesundheitsbehörde zur Anstellung weiterer Ermittlungen nicht verpflichtet. Sie wird aber auch in diesem Falle dazu für befugt zu halten sein, da immerhin die Möglichkeit besteht, daß bei Vernehmung des Anzeigenden sich doch Gesichtspunkte ergeben, die eine andere Beurteilung der Sachlage rechtfertigen. Ob die Anzeige mündlich oder schriftlich erstattet ist, ob der Anzeigende minderjährig oder volljährig ist, ob konkrete Tatsachen in der Anzeige angeführt sind, die geeignet erscheinen, die Behauptungen zu stützen oder ob dies nicht der Fall ist, ob Beweismittel angegeben sind oder nicht, ist vollkommen gleichgültig

Auch wenn der sich aus einer solchen Anzeige etwa ergebende Verdacht anscheinend noch so begründet erscheint, darf die Gesundheitsbehörde doch niemals allein daraufhin schon den Bezichtigten vernehmen oder ihn gar schon auffordern, ein ärztliches Gesundheitszeugnis vorzulegen. Sie muß vielmehr nach bindender Vorschrift des § 4 Abs. 3 Satz 2 den Anzeigenden selbst mündlich vernehmen. Ist die Anzeige bei der Gesundheitsbehörde mündlich erstattet worden und ist schon bei dieser Gelegenheit der Anzeigende ausführlich vernommen worden, so braucht diese Vernehmung natürlich nicht wiederholt zu werden. Anders aber, wenn die Vernehmung nicht durch die Gesundheitsbehörde, sondern durch eine andere Behörde stattgefunden hat. Eine solche Vernehmung ist nach dem Gesetz nicht als ausreichend anzusehen. Es ist dies auch begründet, da die sachkundige Gesundheitsbehörde besser als irgendeine andere Behörde in der Lage ist, bei der Vernehmung den Sachverhalt soweit aufzuklären, daß sie imstande ist, ihre weiteren Entschließungen zu treffen.

Zweifelhaft kann sein, wie zu verfahren ist, wenn es sich nicht um die Anzeige irgendeiner beliebigen Privatperson handelt, sondern um die Anzeige eines Arztes oder um die Mitteilung einer Behörde, ohne daß der Gesundheitsbehörde diejenige Person bekannt ist, auf die die Anzeige oder Mitteilung zurückgeht. Bei behördlichen Mitteilungen kommt die Vernehmung desjenigen Beamten, der die Mitteilung gemacht hat, ernstlich nicht in Frage. Ergeben sich irgendwelche Zweifel, so sind sie durch Rückfrage bei der betreffenden Behörde zu erledigen. Erscheinen Rückfragen nicht erforderlich, so ist die Mitteilung ohne weiteres zur Grundlage der weiteren Entschließung zu machen. Wenn es sich um die Anzeige eines Arztes auf Grund des § 9 Abs. 1 handelt, so liegt ebensowenig Anlaß vor, den Arzt nochmals zu vernehmen. Aber auch in denjenigen Fällen, in denen der Arzt nach einer gewissen Vorprüfung nur die Mitteilung seines Patienten weitergibt, ohne ihn zu nennen, wird man die Vernehmung des Arztes nicht für erforderlich zu halten brauchen, da davon ausgegangen werden darf, daß der sachkundige Arzt schon bei der Erstattung der schriftlichen Anzeige alles angegeben haben wird, was zur Sache gehört und was er, soweit es sich um ein anvertrautes Berufsgeheimnis handelt, zu sagen bereit ist. Es ist dabei von der Erwägung auszugehen, daß das Gesetz die mündliche Vernehmung des Anzeigenden um deswillen vorschreibt, weil anzunehmen ist, daß im Normalfall die Anzeigen einer Privatperson nicht ausreichende Gewähr für ihre Verläßlichkeit bieten, daß jedenfalls bei einer mündlichen Vernehmung des Anzeigenden die Gesundheitsbehörde im allgemeinen zuverlässigere Anhaltspunkte für die Beurteilung der Glaubwürdigkeit der Angaben des Anzeigenden gewinnen wird. Soweit es sich um die Anzeige eines Nichtarztes handelt, wird man auch in solchen Ausnahmefällen, in denen dieser gesetzgeberische Grund nicht zutrifft, dem Gesetz folgend, verlangen müssen, daß der Anzeigende von der Gesundheitsbehörde nochmals mündlich vernommen wird. Bei Anzeigen eines Arztes aber liegt generell die Voraussetzung nicht vor, von der das Gesetz bei der Aufstellung der Bestimmung ausgegangen ist. Daß zum mindesten die Anzeigen eines Arztes auf Grund des § 9 Abs. 1 nicht als „Anzeige" im Sinne des § 4 Abs. 3 zu gelten haben, ist m. E. zweifelsfrei. Dann ist aber auch kein Grund einzusehen, auch die freiwilligen Anzeigen eines Arztes als solchen nicht als „Anzeigen" einer Privatperson aufzufassen. Anders natürlich, wenn der Arzt die Anzeige nicht in seiner ärztlichen Eigenschaft erstattet, sondern als Privatperson, etwa weil er selbst glaubt durch die betreffende Person angesteckt worden zu sein oder weil er als Mieter entsprechende Wahrnehmungen bezüglich eines anderen Hausbewohners gemacht hat. Dann handelt es sich nicht um eine ärztliche Meldung, sondern um eine Anzeige wie eine jede andere. Daß Mitteilungen von Behörden und von behördenähnlichen Stellen wie den Beratungsstellen (§ 9 Abs. 2) nicht als „Anzeigen" im Sinne des § 4 Abs. 3 zu gelten haben, dürfte zweifelsfrei sein. In § 9 Abs. 2 vermeidet übrigens das Gesetz selbst den Ausdruck Anzeige. Entscheidendes Gewicht ist darauf allerdings bei dem nicht ganz sorgfältig durchgearbeiteten Sprachgebrauch des Gesetzes nicht zu legen.

Auch Jadassohn S. 12 f. meint, man könne nicht verlangen, daß die Ärzte, die die Infektionsquellen der Gesundheitsbehörde mitgeteilt hätten, sich nunmehr von der Gesundheitsbehörde darüber vernehmen ließen; vielmehr werde sich die Gesundheitsbehörde eventuell an die Patienten halten müssen, von denen die Ärzte die Mitteilungen über die mutmaßliche Infektionsquelle erst erhalten hätten. Anderenfalls würde es wohl auch wenige Ärzte geben, die im Interesse der Allgemeinheit diese durchaus vermeidbaren Schereреien auf sich nehmen würden. Die Folge wäre, daß der Gesundheitsbehörde so gut wie keine Meldungen über Infektionsquellen zugehen würden. Hiermit stimmt es auch überein, wenn die pr. vorl. Anw. IV b 1 ausspricht, daß es keiner Vernehmung bedarf, wenn der Arzt auf Grund des § 9 des Gesetzes Anzeige erstattet und daß bei Anzeigen einer Behörde oder einer privaten Einrichtung der Wohlfahrtspflege, mit der die Polizei zusammenarbeitet, sowie einer Beratungsstelle nur die etwa benannten Gewährspersonen zu vernehmen seien. Ebenso bad. Richtl. V b 1.

Je nachdem nun die behördliche Mitteilung oder die ärztliche Meldung — ohne oder nach Anstellung weiterer Ermittlungen — oder die Anzeige einer Privatperson nach der mündlichen Vernehmung des Anzeigenden „ausreichenden Anhalt für die Richtigkeit der behaupteten Tatsachen" ergibt, hat die Gesundheitsbehörde weitere Maßnahmen zu treffen oder nicht. Daß die behaupteten Tatsachen einen Schluß darauf zulassen müssen, daß die verdächtigte Person geschlechtskrank ist und die Geschlechtskrankheit weiterverbreitet, ist als selbstverständlich nicht ausdrücklich erwähnt worden. Liegt ein ausreichender Verdacht nicht vor, so ist die Anzeige zu den Akten zu nehmen, ohne daß gegen den Bezichtigten irgendwie vorgegangen wird. Liegt ausreichender Verdacht vor, so hat die Gesundheitsbehörde zwei Möglichkeiten: Sie kann entweder sofort von der Befugnis Gebrauch machen, die Vorlegung eines ärztlichen Zeugnisses zu verlangen oder aber sie kann zunächst noch den Verdächtigen vernehmen. Wann sie den einen und wann sie den anderen Weg wählen will, ist ihrem freien Ermessen überlassen. Bestimmte Regeln, wie zu verfahren ist, lassen sich nicht aufstellen.

Es läßt sich nur sagen, daß der ganzen gesetzlichen Regelung zwei Grundgedanken zugrunde liegen: Einmal der, daß, sobald sich begründeter Verdacht ergibt, so schnell als möglich eingeschritten werden muß, um eine weitere Übertragung der Geschlechtskrankheit nach Möglichkeit zu verhindern, und zweitens der Gedanke, daß dieses Einschreiten möglichst schonend erfolgen soll und daß dabei nach Möglichkeit Belästigungen, die objektiv nicht erforderlich sind, vermieden werden. Diese beiden Grundgedanken widerstreiten einander; wie im einzelnen der Ausgleich zu erfolgen hat, ist Sache des Taktes. Immerhin wird man sagen dürfen, daß im Zweifel das öffentliche Interesse an einer möglichst wirksamen Bekämpfung der Geschlechtskrankheiten gegenüber dem privaten Interesse des einzelnen, nicht unnötigerweise behelligt zu werden, den Vorrang zu beanspruchen hat. Sobald also ernstlich zu besorgen ist, daß der Verdächtige an einer mit Ansteckungsgefahr verbundenen Geschlechtskrankheit leidet und daß er die Geschlechtskrankheit auch tatsächlich weiterverbreitet, ist sofort die Vorlegung eines ärztlichen Zeugnisses zu verlangen. Bestehen aber trotz des Verdachtes immerhin noch gewisse Zweifel und rechnet die Gesundheitsbehörde damit, daß die persönliche Vernehmung des Verdächtigen zu einer Klärung beitragen könne, so wird es im Sinne des Gesetzes liegen, wenn sie den Verdächtigen zunächst einmal über die Sachlage hört.

Eine Verpflichtung zum Erscheinen besteht aber kraft Reichsrechtes nicht. In der Verpflichtung ein ärztliches Zeugnis vorzulegen, ist diese Verpflichtung nicht etwa als das Mindere mitenthalten. Die Pflicht sich vernehmen zu lassen ist gegenüber der Pflicht, das Zeugnis eines Arztes beizubringen, nicht das Mindere, sondern etwas anderes. Die Befugnisse der Gesundheitsbehörden können aber solchen Behörden übertragen werden, die nach dem maßgebenden Landesrecht die Berechtigung haben, auch in derartigen Angelegenheiten Personen zur Vernehmung zwangsweise zu stellen. Diese Befugnis zur Zwangsgestellung kann auf schon bestehenden allgemeinen landesrechtlichen Vorschriften beruhen; sie kann aber auch durch die Ausführungsvorschriften zum Geschlechtskrankengesetz neu geschaffen werden.

Erscheint der vorgeladene Verdächtige nicht, so bleibt, falls eine Zwangsgestellung nicht zulässig ist, nichts anderes übrig, als ihm nunmehr die Vorlegung eines ärztlichen Zeugnisses aufzugeben und diese Vorlegung eventuell zu erzwingen. Auch wenn die Gesundheitsbehörde aber das Recht zur Zwangsgestellung hat, ist sie beim Nichterscheinen des Vorgeladenen nicht verpflichtet, ihn zum Erscheinen zu zwingen. Vielmehr kann sie ohne weiteres nunmehr die Vorlegung eines Gesundheitszeugnisses verlangen.

Auch wenn die Ermittlungen mit einer an Gewißheit grenzenden Wahrscheinlichkeit ergeben haben, daß der betreffende geschlechtskrank ist und daß er die Geschlechtskrankheit auch tatsächlich weiterverbreitet, so ist die Gesundheitsbehörde daraufhin doch nicht befugt, ohne weiteres ein Zwangsheilverfahren einzuleiten. Es muß vielmehr auf jeden Fall zunächst die Vorlegung eines ärztlichen Gesundheitszeugnisses herbeigeführt werden. Dadurch wird allerdings in vielen Fällen — man denke insbesondere an Prostituierte und an Männer, die vielfach mit Prostituierten geschlechtlich verkehren — kostbare Zeit verloren werden; das Gesetz geht aber offenbar davon aus, und mit gewissem Recht, daß erst durch ärztliche Untersuchung mit der erforderlichen Gewißheit festgestellt werden kann, ob die erste Voraussetzung der Einleitung eines Zwangsheilverfahrens, das Bestehen einer mit Ansteckungsgefahr verbundenen Geschlechtskrankheit, auch

8*

tatsächlich besteht. Der Schein kann noch so sehr dafür sprechen, daß diese Voraussetzung gegeben ist, und sie kann doch fehlen. Deshalb muß vor der Einleitung des Zwangsheilverfahrens unter allen Umständen durch ärztliches Zeugnis festgestellt worden sein, daß die betreffende Person auch tatsächlich geschlechtskrank ist und daß die Geschlechtskrankheit mit Ansteckungsgefahr verbunden ist.

Durch wen die Vernehmung zu erfolgen hat, ist im Gesetz nicht näher ausgeführt. Sklarz hat in den „Kriminalistischen Monatsheften" 1927 S. 88 die Forderung erhoben, daß die Gesundheitsbehörde die Befugnis erhalten müsse, „im Sinne forensischer Beurteilung" die Vernehmungen durchzuführen, da die Beurteilung der Krankheit und ihres Zustandes nicht Laien überlassen werden könne und bei der Durchführung der Vernehmungen ohne mindestens Mitwirkung medizinischer Faktoren die Gefahr sozialer Verwicklungen und sozialen Unrechts außerordentlich groß sei. Daß entsprechend verfahren wird, darf als selbstverständlich bezeichnet werden. Zweckmäßig ist es zweifellos, daß die Vernehmung durch den Arzt erfolgt. In diesem Sinne sprechen sich auch einige Ausführungsbestimmungen aus. Nach pr. vorl. Anw. IV b 1 bestimmt die Gesundheitsbehörde, welcher Beamte oder Angestellte die Vernehmungen vorzunehmen hat. Doch soll in erster Linie die Vernehmung durch einen bei der Gesundheitsbehörde tätigen Arzt und, sofern dies nicht möglich ist, durch eine fürsorgerisch geschulte Kraft erfolgen. Ebenso bad. Richtl. V b 1. Nach thür. AB. § 7 Abs. 3 haben die Vernehmungen durch den Kreisarzt zu erfolgen.

Wie die Vernehmungen des Anzeigenden, des Verdächtigen, von Zeugen und eventuell von Sachverständigen zu erfolgen haben, darüber bestehen keinerlei gesetzliche Vorschriften. Es dürfte aber zulässig sein, in den landesrechtlichen Ausführungsbestimmungen Vorschriften dieser Art aufzustellen. Geschieht dies nicht, so braucht keinerlei Aufzeichnung stattzufinden. Zweckmäßig wird es allerdings sein, den Inhalt der Vernehmungen irgendwie aktenkundig zu machen. Es genügt unter Umständen ein bloßer Vermerk des betreffenden Beamten. Bei allen wichtigeren Aussagen wird es sich allerdings empfehlen, ein regelrechtes Protokoll aufzunehmen und dieses von dem Betreffenden unterschreiben zu lassen, um nach Möglichkeit auszuschließen, daß später einmal behauptet wird, eine Aussage dieser Art sei überhaupt nicht gemacht worden. Auch wenn ein Protokoll aufgenommen wird, ist es aber nicht erforderlich einen besonderen Schriftführer zur Vernehmung hinzuzuziehen. Nach pr. vorl. Anw. IV b 1 ist über die Vernehmung eine Niederschrift zu fertigen, dem Vernommenen vorzulesen und ihm zur Unterschrift vorzulegen. Das ist eine sehr zweckmäßige Vorschrift.

Irgendwelche Bestimmungen darüber, wie die Tatsachen beschaffen sein müssen, die geeignet erscheinen, den dringenden Verdacht zu erwecken, daß eine Person geschlechtskrank ist und die Geschlechtskrankheit weiterverbreitet, sind nicht gegeben. Es ist die Entscheidung dieser Frage mit Recht dem pflichtgemäßen freien Ermessen der Gesundheitsbehörde überlassen worden. Denn es lassen sich in der Tat keine Regeln aufstellen, die für alle Fälle zutreffen. Als oberster Grundsatz muß auch hier der Gesundheitsbehörde die Wahrung des öffentlichen Interesses an der möglichst wirksamen Bekämpfung der Geschlechtskrankheiten vorschweben. Auch hier aber hat die Gesundheitsbehörde in zweiter Linie dafür zu sorgen, daß durch ihre im öffentlichen Interesse liegenden Maßnahmen tunlichst die von ihnen Betroffenen möglichst wenig belästigt werden. Bloß vage Mitteilungen werden daher kaum jemals ausreichen, Maßnahmen gemäß § 4 Abs. 1 zu rechtfertigen. Man wird daher sagen dürfen, wie dies ein sozialdemokratischer Antrag (Ber. II S. 8) in das Gesetz hat aufnehmen wollen, daß unter allen Umständen das Vorliegen von „Tatsachen" verlangt wird. Bloße Gerüchte und Redereien genügen nicht.

Diejenigen Verdachtsmomente, die für das Vorliegen einer Geschlechtskrankheit und für die Gefahr der Weiterverbreitung sprechen, können dem Verdächtigen von der Gesundheitsbehörde mitgeteilt werden, und zwar sowohl wenn sie ihn vernimmt, als auch wenn sie ihm, ohne ihn vernommen zu haben, die Verpflichtung zur Vorlegung eines Zeugnisses auferlegt. Dagegen besteht keine Verpflichtung der Gesundheitsbehörde zu einer solchen Mitteilung. Ein im Ausschuß gestellter sozialdemokratischer Antrag hatte die Einfügung folgenden Absatzes verlangt: „Die Einzeltatsachen, die den angeblich dringenden Verdacht begründen, müssen dem Verdächtigen in der Zuschrift genau und ausführlich mitgeteilt werden" (Ber. II S. 8). Dieser Antrag ist aber nicht angenommen worden. Wenn nicht besondere Gründe die Offenbarung der Gründe, die zu dem Verdacht Anlaß gegeben haben, untunlich erscheinen lassen, wird es sich empfehlen, daß die Gesundheitsbehörde sie dem Verdächtigen bekannt gibt. Dies schon deshalb, weil sich dann möglicherweise ergeben wird, daß der Verdacht tatsächlich doch nicht begründet gewesen ist.

6. Verpflichtung zur Duldung der Zwangsheilung.

Personen, die an einer mit Ansteckungsgefahr verbundenen Geschlechtskrankheit leiden, sind, wenn sie dies wissen oder den Umständen nach annehmen müssen, gemäß § 2 Abs. 1 verpflichtet, sich von einem für das Deutsche Reich approbierten Arzt behandeln zu lassen und zwar bis zur Beseitigung der Ansteckungsgefahr (vgl. oben § 2 Anm. 7).

Hat die Gesundheitsbehörde derartige Personen ermittelt, die als Ansteckungsquellen in Frage kommen, so ist sie berechtigt und verpflichtet, eventuell ein Zwangsheilverfahren gemäß § 4 Abs. 2 einzuleiten. Dieser Berechtigung der Gesundheitsbehörde entspricht die Verpflichtung der betreffenden Personen, dieses Zwangsheilverfahren zu dulden.

Auch hier ist aber von dem Grundsatz auszugehen, daß alle derartigen einschneidenden Maßnahmen *nur* dann getroffen werden dürfen, wenn sie nach *verständiger* Würdigung der Sachlage der Gesundheitsbehörde zur Erreichung des von dem Gesetz verfolgten Zweckes *unerläßlich* erscheinen.

Ein Zwangsheilverfahren darf nur dann eingeleitet werden, wenn ohne ein solches Verfahren damit zu rechnen ist, daß trotzdem die Geschlechtskrankheit weiterverbreitet wird. Denn allein hierauf kommt es als entscheidend an, nicht etwa darauf, ob sich der betreffende ärztlich behandeln läßt oder nicht. Denn die Verpflichtung sich ärztlich behandeln zu lassen besteht nur, um eine Weiterverbreitung der Geschlechtskrankheiten nach Möglichkeit zu verhindern. Auch wer sich ärztlich behandeln läßt, kann trotzdem zu dem begründeten Verdacht Anlaß geben, daß er die Geschlechtskrankheit weiterverbreitet. Deshalb kann auch gegen eine Person, die ihrer auf Grund des § 2 Abs. 1 bestehenden Pflicht zur ärztlichen Behandlung ihrer Geschlechtskrankheit nachkommt und sich der ärztlichen Behandlung nicht entzieht, trotzdem die Einleitung eines Zwangsheilverfahrens in Frage kommen.

Die Verpflichtung zur Duldung des Zwangsheilverfahrens haben nicht alle Geschlechtskranken, sondern nur diejenigen, die an einer mit Ansteckungsgefahr verbundenen Geschlechtskrankheit leiden. Das ergibt sich daraus, daß sie auch verdächtig sein müssen, die Geschlechtskrankheit weiterzuverbreiten. Ausnahmsweise kann allerdings ein Einschreiten auch dann geboten und zulässig sein, wenn die ärztliche Untersuchung ergeben hat, daß die Geschlechtskrankheit mit einer Ansteckungsgefahr im engeren Sinne nicht mehr verbunden ist. Vorausgesetzt ist aber, daß dann aus anderen Umständen, so aus einer aller Wahrscheinlichkeit nach auf die verdächtige Person als Ansteckungsquelle zurückzuführenden Ansteckung einer dritten Person sich ergibt, daß der Geschlechtskranke seine Krankheit noch übertragen kann. Eine solche Ansteckungsfähigkeit muß aber unter allen Umständen vorhanden sein. Wenn die ärztliche Untersuchung mit aller Bestimmtheit ergeben hat, daß die Geschlechtskrankheit nicht mehr ansteckungsfähig ist, so kommt unter keinen Umständen die Einleitung eines Zwangsheilverfahrens in Frage.

Wann im Einzelfall eine geschlechtskranke Person verdächtig ist, die Geschlechtskrankheit weiterzuverbreiten, das kommt auf die besonderen Umstände des einzelnen Falles an. Es genügt jedenfalls nicht die bei jeder mit Ansteckungsgefahr verbundenen

Geschlechtskrankheit bestehende Möglichkeit, daß durch geschlechtlichen Verkehr oder auf andere Weise die Geschlechtskrankheit übertragen werde. Es ist vielmehr erforderlich, daß besondere Umstände dafür vorliegen, daß diese abstrakte Möglichkeit in diesem konkreten Fall sich auch tatsächlich verwirklicht. Andererseits ist nicht der Nachweis erforderlich, daß die Weiterverbreitung auch tatsächlich schon erfolgt ist. Es braucht und darf nicht abgewartet werden, bis das Kind in den Brunnen gefallen ist. Vielmehr hat die Gesundheitsbehörde gerade die Pflicht, nach Möglichkeit dafür zu sorgen, daß es zu einer tatsächlichen Ansteckung nicht erst kommt. Auch hier lassen sich allgemeine Regeln nicht geben. Es kann nur auch hier auf den schon verschiedentlich hervorgehobenen Gesichtspunkt verwiesen werden, daß vor allem das öffentliche Interesse an einer Nichtweiterverbreitung der Geschlechtskrankheiten entscheidend sein muß, daß aber daneben nach Möglichkeit zu beachten ist, daß niemand unnötigerweise belästigt wird. Zu weit scheint es mir zu gehen, wenn Finger („Gerichtssaal" Bd. 94) S. 355 sagt, die Praxis werde gut tun, den dringenden Verdacht der Weiterverbreitung „immer als gegeben anzusehen, wenn nicht der Kranke fürsorglich bemüht ist, die Gefahren, die sich aus seiner Erkrankung für andere ergeben könnten, zu beseitigen. Es wird im einzelnen Falle darzutun sein, daß der Kranke Vorsorge in seiner Lebenshaltung trifft, damit er seine Krankheit nicht übertrage". So auch Klee in der „Deutschen Richterzeitung" 1927 S. 333. Eine gewisse tatsächliche Vermutung besteht allerdings. Gewiß braucht nach den Umständen des Falles nicht jeder Geschlechtskranke, dessen Geschlechtskrankheit mit Ansteckungsgefahr verbunden ist, auch verdächtig zu sein, seine Geschlechtskrankheit weiterzuverbreiten; aber im allgemeinen wird dies stets der Fall sein. So mit Recht Jadassohn S. 15.

Die Weiterverbreitung der Geschlechtskrankheit kann entweder durch geschlechtlichen Verkehr erfolgen oder auf andere Weise. Auch die Wohnungsverhältnisse des Geschlechtskranken, die die Gefahr einer Übertragung der Krankheit auf Schlafgenossen nahelegen, können die Gefahr begründen, daß der Kranke seine Krankheit weiterverbreitet. Sie können auch meistens nur dadurch ausgeschaltet werden, daß der Erkrankte — eventuell zwangsweise — in ein Krankenhaus aufgenommen wird.

Eine ganz besondere Gefahr bilden die Prostituierten und überhaupt alle Mädchen, die sich einem lockeren Geschlechtsverkehr ergeben. Von ihnen hat Blaschko ZBG. Bd. 19 S. 83 gesagt, es würde auf keine Weise gelingen, sie dauernd gonokokkenfrei zu machen. Hierauf hat auch ein sozialdemokratischer Abgeordneter bei der Ausschußberatung des E IV hingewiesen. Angesehene Ärzte hätten den Standpunkt vertreten, daß die Gonorrhöe beim weiblichen Geschlecht überhaupt nicht in dem Maße heilbar sei, um später jede Infektionsgefahr auszuschließen. Auch unter den Männern gebe es zahlreiche Personen, bei denen die gonorrhöeische Erkrankung so ungünstig verlaufe, daß sie zu schwerer Entzündung der Prostata führe, die zumeist eine Heilung im Sinne absoluter Beseitigung der Infektionsgefahr ausschließe. Obwohl ein solcher Mann von allen Merkmalen gonorrhöeischer Erkrankung frei erscheine, sei bei ihm doch immer die Möglichkeit einer Infektion gegeben. Bei den Frauen bilde eine Heilung der Gonorrhöe im Sinne einer völligen Beseitigung der Infektionsmöglichkeit die Ausnahme. Als völlig unheilbar aber in diesem Sinne werde die Prostituierten-Gonorrhöe angesehen. Was man hier Heilung nenne, sei mehr ein Zurückdrängen der äußerlich sichtbaren Symptome als wirkliche Gesundung (Ber. I S. 8). Da eben der negative Befund bei einer an Gonorrhöe oder auch an Syphilis leidenden Frau in keiner Weise die Gewähr gibt, daß ihre Krankheit wirklich geheilt und nicht mehr ansteckungsgefährlich ist, hat Finger S. 14 die Forderung aufgestellt, die sekundär syphilitische Prostituierten bis zum Ablauf des kontagiösen Stadiums sowie Prostituierte mit schweren internen Formen der Gonorrhöe bis zum dauernden Erlöschen der Ansteckungsfähigkeit in Asylen zu verwahren und zu behandeln, keineswegs sie aber wieder vorher freizugeben, da sonst mit Sicherheit damit zu rechnen sei, daß sie ihre Geschlechtskrankheit weiter übertrage.

Alle Bemühungen nach einer prinzipiellen Gleichbehandlung geschlechtskranker Frauen und Männer sowie von Prostituierten mit anderen weiblichen und männlichen Personen können an der Tatsache nichts ändern, daß die Geschlechtskrankheiten, insbesondere die Gonorrhöe, bei Frauen meistens schwerere Formen annehmen und länger mit Ansteckungsgefahr verbunden sind als bei Männern sowie daß Prostituierte in weit höherem Maße eine Ansteckungsquelle bilden als Frauen und Männer mit geringerem und nicht so vielseitigem Geschlechtsverkehr. Das Bestreben, Frauen nicht gegenüber den Männern und Prostituierte nicht gegenüber anderen Personen zurückzusetzen, darf nicht dazu führen, diesen wesentlichen Unterschied in den tatsächlichen Verhältnissen zu übersehen. Sonst würde man den Grundgedanken des Gesetzes, der nach einer möglichst intensiven Verhinderung der Verbreitung der Geschlechtskrankheiten geht, vollkommen illusorisch machen.

Die Berücksichtigung der Tatsachen des Lebens führt daher dazu, daß das Zwangsheilverfahren vermutlich erheblich häufiger gegen Frauen als gegen Männer, weit häufiger gegen Prostituierte als gegen andere Personen zur Durchführung kommen wird. Ob eine Geschlechtskrankheit mit Ansteckungsgefahr verbunden ist oder nicht und ob eine Person verdächtig ist oder nicht, muß nach gleichen allgemeinen Grundsätzen untersucht werden. Trotzdem wird man infolge der Verschiedenheit der tatsächlichen Verhältnisse häufiger bei Frauen als bei Männern die Ansteckungsgefahr bejahen und häufiger bei Prostituierten als bei anderen Personen dazu gelangen, den Verdacht, daß Gefahr der Weiterverbreitung der Geschlechtskrankheit besteht, als vorhanden anzunehmen. Geyer und

Moses § 4 Anm. 3 a kommen zu dem Ergebnis, daß im allgemeinen „die Tatsache der Ausübung der Prostitution und der nachweislich häufigen Benützung der Prostitution" den dringenden Verdacht rechtfertige, geschlechtskrank zu sein und die Geschlechtskrankheit weiterzuverbreiten. Sie setzen allerdings in Anm. 10 hinzu, auf keinen Fall aber wolle das Gesetz, daß die Bestimmungen des Abs. 2 „schematisch" so gehandhabt werden sollten, daß Prostituierte „unter allen Umständen" in ein Krankenhaus gebracht werden sollten. Dem kann man sich durchaus anschließen.

Zutreffend bemerkt auch Pfenninger in „Schweiz. Zeitschrift für Strafrecht", Jhg. 40 S. 230 gegenüber Vieillard (ebendort Jhg. 37 S. 396 ff.) bei Behandlung der analogen Frage, ob eine dem § 5 entsprechende Strafbestimmung Ausnahmecharakter habe, dies sei selbst dann nicht der Fall, „wenn sie besonders schwer die weibliche Prostitution träfe, denn diese hätte dies nicht der Parteilichkeit des Gesetzgebers, sondern ihrem Charakter als besonders gefährlicher Infektionsquelle zuzuschreiben".

Nach Löwenstein („Deutsche Zeitschrift für Wohlfahrtspflege" Jhg. 2 S. 609) sind als dringend verdächtig geschlechtskrank zu sein und die Geschlechtskrankheit weiterzuverbreiten anzusehen: 1. alle auf Grund des § 16 III oder § 16 IV Aufgegriffenen; 2. die nach § 9 von den Ärzten Angezeigten, 3. die nach § 4 Abs. 3 Angezeigten, 4. die von den Beratungsstellen Geführten, die sich den Anordnungen der Beratungsstellen nicht fügen, 5. die sonst der Gesundheitsbehörde auf dem Wege der Fürsorge bekanntgewordenen Personen.

Diesen Ausführungen kann nicht zugestimmt werden. Es mag zugegeben werden, daß bei den von Löwenstein angeführten Gruppen eine gewisse Wahrscheinlichkeit dafür spricht, daß sie tatsächlich geschlechtskrank sind und die Geschlechtskrankheit weiterverbreiten, aber mehr auch nicht. Es muß in jedem einzelnen Fall die Gesundheitsbehörde erst untersuchen, inwiefern im konkreten Fall diese allgemeine Vermutung auch begründet ist. Erst wenn diese Überlegung und gegebenenfalls weitere Ermittlungen ergeben, daß dies der Fall ist, daß insbesondere auch dringender Verdacht besteht, daß die betreffende geschlechtskranke Person ihre Geschlechtskrankheit auch weiterverbreitet, kann man davon reden, daß die betreffenden Personen auch tatsächlich geschlechtskrank und dringend verdächtig sind, die Geschlechtskrankheit weiterzuverbreiten.

Die Ausführungen Löwensteins sind aber auch unvollständig: Auch Personen, die gegen § 5 oder gegen § 6 oder gegen § 14 Nr. 1 verstoßen haben, werden im allgemeinen verdächtig sein, geschlechtskrank zu sein und die Geschlechtskrankheit weiterzuverbreiten. Die pr. vorl. Anw. IV a Abs. 1 nennt außerdem noch Personen, die sich einem häufig wechselnden Geschlechtsverkehr hingeben. Zu ihnen werden fast ausnahmslos auch diejenigen gehören, die sich gegen § 16 III oder IV vergangen haben, doch nicht immer. Und auch Personen, die sich gegen jene Bestimmungen nicht vergangen haben, können dazu gehören, gleichgültig, ob es sich um Männer oder um Frauen handelt.

Die pr. vorl. Anw. IV a Abs. 2 betont mit Recht, daß bei allen von ihr aufgeführten Gruppen von Personen nur „in der Regel" der dringende Verdacht einer Geschlechtskrankheit und ihrer Weiterverbreitung vorliegen wird. Es wird sogar ausdrücklich erklärt: „Ob jemand dringend verdächtig ist, geschlechtskrank zu sein und die Geschlechtskrankheit weiterzuverbreiten, oder ob ein Geschlechtskranker verdächtig ist, seine Krankheit auf andere zu übertragen, ist nach Lage des Einzelfalles unter sorgfältiger Berücksichtigung aller der Gesundheitsbehörde bekanntgewordenen Tatsachen zu beurteilen" (vgl. auch pr. vorl. Anw. IX 2). Auch die bayer. AB. zu § 4 weist darauf hin, daß in allen Fällen auf Grund der der Behörde bekannten Tatsachen sorgfältig zu prüfen sei, ob die Voraussetzungen zum Einschreiten gegeben seien: „Als dringend verdächtig werden in der Regel Personen zu betrachten sein, die gewohnheitsmäßig zum Zweck des Erwerbes der Unzucht nachgehen oder sich sonst einem häufig wechselnden Geschlechtsverkehr hingeben, die gegen § 16 Ziffer III und IV des Gesetzes verstoßen oder die mit solchen Personen in engen Beziehungen stehen, ferner Personen, gegen die Anzeigen von Ärzten nach § 9 des Gesetzes oder sonstige begründete Anzeigen nach § 4 Abs. III des Gesetzes vorliegen."

Dem ist durchaus beizustimmen. Es ist dringend davor zu warnen, schematisch vorzugehen. Es muß vielmehr immer auf die besonderen Verhältnisse des Einzelfalles abgestellt werden, soweit das irgend möglich ist. Ob der Verdacht tatsächlich besteht oder nicht, kann gar nicht sorgfältig genug geprüft werden. Die behördlichen Maßnahmen, die auf Grund des § 4 zulässig sind, sind nur dann erträglich, wenn alles geschehen ist, was geschehen konnte, um Mißgriffe tunlichst zu vermeiden. Geschieht dies nicht, so wird die Durchführung des Gesetzes an dem inneren Widerstand weiter Volkskreise scheitern. Die Grundgedanken des Gesetzes müssen von dem Volksbewußtsein als berechtigt anerkannt und gebilligt werden, wenn das Ziel des Gesetzes erreicht werden soll. Dazu ist es aber erforderlich, daß durch taktvolle und überaus gewissenhafte Handhabung des Gesetzes es vermieden wird, zur Bildung innerer Hemmungen bei den Volksgenossen beizutragen.

Für Personen, die geschlechtskrank und überdies auch verdächtig sind, die Geschlechtskrankheit weiterzuverbreiten, führt § 4 Abs. 2 den Behandlungszwang ein. Dieser Behandlungszwang tritt aber nur dann ein, wenn die betreffende Person sich nicht freiwillig ärztlich behandeln läßt oder doch trotz der ärztlichen Behandlung nicht die genügende Gewähr dafür besteht, daß sie die Krankheit nicht weiterverbreitet.

Eine in die Freiheitssphäre besonders einschneidende Form der Zwangsbehandlung ist die Zwangsbehandlung in einem Krankenhaus. Auch hier wird man davon auszugehen haben, daß die Freiheit des Bürgers keinen einschneidenderen Eingriffen unterzogen werden darf, als zur Erreichung der von dem Gesetz verfolgten Ziele unerläßlich ist. Deshalb darf zur Zwangsbehandlung in einem Krankenhaus auch nur dann geschritten werden, wenn dies erforderlich erscheint. Ob diese schärfere Maßnahme erforderlich ist oder nicht, hat die Gesundheitsbehörde nach pflichtgemäßem freiem Ermessen zu entscheiden. Nach dem Gesetz ist die Krankenhausbehandlung zulässig, „wenn dies zur Verhütung der Ausbreitung der Krankheit erforderlich erscheint". Diese Voraussetzung wird besonders oft bei Prostituierten gegeben sein, da diese selten oder nie die erforderliche Energie besitzen oder auch nur aus wirtschaftlichen Gründen dazu imstande sein werden, sich ohne Zwang des Geschlechtsverkehrs zu enthalten, bis die Ansteckungsgefahr beseitigt ist. Aber auch bei anderen Frauen oder bei Männern, die einen lockeren Lebenswandel führen und bei denen die Strafandrohung des § 5 oder ihr Verantwortlichkeitsgefühl nicht ausreichen, um sie während der Gefahrzeit zu geschlechtlicher Enthaltsamkeit zu veranlassen, ist die Krankenhausbehandlung zulässig und angebracht.

Nach dem Gesetz kann es scheinen, als sei die Zwangsbehandlung in einem Krankenhaus niemals zulässig, wenn die Krankenhausbehandlung nur mit Rücksicht auf die Heilung der Geschlechtskrankheit, nicht aber zur Verhütung der Ausbreitung der Krankheit erforderlich sei. Das wäre aber eine Buchstabenauslegung, die mit dem Sinn des Gesetzes nicht im Einklang stände. Es soll letzten Endes die Gefahr der Weiterverbreitung beseitigt werden. Dies kann aber radikal nur dadurch geschehen, daß die Geschlechtskrankheit ärztlich behandelt wird, bis eine Ansteckungsfähigkeit nicht mehr besteht. Soweit dies nur durch Behandlung im Krankenhaus geschehen kann, ist es selbstverständlich, daß der Kranke auch in ein Krankenhaus wider seinen Willen gebracht werden kann. In der Befugnis zur Zwangsheilung liegt ohne weiteres auch die Ermächtigung zur Anwendung der zur Erreichung dieses Zweckes geeigneten notwendigen Mittel, soweit nicht in § 4 Abs. 4 ausdrücklich Ausnahmen bestimmt sind. Als selbstverständlich ist dies im Gesetz nicht ausdrücklich hervorgehoben worden. Dagegen konnte es sehr wohl zweifelhaft sein, ob eine solche zwangsweise Verbringung in ein Krankenhaus auch dann zulässig sei, wenn dies nicht aus medizinischen Gründen, mit Rücksicht auf die Schwere der Geschlechtskrankheit erforderlich ist, sondern aus sozialen Gründen, um die Ausbreitung der Geschlechtskrankheit zu verhindern. In einem solchen Falle dient das Krankenhaus mehr als eine Verwahrungsanstalt. Um klarzustellen, daß auch zu diesem Zweck der Geschlechtskranke in ein Krankenhaus verbracht werden dürfe, ist dies im Gesetz ausdrücklich für zulässig erklärt.

Darüber wann die Art der Erkrankung mit Rücksicht auf die Gefahr der Weiterverbreitung der Geschlechtskrankheit eine Krankenhausbehandlung nötig machen wird und wann eine ambulatorische

Behandlung voraussichtlich genügen wird, lassen sich nur allgemeine Richtlinien aufstellen. Blaschko ZBG. Bd. 19 S. 80 nennt folgende Gesichtspunkte: Ist die Geschlechtskrankheit mit Ansteckungsgefahr verbunden und bietet der Kranke keine Gewähr dafür, daß er sich selbst ausreichend behandeln läßt und daß er bis zur Beseitigung der Ansteckungsgefahr den Geschlechtsverkehr vermeiden wird, so gehört er in ein Krankenhaus. Gonorrhöe wird, da es aussichtlos ist, eine chronische Erkrankung in absehbarer Zeit zu heilen, nur im akuten Stadium Anlaß zur Einweisung in ein Krankenhaus geben. Auch Syphilis der inneren Organe wird unter Umständen ambulant behandelt werden können; bei ansteckungsgefährlichen Symptomen wird, wenn der Lebenswandel die Gefahr einer Verbreitung der Krankheit mit sich bringt, Krankenhausbehandlung angebracht sein; desgleichen bei weichem Schanker und anderen ansteckungsgefährlichen Hauterkrankungen.

Die „Ratschläge" S. 11 f. geben nähere Hinweise darauf, wann eine Krankenhausbehandlung geboten ist. Unter anderm wird darauf hingewiesen, daß die Unterbringung in einem Krankenhaus „für die ansteckend erkrankten Frauen, welche keinen sie ernährenden Beruf nachweisen können und der Prostitution verdächtig sind", die Regel sein wird. Desgleichen bei Personen, die sich wiederholt der Behandlung entzogen haben oder die ärztlichen Anordnungen nicht befolgen und besonders auch bei Schwachsinnigen und sonst psychisch abnormen Personen. Auch Jadassohn S. 15 f. steht auf dem richtigen Standpunkt, daß bei allen Ansteckungsgefährlichen, die sich ganz oder wesentlich durch Prostitution ernähren, eine Einweisung in ein Krankenhaus erforderlich sein wird. Die Befürchtung, daß die erkrankten Prostituierten in der Lage sein werden, ihre Krankheiten schrankenlos zu verbreiten, ist durchaus unbegründet. Bei allen als ansteckungsgefährlich erkrankten Personen sind nach Löwenstein („Deutsche Zeitschrift für Wohlfahrtspflege" Jhg. 2 S. 610) durch fürsorgerisch und gesundheitlich geschulte Kräfte Feststellungen über die persönlichen Verhältnisse zu machen. Ergeben diese, daß die Gefahr der Weiterverbreitung besteht oder daß die erforderliche Einsicht in die Ansteckungsgefahr nicht vorhanden ist, so daß durch die häuslichen Verhältnisse die Gefahr der Weiterverbreitung der Geschlechtskrankheit besteht, so muß die Behandlung in einem Krankenhaus stattfinden. Pr. vorl. Anw. IV c 1 weist mit Recht darauf hin, daß ausnahmsweise in Frage kommen kann, von vornherein eine Zwangsbehandlung im Krankenhaus einzuleiten: „Liegen im Einzelfalle besondere Verhältnisse vor, ist z. B. auf Grund bestimmter Tatsachen (leichtsinnige Lebensführung, Mangel an Einsicht des Kranken), von vornherein zu besorgen, daß der Kranke während der freien ärztlichen Behandlung trotz Fortdauer der Ansteckungsgefahr Geschlechtsverkehr ausübt oder bedingen die Lebensverhältnisse des Kranken z. B. Obdachlosigkeit, überfüllte Wohnung oder die Berufstätigkeit des Kranken eine besonders nahe, nicht anders zu beseitigende Gefahr der Weiterverbreitung der Krankheit, so wird sofort anzuordnen sein, daß das Heilverfahren in einem von der Gesundheitsbehörde bestimmten Krankenhause durchgeführt wird." Nach bayer. AB. zu § 4 Abs. 3 sind Prostituierte, die geschlechtskrank sind, „regelmäßig" in ein Krankenhaus zu bringen, desgleichen Obdachlose. Ansteckungsfähige Obdachlose sind nach württ. AB. § 7 Abs. 3 grundsätzlich der Krankenhausbehandlung zuzuführen. Ebenso nach sächs. AB. § 7 Abs. 3.

Jadassohn S. 16 weist mit Recht darauf hin, daß die Krankenhäuser für die zwangsweise eingewiesenen Geschlechtskranken — es werden das zum großen Teil Prostituierte sein — geschlossene Abteilungen haben müssen, daß diese geschlossenen Abteilungen aber im übrigen unter keinen Umständen einen gefängnisartigen Charakter haben dürften. Nach sächs. AB. § 7 muß bei der Durchführung eines Heilverfahrens in einem Krankenhaus die Mitwirkung eines Facharztes gesichert sein.

Die Behandlungspflicht ist aufgestellt, um die Verbreitung der Geschlechtskrankheiten nach Möglichkeit zu unterbinden, nicht im Interesse der Gesundheit des Geschlechtskranken. Ein erhebliches Interesse hat die Allgemeinheit nur an der Beseitigung der Ansteckungsgefahr, nicht an der völligen Heilung der Geschlechtskrankheiten. Deshalb dürfen die Kranken auch nur solange zwangsweise behandelt werden, gleichgültig, ob im Krankenhaus oder außerhalb des Krankenhauses, bis die Ansteckungsgefahr beseitigt ist. Jadassohn S. 6 gibt zu, daß sich die Ansteckungsmöglichkeit mit mathematischer Sicherheit nicht ausschließen lasse; doch setzt er zutreffend hinzu, wenn es auch nur gelänge, diejenigen auszuschalten, bei denen nach allgemeinem Urteil eine wirkliche Gefahr vorliege, so werde dadurch doch das überwiegende Gros der Ansteckungen verhindert und damit sei viel erreicht. Jadassohn S. 15 erkennt auch richtig, daß sich die Zwangsmaßnahmen nicht auf diejenigen Geschlechtskranken beziehen, deren Krankheit nicht ansteckungsgefährlich ist. Er meint aber, das würden wohl nur die Fälle mit den nicht mehr ansteckungsgefährlichen Formen der Syphilis, den postgenorrhöischen Erkrankungen und ferner ganz vereinzelte frisch infizierte sein, z. B. verheiratete Frauen ohne Kinder, die von ihrem Ehemann angesteckt seien. Pr. vorl. Anw. IV c 4 bringt erfreulicherweise den richtigen Grundsatz zum Ausdruck, daß die Gesundheitsbehörde in keinem Falle fordern darf, daß eine Heilbehandlung über den Zeitpunkt hinaus stattfindet, in dem die Ansteckungsgefahr beseitigt ist. Über die Art und Dauer der Heilbehandlung und über das Fortbestehen einer Ansteckungsgefahr entscheidet der behandelnde Arzt. Werden sie länger gegen ihren Willen zurückbehalten oder ärztlich behandelt, so ist das mindestens objektiv eine Freiheitsberaubung.

Welchen praktischen Erfolg bei der Bekämpfung der Geschlechtskrankheiten das Gesetz hat, wird im wesentlichen davon abhängen, ob es gelingt, die Zwangsbehandlung auch wirklich durchzusetzen. Daß hier in den tatsächlichen Verhältnissen große Schwierigkeiten bestehen, läßt sich nicht verkennen. Finger S. 50 f. äußert Bedenken, ob es gelingen wird, die Zwangsmaßregeln im richtigen Maße durchzusetzen. Bei dem seßhaften Teil der Bevölkerung, dem Kaufmann, Beamten, vielen Arbeitern, die durch ihren Beruf an einen Ort gebunden sind, werde die Kontrolle der Behandlung allerdings keine Schwierigkeiten machen. Aber ein nicht geringer Teil der Bevölkerung, sowohl männlicher als weiblicher, besitze keinen Hausstand und sei schon deshalb gefährlicher; er sei nicht seßhaft, ziehe dem Verdienst nach, von Ort zu Ort, von der Stadt auf das Land und umgekehrt, werde dabei durch eine Geschlechtskrankheit in keiner Weise gehindert. Dazu komme noch die große Zahl der berufsmäßig Reisenden, die sich in keinem Orte länger aufhalten, kaum je einen Arzt mehr als einmal sehen, in jedem Aufenthaltsort eine Konsultation machen. Allen diesen Leuten, soweit sie geschlechtskrank seien, von Ort zu Ort nachzugehen und sich immer im laufenden über sie zu halten, erfordere einen großen Apparat, der nur dann wirksam sein könne, wenn er genau arbeite. Diese Schwierigkeiten sind in der Tat nicht zu verkennen. Sie sind aber bei guter Organisation nicht unüberwindlich. Es muß vor allem ein Zusammenarbeiten der Gesundheitsbehörden nicht nur ein und desselben Landes, sondern auch mit den Gesundheitsbehörden der übrigen Länder herbeigeführt werden. Besonders bedeutsam wird eine auf die praktischen Bedürfnisse Rücksicht nehmende Regelung der örtlichen Zuständigkeit der Gesundheitsbehörden sein. Dabei wird auch darauf zu achten sein, daß die Gesundheitsbehörden, soweit sie etwa den Kommunalbehörden angegliedert sein sollten, nicht daran interessiert sind, aus fiskalischen Gründen die durchreisenden Geschlechtskranken nicht zu beachten, im Gegenteil dafür zu sorgen, daß sie möglichst schnell wieder in einen anderen Bezirk weiterreisen.

Daß bisher, wo es an Zwangsmitteln fehlt, insbesondere auch die Bekämpfung der Syphilis darunter leidet, daß die meisten Kranken die Behandlung zu frühzeitig abbrechen, ist bei der Beratung des Gesetzes von Regierungsvertretern erklärt worden (vgl. Abg. Arendsee Verh. S. 8684). Auch die Abgeordnete Lang-Brumann bemerkte, daß es oft vorkomme, daß Geschlechtskranke zu früh das Krankenhaus verließen (Verh. zu E IV S. 11 325). Sie können aber daran mit Gewalt verhindert werden; ist es ihnen gelungen zu entkommen, so können sie mit Gewalt wieder zurückgeführt werden.

Gerade bei der Anwendung unmittelbaren Zwanges zur Durchführung des Zwangsheilverfahrens werden die Beamten der Ordnungs- und Wohlfahrtspolizei die Maßnahmen der Gesundheitsbehörden zu unterstützen haben (vgl. § 3 Anm. 8).

7. Subsidiarität der Zwangsmaßnahmen.

Abs. 4 des § 4 enthält die reichsrechtliche Ermächtigung zur Anwendung unmittelbaren Zwanges, um in den Fällen der Abs. 1 und 2 die Diagnose gegebenenfalls durch Zwangsuntersuchung, die Heilung gegebenenfalls durch Zwangsheilung, die Verhinderung der Weiterverbreitung der Geschlechtskrankheit gegebenenfalls durch Zwangsisolierung in einem Krankenhaus durchzusetzen.

§ 4 Abs. 4 stellt aber auch den — nach modernen Verwaltungsrechtsgrundsätzen übrigens selbstverständlichen — Satz auf, daß die Anwendung unmittelbaren Zwanges das letzte äußerste Mittel bleiben muß, das als tiefster Eingriff in die Freiheit des Bürgers erst dann zur Anwendung kommen darf, wenn andere, weniger einschneidende Maßnahmen nicht möglich sind.

Hieraus ergibt sich, daß im allgemeinen versucht werden muß, zunächst durch gütliche Einwirkung, durch einen Appell an die Vernunft und an das Verantwortlichkeitsgefühl sowie durch Hinweis auf die drohenden Zwangsmaßnahmen und auf die Strafbestimmungen der §§ 5 und 6, ohne Zwang das Ziel erreichen. Bayer. AB. zu § 4 Abs. 2 schreibt vor, daß die Aufforderung, ein ärztliches Zeugnis vorzulegen oder sich untersuchen zu lassen, ausdrücklich auch auf Art. 67 Abs. 2 des bayerischen Polizeistrafgesetzbuchs zu stützen sei. (Vgl. auch bayer. AB. zu § 2 Abs. 1 sowie Art. 66 Abs. 2 des Polizeistrafgesetzbuchs.) Bayer. AB. zu § 2 Abs. 1 weist darauf hin, daß auf Grund der §§ 347 und 529 der Reichsversicherungsordnung die an einer Geschlechtskrankheit leidenden Versicherten durch die Krankenordnung verpflichtet und durch Geldstrafen angehalten werden können, sich ärztlich behandeln zu lassen. Auch ein Hinweis darauf ist gegebenenfalls angebracht. Ob sich Geschlechtskranke, die einem Zwangsheilverfahren unterworfen und in ein Krankenhaus gebracht worden sind, strafbar machen, wenn sie aus dem Krankenhaus entweichen oder sonstwie die Absperrungsmaßnahmen nicht beachten, kann zweifelhaft sein. Es kann die Anwendung des § 327 StGB. in Frage kommen, nach welchem mit Gefängnis bis zu einem Jahre oder mit Geldstrafe bis zu 10000 *RM* bestraft wird, „wer die Absperrungs- oder Aufsichtsmaßregeln ..., welche von der zuständigen Behörde zur Verhütung des Einführens oder Verbreitens einer ansteckenden Krankheit angeordnet worden sind, wissentlich verletzt" (vgl. auch Laupheimer S. 52 ff.).

Olshausen § 327 Anm. 4 vertritt bezüglich des entsprechenden § 2 der VO. 1918 die Auffassung, daß Geschlechtskranke, die sich wissentlich dem angeordneten Heilverfahren, der Unterbringung im Krankenhaus, entziehen oder aus dem Krankenhaus entweichen, gegen § 327 StGB. verstoßen. Unter Umständen kann sich auch ein Hinweis auf diese Bestimmung als nützlich erweisen. In vielen Fällen wird dies ausreichen; in anderen zahlreichen Fällen aber auch sicherlich nicht. Nach vergeblichen Versuchen, den einer Geschlechtskrankheit dringend Verdächtigen zur Vorlegung eines ärztlichen Zeugnisses oder den Geschlechtskranken dazu zu veranlassen, seine Krankheit sich behandeln zu lassen und sich bis zur Beseitigung der Ansteckungsgefahr jeder Handlung zu enthalten, die die Gefahr der Weiterverbreitung der Krankheit mit sich bringt, können die erforderlichen Zwangsmaßnahmen getroffen werden.

Welcher Art die vorhergehenden Versuche zu einer freiwilligen Erfüllung der der betreffenden Person obliegenden Pflichten sein müssen, ist nicht bestimmt; desgleichen nicht, ob sich die Gesundheitsbehörde gleich nach dem ersten vergeblichen Versuch zur zwangsweisen Durchführung schreiten darf oder ob sie wiederholt entsprechende Versuche machen muß. Es ist dies dem verständigen freien Ermessen der Gesundheitsbehörde überlassen. Es wird dabei auf die Verhältnisse des einzelnen Falles ankommen. Verspricht sich die Gesundheitsbehörde von einer nochmaligen Einwirkung Erfolg, so wird es im Sinne des Gesetzes liegen, wenn sie sich bei der ersten Ablehnung nicht begnügt. Vorausgesetzt ist allerdings, daß nicht Gefahr im Verzuge ist: Falls die Gefahr naheliegt, daß bei weiterer Verzögerung die Geschlechtskrankheit möglicherweise auf einen Dritten übertragen werden könnte, muß die Gesundheitsbehörde unverzüglich die erforderlichen Maßnahmen treffen. Denn an erster Stelle steht die Wahrung des öffentlichen Interesses an der Verhinderung weiterer Verbreitung der Geschlechtskrankheiten. Diesem Interesse muß die Rücksichtnahme auf die privaten Interessen der geschlechtskranken oder einer Geschlechtskrankheit verdächtigen Person weichen.

Gemäß § 4 Abs. 4 ist, „soweit andere Mittel“ zur Durchführung der in Abs. 1 und 2 vorgesehenen Maßnahmen nicht ausreichen, die Anwendung unmittelbaren Zwanges zulässig. Welche sonstigen Mittel in Frage kommen, geht aus dem Gesetz nicht hervor. Gedacht wird in erster Linie daran sein, daß zunächst versucht werden soll, durch gütliche Einwirkung auf den Krankheitsverdächtigen oder den Kranken auszukommen, daneben aber ist auch an die Möglichkeit gedacht, daß das Landesrecht den Gesundheitsbehörden die Befugnis gibt, G e l d s t r a f e n o d e r F r e i h e i t s s t r a f e n a l s O r d n u n g s s t r a f e n anzudrohen, wenn die betreffende Person die Weisungen der Gesundheitsbehörde nicht befolgt. Ob solche Zwangsmittel zulässig sind und gegebenenfalls welche, bestimmt sich nach den einzelnen Landesrechten (für Bayern vgl. oben). Es ist im einzelnen Fall sehr wohl möglich, daß schon bestehende landesrechtliche Bestimmungen ohne weiteres auch den Gesundheitsbehörden solche Befugnisse geben als auch, daß erst durch Ausführungsbestimmungen oder durch eine allgemeine Änderung der Bestimmungen über Zwangsstrafen den Gesundheitsbehörden solche Befugnisse erst neu eingeräumt werden.

In Preußen wäre es zweifelhaft gewesen, ob die Gesundheitsbehörden solche Zwangsstrafen hätten androhen können, da sich

§ 132 Nr. 2 f. des Gesetzes über die allgemeine Landesverwaltung nur auf Anordnungen bezieht, die in Ausübung obrigkeitlicher Gewalt ergehen, hierzu aber nach der Rechtsprechung des Oberverwaltungsgerichts (Entscheidungen Bd. 37 S. 111; Bd. 73 S. 118) Anordnungen eines Gemeindeverwaltungsorgans in Selbstverwaltungsangelegenheiten nicht rechnen, also auch nicht die Anordnungen der Gesundheitsbehörden (Begr. zu § 3 pr. AB.). Da es aber andererseits vielfach zweckmäßig sein kann, zunächst durch Androhung von Zwangsstrafen den Versuch zu machen, die Anordnungen der Gesundheitsbehörde durchzusetzen und nicht sogleich das äußerste Mittel, die Anwendung unmittelbaren Zwanges, zur Anwendung zu bringen, verleiht pr. AB. § 3 Abs. 1 den Gesundheitsbehörden die Zwangsmittel des § 132 Nr. 2 des Gesetzes über die allgemeine Landesverwaltung mit der Maßgabe, daß Haftstrafen nicht festgesetzt werden dürfen und daß sich die Höhe der Geldstrafen nach den für die Ortspolizeibehörden geltenden Vorschriften bestimmt. Hiernach sind die Gesundheitsbehörden befugt, Zwangsstrafen bis zur Höhe von 300 *RM* festzusetzen, aber nicht zu bestimmen, daß, wenn die Geldstrafe nicht beigetrieben werden kann, an ihre Stelle eine Ersatzhaftstrafe treten soll. Ist die Zwangsstrafe ohne Erfolg angedroht, so wird sie von der Gesundheitsbehörde festgesetzt und dann im Verwaltungszwangsverfahren beigetrieben.

Sowohl gegen die Androhung als auch gegen die Festsetzung der Zwangsstrafe ist lediglich die Aufsichtsbeschwerde zulässig, und zwar nur innerhalb einer Frist von zwei Wochen (Gesetz über die allgemeine Landesverwaltung § 133 Abs. 2).

Die Aufsichtsbeschwerde hat keine aufschiebende Wirkung insofern, als es der Gesundheitsbehörde nicht verwehrt ist, die Anordnung durch unmittelbaren Zwang durchzusetzen, wenn die Androhung der Zwangsstrafe sich als unwirksam erwiesen hat.

Aus diesem Grundsatz ist aber weiterhin zu folgern, daß auch nicht unter allen Umständen gütliche Maßnahmen der Anwendung unmittelbaren Zwanges vorherzugehen haben. Wenn es ausnahmsweise von vornherein klar ist, daß man mit Rücksicht auf die Persönlichkeit der betreffenden Person oder mit Rücksicht auf die sonstigen Verhältnisse ohne Anwendung unmittelbaren Zwanges doch nicht zum Ziele kommen wird, so wäre es sinnlos, wenn trotzdem kostbare Zeit mit gütlichen Verhandlungen verloren werden würde. In dieser Zwischenzeit könnte möglicherweise schon weiteres Unheil angerichtet werden. Diese Gefahr mag man, wenn sie nicht groß ist, mit in den Kauf nehmen, wenn man hoffen kann, auch ohne Anwendung unmittelbaren Zwanges zum Ziele zu gelangen; es wäre aber töricht, wenn man diese Gefahr, so klein sie vielleicht auch sein mag, auf sich nehmen würde, wenn das weitere Warten keinerlei Nutzen bringen kann. Das Gesetz zwingt auch nicht zu einer anderen Auslegung. Denn es ist nicht vorgeschrieben, daß unmittelbarer Zwang erst dann angewendet werden darf, wenn andere Mittel nicht zum Ziele geführt haben, sondern lediglich, daß unmittelbarer Zwang zulässig ist, „soweit andere Mittel zur Durchführung der in Abs. 1, 2 vorgesehenen Maßnahmen nicht ausreichen". Und diese Voraussetzung kann auch dann im konkreten Fall erfüllt sein, wenn andere Mittel, weil offenbar aussichtslos, gar nicht erst versucht worden sind. Immer aber wird die große Regel bilden, daß zunächst eine Einwirkung auf gütlichem Wege versucht werden muß und daß nur in ganz zweifelsfrei liegenden Fällen sogleich zur Anwendung unmittelbaren Zwanges geschritten werden darf.

Wer zur Anwendung des Zwanges, soweit er zulässig ist, befugt ist, besagt § 4 des Gesetzes zwar nicht. Aber aus dem ganzen Zusammenhang folgt ohne weiteres, daß nur die Gesundheitsbehörde zur Anordnung der Zwangsmaßnahmen zuständig ist. Damit ist nicht gesagt, daß die Gesundheitsbehörde diese Zwangsmaßnahmen auch selbst anwenden muß. Sie ist dazu zwar befugt, kann sich aber auch der Hilfe der Polizei bedienen. Nicht zutreffend ist es, wenn Memelsdorff („Soziale Praxis" Jhg. 36 S. 444) sagt, unmittelbaren Zwang könne die Gesundheitsbehörde nicht ausüben. Ob es zweckmäßig ist, daß die Gesundheitsbehörde selbst durch ihre Beamten oder Angestellten Zwangsvorführungen usw. auf Grund des § 4 durchführen läßt, ist allerdings eine andere Frage, die man in aller Regel wird verneinen müssen. In der Regel wird es zweckmäßig sein, daß sich die Gesundheitsbehörden zur Vollstreckung ihrer Anordnungen der Verwaltungshilfe der Polizeibehörden bedienen. Daß sie dazu befugt sind, ist in pr. AB. § 3 Abs. 2 ausdrücklich ausgesprochen, ergibt sich ohne weiteres aber auch schon aus § 3 des Gesetzes. Es ist ihnen aber unbenommen, auch selbst ihre Anordnungen zu vollstrecken, wenn sie dies aus irgendeinem Grunde für tunlich halten. Ob es sich um staatliche oder um städtische Polizei handelt, ist unerheblich. Die Durchführung unmittelbaren Zwanges ist nach Löwenstein, „Deutsche Zeitschrift für Wohlfahrtspflege" Jhg. 2 S. 611 von den Gesundheitsbehörden bei den Polizeibehörden zu beantragen. Die Aufgabe der Polizei beschränkt sich hierbei auf die Vorführung der betreffenden Person und auf die Sicherstellung ihres Verbleibs in der Krankenanstalt. Württ. AB. § 4 bestimmt ausdrücklich, daß zur Anwendung unmittelbaren Zwanges die Ortspolizeibehörden zuständig sind. Wenngleich es nicht gesagt ist, wird davon auszugehen sein, daß sie nur auf Ersuchen des betreffenden Oberamtsarztes Zwangsmaßnahmen treffen dürfen.

8. Mit einer ernsten Gefahr für Leben oder Gesundheit verbundene ärztliche Eingriffe.

Ärztliche Eingriffe, die nicht mit einer ernsten Gefahr für Leben oder Gesundheit verbunden sind, dürfen sowohl bei der Zwangsuntersuchung von Personen, die verdächtig sind geschlechtskrank zu sein als auch bei der Zwangsheilung von

Geschlechtskranken auch **ohne** Einwilligung des Kranken vorgenommen werden, es sei denn, sie seien in der von der Reichsregierung aufgestellten Liste der mit einer ernsten Gefahr für Leben oder Gesundheit verbundenen ärztlichen Eingriffe aufgeführt, wenn auch irrigerweise. Die Vornahme der in der **Liste der Reichsregierung** aufgezählten ärztlichen Eingriffe ohne Einwilligung des Kranken ist also auf **jeden** Fall unerlaubt, gleichgültig, ob sie im konkreten Fall irgendeine Schädigung bewirken oder auch nur eine Gefahr für Leben oder Gesundheit des Kranken mit sich bringen oder ob sie auch nur generell mit einer ernsteren Gefahr für Leben oder Gesundheit verbunden sind.

Dagegen dürfen diejenigen ärztlichen Eingriffe, die in der Liste der Reichsregierung **nicht** aufgeführt sind, **nicht ohne weiteres** auch ohne Einwilligung des Kranken vorgenommen werden. Denn die Liste der Reichsregierung zählt die mit einer ernsten Gefahr verbundenen ärztlichen Eingriffe nicht abschließend auf, sondern erwähnt nur diejenigen, die „insbesondere" hierunter fallen. Wenn ein ärztlicher Eingriff in der Liste der Reichsregierung nicht enthalten ist, hat der Arzt, dem die Behandlung des Geschlechtskranken anvertraut ist, das Recht, aber auch die Pflicht, zur **selbständigen Prüfung**, ob es sich um einen Eingriff handelt, der mit einer ernsten Gefahr für Leben oder Gesundheit verknüpft ist oder nicht. Kommt der Arzt zu dem Ergebnis, daß es sich nicht um einen solchen mit ernster Gefahr verbundenen Eingriff handelt, so darf er ihn auch vornehmen, ohne sich der Einwilligung des Geschlechtskranken versichert zu haben, ja auch gegen seinen ausgesprochenen Willen. Kommt er dagegen zu dem entgegengesetzten Ergebnis, so muß er den Eingriff unterlassen, wenn er nicht vorher die Einwilligung des Kranken erhalten hat. Er darf den betreffenden Eingriff auch dann nicht vornehmen, wenn er fest davon überzeugt ist, daß das Unterlassen jenes Eingriffs schwere Schädigungen der Gesundheit oder gar des Lebens des Kranken mit sich bringen könne oder wenn er der Überzeugung ist, daß der von ihm geplante Eingriff nach dem gegenwärtigen Stande der medizinischen Wissenschaft das einzige wirksame Mittel ist, um den Kranken wieder gesund zu machen oder doch um die Ansteckungsgefahr zu beseitigen.

Jadassohn S. 17 f. hatte die Vermutung ausgesprochen, daß auch die Bismutbehandlung und die Lumbalpunktion sowie die Malariabehandlung in die Liste der mit ernsten Gefahren für Leben oder Gesundheit verbundenen ärztlichen Eingriffe aufgenommen werden würden, desgleichen einzelne urologische und gynäkologische Eingriffe. Ob letztere aufgenommen sind, läßt sich von dem Laien nicht beurteilen; die drei erstgenannten Behandlungsmethoden sind jedenfalls in der Liste nicht enthalten. Desgleichen befindet sich nicht in der Liste die von Sklarz („Kriminalistische Monatshefte" 1927 S. 88) erwähnte Behandlung mit Chrom.

Die Tragweite dieser rechtlichen Regelung kann zweifelhaft sein. Nathan in der „Zeitschrift für Medizinalbeamte" Jhg. 36 S. 65 ff.) hatte gegen diese Bestimmung lebhafte Bedenken erhoben. Das Einwilligungsproblem, das für das gesamte Zivil- und Strafrecht von Bedeutung sei, würde dann in einem Nebengesetz geregelt werden, und zwar in einer Weise, die keineswegs mit der allgemeinen Rechtslehre im Einklang sei: Die Lehre von der Einwilligung als Rechtfertigung ärztlicher Eingriffe, die sich praktisch als nahezu undurchführbar erwiesen habe, würde dann ihre gesetzliche Stütze finden (vgl. auch Nathan „Über den Ausschluß der Rechtswidrigkeit im Strafrecht unter besonderer Berücksichtigung des ärztlichen Wirkungskreises", Breslau 1923). Es ist nicht zu verkennen, daß die erhobenen Bedenken von Bedeutung sind. Wenn aber das Zustandekommen des Gesetzes nicht in Frage gestellt werden sollte, blieb nichts anderes übrig, als die von dem Gesetz gewählte Lösung anzunehmen. Es darf übrigens als zweifelhaft bezeichnet werden, ob eine Rückwirkung dieser Sonderbestimmung auf das übrige Rechtsgebiet so, wie sie Nathan annimmt, tatsächlich zu besorgen ist. Im übrigen besteht dieser Rechtszustand schon seit 1918 (vgl. VO. 1918 § 2). Ihre Stellung im § 4 und zwar im Abs. 4 scheint darauf hinzudeuten, daß es sich hier um eine Vorschrift handelt, die sich nur auf die Zwangsuntersuchung und die Zwangsheilung bezieht, nicht dagegen auf diejenigen Fälle, in denen sich ein Geschlechtskranker freiwillig von einem Arzt behandeln läßt. In der Tat wird man diese Bestimmungen unmittelbar nur auf jene Fälle beziehen dürfen. Es wird aber statthaft und geboten sein, sie analog auch auf diejenigen Fälle anzuwenden, in denen es sich nicht um eine Zwangsuntersuchung oder Zwangsbehandlung handelt. Der Satz, daß erstere Eingriffe nur mit Einwilligung des Kranken vorgenommen werden dürfen — wenn nicht besondere Ausnahmefälle vorliegen, die hier wohl kaum jemals gegeben sein dürften — gilt ganz allgemein. Zweifelhaft könnte nur sein, inwieweit die Liste der Reichsregierung auch dann bindet, wenn es sich nicht um ärztliche Zwangsmaßnahmen handelt. Man wird aber davon auszugehen haben, daß in der Liste der Reichsregierung diejenigen Eingriffe aufgezählt sind, die in der Tat nach der herrschenden Meinung der Wissenschaft unter den heutigen Verhältnissen eine ernste Gefahr für Leben oder Gesundheit mit sich bringen können und daß deshalb nach Treu und Glauben unterstellt werden darf, daß der Kranke, der sich einem Arzt anvertraut, vor der Vornahme solcher ärztlichen Eingriffe will, daß seine Einwilligung eingeholt werden muß. Dies ist von besonderer Wichtigkeit für Quecksilberkuren und Salvarsankuren, über deren Gefährlichkeit die Ansichten weit auseinandergehen. Es wird deshalb auch der Privatarzt, der einen Geschlechtskranken behandelt, vor der Vornahme einer Quecksilberkur oder einer Salvarsankur gut tun, sich des Einverständnisses seines Patienten zu vergewissern.

Handelt es sich um noch minderjährige geschlechtskranke Personen, so tritt an die Stelle der Einwilligung des Kranken selbst die Einwilligung der Eltern, Vormünder oder sonstigen Erziehungsberechtigten, denen gemäß § 2 Abs. 1 die Behandlungspflicht obliegt. über Einzelheiten vgl. oben § 2 Anm. 3.

Jadassohn weist darauf hin, daß sich die besondere Bestimmung über die Unzulässigkeit ärztlicher Eingriffe nur auf diejenigen Geschlechtskranken bezieht, die zur Zwangsheilung in das Krankenhaus überwiesen worden sind und daß bei Privatpatienten, die sich freiwillig behandeln lassen, der Arzt auch solche Eingriffe gegen den Willen seines Patienten nicht vornehmen dürfe, die nicht mit einer ernsten Gefahr für Leben oder Gesundheit verbunden sind. (Vgl. dazu auch Kahl, „Der Arzt im Strafrecht", Jena 1909 S. 15.) Auch wenn der Eingriff an sich notwendig ist, um die Ansteckungsgefährlichkeit der Krankheit zu beseitigen, ist der Kranke nicht verpflichtet seine Einwilligung zu geben. Eine solche Verpflichtung kann auch nicht etwa aus § 2 hergeleitet werden, da die Behandlungspflicht, die dem Geschlechtskranken bis zur Beseitigung der Ansteckungsgefahr obliegt, nur die Verpflichtung in sich schließt, sich von einem für das Deutsche Reich approbierten Arzt behandeln zu lassen; welche Art der Behandlung der Kranke über sich ergehen lassen muß, bestimmt sich aber nach allgemeinen Gesichtspunkten. Wer sich freiwillig behandeln läßt, läuft, wenn er Eingriffe, die der behandelnde Arzt zur Beseitigung der Ansteckungsgefährlichkeit der Krankheit für erforderlich hält, an sich nicht vornehmen läßt, auch nicht Gefahr, daß er der Gesundheitsbehörde gemeldet wird. Denn man kann dann noch nicht sagen, daß er sich der ärztlichen Behandlung im Sinne des § 9 „entzieht". Eine Ausnahme wird man nur dann machen dürfen, wenn der Kranke zu so gut wie keinerlei Maßnahmen seine Einwilligung gibt. In einem solchen Fall wird man auch sagen können, daß er seiner Behandlungspflicht gemäß § 2 nicht nachkommt. Gibt er aber nur zu vereinzelten harmlosen Eingriffen seine Einwilligung nicht, so gibt es ihm gegenüber kein Zwangsmittel. Trotzdem ist nicht zu befürchten, daß Geschlechtskranke sich gegen harmlose Eingriffe häufiger sträuben werden, da ihnen selbst nicht nur in ihrem eigenen gesundheitlichen Interesse daran liegen muß, möglichst bald geheilt zu werden, sondern da es auch — zum wenigsten dann, wenn sie nicht Minderbemittelte im Sinn des § 2 Abs. 2 sind — schon in ihrem eigenen wirtschaftlichen Interesse liegt, daß die Ansteckungsgefährlichkeit ihrer Geschlechtskrankheit möglichst schnell beseitigt wird, damit sie nicht mehr verpflichtet sind, sich ärztlich behandeln zu lassen.

Die Frage, ob ein mit einer ernsten Gefahr verbundener Eingriff vorliegt oder nicht, hat — soweit nicht durch die Reichsliste eine bindende Entscheidung getroffen ist — einzig und allein der behandelnde Arzt zu treffen, nicht etwa die Gesundheitsbehörde. Die Gesundheitsbehörde hat nur dafür zu sorgen, daß Geschlechtskranke, die verdächtig sind, die Geschlechtskrankheit zu verbreiten, ausreichend ärztlich behandelt werden; sie hat ferner gegebenenfalls für die zwangsweise Einweisung in ein Krankenhaus zu sorgen; die Gesundheitsbehörde allein hat auch zu bestimmen, wann die Zwangsbehandlung aufzuhören oder wann der Geschlechtskranke aus dem Krankenhaus zu entlassen ist, wenngleich sie diese Maßnahmen natürlich zweckmäßigerweise erst nach Anhörung des Arztes und unter Berücksichtigung seiner gutachtlichen Äußerung treffen wird. Wie aber die ärztliche Behandlung im einzelnen sich zu gestalten hat, um das anzustrebende Ziel zu erreichen, das gehört nicht zu den Aufgaben der Gesundheitsbehörde als einer Verwaltungsbehörde, sondern ausschließlich zur Zuständigkeit desjenigen Arztes, der im Auftrage der Gesundheitsbehörde die Zwangsbehandlung vorzunehmen hat. Nur der Arzt ist dafür verantwortlich, daß seine medizinischen Maßnahmen den Regeln der ärztlichen Wissenschaft und der Standesethik entsprechen. Er kann diese Verantwortung aber nur dann übernehmen, wenn er in seinen Maßnahmen unabhängig ist, wenn er davor sicher ist, daß er nicht zu ärztlichen Maßnahmen veranlaßt wird, die er nicht für ratsam hält und daß er nicht ärztliche Eingriffe unterlassen muß, die er für zweckmäßig hält und zu deren Anwendung er nach allgemeinen Rechtsgrundsätzen auch befugt ist. Nur dadurch, daß sie die Zwangsbehandlung für beendet erklärt, kann die Gesundheitsbehörde ärztliche Maßnahmen durchkreuzen — was sie natürlich nur in seltenen, besonders gearteten Ausnahmefällen tun wird —, bis dahin aber ist einzig und allein der behandelnde Arzt Herr des Verfahrens.

Daß die Befugnis zur Zwangsbehandlung dem Arzt nicht das Recht gibt, eine Operation ohne Einwilligung des Kranken auszuführen, ist anerkannten Rechtes (RG. 25 S. 375).

Unter „Eingriff" ist nicht etwa nur die Vornahme einer Operation zu verstehen, sondern, wie ein Regierungsvertreter im Ausschuß ausdrücklich erklärt hat, „jeder einzelne Akt der ärztlichen Heiltätigkeit" (Ber. II S. 9). Daß unter ärztlichen Eingriffen nicht nur operative Eingriffe zu verstehen seien, sondern jede eingreifende Maßnahme, so z. B. auch das Eingeben eines Opiumpulvers, bestätigt auch der Abg. Grotjahn, Verh. zu E IV S. 11 367.

Nach dem bisherigen Recht durften ärztliche Eingriffe nur mit Einwilligung des Kranken vorgenommen werden, wenn sie mit einer „ernsteren" Gefahr für Leben oder Gesundheit verbunden sind (VO. 1918 § 2). Heute dagegen wird eine „ernste" Gefahr gefordert. Dadurch wird die Zahl der Eingriffe, die nicht ohne Einwilligung des Kranken vorgenommen werden dürfen, eingeschränkt. Ob die jetzige Fassung eine „mildere Bestimmung" gegenüber der früheren Fassung ist, wie Ministerialdirektor Dammann (Verh. zu E IV S. 11 361) gemeint hat, mag dahingestellt bleiben. Es kommt das auf den Standpunkt an, von dem aus man diese Bestimmung betrachtet: Vom Standpunkt des Kranken aus ist die jetzige Fassung die schärfere, da sie dem Arzt in einer größeren Zahl von Fällen gestattet, ärztliche Eingriffe auch ohne Einwilligung des Kranken vorzunehmen; vom Standpunkte des Arztes aus allerdings ist die neue Fassung als milder zu bezeichnen, da sie ihm größere Bewegungsfreiheit gibt.

Die Liste derjenigen ärztlichen Eingriffe, die „insbesondere" mit einer ernsten Gefahr für Leben oder Gesundheit verbunden sind, stellt die Reichsregierung auf. Sie ist in ihren Entschließungen von keiner anderen Instanz abhängig. Der kommunistische Antrag, dem Reichstag das Mitbestimmungsrecht einzuräumen, ist nicht angenommen worden (vgl. Abg. Arendsee, Verh. S. 8687). An die Erklärungen, die die Reichsregierung im Reichstag über den Inhalt dieser Liste abgegeben hat, ist sie nur insofern gebunden, als sie dem Parlament überhaupt für Maßnahmen irgendwelcher Art verantwortlich ist.

Nach mehrfachen Erklärungen von Regierungsvertretern in den Ausschüssen und in der Vollversammlung besteht kein Zweifel darüber, daß nach dem gegenwärtigen Stande unseres Wissens insbesondere die Salvarsanbehandlung als ein ärztlicher Eingriff anzusehen ist, der als mit einer ernsten Gefahr für Leben oder Gesundheit verbunden auf die Liste gesetzt wird (vgl. Abg. Arendsee, Verh. S. 8687; Abg. Lüders, Verh. S. 8703; Ministerialdirektor Dammann, Ber. II S. 9; Prof. Dr. Jadassohn in Verh. zu Ber. I S. 9; Prof. Dr. Pinkus, Ber. I S. 9; Ministerialdirektor Dammann, Ber. I S. 10; Abg. Bell, Verh. zu E IV S. 11 360; Ministerialdirektor Dammann, Verh. zu E IV S. 11 361).

Auf die Frage, ob es richtig ist, daß die Salvarsanbehandlung auch dann, wenn sie in sachgemäßer Weise vorgenommen wird, ernste Gefahren für Leben oder Gesundheit des Patienten mit sich bringt, braucht hier nicht eingegangen zu werden (vgl. u. a. Hofmann in Verh. zu E IV S. 11 346, 11 347, 11 348; Professor Dr. Jadassohn, Verh. zu E IV S. 11 351, 11 353; Abg. Moses, Verh. zu E IV S. 11 358, 11 359).

Daß vereinzelt die Salvarsanbehandlung zu schweren Schädigungen der Gesundheit und auch zu Todesfällen geführt hat, wird allgemein zugegeben, und nicht erst seit heute. Sie sind zwar nach der durchaus herrrschenden Ansicht der Ärzte im Kampf gegen die Syphilis ausgezeichnet bewährte Mittel, sind aber als „schwer eingreifende" Mittel „in Händen Unerfahrener nicht ungefährlich" und dürfen daher nur mit Einwilligung des Kranken zur Anwendung kommen (Kirchner in der „Ärztlichen Sachverständigen-Zeitung" 1919 S. 200 f.). Aus den Berichten des Landesgesundheitsamts ergibt sich aber, daß die Gefahr eines tödlichen Ausgangs außerordentlich gering ist und daß es im Laufe der Zeit immer mehr gelungen ist den tödlichen Ausgang zu vermeiden. Im Jahre 1912 kamen noch auf

1 200 000 Salvarsaneinspritzungen 66 Todesfälle, 1913 auf zwei Millionen Einspritzungen nur 37 Todesfälle und 1917 auf 1 280 000 Einspritzungen nur 10 Todesfälle (Abg. Moses in Verh. I S. 11 359). Auf Grund dieser Statistik hat der Abg. Moses erklärt, „daß zurzeit die Gefahr, bei Salvarsaninjektionen den Vergiftungstod zu erleiden, ungleich geringer ist als die Gefahr, bei einer Chloroformnarkose durch Chloroform sterben zu müssen". Trotzdem wird man heute noch die Salvarsanbehandlung mit Recht als einen Eingriff bezeichnen können, der immerhin ernste Gefahren für Leben oder Gesundheit mit sich bringt. Die Salvarsanbehandlung ist auch bisher schon als ein solcher ärztlicher Eingriff im Sinne der VO. 1918 angesehen worden (Ministerialdirektor Dammann in Verh. I S. 11 361). Das Salvarsan gehört übrigens gemäß § 1 der Verordnung über den Verkehr mit Arzneimitteln vom 31. Juli 1922 (RGBl. I S. 710) zu den Stoffen, die nach § 2 der Verordnung betreffend den Verkehr mit Arzneimitteln vom 22. Oktober 1901 (RGBl. S. 380) und dem dazugehörigen Verzeichnis B. außerhalb der Apotheken nicht feilgehalten und verkauft werden dürfen. Die hohe Zahl der tatsächlich erfolgten Salvarsanbehandlungen zeigt, daß die bei weitem meisten Syphiliskranken auch verständig genug sind, sich dieser Behandlung zu unterziehen. Und Professor Dr. Pinkus hat seinerzeit im Ausschuß ausdrücklich erklärt, daß er irgendeinen Zwang gegen Prostituierte, die an Syphilis erkrankt seien, sich mit Salvarsan behandeln zu lassen, nicht für erforderlich halte. Die Mädchen, die die Salvarsanbehandlung ablehnten, blieben lange Zeit mit Ausschlag und Geschwüren bedeckt, während die Patientinnen, die dem Zuspruch des Arztes folgten, sehr schnell ihr früheres gesundes Aussehen wiedergewännen. Die „oft geradezu zauberhafte" Wirkung der Salvarsanbehandlung mache einen so tiefen Eindruck auf die Widerstrebenden, daß sie bald selbst die Aufforderung an den Arzt richteten, mit Salvarsan behandelt zu werden (Ber. I S. 7). Auch Jadassohn glaubt, daß das Verbot, bestimmte Methoden — gedacht ist in erster Linie wohl an die Salvarsanbehandlung — ohne Einwilligung des Kranken vorzunehmen, praktisch kaum schaden werde, da nach den bisherigen Erfahrungen anzunehmen sei, daß die übergroße Mehrzahl der zwangsweise Behandelten, insbesondere der Prostituierten, in ihrem eigenen Interesse die Einwilligung erteilen würden, weil sie sonst damit rechnen müssen, daß ihre Zwangsbehandlung ganz erheblich länger fortgesetzt werden muß, da die Ansteckungsgefährlichkeit nach unseren sonstigen Erfahrungen auf andere Weise auch nicht annähernd mit so hoher Wahrscheinlichkeit zu beseitigen ist (S. 18 f.).

Bei dieser Sachlage ist es verständlich und angemessen, daß sich die Reichsregierung verpflichtet hat, die Salvarsanbehandlung in die Liste derjenigen ärztlichen Eingriffe aufzunehmen, die mit einer ernsten Gefahr für Leben oder Gesundheit verbunden seien. Es darf aber nicht übersehen werden, daß nach kürzerer oder längerer Zeit Methoden gefunden werden können, die der Salvarsanbehandlung die ihr jetzt noch anhaftende Gefährlichkeit nehmen. Dann würde es vom Standpunkt eines Gesetzes zur Bekämpfung der Geschlechtskrankheiten aus widersinnig sein, wenn nicht auch die Zwangsbehandlung gegebenenfalls mit Hilfe dieser Methode sollte erfolgen dürfen. Mögen auch die bei weitem meisten von sich aus so verständig sein, eine Salvarsankur zu machen und mag die Zahl derer, die widerstreben, bei weiterer Aufklärung und bei weiterer Verringerung der Gefahren noch erheblich geringer werden, so wird doch immer eine gewisse Anzahl von Personen übrig bleiben, die sich fanatisch gegen eine solche Kur sträuben. Es kann vielleicht schon heute zweifelhaft sein, ob es nicht richtiger gewesen wäre, von dem Einzelnen zu verlangen, daß er die für ihn bestehende, nicht gerade hoch einzuschätzende, Gefahr mit in den Kauf nehme um des öffentlichen Interesses einer wirksamen Bekämpfung der Geschlechtskrankheiten willen, doch wäre es zweifellos zweckwidrig, wenn man nach Beseitigung jeder ernsthaften Gefahr durch eine Salvarsanbehandlung das öffentliche Interesse dem Eigensinn des Erkrankten nachsetzen würde. Es wäre auch widersinnig, in die Liste der insbesondere mit einer ernsten Gefahr für Leben oder Gesundheit verbundenen Eingriffe auch eine solche Methode noch aufzunehmen, die nach Meinung aller wirklich Sachverständigen mit einer solchen Gefahr zweifelsfrei nicht mehr verbunden ist.

Die Reichsregierung ist aber durch ihre im Reichstag gegebenen Zusagen auch nicht für alle Ewigkeit gebunden. Eine Bindung besteht nur solange, als sich die gegenwärtige Sachlage nicht wesentlich geändert hat. Macht die medizinische Wissenschaft Fortschritte, die eine so gut wie gefahrlose Verwendung des Salvarsans gewährleisten, so ist es der Reichsregierung unbenommen, die Salvarsanbehandlung aus der Liste zu streichen, und zwar ohne vorher den Reichstag gefragt zu haben. Das geht aus dem Wortlaut der vorsichtig formulierten Regierungserklärungen hervor: Bei der Ausschußberatung von E IV bestätigte Ministerialdirektor Dammann, „daß bei der Behandlung mit Salvarsan oder Quecksilber nach dem heutigen Stande der ärztlichen Technik eine ernste Gefahr für Leben oder Gesundheit nicht mit voller Sicherheit ausgeschlossen werden könne, ein solcher Eingriff somit nur mit Einwilligung des Kranken vorgenommen werden dürfe" (Ber. I S. 8; vgl. auch Verh. zu E IV S. 11361). Hiemit deckt sich auch die bei der Beratung des Entwurfs von 1925 abgegebene Regierungserklärung (Ber. II S. 9). Gewicht ist dabei auf die Erklärung zu legen, daß „nach dem heutigen Stande" der ärztlichen Technik anerkannt werden müsse, daß die Salvarsanbehandlung mit einer ernsten Gefahr für Leben oder Gesundheit verbunden sei. Fällt diese Voraussetzung infolge eines Fortschrittes der ärztlichen Technik fort, so hat die Reichsregierung vollkommen freie Hand. Es muß als selbstverständlich bezeichnet werden, daß sie dann ungesäumt die Salvarsanbehandlung von der Liste streicht. Solange allerdings *wesentliche* Fortschritte nicht erzielt sind, darf sie das nicht tun. Meinungsverschiedenheiten einzelner unbelehrbarer eigensinniger Eigenbrödler stehen einer Änderung der Bestimmung aber nicht entgegen.

Die Liste ist im Reichsgesetzblatt zu veröffentlichen (Ber. II S. 27). Die zurzeit geltende ist im Anhang I abgedruckt. Auch Abänderungen der Liste, sei es, daß neue Methoden aufgenommen oder bisher aufgenommene gestrichen werden, sind in dem Reichsgesetzblatt zu veröffentlichen.

9. Anfechtung der Verwaltungsverfügungen.

Ob eine Anfechtung der Verwaltungsverfügungen auf Vorlegung eines ärztlichen Zeugnisses usw. möglich ist, könnte zweifelhaft sein. Finger („Gerichtssaal" Bd. 94 S. 355) bejaht diese Frage, wenn auch in vorsichtiger Form und ohne Begründung. Er meint, die Anfechtung werde sich „nach den allgemeinen verwaltungsrechtlichen Bestimmungen" richten. Welches diese allgemeinen Bestimmungen sind, sagt Finger nicht.

Wenngleich die Gesundheitsbehörden Behörden der Länder sind, könnten reichsrechtliche Bestimmungen in Frage kommen, da die von den Gesundheitsbehörden ausgeübten Befugnisse auf Reichsrecht zurückgehen. Eine reichsrechtliche Bestimmung über zulässige Rechtsmittel, die Rechtsmittelinstanzen und das Rechtsmittelverfahren ist aber nicht ergangen.

Ob und welche *Rechtsmittel* gegen Anordnungen aus § 4 des Gesetzes zulässig sind, bestimmt sich nach dem maßgebenden Landesrecht. In Preußen unterliegen die Anordnungen der Gesundheitsbehörde auf Grund des § 4 des Gesetzes der Beschwerde im Aufsichtswege. Kommt darnach in zweiter Instanz eine ministerielle Entscheidung in Betracht, so ist der Minister für Volkswohlfahrt zuständig (pr. vorl. Anw. IV a 6). In Bayern ist gegen die Anordnungen der Gesundheitsbehörde binnen 14 Tagen nach Eröffnung der Anordnung Beschwerde zulässig an die vorgesetzte Regierung, Kammer des Innern, die endgültig entscheidet. Aufschiebende Wirkung hat die Beschwerde nicht (bayer. AB. zu § 4 Abs. 5). Nach württ. AB. § 5 sind Beschwerden gegen Anordnungen der Oberamtsärzte auf Grund des § 4 des Gesetzes zulässig. Beschwerdeinstanz ist das Innenministerium.

Mehr als eine *Aufsichtsbeschwerde* an die der Gesundheitsbehörde vorgesetzte Aufsichtsbehörde, aber ohne aufschiebende Wirkung, wird man daher den von den Verfügungen Betroffenen kaum einräumen können.

§ 5.

Wer den Beischlaf ausübt, obwohl er an einer mit Ansteckungsgefahr verbundenen Geschlechtskrankheit leidet und dies weiß oder den Umständen nach annehmen muß, wird mit Gefängnis bis zu drei Jahren bestraft, sofern nicht nach den Vorschriften des Strafgesetzbuchs eine härtere Strafe verwirkt ist.

Die Verfolgung tritt nur auf Antrag ein. Ist der Täter ein Angehöriger des Antragstellers, so ist die Zurücknahme des Antrags zulässig.

Die Strafverfolgung verjährt in sechs Monaten.

1. Entstehungsgeschichte.

Eine ähnliche Strafbestimmung kannten schon einige deutsche Strafgesetzbücher, so insbesondere das oldenburgische Strafgesetzbuch von 1814. Altenburg, Baden und Thüringen hatten auch eine gleichartige Strafbestimmung, die sich aber nicht gegen jedermann richtete, sondern nur gegen Prostituierte (v. Liszt, „Strafrechtliche Aufsätze und Vorträge" Bd. 2, Berlin 1905, S. 477 ff.). Unser geltendes Strafgesetzbuch hat eine ähnliche Bestimmung nicht aufgenommen. Aber schon 1893 hatte eine mit der Vorbereitung einer Vorlage über die Abänderung verschiedener Bestimmungen des StGB. betraute Reichstagskommission beschlossen, die Aufnahme einer ähnlichen Bestimmung vorzuschlagen. Seitdem wurde mehrfach der Vorschlag wiederholt (vgl. v. Liszt a. a. O. S. 484 ff.; E I S. 9; dazu noch Erster Teilbericht des 16. Ausschusses für Bevölkerungspolitik, Reichstag 13. Legislaturperiode, II. Session 1914/1917, Bd. 912, S. 5 und Pfenninger in „Schweiz. Zeitschrift für Strafrecht", Jhg. 40 S. 226 ff.). Über die Stellung der Entwürfe zu einem Strafgesetzbuch vgl. die Begründung zu dem Vorentwurf von 1909, Besonderer Teil S. 665; Denkschrift zum Entwurf von 1919 S. 237; Gegenentwurf § 274. Über die literarische Vorgeschichte vgl. v. Liszt a. a. O. S. 490 f., 492 ff.; Schmölder S. 26 ff.; Schmölder (Bestrafung) S. 21 f.; Laupheimer S. 90 f.

VO. 1918 § 3 enthielt eine dem jetzigen § 5 entsprechende Bestimmung, machte die Strafverfolgung aber nur bei Ehegatten und Verlobten von einem Antrag abhängig und enthielt keine Bestimmung über die Zurücknahme des Strafantrages.

2. Zweck der Bestimmung.

Wer an einer mit Ansteckungsgefahr verbundenen Geschlechtskrankheit leidet und dies weiß oder den Umständen nach annehmen muß, hat nicht nur gemäß § 2 die Pflicht sich behandeln zu lassen, sondern auch die selbstverständliche sittliche und rechtliche Pflicht, alles zu tun, was in seinen Kräften steht, um eine Weiterverbreitung der Krankheit zu verhindern. Dazu gehört in erster Linie, daß er sich des Beischlafs enthält, solange Ansteckungsgefahr besteht. Erfahrungsgemäß wird diese sittliche und rechtliche Pflicht aber vielfach übertreten, teilweise aus Leichtfertigkeit, teilweise aus Gewissenlosigkeit. Nicht nur Prostituierte, die aus dem Beischlaf ein Gewerbe machen, sondern auch Männer sind gewissenlos und leichtfertig genug, um den Geschlechtsverkehr auch dann fortzusetzen, wenn sie an einer mit Ansteckungsgefahr verbundenen Geschlechtskrankheit leiden.

Die Strafbestimmung soll nicht in erster Linie begangenes Unrecht sühnen, sondern soll vor allem durch ihr Bestehen vorbeugend wirken, sie soll das Gewissen der geschlechtskranken Männer und Frauen schärfen (Begr. S. 7); Lauphеimer S. 102 f.). Auch bei der Beratung des Gesetzentwurfs ist dieser Gedanke wiederholt zum Ausdruck gebracht worden. Schon v. Liszt a. a. O. S. 488 f. hatte mit Nachdruck auf diesen Gesichtspunkt hingewiesen: „Die statistischen Erhebungen haben gezeigt, daß unserer männlichen Jugend die Erkenntnis von dem verbrecherischen Charakter einer Gefährdung der Gesundheit anderer durch Geschlechtsverkehr im infizierten Zustand völlig verloren gegangen ist. Hier handelt es sich darum, das schlaff gewordene Gewissen wieder zu stärken. Gerade das soll und wird eine Strafandrohung bewirken. Sie wird sich in erster Linie nicht an die Dirne, sondern an den Mann wenden. Sie wird ihm ins Gedächtnis zurückrufen, was er vergessen hat, weil auch keiner seiner Freunde und Bekannten daran zu denken gewohnt war, daß er nicht nur eine sittlich verwerfliche, sondern auch eine vom Staate gebrandmarkte Tat begeht, wenn er, um ein augenblickliches Bedürfnis zu befriedigen, einen seiner Nebenmenschen der Gefahr aussetzt, die Gesundheit vielleicht für sein ganzes Leben einzubüßen."

v. Liszt betont dabei wohl ein wenig zu sehr die Schuld der Männer — durchaus verständlicherweise, da man früher im allgemeinen allzu sehr geneigt war, die Verbreitung der Geschlechtskrankheiten allein auf das Schuldkonto der Prostituierten zu setzen, ohne die große Mitschuld vieler Männer richtig einzuschätzen. Wie gewissenlos viele Männer beim geschlechtlichen Verkehr zu handeln imstande sind, ergeben die erschütternden Beispiele, die Flesch ZBG. Bd. 4 S. 39 von zwei Ärzten gibt, die im vollen Bewußtsein, an einer mit Ansteckungsgefahr verbundenen Geschlechtskrankheit zu leiden, trotz der Warnungen von Kollegen sich sogar verlobten und verheirateten und ihre Frauen auf das schwerste mit Syphilis und Gonorrhöe ansteckten, unter dem Schutze des Berufsgeheimnisses ihrer Kollegen, das diesen Schweigen gebot. Flesch spricht hier mit Recht von einem „Bubenstück" seiner Kollegen. Wenn derartiges schon bei Ärzten geschieht, bei denen die Kenntnis der schweren Folgen ihres gewissenlosen Tuns und die Standesethik eine derartige Handlungsweise doch eigentlich tatsächlich unmöglich machen sollte, dann kann man sich vorstellen, wieviele andere Männer der Versuchung unterliegen werden, trotz Kenntnis von ihrer mit Ansteckungsgefahr verbundenen Geschlechtskrankheit dennoch eine Ehe einzugehen oder doch außergeschlechtlichen Verkehr zu treiben.

Unter diesen Umständen ist eine Strafbestimmung allerdings am Platze, um weithin zu kennzeichnen, wie gewissenlos ein derartiges Verhalten zu bewerten ist. Ist auch der Geschlechtstrieb zu mächtig, insbesondere wenn die Hemmungen durch Alkoholgenuß ausgeschaltet oder doch in ihrer Wirksamkeit gemildert sind, als daß man hoffen könnte, daß die Kenntnis von der Strafbarkeit der Handlungsweise sich in allen Fällen als wirksam erweisen werde, so darf man doch hoffen, daß durch diese deutliche Kennzeichnung der Gewissenlosigkeit der Handlungsweise immerhin in einer erheblichen Anzahl von Fällen die gemeinschädliche Handlungsweise unterbunden wird. Dies, obgleich man sicherlich damit rechnen kann, daß in einer erheblichen Anzahl von Fällen, in denen gegen diese Strafbestimmung verstoßen worden ist, Anzeige nicht erstattet wird und daß es nicht in allen Fällen, in denen begründeterweise Anzeige erstattet worden ist, gelingen wird, eine Verurteilung herbeizuführen. Soll der vorbeugende Zweck der Strafvorschrift erreicht werden, so ist es allerdings auch erforderlich, daß in den verhältnismäßig seltenen Fällen, in denen Verurteilung erfolgen wird, Strafen erkannt werden, die in einem richtigen Verhältnis zu der Gemeingefährlichkeit der Handlungsweise des Täters stehen und die auch geeignet sind, auf andere abschreckend zu wirken.

Wenn man früher gemeint hatte, es würden durch das Bestehen einer solchen Strafbestimmung auch erhebliche Gefahren heraufbeschworen, insbesondere würde die Strafbestimmung zu Erpressungen Anlaß geben (Vorentwurf zu einem Deutschen Strafgesetzbuch von 1909, Besonderer Teil S. 665; v. Zumbusch S. 7; Lucas in DJZ. 1916 Sp. 1155 f.; vgl. auch Laupheimer S. 96; Pfenninger in „Schweiz. Zeitschrift für Strafrecht", Jhg. 40 S. 229 ff.), so kann man nur soviel sagen, daß in den fast zehn Jahren, seit der entsprechende § 3 der VO. von 1918 in Kraft ist, sich diese Befürchtungen, soweit zu erkennen, nicht bestätigt haben. Schon Campe in der „Deutschen Strafrechtszeitung" 1918 hatte die Ansicht ausgesprochen, daß die Gefahr der Erpressungen überschätzt werden dürfte. Ein verläßlicher Nachweis, daß die Strafbestimmung nicht auch solche unerwünschten Folgen mit sich bringt, läßt sich allerdings der Natur der Sache nach nicht führen.

Ob die Behauptung von Fischer („Die Polizei" 1922 S. 90) zutreffend ist, daß VO. 1918 nach der wohl übereinstimmenden Ansicht aller Kenner der praktischen Verhältnisse ein Schlag ins Wasser gewesen sei, kann immerhin zweifelhaft sein. Jedenfalls darf dies aus der verhältnismäßig geringen Anzahl von Verurteilungen wegen Vergehens gegen VO. 1918 § 3 nicht geschlossen werden. Quarck S. 16 erwähnt übrigens, daß Polizeibehörden großer Städte anläßlich einer Umfrage des Min. für Volkswohlfahrt im Jahre 1921 berichtet hätten, VO. 1918 habe segensreich gewirkt. In Wirklichkeit läßt es sich kaum auch nur einigermaßen exakt feststellen, ob VO.

1918 § 3 tatsächlich vorbeugend gewirkt hat oder nicht und auch, ob die befürchteten unerwünschten Nebenwirkungen eingetreten sind, kann ohne eingehende Unterlagen nicht bestimmt behauptet werden. Hier die erforderlichen Unterlagen zu schaffen, muß der Zukunft vorbehalten bleiben.

Nach allem ist soviel gewiß, daß § 4, je besser er seinen Zweck erfüllt, desto seltener zur Anwendung kommen muß. Andererseits läßt sich aus seiner seltenen Anwendung nicht ohne weiteres darauf schließen, daß die Strafbestimmung tatsächlich vorbeugend gewirkt hat. Denn nur in seltenen Fällen werden derartige Vergehen zur Kenntnis der Strafbehörden gelangen, und in denjenigen Fällen, in denen dies geschieht, wird nur in einem Bruchteil der Fälle eine Überführung möglich sein. Von dem Ratschlage von Jadassohn S. 19 f., die Verurteilungen wegen Vergehens gegen § 5 ohne Namensnennung in der Presse bekannt zu geben, vermag ich mir irgendeinen wesentlichen Nutzen nicht zu versprechen. Denn die Zahl der Verurteilungen ist so gering und wird voraussichtlich auch so niedrig bleiben, daß daraus vermutlich nur der Schluß gezogen werden würde, daß die Gefahr erwischt zu werden hier außerordentlich gering ist. Eher können aufklärende Aufsätze Nutzen bringen.

Personen, gegen die Anzeige wegen Vergehens gegen § 5 erstattet worden ist, werden in der Regel verdächtig sein, geschlechtskrank zu sein und die Krankheit weiterzuverbreiten. Die Gesundheitsbehörde ist daher befugt, ihnen gegenüber Anordnungen auf Grund des § 4 zu treffen. Nach pr. vorl. Anw. IX Abs. 4 können aber von der Polizei im Einverständnis mit der Gesundheitsbehörde weibliche Personen, gegen die Anzeige wegen Vergehens gegen § 5 erstattet worden ist, statt der Gesundheitsbehörde der Fürsorgestelle für Gefährdete angezeigt werden. Es soll dies nach pr. vorl. Anw. VII Abs. 5 in der Hauptsache bei solchen Personen vereinbart werden, bei denen eine längere sozialfürsorgerische Betreuung erforderlich ist, damit die Einheitlichkeit der Überwachung nach Möglichkeit gewahrt wird.

3. Vorsätzliche und fahrlässige Körperverletzung durch Ansteckung mit einer Geschlechtskrankheit.

Wer an einer mit Ansteckungsgefahr verbundenen Geschlechtskrankheit leidet, trotzdem den Beischlaf ausübt und dadurch die andere Person mit der Geschlechtskrankheit ansteckt, macht sich der vorsätzlichen Körperverletzung gemäß StGB. § 223 schuldig. Vorsätzlich handelt auch, wer zwar hofft, daß die Ansteckung doch nicht erfolgen werde, aber doch mit der Möglichkeit einer Ansteckung rechnet, diese Gefahr für seinen Partner aber bewußt mit in den Kauf nimmt, sich durch die Vorstellung, daß möglicherweise die Ansteckung doch erfolgen werde, nicht abhalten läßt, den Beischlaf auszuüben.

Wer nicht weiß, daß er an einer mit Ansteckungsgefahr verbundenen Geschlechtskrankheit leidet, wer dies aber bei Anwendung der nötigen und ihm möglichen Vorsicht hätte wissen können, macht sich der fahrlässigen Körperverletzung (StGB. § 230) strafbar, wenn er durch den Beischlaf seinen Partner ansteckt. Desgleichen derjenige, der zwar weiß, daß er an einer mit Ansteckungsgefahr verbundenen Geschlechtskrankheit leidet, aber mit der Möglichkeit einer Ansteckung überhaupt nicht rechnet, vorausgesetzt auch hier, daß die Ansteckung tatsächlich erfolgt und der Täter bei Anwendung der ihm möglichen und von ihm zu fordernden Voraussicht diese Ansteckung als möglich hätte voraussehen können.

Ob ein Geschlechtskranker, der weiß, daß seine Geschlechtskrankheit ansteckungsfähig ist, durch einen Beischlaf, falls die Ansteckung erfolgt, sich auch der schweren Körperverletzung im Sinne des § 224 StGB. schuldig machen kann oder nicht, ist zweifelhaft. Soviel jedenfalls kann gesagt werden, daß § 224 StGB. für diese Fälle von keinerlei praktischer Bedeutung ist (Laupheimer S. 26 ff., 31 ff., 37 ff., 97, 99; Oetker im „Recht" 1918 S. 265; Finger im „Gerichtssaal" Bd. 94 S. 369).

Unter den erwähnten Umständen macht sich der vorsätzlichen oder fahrlässigen Körperverletzung natürlich nicht nur derjenige schuldig, der die Geschlechtskrankheit durch einen Beischlaf überträgt, sondern auch derjenige, der sie durch unzüchtige Berührungen oder irgendeine andere geschlechtliche Handlung oder auch auf irgendeine sonstige Art und Weise, beispielsweise durch Küssen, durch Schlafen in einem gemeinsamen Bett, durch Trinken aus ein und demselben Gefäß, durch Stillen eines Säuglings usw. auf einen Dritten überträgt.

Darüber, daß die Strafbestimmungen über Körperverletzung auf die erfolgte Ansteckung mit einer Geschlechtskrankheit Anwendung finden, besteht Übereinstimmung (vgl. auch Pfenninger in „Schweiz. Zeitschrift für Strafrecht", Jhg. 40 S. 214 ff.). Es besteht aber auch Übereinstimmung darüber, daß diese Strafbestimmungen aus verschiedenen Gründen nicht ausreichen, insbesondere nicht ausreichen, um einen mit Ansteckungsgefahr verbundenen Geschlechtsverkehr zu unterbinden (vgl. auch Pfenninger a. a. O. S. 218 ff.). Zunächst geht aus dem Gesetz selbst für den Laien nicht ohne weiteres hervor, daß auch die Ansteckung mit einer Geschlechtskrankheit eine Körperverletzung ist, wodurch die vorbeugende Wirkung der Strafbestimmung herabgemindert wird. Sodann ist es vor allem im Einzelfall außerordentlich schwer, den Täter auch dann, wenn er schuldig ist, sicher zu überführen. Vor allem bereitet es in der Praxis die größten Schwierigkeiten, den ursächlichen Zusammenhang zwischen einem bestimmten Beischlaf und einer nachher festgestellten geschlechtlichen Erkrankung mit hinreichender Sicherheit festzustellen. Es läßt sich meistens nicht die Möglichkeit ausschließen, daß die geschlechtliche Erkrankung entweder schon zur Zeit des Geschlechtsverkehrs bestanden hat und daß möglicherweise gerade der Beschuldigte von der anzeigenden Person angesteckt worden ist oder daß die angeblich durch den Beschuldigten angesteckte Person sich erst hinterher die Geschlechtskrankheit zugezogen hat. Hinzukommt, daß es gleichfalls vielfach erhebliche Schwierigkeiten macht, dem Beschuldigten nachzuweisen, daß er vorsätzlich oder fahrlässig gehandelt hat.

Nach einem weitverbreiteten Volksglauben kann man sich durch Beischlaf mit einer Jungfrau von einer Geschlechtskrankheit, insbesondere einem Tripper, befreien. In der Regel ist die Gestaltung des Volksglaubens so, daß man meint, der Kranke werde seine Krankheit los, ohne daß aber das Mädchen angesteckt werde. In einem solchen Falle würde zum mindesten eine Verurteilung wegen vorsätzlicher Körperverletzung ausscheiden; aber auch eine Verurteilung wegen fahrlässiger Körperverletzung ist möglicherweise ausgeschlossen. Dagegen würde eine Bestrafung wegen ansteckungsgefährlichen Beischlafs trotz des Glaubens des Täters, daß eine Ansteckung nicht erfolgen werde, erfolgen können. Vgl. über den auch von Pfenninger „Schweiz. Zeitschrift für Strafrecht", Jhg. 40 S. 220 Anm. 2 erwähnten Aberglauben ausführlich Hellwig, „Die Bedeutung des kriminellen Aberglaubens für die gerichtliche Medizin" (Berlin 1919) S. 56 f., ferner in der „Vierteljahrsschrift für gerichtliche Medizin", 3. Folge Bd. 47 S. 1 ff., und im „Archiv für Kriminalanthropologie" Bd. 30 S. 373 sowie in den Veröffentlichungen des Ersten Internationalen Kongresses für Sexualwissenschaft in Berlin (1928).

Nach Blaschko ZBG. Bd. 19 S. 63 kommt es sehr häufig vor, daß der Mann, der beschuldigt wird, ein Mädchen geschlechtlich angesteckt zu haben, den Spieß umkehrt und erklärt, nicht er habe das Mädchen angesteckt, sondern dieses ihn; dann sei man meist nicht imstande, den wahren Tatbestand einwandfrei festzustellen. Über die Beweisschwierigkeiten bei der Beschuldigung, eine Körperverletzung durch Ansteckung mit einer Geschlechtskrankheit begangen zu haben, vgl. v. Bar in ZBG. Bd. 1 S. 65 ff.; v. Liszt a. a. O. S. 475 f.; Finger a. a. O. S. 58; Abg. Kahl in Verh. zu E IV S. 11 463. Immerhin kommen Fälle vor, in denen der Vorsatz, ja sogar die Absicht der Übertragung der Geschlechtskrankheit sich erweisen lassen. Vgl. Wulffen, „Das Weib als Sexualverbrecherin", Berlin 1925 S. 325 f., sowie „Der Sexualverbrecher", Berlin o. J. S. 342 f. Vgl. auch Pfenninger in „Schweiz. Zeitschrift für Strafrecht" Jhg. 40 S. 220 Anm. 2.

Die Bestrafung wegen vorsätzlicher oder fahrlässiger Körperverletzung setzt voraus, daß die Ansteckung tatsächlich erfolgt ist. Die Körperverletzung ist also ein Erfolgsdelikt. Im Gegensatz dazu ist der ansteckungsgefährliche Beischlaf im Sinne des § 2 ein Gefährdungsdelikt. Der Beischlaf ist nicht nur dann strafbar, wenn eine Ansteckung tatsächlich erfolgt, sondern auch dann, wenn im konkreten Fall eine Ansteckung tatsächlich nicht erfolgt ist. Ja in der Regel setzt die Bestrafung wegen Vergehens gegen § 5 gerade voraus, daß jedenfalls nicht nachweisbar eine Ansteckung erfolgt ist. Ist nachweisbar durch den Beischlaf eine Ansteckung des Partners mit einer Geschlechtskrankheit erfolgt, so kann eine Zuwiderhandlung gegen § 5 nur dann noch in Frage kommen, wenn aus subjektiven Gründen eine Bestrafung wegen vorsätzlicher oder fahrlässiger Körperverletzung nicht erfolgen kann, da weder Vorsatz noch Fahrlässigkeit vorliegt oder doch nicht nachgewiesen werden kann. Die Strafbestimmung gegen den ansteckungsgefährlichen Beischlaf ist also gegenüber derjenigen gegen die vorsätzliche oder fahrlässige Körperverletzung durch Beischlaf nur eine subsidiäre Strafbestimmung.

Da es sich um ein Gefährdungsdelikt handelt, kann die Frage des Kausalzusammenhangs mit einer etwa eingetretenen Ansteckung, die die Verurteilung wegen Körperverletzung in vielen Fällen wirkungslos gemacht hat, Schwierigkeiten nicht mehr machen. Auch nach der subjektiven Seite hin bietet die Zuwiderhandlung des ansteckungsgefährlichen Beischlafs geringere Schwierigkeiten, da es genügt, daß der Täter weiß oder den Umständen nach wissen muß, daß er an einer mit Ansteckungsgefahr verbundenen Geschlechtskrankheit leidet. Immerhin ist auch dieser Nachweis keineswegs immer einwandfrei zu führen.

Die Beweisschwierigkeiten, die sich bei der Körperverletzung durch Ansteckung mit einer Geschlechtskrankheit ergeben, werden durch § 5 aber nur bei einem Teil der Fälle, in denen Ansteckung durch eine schuldhafte Handlung des Geschlechtskranken herbeigeführt werden kann, gemildert. § 5 bezieht sich nämlich überhaupt nicht auf diejenigen Fälle, in denen ein Geschlechtskranker auf andere Weise als durch Geschlechtsverkehr einen Dritten gefährdet und er umfaßt auch nicht einmal alle Fälle der Gefährdung durch Geschlechtsverkehr, sondern nur diejenigen Fälle, in welchen die geschlechtliche Handlung in einem Beischlaf im Sinne des Gesetzes besteht.

4. Ausübung des Beischlafs.

Strafbar ist nicht jede Handlungsweise, durch die ein Geschlechtskranker einen anderen gefährdet, ihn der Gefahr der Ansteckung aussetzt, wie dies verschiedentlich vorgeschlagen worden ist (vgl. Pfenninger in „Schweiz. Zeitschrift für Strafrecht" Jhg. 40 S. 227 ff.), sondern nur eine einzige bestimmte Handlung, nämlich der Beischlaf. Beischlaf ist der normale Geschlechtsverkehr zwischen zwei Personen verschiedenen Geschlechts, die Vereinigung ihrer Geschlechtsteile (Schwartz § 172 Anm. 1). Es ist nur Eindringen des männlichen Gliedes in die Scheide erforderlich, nicht dagegen emissio oder gar inmissio seminis. Auch der unter Anwendung von Vorbeugungsmitteln, insbesondere auch der unter Benutzung von Condoms, erfolgende normale Geschlechtsverkehr ist Beischlaf (vgl. unten Anm. 8).

Andere unzüchtige Handlungen, mögen sie auch beischlafähnlicher Natur sein, fallen dagegen nicht unter das Verbot. Als Beischlaf kommen daher nicht in Betracht die immissio penis per os oder per anum bei einer Frau, beischlafähnliche Bewegungen, während der penis nur zwischen den Schenkeln der Frau, nicht in ihrer Scheide, sich befindet, beischlafähnliche Akte zwischen Männern usw.

Weshalb das Gesetz nur den Beischlaf unter Strafandrohung verboten hat, nicht auch die beischlafähnlichen oder sonstigen unzüchtigen Handlungen, bei denen die Ansteckungsgefahr genau die gleiche ist und die, insbesondere im Verkehr mit Prostituierten, keineswegs zu den Seltenheiten gehören, ist nicht recht zu erkennen. Selbst der von dem „Kartell für Reform des Sexualstrafrechts" aufgestellte „Gegenentwurf zu den Strafbestimmungen des Amtlichen Entwurfs eines Allgemeinen Deutschen Strafgesetzbuchs über geschlechtliche und mit dem Geschlechtsleben im Zusammenhang stehende Handlungen" (Berlin 1927) S. 25 bezieht sich auf alle „geschlechtlichen Handlungen, die eine Übertragung der Krankheit ermöglichen". Eine ausdehnende Auslegung ist aber nach allgemeinen Grundsätzen unstatthaft.

5. Leiden an einer mit Ansteckungsgefahr verbundenen Geschlechtskrankheit.

Der objektive Tatbestand setzt weiter voraus, daß der Betreffende, der den Beischlaf ausübt, zu der Zeit, wo er den Beischlaf ausübt, an einer mit Ansteckungsgefahr verbundenen Geschlechtskrankheit leidet. Wer nicht an einer mit Ansteckungsgefahr verbundenen Geschlechtskrankheit leidet, kann sich auch des Vergehens gegen § 5 nicht schuldig machen, selbst dann nicht, wenn er selbst irrigerweise annimmt, daß er an einer solchen Geschlechtskrankheit leidet. Übt er in dieser irrigen Meinung den Beischlaf aus, so ist seine von ihm betätigte Gesinnung zwar ebenso strafwürdig, er macht sich aber trotzdem nicht strafbar. Es liegt ein Putativdelikt vor.

Es kommt lediglich darauf an, ob der Täter zur Zeit der Tat an einer mit Ansteckungsgefahr verbundenen Geschlechtskrankheit gelitten hat: Es genügt nicht, daß er vorher oder nachher an einer solchen Krankheit gelitten hat. Schon der Nachweis, daß der Täter zur Zeit der Tat überhaupt an einer Geschlechtskrankheit gelitten hat, wird mitunter Schwierigkeiten machen, insbesondere dann, wenn der geschlechtskranke Täter seiner gemäß § 2 bestehenden Verpflichtung, sich ärztlich behandeln zu lassen, nicht nachgekommen ist oder wenn er sich zwar hat ärztlich behandeln lassen, aber nicht bekannt ist, von welchem Arzt, oder wenn zwar der Arzt bekannt ist, irgendwelche Einzelheiten über die Art der Krankheit sich nicht feststellen lassen, da der Arzt sein Zeugnis verweigert.

Laupheimer S. 91 weist darauf hin, daß insbesondere dann, wenn der Täter auf seine Körper- und Gesundheitspflege größere Sorgfalt verwende, der Nachweis, daß er zur Zeit der Tat an einer Geschlechtskrankheit gelitten hat, oft nur schwer zu erbringen sein werde.

Noch schwieriger wird meistens der Nachweis sein, daß die Geschlechtskrankheit zur Zeit der Ausübung des Beischlafs mit Ansteckungsgefahr verbunden war. Auch hier werden sich besondere Beweisschwierigkeiten dann ergeben, wenn der Täter wegen der Geschlechtskrankheit nicht nachweisbar ärztlich behandelt worden ist oder doch in dem Strafverfahren Näheres über die ärztliche Behandlung nicht festgestellt werden kann. Schwierig ist der Nachweis namentlich auch dann, wenn schon längere Zeit zwischen dem Beischlaf und der Einleitung eines Strafverfahrens vergangen ist. Läßt sich allerdings feststellen, daß der Täter zur Zeit der Ausübung des Beischlafs an einer Geschlechtskrankheit gelitten hat und daß er deswegen ärztlich behandelt worden ist, so wird man bei freier Beweiswürdigung, falls er sich weigert den Namen des Arztes zu nennen oder ihn von der Schweigepflicht zu entbinden, im allgemeinen berechtigt sein, zu schließen, daß seine Geschlechtskrankheit mit Ansteckungsgefahr verbunden war.

Es genügt nicht, daß die betreffende Geschlechtskrankheit allgemein mit Ansteckungsgefahr verbunden ist, sondern es ist erforderlich, daß sie in dem konkreten Krankheitsfall auch mit Ansteckungsgefahr verbunden ist. Wenn nicht nachweisbar durch den betreffenden Beischlaf eine Ansteckung tatsächlich erfolgt ist — dann wird aber in der Regel eine Körperverletzung und nicht ein Vergehen gegen § 5 in Frage kommen (vgl. oben Anm. 3) — wird es insbesondere bei länger dauernden Geschlechtskrankheiten nicht selten Schwierigkeiten machen, den Nachweis zu erbringen, daß die Geschlechtskrankheit gerade auch zu der Zeit, wo der Beischlaf ausgeübt worden ist, sich in einem Stadium befunden hat, das mit Ansteckungsgefahr verbunden war. Selbst die Tatsache, daß sich der Täter zur Zeit der Tat noch in freiwilliger oder in Zwangsbehandlung wegen seiner generell mit Ansteckungsgefahr verbundenen Geschlechtskrankheit befunden hat, ist nicht immer ausreichender Beweis: Denn die Behandlung — jedenfalls die Zwangsbehandlung — wird allerdings nur bis zur Beseitigung der Ansteckungsgefahr fortgesetzt; sie hört aber erst auf, wenn positiv festgestellt wird, daß Ansteckungsgefahr nicht mehr besteht. Der Täter dagegen hat nicht nachzuweisen, daß zur Zeit der Ausübung des Beischlafs seine etwa bestehende Geschlechtskrankheit mit einer Ansteckungsgefahr nicht mehr verbunden gewesen ist, vielmehr ist ihm der Nachweis zu erbringen, daß seine Geschlechtskrankheit zur Zeit der Tat positiv mit Ansteckungsgefahr verbunden gewesen ist.

Man darf es aber nicht darauf abstellen, ob in dem kritischen Zeitpunkt die Geschlechtskrankheit in hohem Grade geeignet war, auf den andern übertragen zu werden. Denn aus der Tatsache, daß eine Ansteckung nicht erfolgt ist — und das wird die Regel sein bei Zuwiderhandlungen gegen § 5 — ergibt sich im allgemeinen, daß in jenem Zeitpunkte tatsächlich eine Ansteckungsgefahr nicht vorgelegen hat. Ob zur Zeit der Ausübung des Beischlafs die Geschlechtskrankheit mit Ansteckungsgefahr verbunden gewesen ist oder nicht, wird sich fast immer erst nachher ergeben, wenn man die Folgen des Beischlafs hinsichtlich der Ansteckung überschauen kann. Da zur Strafbarkeit der Handlung aber erforderlich ist, daß der Täter weiß oder den Umständen nach annehmen muß, daß er an einer mit Ansteckungsgefahr verbundenen Geschlechtskrankheit leidet (vgl. unten Anm. 10), so ist ohne weiteres klar, daß das Gesetz nicht nur diejenigen Fälle als ansteckungsgefährlich bezeichnen kann, in denen der Beischlaf mit *Sicherheit* zu einer Übertragung der Geschlechtskrankheiten führen muß. Eine konkrete Ansteckungsgefahr liegt vielmehr auch dann schon vor, wenn nach menschlichem Ermessen mit der *nahen* Möglichkeit einer Übertragung der Geschlechtskrankheit zu rechnen ist, gleichgültig ob sich *nachträglich* herausstellt, daß diese Annahme begründet war oder nicht. Läßt sich also feststellen, daß die Geschlechtskrankheit, an der der Täter gelitten hat, kurze Zeit vor Ausübung des Beischlafs so beschaffen gewesen ist, daß sie nach ärztlichem Urteil als mit einer Ansteckungsgefahr verbunden bezeichnet werden muß, so ist — bis zum Beweise des Gegenteils — auch der Schluß gerechtfertigt, daß sie auch zur Zeit der Ausübung des Beischlafs sich noch in einem solchen Stadium befunden hat. Dies selbst dann, wenn erfahrungsgemäß bei den Geschlechtskrankheiten dieser Art Perioden, in denen eine Ansteckungsgefahr gegeben ist, mit solchen wechseln, in denen sie nicht einmal ansteckungsfähig ist oder wenn bei Geschlechtskrankheiten solcher Art nach unseren bisherigen medizinischen Erfahrungen nicht immer mit Sicherheit gesagt werden kann, ob sie zur Zeit mit Ansteckungsgefahr verbunden sind, auch nicht bei genauer ärztlicher Untersuchung zur kritischen Zeit.

Wollte man verlangen, daß in allen Fällen bestimmt festgestellt werden müsse, ob die generell mit Ansteckungsgefahr verbundene Geschlechtskrankheit auch in dem kritischen Zeitpunkt mit einer Ansteckungsgefahr verbunden gewesen sei, so würde man in den sehr vielen Fällen, in denen die Anwendung der Strafbestimmung angebracht ist, zu einer Verurteilung nicht kommen können. Das ergibt sich aus den folgenden Ausführungen von Blaschko S. 6, der mit Recht darauf hinweist, daß der Zeitpunkt, in dem die Ansteckungsfähigkeit der Geschlechtskrankheit erlischt, nicht scharf abgegrenzt werden kann und nicht mit Sicherheit feststellbar ist: „Der Gonorrhoiker hat schon längst keine Beschwerden mehr, wenn noch lange Zeit Gonokokken in seinem Urethralsekret nachweisbar sind, und dann kommt eine lange Übergangszeit, wo selbst der Arzt nicht mit Sicherheit entscheiden kann, ob der Patient noch infektiös ist, kommen Wochen, wo die Gonokokken zeitweise aus dem Sekret verschwinden, dann wieder auftauchen, um schließlich ganz zu verschwinden. Wann ist aber der Zeitpunkt völliger Heilung — im Sinne der Nichtkontagiosität — eingetreten? Der Syphilitiker wiederum ist jahrelang ansteckungsfähig, d. h. er ist es auch wieder nicht, denn während des größten Teiles dieser Jahre ist er nicht imstande, seine Krankheit zu übertragen. Man kann ihm, noch dazu, wenn er an den Geschlechtsverkehr gewohnt ist, diesen nicht auf Jahre hinaus verbieten, und selbst, wenn man es tun würde, würde er sich nicht daran kehren. Aber innerhalb dieser Zeit kommen dann die Rezidive häufig so unbemerkt und unverhofft, daß nicht selten erst die Tatsache einer erfolgten Übertragung den Anlaß bietet, auf solche Rezidive zu fahnden." § 4 stellt sich aber auf den Standpunkt, daß das objektive Bestehen einer Ansteckungsgefahr genügt. Eine Ansteckungsgefahr liegt aber nicht nur dann vor, wenn mit Sicherheit oder großer Wahrscheinlichkeit damit gerechnet werden muß, daß eine Ansteckung erfolgen wird, sondern schon dann, wenn die nicht ganz entfernte Möglichkeit einer Ansteckung besteht, selbst dann, wenn es wahrscheinlich ist, daß es, auch wenn keine besonderen Vorsichtsmaßregeln zur Anwendung kommen, bei weitem nicht in allen Fällen tatsächlich zu einer Ansteckung kommen wird. Solange insbesondere bei der Syphilis damit zu rechnen ist, daß in ungewissen Zwischenräumen die Geschlechtskrankheit wieder ansteckungsfähig ist, muß der Syphilitiker den Beischlaf vermeiden. Tut er es nicht, so macht er sich strafbar. Gleichgültig ist, ob der Arzt den Beischlaf verboten hat oder nicht. Ein Arzt, der in dem von Blaschko geschilderten Fall dem Geschlechtskranken sagen würde, er dürfe den Beischlaf vollziehen, würde pflichtwidrig handeln.

Daß die Ansteckungsgefahr unmittelbar sei (Laupheimer S. 106), wird nicht erfordert. Andererseits ist Ansteckungsgefahr nicht gleichbedeutend mit Ansteckungsfähigkeit. Ansteckungsfähig ist jede Geschlechtskrankheit, bei der es nicht völlig ausgeschlossen werden kann, daß sie durch Beischlaf übertragen wird, mag dies auch im höchsten Grade unwahrscheinlich oder nur unter besonderen, nur ausnahmsweise gegebenen, Umständen denkbar sein. Eine Ansteckungsgefahr liegt dagegen nur dann vor, wenn nach den Erfahrungen der Wissenschaft damit zu rechnen ist, daß durch den Beischlaf die Krankheit übertragen wird, wenn auch nicht etwa ausnahmslos oder auch nur in der Regel, sondern nur in verhältnismäßig seltenen Fällen.

Es muß immer der Nachweis erbracht werden, daß zur Zeit der Tat die Krankheit in diesem Sinne mit Ansteckungsgefahr verbunden gewesen ist. Dieser Nachweis wird auch nicht ohne weiteres dadurch ersetzt, daß festgestellt werden kann, daß der Täter zur Zeit der Tat von einem Arzt an einer nach der Überzeugung des Arztes mit Ansteckungsgefahr verbundenen Geschlechtskrankheit behandelt worden und ihm ein Merkblatt gemäß § 8 ausgehändigt worden ist. Dadurch wird lediglich eine Vermutung für das Bestehen einer solchen Krankheit aufgestellt. Die Vermutung kann aber widerlegt werden. Ergeben sich ausnahmsweise besondere Umstände, die darauf schließen lassen, daß sich der Arzt über den Charakter der Krankheit als einer Geschlechtskrankheit oder doch über das Bestehen einer Ansteckungsgefahr geirrt hat, so ist trotz jener ärztlichen Behandlung und trotz der Aushändigung des Merkblattes nicht erwiesen, daß der Täter zur Zeit der Ausübung des Beischlafs an einer mit Ansteckungsgefahr verbundenen Geschlechtskrankheit gelitten hat.

6. Beischlaf zwischen Ehegatten.

Ob es sich um einen außerehelichen Beischlaf oder um einen Beischlaf zwischen Ehegatten handelt, ist gleichgültig. Das Gesetz macht keine Ausnahme. In § 5 Abs. 2, wonach der Strafantrag zurückgenommen werden kann, wenn der Täter ein „Angehöriger" des Antragstellers ist (vgl. unten Anm. 12), kommt dies auch in dem Gesetz zum Ausdruck. Um die Übertragung von Geschlechtskrankheiten auf den Ehegatten zu verhindern, sucht der Gesetzgeber in § 6 sogar schon die Eingehung der Ehe durch einen mit einer an einer mit Ansteckungsgefahr verbundenen Geschlechtskrankheit Leidenden zu erschweren. Die Gleichbehandlung des ehelichen und des außerehelichen Beischlafs, soweit es sich um die Strafbarkeit handelt, ist auch durchaus berechtigt.

Der andere Ehegatte ist berechtigt, die Ausübung des Beischlafs zu verweigern, solange der andere an einer mit Ansteckungsgefahr verbundenen Geschlechtskrankheit leidet, ja darüber hinaus, solange er überhaupt an irgendeiner Geschlechtskrankheit leidet. (Vgl. Urteil des Reichsgerichts vom 16. November 1905, abgedruckt in „Bürgerliches Gesetzbuch, erläutert von Reichsgerichtsräten", 5. Aufl. Berlin 1923 Bd. 3 S. 270; vgl. auch Tunica-Goldschmidt, „Ehescheidungsrecht", 2. Aufl., Berlin 1926 S. 177.)

7. Beischlaf eines Geschlechtskranken mit einem anderen Geschlechtskranken.

Nach dem Wortlaut des Gesetzes ist ohne jede Einschränkung jeder Beischlaf einer Person, die an einer mit Ansteckungsgefahr verbundenen Geschlechtskrankheit leidet, mit einer anderen Person strafbar. Geht man auf die Zweckbestimmung des Gesetzes zurück, so könnte man zu der Auffassung kommen, daß der Beischlaf mit einer Person, die an derselben Geschlechtskrankheit leide, auf die daher die Geschlechtskrankheit nicht übertragen werden könne, nicht strafbar sein solle. Jedenfalls bezüglich des Syphilitikers hat Blaschko ZBG. Bd. 19 S. 64 Anm. 1 diese Schlußfolgerung gezogen mit der Begründung, daß der Syphilitiker gegen Ansteckung mit Syphilis gefeit sei. In derselben Richtung liegen die Bestimmungen der §§ 14 Abs. 2; 15 Abs. 2, da ihnen auch die Auffassung zugrunde liegt, daß, wenn eine syphilitische Amme ein syphilitisches Kind stillt, eine Gefahr weder für die Amme noch für das Kind besteht.

Ob ganz allgemein eine syphilitische Erkrankung durch Beischlaf mit einer syphilitischen Person auch nicht verschlimmert werden kann, mag dahingestellt bleiben. Auch wenn dies nicht der Fall ist, bestehen doch Gründe, um auch den Beischlaf eines Syphilitikers mit einer anderen syphilitisch erkrankten Person zu verbieten. Schmölder ZBG. Bd. 1 S. 78 f. hat darauf hingewiesen, daß der Beischlaf eines Syphilitikers beispielsweise mit einer gegen die Syphilis immunen Prostituierten doch zu einer Ansteckung der nach ihm mit der Prostituierten geschlechtlich verkehrenden Männer führen kann. Sodann soll durch das Gesetz nicht nur die Übertragung der Geschlechtskrankheit auf diejenigen verhindert werden, die mit dem Geschlechtskranken den Beischlaf vollziehen, sondern auch auf Dritte, insbesondere auf etwaige Kinder, die aus dem Beischlaf hervorgehen. Gegenüber der gleichlautenden Bestimmung des Entwurfs hat Finger („Gerichtssaal" Bd. 86 S. 108 f.) eine andere Auffassung vertreten. Er führt dort aus: „Die Gefahr der Ansteckung ist von der Gefahr der Übertragung zu unterscheiden. Übertragung geht weiter. Latente Syphilis, bei der die Gefahr einer Ansteckung des Konkumbenten durch Ausübung des Beischlafs nicht besteht, kann auf die Nachkommen übertragen werden. Die Norm schützt nicht das kommende, sondern nur das gegenwärtige Geschlecht. Die Normwidrigkeit ist dann mit Strafe bedroht, wenn der Täter weiß oder den Umständen nach annehmen muß, daß er ... krank ist. Darnach muß der Täter nicht nur wissen, daß er an einer Geschlechtskrankheit leidet, sondern auch, daß die Krankheit mit einer Ansteckungsgefahr verbunden ist." Mit den obigen Erwägungen steht nicht im Widerspruch die erwähnte gesetzliche Ausnahmebestimmung für das Stillen, da hier weder eine Verschlimmerung der Krankheit noch auch die Übertragung auf Dritte in Frage kommt. Gerade aus der ausdrücklichen Regelung dieses Sonderfalls kann man entnehmen, daß im übrigen die Vorschriften auch dann gelten sollen, wenn beide Personen an Syphilis erkrankt sind, insbesondere auch das Beischlafverbot.

Bei dem Tripper und dem weichen Schanker kommen die Erwägungen, die zu einer Straflosigkeit des Beischlafs eines Syphilitikers mit einer anderen syphilitisch erkrankten Person führen könnten, überhaupt nicht in Frage.

Es ist also nicht zutreffend, wenn Rosenmayer im „Gerichtssaal" Bd. 87 S. 112 zwar zugibt, daß der Wortlaut des Gesetzes dafür spreche, daß der Beischlaf auch dann strafbar sei, wenn beide

Teile geschlechtskrank seien, aber hinzufügt, daß „gesetzgeberische Gründe nicht für Strafbarkeit sprächen".

Bezüglich des § 3 VO. 1918 hat das Reichsgericht in dem Urteil vom 11. März 1924 (JW. 1924 S. 1750 = DRZ. 1924 S. 205) sich auch auf diesen Standpunkt gestellt und dort folgendes ausgeführt: Die Bestimmung des § 3 der VO. zur Bekämpfung der Geschlechtskrankheiten vom 11. Dez. 1918 (RGBl. 1431) stelle sich als reines „Gefährdungsdelikt" dar; der dort angedrohten Strafe verfalle daher auch der Geschlechtskranke, dessen Verkehr die Ansteckung des anderen Teiles nicht herbeigeführt habe. Nach dem Sinn und Zweck des Gesetzes, das in wirksamer Weise die Geschlechtskrankheiten überhaupt bekämpfen wolle, solle das Verbot des Geschlechtsverkehrs zwischen zwei Personen auch dann gelten, wenn beide bereits mit Geschlechtskrankheiten behaftet seien. Denn es solle durch das Gesetz nicht lediglich die Weiterverbreitung der Geschlechtskrankheiten, sondern auch die Verschlimmerung bereits vorhandener Geschlechtskrankheiten, die die Folge der Ausübung des Beischlafs zwischen zwei geschlechtskranken Personen sein könne, sowie die Übertragung der Krankheit auf aus solchem Geschlechtsverkehr etwa hervorgehende Nachkommen verhindert werden. Desgleichen das Oberlandesgericht Jena in der Entscheidung vom 18. Dezember 1925 (Juristische Rundschau Jhg. 2 Nr. 6, Beilage Nr. 65).

Auch bei der Beratung des Gesetzentwurfs ist diese Frage kurz erörtert und in dem gleichen Sinne entschieden worden. Eine kommunistische Abgeordnete hatte die Frage aufgeworfen, ob eine Bestrafung auch dann eintreten solle, „wenn beide an einem Beischlaf beteiligten Personen ansteckungsfähig krank seien, dies wüßten, aber im gegenseitigen Einverständnis handelten" (Ber. II S. 10). Darauf erwiderte der Regierungsvertreter, daß dies strafbar sei ohne Rücksicht auf das Einverständnis: „Maßgeblich müsse sein, daß Ansteckungsgefahr vorliege, nicht aber, daß ihr jemand zum Opfer falle" (Ber. II S. 10). Bei einer späteren Gelegenheit ergänzte der Regierungsvertreter diese immerhin mißverständliche Auskunft, indem er ausführte, es komme nicht darauf an, ob die Krankheit im einzelnen Falle zur Ansteckung führen könne, sondern darauf, ob sie an sich eine ansteckende Geschlechtskrankheit im Sinne des Gesetzes sei (Ber. II S. 28). Auch hier ist die Ausdrucksweise ungenau, doch soll offenbar gesagt werden, es genüge, daß die Geschlechtskrankheit, an der der Täter leidet, generell mit Ansteckungsgefahr verbunden sei; es sei nicht erforderlich, daß sie den Umständen nach auch bei dem fraglichen Beischlaf für den Partner eine Ansteckungsgefahr herbeiführe.

8. Beischlaf unter Anwendung von Schutzmitteln, um die Übertragung der Geschlechtskrankheit zu verhindern.

Aus dem Grundsatz, daß jeder Beischlaf eines Geschlechtskranken verboten ist, während seine Geschlechtskrankheit sich im ansteckungsgefährlichen Stadium befindet, ohne Rücksicht darauf, ob die Ansteckungsgefahr im konkreten Fall sich verwirklichen kann oder nicht, folgt ohne weiteres, daß **auch der Beischlaf unter Verwendung von Condoms oder anderen Schutzmitteln zur Verhütung der Ansteckung strafbar** ist (im Ergebnis ebenso Laupheimer S. 107 und Finger, „Gerichtssaal" Bd. 94 S. 369, auch schon Bd. 86 S. 109; ebenso Klee in der „Deutschen Richterzeitung" 1927 S. 335). Dies würde selbst dann gelten, wenn es Schutzmittel gäbe, die geeignet wären, unter allen Umständen eine Übertragung der Geschlechtskrankheit zu verhindern (anderer Meinung Ctker im „Recht" 1918 Sp. 265; 1919 Sp. 135; anscheinend auch Mittermaier, im „Handwörterbuch der Sexualwissenschaft", Bonn 1912 S. 167). Blaschko ZBG. hatte demgegenüber gefordert, daß der Beischlaf straflos sein müsse, wenn der Geschlechtskranke alle erforderlichen Maßregeln angewendet habe, um eine Ansteckung zu vermeiden. Auch bei der Ausschußberatung des Gesetzentwurfs kam diese Frage zur Besprechung. Eine kommunistische Abgeordnete erwähnte nämlich, da ein langdauernder Verzicht auf jeden Geschlechtsverkehr sich doch nicht erreichen lasse, sei es eine bessere Vorbeugungsmaßnahme, wenn der Arzt den Erkrankten Ratschläge zur Verhütung der Ansteckung geben würde (Ber. II S. 10). Diese Erwägung, es sei in manchen Fällen richtiger, den Verkehr ansteckungsfähiger Geschlechtskranker unter Anwendung besonderer Vorsichtsmaßregeln zu gestatten, wiesen Abgeordnete des Zentrums und der Deutschen Volkspartei „mit Entschiedenheit" zurück (Ber. II S. 11).

Das bayerische Oberste Landesgericht in Strafsachen steht offenbar auf dem gleichen Standpunkt. Denn in einer Entscheidung vom 22. September 1924 zu § 3 der VO. 1918 hat es den Satz aufgestellt, es komme für die Frage der Strafbarkeit nicht in Betracht, ob und inwieweit die allgemeine Ansteckungsgefahr im konkreten Fall durch besondere Umstände gemindert oder beseitigt sei (Sammlung der Entscheidungen des Bayerischen Obersten Landesgerichts in Strafsachen Bd. 24 S. 71 f.).

Dieser Standpunkt ist auch um deswillen der allein richtige, weil es kein Schutzmittel gibt, das einen absolut sicheren Schutz gewährt (Näheres bei Kuhn im „Handwörterbuch der Sexualwissenschaft", Bonn 1923 S. 166).

9. Beischlaf mit einer Person, die über die Ansteckungsgefahr unterrichtet ist.

Auch wenn der andere mit dem Beischlaf einverstanden ist, obgleich er die Geschlechtskrankheit und die Ansteckungsgefahr kennt, bleibt der Geschlechtskranke trotzdem strafbar. (So auch der Regierungsvertreter im Ber. II S. 10 und Finger im „Gerichtssaal" Bd. 94 S. 369.) Das folgt auch ohne weiteres aus dem oben Anm. 9 aufgestellten Grundsatz.

Das Einverständnis des andern muß auch um deswillen als unerheblich gelten, weil der Beischlaf eines an einer mit Ansteckungsgefahr verbundenen Geschlechtskrankheit Leidenden nicht nur und nicht in erster Linie mit Rücksicht auf das private Interesse des anderen an der Nichtgefährdung seiner Gesundheit für strafbar erklärt worden ist, sondern im öffentlichen Interesse, das es erheischt, daß nach Möglichkeit eine Übertragung von Geschlechtskrankheiten auf andere verhindert wird. Ähnlich so auch die von dem „Kartell für Reform des Sexualstrafrechts" herausgegebene Schrift „Sittlichkeit und Strafrecht" (Berlin 1927) S. 28 f., die allerdings ungenau von der „Übertragung von Geschlechtskrankheiten mit Einwilligung der Person, auf die die Krankheit übertragen wird", spricht.

Daran wird auch dadurch nichts geändert, daß das Gesetz im Gegensatz zu VO. 1918 § 3 das Vergehen ganz allgemein von der Stellung eines Strafantrages abhängig macht. Ob diese Stellungnahme des Gesetzes folgerichtig oder auch nur erwünscht ist, mag dahingestellt bleiben. Es kommt durch diese Regelung aber nur zum Ausdruck, daß das private Interesse desjenigen, mit dem der Beischlaf vollzogen worden ist, oft genug dahin gehen kann, daß diese ganze Frage nicht in einem Strafverfahren zur Erörterung gelangt und daß dieses private Interesse insoweit dem öffentlichen Interesse vorgehen soll. Obgleich in vielen Fällen ein Strafantrag nicht gestellt werden wird, kann man doch nicht sagen, daß die Strafandrohung um deswillen alle Wirkung verlieren müsse, da der Geschlechtskranke zum mindesten dann, wenn der andere Teil mit der Vollziehung des Beischlafs einverstanden sei, doch mit Sicherheit damit rechne, daß ein Strafantrag nicht gestellt werde. Denn trotz des Einverständnisses mit dem Beischlaf kann der andere Teil Strafantrag stellen.

Strafbar macht sich gemäß § 5 nur derjenige, der bei der Ausübung des Beischlafs selbst an einer mit Ansteckungsgefahr verbundenen Geschlechtskrankheit leidet. Immerhin kann es mit der von dem Kartell für Reform des Sexualstrafrechts herausgegebenen Schrift über „Sittlichkeit und Strafrecht" (Berlin 1927) S. 29 wenigstens als erörterbar bezeichnet werden, ob die einwilligende Person nicht gleichfalls strafwürdig handelt. Man wird sogar, wenn im gegebenen Fall die Voraussetzungen des § 48 oder des § 49 StGB. gegeben sind, annehmen dürfen, daß sich der nicht geschlechtskranke Partner, der einwilligt, auch der Anstiftung oder der Beihilfe zum Vergehen gegen § 5 schuldig macht.

10. Vorsatz des Täters.

Der Täter muß wissen, daß er einen Beischlaf ausübt. Ferner muß er wissen, daß er an einer Geschlechtskrankheit leidet, und zwar an einer solchen Geschlechtskrankheit, die mit Ansteckungsgefahr verbunden ist. Mehr braucht der Täter nicht zu wissen.

Er braucht also nicht zu wissen, daß seine Tat strafbar ist. Es ist auch gleichgültig, wenn er annimmt, Beischlaf mit einer anderen gleichfalls geschlechtskranken Person oder unter Anwendung von Schutzmitteln oder im Einverständnis mit der anderen Person sei nicht verboten und deshalb nicht strafbar. Auch wenn er fest davon überzeugt ist, daß für den anderen im konkreten Fall eine Ansteckungsgefahr gar nicht in Frage komme, macht sich der Täter strafbar. Desgleichen derjenige, der meint, unter Ehegatten sei der Beischlaf auch in diesem Fall erlaubt. Die Erkenntnis, daß die Ausübung des Beischlafs für den anderen eine Gefahr bedeutet, ist nicht erforderlich (Finger, „Gerichtssaal" Bd. 94 S. 368).

Nur aber, wenn der Täter jenen Vorsatz hat, macht er sich strafbar. Insbesondere muß er auch wissen, daß er an einer mit Ansteckungsgefahr verbundenen Geschlechtskrankheit leidet. Wenn es nach dem Gesetz genügt, daß er dies „den Umständen nach annehmen muß" — Finger, „Gerichtssaal" Bd. 94 S. 368 spricht ungenau von „Wissenkönnen" —, so bedeutet das nicht die Gleichsetzung der Fahrlässigkeit in dieser Hinsicht mit dem Vorsatz; es handelt sich vielmehr um eine Beweisvermutung (Näheres vgl. oben Anm. 5 zu § 2). Läßt sich aber nicht nachweisen, daß der Täter auch gewußt hat, daß er an einer mit Ansteckungsgefahr verbundenen Geschlechtskrankheit gelitten hat, so kann er nicht bestraft werden. Dies wird insbesondere in Fällen vorkommen, in welchen dem Kranken „die zur Erkenntnis der Ansteckungsgefahr erforderlichen Einsicht" gefehlt hat (vgl. § 8 Abs. 2). Immerhin kann auch in solchen Fällen, in denen der Arzt aus diesem Grunde nicht den Geschlechtskranken selbst belehrt und ihm auch nicht selbst das Merkblatt ausgehändigt hat, sondern demjenigen, der für das persönliche Wohl des Kranken zu sorgen hat, trotzdem nachträglich auch der Geschlechtskranke selbst erkannt haben, daß er an einer mit Ansteckungsgefahr verbundenen Geschlechtskrankheit leidet. Er kann daher auch bei einer Zuwiderhandlung gegen § 5 vorsätzlich gehandelt haben.

Nach Kohler ZBG. Bd. 2 S. 26 müßte wenigstens bei Prostituierten „das Wissenmüssen dem Wissen gleichstehen, d. h. die bloße Fahrlässigkeit genügen". Dem Gesetz entspricht aber dieser Sprachgebrauch nicht. Nach dem Gesetz ist ein nur fahrlässiges Verhalten als Zuwiderhandlung gegen § 5 nicht strafbar. Strafbar wird es erst dann, wenn tatsächlich eine Ansteckung erfolgt, eine fahrlässige Körperverletzung vorliegt.

Dem Wissen ist die „Kenntnis solcher Umstände gleichgestellt, die dem Täter die Annahme, daß er an einer mit Ansteckungsgefahr verbundenen Geschlechtskrankheit leide, aufnötigen" (Begr. S. 11). Die gesetzliche Formel ist wörtlich dem § 259 StGB. entnommen. Nach der herrschenden Meinung soll damit weder die Bestrafung der fahrlässigen oder der grobfahrlässigen Handlung erreicht noch eine neue Schuldform, die weder Vorsatz noch Fahrlässigkeit ist, aufgestellt werden, sondern nur eine aus praktischen Gründen erforderliche Beweisregel gegeben werden. Strafbar ist nur das vorsätzliche Tun. Der Vorsatz des Täters muß also in jedem einzelnen Falle erwiesen werden. Wenn Umstände vorliegen, aus denen mit Notwendigkeit gefolgert wird, daß der Täter gewußt hat, daß er an einer mit Ansteckungsgefahr verbundenen Geschlechtskrankheit leidet, so darf verurteilt werden, wenn nur feststeht, daß der Täter diese Umstände gekannt hat. „Die Schlußfolgerung steht dem Wissen gleich. Die Schlußfolgerung ist aber kein Willensakt, sondern eine logische Operation, ihr gänzliches Unterlassen oder Mißlingen nicht ein Willens-, sondern ein rationeller Fehler. Somit darf nicht verurteilt werden, wenn der Angeklagte die Schlußfolgerung nicht gemacht hat, entweder weil er keine Veranlassung fand oder nach seiner induviduellen Verfassung und Begabung nicht fähig war, sie zu machen." Trotz seiner Kenntnis der Umstände hat er dann die Ansteckungsfähigkeit seiner Geschlechtskrankheit oder überhaupt das Bestehen einer Geschlechtskrankheit nicht gekannt, ihm fehlt der Vorsatz, seine Verurteilung ist nicht möglich (Schwartz § 259 Anm. 6). Der Vorsatz ist vielfach schwer nachzuweisen (Mittermaier im Handwörterbuch der Sexualwissenschaft S. 167). Läßt sich nachweisen, daß der Täter gemäß § 8 ärztlich belehrt worden ist und ihm ein Merkblatt ausgehändigt worden ist, so wird allerdings im allgemeinen der Vorsatz als erwiesen anzusehen sein (vgl. Ber. II S. 10). Wenn Heller ZBG. Bd. 19 S. 231 f. die Befürchtung äußert, daß aus diesem Grunde die Ärzte bald nicht mehr gefragt werden würden, so kann diese Befürchtung nicht als begründet angesehen werden.

Wenn Entlassungsscheine allgemein üblich werden, so wird man sagen dürfen, daß jeder von einem Arzt wegen einer ansteckungsfähigen Geschlechtskrankheit Behandelte, der über sie belehrt worden ist, vorsätzlich handelt, wenn er den Beischlaf wieder ausübt, bevor ihm der behandelnde Arzt einen Entlassungsschein ausgehändigt hat. Auch wenn nur einzelne Ärzte derartige Entlassungsscheine ausstellen, wird der Vorsatz bei ihren Patienten in einem solchen Falle als erwiesen angesehen werden dürfen, vorausgesetzt allerdings, daß es ihnen bekannt gewesen ist, daß ihnen ein solcher Entlassungsschein ausgestellt werden wird, sobald ihre Geschlechtskrankheit nicht mehr mit Ansteckungsgefahr verbunden ist.

Schwieriger wird es sein, den Vorsatz nachzuweisen, wenn der Täter wegen seiner Geschlechtskrankheit noch nicht nachweislich ärztlich behandelt worden ist. Aber Finger S. 60, der nicht verkennt, daß die Frage, ob sich der Täter der Ansteckungsgefahr seiner Geschlechtskrankheit bewußt gewesen ist, in der Praxis oft schwer klarzustellen sein werde, setzt doch mit Recht hinzu: „Aber die Tatsache, daß es Geschlechtskrankheiten gibt, daß dieselben ansteckend sind, daß sich deren Erscheinungen an den Geschlechtsteilen lokalisieren, ist doch heute in den breitesten Schichten der Bevölkerung so sehr bekannt, daß man schließlich von jedermann verlangen kann, daß, wenn er eine diesbezügliche Erscheinung wahrnimmt, er nicht früher einen Geschlechtsverkehr ausübt, ehe er sich nicht bei einem Arzt über die Natur der Affektion Klarheit verschafft hat." Dem kann nur beigestimmt werden. Geht man von diesen Erwägungen aus, so wird man auf Grund freier Beweiswürdigung in den meisten Fällen die Kenntnis der Ansteckungsgefahr als erwiesen ansehen können. Allerdings bleiben auch dann immer noch Fälle übrig, in denen man zu diesem Ergebnis nicht kommen wird.

Schwierig wird die Beweisfrage insbesondere in denjenigen Fällen bleiben, in denen der Täter nachweisbar ärztlich behandelt worden war, aus der ärztlichen Behandlung aber entlassen worden ist, weil scheinbar die Krankheit geheilt worden war. Blaschko ZBG. Bd. 19 S. 66 hat auf den Einwand hingewiesen, daß bei dem heutigen Stande der Wissenschaft der Arzt sowohl bei der Syphilis als auch bei der Gonorrhöe eigentlich sehr selten in der Lage sei, ein sicheres Urteil über die erfolgte Heilung zu gewinnen: „Eine absolute Exaktheit wird auch der Richter niemals verlangen, er wird nur verlangen können, daß der Arzt nach bestem Wissen und Gewissen und nach dem Stande der Wissenschaft sein Urteil abgibt und daß der Patient dem Urteil seines Arztes folgt oder, wenn er es nicht für kompetent hält, das Urteil eines anderen ihm kompetenter erscheinenden Arztes einholt und sich diesem unterwirft." Hiernach wird man einem Geschlechtskranken, den der Arzt aus der Behandlung entlassen hat, weil er geheilt sei oder doch weil die Krankheit nicht mehr mit Ansteckungsgefahr verbunden sei, es nicht zur Schuld anrechnen können, wenn er nunmehr der Überzeugung ist, daß seine Geschlechtskrankheit nicht mehr mit Ansteckungsgefahr verbunden sei. Ausnahmsweise aber kann es doch Fälle geben, in denen der Kranke trotz jener Äußerung des Arztes gewußt hat, daß er noch an einer mit Ansteckungsgefahr verbundenen Geschlechtskrankheit leidet. So etwa, wenn einige Zeit, nachdem er aus ärztlicher Behandlung entlassen worden ist, die in der letzten Zeit verschwundenen, ihm bekannten früheren Symptome seiner Erkrankung wieder hervortreten. Doch werden das seltene Ausnahmefälle sein. Näher liegt die Gefahr, daß gerade wenig gewissenhafte Geschlechtskranke mit Vorliebe solche Ärzte aufsuchen, von denen sie glauben Grund zu haben, annehmen zu dürfen, daß sie verhältnismäßig wenig strenge Anforderungen stellen. Hier mag manches Mal der aus der Behandlung entlassene Geschlechtskranke genau wissen, daß die Ansteckungsgefahr noch nicht beseitigt ist, ohne daß ihm dies aber nachgewiesen werden kann. Es ist zu hoffen, daß man dort, wo man solche Beobachtungen macht, derartigen gewissenlosen Ärzten bald das Handwerk legt.

Daß es in der Tat Fälle geben kann, in denen dem Geschlechtskranken, der sich ärztlich nicht hat behandeln lassen, gar nicht bekannt ist, daß er noch an einer mit Ansteckungsgefahr verbundenen Geschlechtskrankheit leidet, das zeigt die Bemerkung von

Professor Dr. Jadassohn in Verh. zu E IV S. 11351, daß die Geschlechtskrankheiten sehr häufig auch scheinbar von selbst abheilen: „Es ist eine ihrer ganz besonders großen Gefahren, daß sie ohne jede Behandlung zurücktreten, daß die Patienten glauben, geheilt zu sein und daß sie sich trotzdem noch in vollständiger Ansteckungsgefährlichkeit befinden und deshalb ohne eigenes Wissen und ohne eigenen Willen die Krankheit weiterverbreiten."

Diesen Beweisschwierigkeiten hatte Schubart („Gerichtssaal" Bd. 86 S. 297) dadurch abzuhelfen versucht, daß er vorgeschlagen hatte, auch denjenigen zu bestrafen, „der weiß oder den Umständen nach annehmen muß, daß er an einer Geschlechtskrankheit gelitten hat, sofern er nicht nachweisen kann, daß ihm ein Arzt nach der Erkrankung und in deren Kenntnis auf Grund persönlicher Untersuchung eröffnet hat, daß die Ausübung des Beischlafs für ihn wieder statthaft sei". Klee („Deutsche Richterzeitung" 1927 S. 335) bedauert, daß dieser Vorschlag nicht in das Gesetz aufgenommen worden ist; es werde häufig vorkommen, daß der Täter einwenden werde, er habe sich für geheilt gehalten.

11. Strafantrag.

Während nach § 3 VO. 1918 die Strafverfolgung im allgemeinen von Amts wegen einzuleiten war und zur Einleitung der Strafverfolgung ein Strafantrag nur verlangt wurde, soweit es sich um Ehegatten oder um Verlobte handelte, macht das Gesetz in § 3 Abs. 2 ganz allgemein die Verfolgung von der Stellung eines Strafantrages abhängig.

Gemäß § 61 StGB. ist die Zuwiderhandlung gegen § 5 des Geschlechtskrankengesetzes nicht zu verfolgen, „wenn der zum Antrage Berechtigte es unterläßt, den Antrag binnen drei Monaten zu stellen". Die Frist beginnt mit dem Tage, seit welchem der zum Antrage Berechtigte von der Handlung und von der Person des Täters Kenntnis gehabt hat.

Durch die Zuwiderhandlung gegen § 5 des Gesetzes zur Bekämpfung der Geschlechtskrankheiten „verletzt" ist derjenige, mit dem der Beischlaf ausgeübt worden ist. Dieser ist daher im allgemeinen auch zur Stellung des Strafantrages berechtigt, aber gemäß StGB. § 65 nur dann, wenn er das 18. Lebensjahr vollendet hat. Gleichgültig ist es, ob der Beischlaf selbst zu einer Zeit stattgefunden hat, wo der andere Teil das 18. Lebensjahr noch nicht vollendet hatte (Olshausen § 65 Anm. 3). Solange der Verletzte zwar das 18. Lebensjahr vollendet hat, aber noch nicht volljährig ist, hat gemäß § 65 Abs. 1 StGB. neben ihm und unabhängig von ihm auch sein gesetzlicher Vertreter das Recht den Strafantrag zu stellen. Volljährig wird ein Deutscher gemäß BGB § 2 mit der Vollendung des 21. Lebensjahres, es sei denn, daß er gemäß § 3 schon früher, aber nach Vollendung des 18. Lebensjahres für volljährig erklärt worden ist. Solange der Jugendliche, der das

18. Lebensjahr vollendet hat, noch minderjährig ist, hat sein gesetzlicher Vertreter neben ihm das Recht den Strafantrag zu stellen. Wer gesetzlicher Vertreter ist, bestimmt sich nach den maßgebenden Vorschriften des BGB. Es ist im allgemeinen gemäß §§ 1626, 1627, 1630 BGB. der Inhaber der elterlichen Gewalt, also zunächst der Vater. Wenn der Vater gestorben oder für tot erklärt ist oder wenn er die väterliche Gewalt verwirkt hat und die Ehe aufgelöst ist, steht die elterliche Gewalt gemäß § 1684 der Mutter zu. Während der Dauer der Ehe übt die Mutter gemäß § 1685 BGB. die elterliche Gewalt aus, wenn der Vater aus tatsächlichen Gründen an der Ausübung der elterlichen Gewalt tatsächlich verhindert ist. Steht der Minderjährige nicht unter elterlicher Gewalt, so ist gemäß § 1773 BGB. für ihn ein Vormund zu ernennen.

Wenn der Verletzte geschäftsunfähig ist oder wenn er das 18. Lebensjahr noch nicht vollendet hat, so ist nach § 65 Abs. 2 StGB. allein sein gesetzlicher Vertreter zur Stellung des Strafantrages berechtigt. Geschäftsunfähig ist der Verletzte dann, wenn er sich in einem die freie Willensbestimmung ausschließenden Zustand krankhafter Störung der Geistestätigkeit befindet, sofern nicht der Zustand seiner Natur nach ein vorübergehender ist (BGB. § 104 Nr. 2) oder wenn er wegen Geisteskrankheit (nicht wegen Geistesschwäche) entmündigt worden ist (BGB § 104 Nr. 3). Als gesetzlicher Vertreter eines bevormundeten Volljährigen kommen in Frage der Vormund (BGB. § 1896) sowie der Pfleger (BGB. §§ 1909, 1910).

Was die Form der Stellung eines Strafantrages betrifft, so ist nicht erforderlich, daß der Antragsberechtigte den Strafantrag persönlich stellt; er kann im Auftrage des Antragsberechtigten auch durch einen Dritten gestellt werden (RG. Bd. 1 S. 387).

Für die Stellung des Strafantrages ist gemäß StPO. § 158 Abs. 2 vorgeschrieben, daß er, wenn er bei Gericht oder bei einer Staatsanwaltschaft gestellt wird, entweder schriftlich gestellt oder zu Protokoll erklärt werden kann; wird er dagegen bei einer anderen Behörde gestellt, so kann er nur schriftlich gestellt werden. Wird der Strafantrag also bei einer Polizeibehörde oder bei der Gesundheitsbehörde gestellt, um dann an die Staatsanwaltschaft weitergeleitet zu werden, so muß der Antrag schriftlich gestellt werden. Schriftlich gestellt ist der Antrag auch dann, wenn er in Form eines Protokolls von dem Beamten aufgenommen, aber von dem Verletzten eigenhändig unterschrieben worden ist (Olshausen § 61 Anm. 26). Auch ein durch Telegramm gestellter Strafantrag genügt der Schriftform (Olshausen § 61 Anm. 26).

Die Antragsfrist von 3 Monaten beginnt mit dem Tage zu laufen, seit welchem der zum Antrage Berechtigte von der Handlung und von der Person des Täters Kenntnis gehabt hat. Hat der Verletzte beispielsweise im Laufe des 14. Januar Kenntnis erhalten, so läuft die Antragsfrist mit dem 13. April ab. Ein am 14. April gestellter Strafantrag wäre also schon verspätet (Olshausen § 61 Anm. 29). Ein vor Beginn der Frist gestellter Strafantrag ist gültig (RG. Bd. 45 S. 128).

Für jeden Antragsberechtigten läuft die Antragsfrist besonders. Das ist wichtig für diejenigen Fälle, in denen der gesetzliche Vertreter an Stelle oder neben dem Verletzten das Antragsrecht hat. Der durch die Tat Verletzte wird — von seltenen Ausnahmefällen, etwa Beischlaf unter Ausnutzung der Hypnose, abgesehen — stets sofort von der Handlung Kenntnis haben und meistens, wenn auch keineswegs immer, auch von der Person des Täters. Der gesetzliche Vertreter dagegen wird beides häufig erst später erfahren. Er wird daher häufig auch dann noch Antrag stellen können, wenn die Antragsfrist für den Verletzten schon abgelaufen ist. Allerdings ist der Spielraum mit Rücksicht auf die kurze Verjährungsfrist nicht groß (vgl. unten Anm. 15).

Was die Kenntnis des Antragsberechtigten anbelangt, so genügt die bloße Überzeugung nicht, wenn nicht gewisse tatsächliche Unterlagen vorhanden sind, aus denen sich die Tat in ihren wesentlichen Beziehungen und hinreichende Anhaltspunkte für die Persönlichkeit des Täters ergeben (Olshausen § 61 Anm. 32).

Der Strafantrag muß in irgendeiner Weise den Willen des Antragsberechtigten zum Ausdruck bringen, daß die Tat strafrechtlich verfolgt werde. Unter Umständen kann dieser Wille auch schon in einer bloßen Anzeige der Tat zum Ausdruck kommen (Olshausen § 61 Anm. 38).

Verzeihung und Verzicht auf die Stellung eines Strafantrags sind für seine Wirksamkeit ohne Bedeutung (Olshausen Anm. 49 a).

Solange der Antragsberechtigte tatsächlich, so etwa wegen körperlicher oder geistiger Erkrankung oder aus rechtlichen Gründen an der Stellung eines Strafantrages verhindert ist, läuft die Antragsfrist nicht (Olshausen § 50). Wichtig ist für die Übergangszeit der Fall der rechtlichen Behinderung, der darin besteht, daß das Vergehen unter der Herrschaft des alten Gesetzes von Amts wegen verfolgt wurde, während es nach dem neuen Gesetz ein Antragsvergehen ist. Dann läuft die Frist erst von dem Inkrafttreten des neuen Gesetzes an. Maßgebend ist der Tag des Inkrafttretens, nicht der Tag der Verkündung, da es erst vom Tage des Inkrafttretens an tatsächlich einen Antragsberechtigten gibt (Olshausen § 61 Anm. 52). Dies ist von erheblicher praktischer Bedeutung, da nach bisherigem Recht (VO. 1918 § 3) der ansteckungsgefährliche Beischlaf nur dann ein Antragsvergehen war, wenn er zwischen Verlobten oder Ehegatten stattgefunden hatte, während er jetzt ganz allgemein Antragsvergehen ist. Soweit es sich also nicht um Verlobte oder Ehegatten handelt, beginnt die Antragsfrist erst vom 1. Oktober 1927 an zu laufen. Die kurze Verjährungsfrist (vgl. Anm. 15) ist allerdings auch hier zu beachten.

Der Strafantrag kann auch durch einen schriftlich oder mündlich Bevollmächtigten gestellt werden. Während es aber nach der ständigen Rechtsprechung des Reichsgerichts, der beizutreten ist, nicht erforderlich ist, daß der Nachweis der Bevollmächtigung innerhalb der Antragsfrist erfolgt (vgl. RG. Bd. 12 S. 331; Löwe, „Die Strafprozeßordnung für das Deutsche Reich", 17. Aufl. Berlin und Leipzig 1927 § 158 Anm. 11), steht das Kammergericht auf dem entgegengesetzten Standpunkt (DJZ. Bd. 31 S. 177).

12. Zurücknahme des Strafantrags.

Ist der Strafantrag einmal gestellt, so geht das Strafverfahren dann ohne weiteres seinen Gang, auch dann, wenn der Antragsteller sich mit dem Beschuldigten verglichen hat, ihm verziehen hat oder ihm aus irgendwelchem anderen Grunde nichts mehr an der weiteren Strafverfolgung des Täters liegt.

Nur wenn der Täter ein Angehöriger des Antragstellers ist, kann der Strafantrag gemäß § 5 Abs. 2 des Gesetzes zurückgenommen werden. In welchen Fällen hiernach eine Zurücknahme des Strafantrages zulässig ist, kann infolge einer ungenauen Ausdrucksweise des Gesetzes zweifelhaft sein.

Die Bestimmung über Zurücknahme des Antrages ist erst im Plenum in das Gesetz hineingekommen, und zwar auf Grund eines Antrages, den die sozialdemokratische Partei gestellt hatte. Zur Begründung dieses Antrages hat der Abg. Landsberg in Verh. S. 8759 folgendes ausgeführt:

Bleibe es bei der bloßen Gefährdung, so könne nach dem Entwurf der Strafantrag nicht zurückgenommen werden; komme es aber zur Ansteckung, so liege Körperverletzung vor und der Strafantrag könne, soweit es sich um einen Angehörigen handle, gemäß StGB. § 232 zurückgenommen werden. Es sei eine Unmöglichkeit, daß man für das Gefährdungsdelikt härtere Bestimmungen vorsehe als für das Schädigungsdelikt. In Frage kämen auch bei § 5 in der Hauptsache Ehegatten. Da ein Strafantrag leicht aus Übereilung gestellt werde, müsse dem geschädigten Teil Gelegenheit gegeben werden, nachträglich gewissenhaft und gründlich zu prüfen, ob ihm die Bestrafung des Schuldigen oder die Aufrechterhaltung der Ehe und des ehelichen Friedens höher stehe. Deshalb müsse bei Angehörigen die Zurücknahme des Strafantrages zugelassen werden.

Nach diesem Zusammenhang kann es keinem Zweifel unterliegen, daß man tatsächlich vor allem an Ehegatten gedacht hat und daß man statt des Antragstellers den Verletzten gemeint hat.

Über die Empfindsamkeiten gegenüber dem Geschlechtsverkehr Verlobter und seiner mittelbaren Erwähnung im Gesetz vgl. Ber. II S. 10 f.

Nach dem Wortlaut des Gesetzes soll es darauf ankommen, ob der Täter ein Angehöriger des Antragstellers ist.

Danach würde es beispielsweise, wenn der Verletzte geschäftsunfähig ist und einen Vormund hat, darauf abzustellen sein, ob der Täter ein Angehöriger des Vormunds ist, nicht aber darauf, ob er ein Angehöriger des Verletzten ist. Gedacht ist, wie sich aus der Entstehungsgeschichte des Gesetzes unzweideutig ergibt, vor allem an die Fälle, in denen der Täter und der Verletzte verlobt oder verheiratet miteinander sind. In diesen Fällen soll es im Interesse der Aufrechterhaltung der Ehe oder des Verlöbnisses in erster Linie auf den Willen des Verletzten abgestellt werden, ob er seinen Willen zur Strafverfolgung aufrechterhalten will oder nicht. Schon VO. 1918 § 3 hatte den Täter dann privilegiert, wenn die Tat gegen einen Verlobten oder Ehegatten begangen war, da nur für diesen Fall die Strafverfolgung von der Stellung eines Strafantrages abhängig gemacht worden war. Ebenso in E I § 4 Abs. 2 und in E VI § 5 Abs. 2. Diese Einschränkung fiel dann fort. Die Beratungen, die dann dazu geführt haben, in Ausnahmefällen auch die Zurücknahme des Strafantrages zu ermöglichen, zeigen auch, daß man dabei an dieselben Fälle gedacht hat, die auch schon vorher privilegiert waren, also an diejenigen Fälle, in denen der Täter und der Verletzte verheiratet und verlobt waren. Es wäre ja auch widersinnig, es auf das Angehörigenverhältnis zu dem Antragsteller und nicht zu dem Verletzten abzustellen. Man hat, als man den Ausdruck „Antragsteller" gewählt hat, sich die Konsequenzen offenbar nicht richtig überlegt. Man hat nur an die übergroße Mehrzahl von Fällen gedacht, in denen Antragsteller und Verletzte ein und dieselbe Person sind. Man hat mit dem Ausdruck „Antragsteller" den „Verletzten" gemeint. Man wird daher entgegen dem Wortlaut des Gesetzes den § 5 Abs. 2 auch entsprechend auszulegen haben. Finger weist im „Gerichtssaal" Bd. 86 S. 111 darauf hin, daß als „Verletzter" im Rechtssinne nur eine im Zeitpunkt der Tat schon vorhandene Person in Betracht kommen könne, daß daher der Gedanke abzulehnen sei, daß etwa für ein syphilitisch geborenes Kind ein Pfleger Strafantrag gegen den Vater stellen könne. Diese Frage ist mit Rücksicht auf die sechsmonatliche Verjährungsfrist ohne jede praktische Bedeutung.

Es ist also darauf abzustellen, ob der Täter ein Angehöriger des Verletzten ist. Der Begriff des „Angehörigen" ist in StGB. § 52 Abs. 2 dahin bestimmt, daß darunter fallen Verwandte und Verschwägerte auf- und absteigender Linie, Adoptiv- und Pflegeeltern und Adoptiv- und Pflegekinder, Ehegatten, Geschwister und deren Ehegatten sowie Verlobte. Diese Begriffsbestimmung gilt aber nur für das Strafgesetzbuch, nicht für andere Strafgesetze, wie im Gesetz ausdrücklich zum Ausdruck kommt (Olshausen § 52 Anm. 16). Daß diese Begriffsbestimmung nicht als maßgebend für die Auslegung des § 5 Abs. 2 des Gesetzes zur Bekämpfung der Geschlechtskrankheiten angesehen werden kann, ergibt sich ohne weiteres schon daraus, daß der Beischlaf mit Verwandten auf- und absteigender Linie usw. ein Verbrechen wäre. Man wird unter diesen Umständen und mit Rücksicht auf die Vorgeschichte nicht fehlgehen, wenn man unter Angehörigen im Sinne dieser Bestimmung Ehegatten und Verlobte versteht. Lindt („Schweizerische Juristenzeitung" Jhg. 23 S. 309) verweist auf die analoge Anwendung des § 52 Abs. 2 StGB., übersieht aber, daß aus praktischen Gründen nur Ehegatten und Verlobte in Frage kommen. Daß man von Angehörigen gesprochen hat, scheint darauf zurückzugehen, daß man den Beischlaf von Verlobten durch ausdrückliche Erwähnung der Verlobten neben den Ehegatten nicht hat gewissermaßen gesetzlich sanktionieren wollen, — eine schwer verständliche Empfindlichkeit, um so mehr, wenn man an die ähnliche Bestimmung der VO. 1918 § 3 Abs. 2 denkt.

Ehegatten sind alle Personen, die in einer formell gültigen Ehe leben, gleichgültig ob die Ehe anfechtbar oder gar materiell nichtig ist (Olshausen § 52 Anm. 22). Mit der Auflösung der Ehe hört das Angehörigenverhältnis auf. Unter Verlobten sind gemäß § 1297 BGB. Personen zu verstehen, die gegenseitig sich ein beiderseits ernstlich gemeintes Eheversprechen gegeben haben (Olshausen § 52 Anm. 24).

Ob die Ehe oder das Verlöbnis zur Zeit der Tat oder zur Zeit der Zurücknahme des Strafantrags bestehen muß oder ob es genügt, daß sie an einem dieser beiden Zeitpunkte bestehen oder ob es erforderlich ist, daß sie an beiden Zeitpunkten gegeben sind, kann zweifelhaft sein. Eine klare Entscheidung läßt sich auch aus dem Sinn des Gesetzes nicht entnehmen. Da aber die Zulässigkeit der Zurücknahme des Strafantrags den Verlobten oder Ehegatten vor inneren Konflikten bewahren und zur Erhaltung der Ehe oder des Verlöbnisses beitragen soll, wird man wohl davon auszugehen haben, daß das Bestehen des Verlöbnisses oder der Ehe zur Zeit der Zurücknahme des Strafantrages erforderlich, aber auch ausreichend ist. Es ist allerdings nicht die Gefahr zu verkennen, daß hierdurch das Schließen von nicht ernstlich gemeinten Verlöbnissen und ihre Auflösung nach erfolgter Zurücknahme des Strafantrages bis zu einem gewissen Grade gezüchtet werden.

Die Zurücknahme des Strafantrages muß gemäß § 64 StGB. bis zur Verkündung eines auf Strafe lautenden Urteils erfolgen. Entscheidend ist das erste auf Strafe lautende Urteil, gleichgültig, in welcher Instanz es erfolgt (Olshausen § 64 Anm. 4). Ist der Angeklagte also in erster Instanz freigesprochen worden, so kann noch bis zum Urteil der Berufungsinstanz der Strafantrag zurückgenommen werden. Der Erlaß eines amtsrichterlichen Strafbefehls steht einem auf Strafe lautenden Urteil nicht gleich (Olshausen § 64 Anm. 6; anderer Meinung LK. § 64 Anm. 5; Frank Nr. I 2).

Die Zurücknahme des Strafantrages muß derjenigen Behörde gegenüber erklärt werden, die zur Zeit der Erklärung der Zurücknahme mit der Strafsache befaßt ist (Olshausen § 64 Anm. 9). Da über die Form der Zurücknahme des Strafantrages Vorschriften nicht bestehen, kann sie formlos erfolgen (Olshausen § 64 Anm. 10).

Ist der Strafantrag zulässigerweise zurückgenommen worden, so ist die Rechtslage die gleiche, wie wenn der Strafantrag nie gestellt worden wäre. Der Verletzte, der den Strafantrag zurückgenommen hat, ist damit ein für allemal seines Antragsrechts verloren gegangen. Er kann also auch dann, wenn die Dreimonatsfrist noch nicht abgelaufen ist, den Strafantrag nicht wiederholen.

13. Die angedrohte Strafe.

Angedroht ist Gefängnisstrafe bis zu drei Jahren, d. h. von mindestens einem Tag (StGB. § 16 Abs. 1), höchstens drei Jahre.

Geldstrafe ist zwar nicht ausdrücklich angedroht, doch ergibt sich ihre Möglichkeit aus § 27 b StGB., der auch für das Gesetz zur Bekämpfung der Geschlechtskrankheiten ohne weiteres gilt. Hiernach ist an Stelle einer an sich verwirkten Gefängnisstrafe von weniger als drei Monaten auf Geldstrafe zu erkennen, wenn der Strafzweck durch eine Geldstrafe erreicht werden kann. Die Höhe der Geldstrafe, auf die erkannt werden kann, ist, da § 27 a StGB. aus tatsächlichen Gründen ausscheidet, Geldstrafe von 3 *RM* bis 10 000 *RM* (StGB. § 27).

Bei der Prüfung der Frage, ob der Strafzweck durch eine Geldstrafe erreicht werden kann, ist es nicht lediglich darauf abzustellen, ob zur Besserung oder Abschreckung des Täters auch eine Geldstrafe ausreicht, sondern vielmehr auch darauf, ob die Verhängung einer Geldstrafe dem Bedürfnis nach Vergeltung und nach Abschreckung Dritter gerecht wird (Olshausen § 27 b Anm. 8). Wenn auch in allen Fällen, in denen das Gericht auf eine Gefängnisstrafe von weniger als drei Monaten erkennen will, stets geprüft werden muß, ob der Strafzweck nicht auch durch eine Geldstrafe erreicht werden kann und daß dies geschehen ist, auch aus den Urteilsgründen hervorgehen muß (Olshausen § 27 b Anm. 11), so kann doch grundsätzlich gesagt werden, daß ein Vergehen, das eine so gemeine Gesinnung offenbart wie die Zuwiderhandlung gegen § 5 des Gesetzes zur Bekämpfung der Geschlechtskrankheiten und das außerdem aller Wahrscheinlichkeit nach verhältnismäßig häufig begangen, aber verhältnismäßig selten zur Aburteilung gelangen wird, eine empfindliche Sühne verdient, für die in den seltensten Fällen eine Geldstrafe ausreichen wird. Wird aber auf eine Geldstrafe erkannt, so sind dabei auch die wirtschaftlichen Verhältnisse des Verurteilten gemäß § 27 c StGB. mit zu berücksichtigen. Vgl. zu dem Ganzen auch Hellwig, „Das Geldstrafengesetz", 3. Aufl. München und Berlin 1924 Anm. 42 ff., 80 ff.

War der Täter zur Zeit der Tat noch nicht 18 Jahre alt, so kommt das Jugendgerichtsgesetz zur Anwendung. Der Jugendliche ist hiernach überhaupt nicht strafbar, wenn er zur Zeit der Tat nach seiner geistigen oder sittlichen Entwicklung unfähig war, das Ungesetzliche der Tat einzusehen oder seinen Willen dieser Einsicht gemäß zu bestimmen (JGG. § 3). Hat er sich strafbar gemacht und hält das Gericht Erziehungsmaßregeln für ausreichend, so ist von Strafe abzusehen (JGG. § 6). Hält das Gericht Erziehungsmaßregeln nicht für ausreichend, so ist auf eine Gefängnisstrafe von einem Tag bis zu anderthalb Jahren zu erkennen oder in Anwendung des § 27b StGB. auf Geldstrafe von 3 *RM* bis auf 5000 *RM* (JGG. § 9 Abs. 3).

14. Gesetzeskonkurrenz.

Die Strafbestimmung gilt nur, **sofern nicht** nach den Vorschriften des Strafgesetzbuchs **eine härtere Strafe verwirkt ist** (§ 5 Abs. 1). Die Wendung, daß wegen Vergehens gegen § 5 mit Gefängnis bis zu drei Jahren bestraft wird, wenn nicht nach den Vorschriften des Strafgesetzbuchs eine härtere Strafe verwirkt ist, könnte dem Wortlaut nach eine zweifache Bedeutung haben: Es könnte entweder heißen, daß die Tat auch dann, wenn sie den Tatbestand einer anderen strafbaren Handlung verwirklicht, im allgemeinen nur als Vergehen gegen § 5 des Gesetzes zur Bekämpfung der Geschlechtskrankheiten bestraft werden soll, außer wenn das andere zugleich verletzte Strafgesetz eine härtere Strafe androht; oder es könnte damit gesagt sein, daß in allen Fällen, in denen lediglich das Gefährdungsdelikt des § 5 nach der objektiven Seite verwirklicht worden ist, nicht aber durch den Beischlaf eine Ansteckung schuldhafterweise tatsächlich herbeigeführt worden ist, dieser Grundsatz des Vorgangs der Strafbestimmung des § 5 gelten soll, daß aber, wenn es zu einer schuldhaften Ansteckung durch den verbotenen Beischlaf gekommen ist, das Gefährdungsdelikt hinter das Verletzungsdelikt zurückzutreten habe.

Dem Sinn der Bestimmung wird nur die zweite Auslegung gerecht.

Es würde geradezu widersinnig sein, die Strafbestimmung des Gefährdungsdeliktes auch dann anzuwenden, wenn es nicht bei einer bloßen Gefährdung geblieben, sondern zu einer tatsächlichen Verletzung gekommen ist. Verhindert werden soll in erster Linie die schuldhafte tatsächliche Ansteckung mit einer Geschlechtskrankheit. Gegen sie richtet sich daher auch die Strafandrohung — wegen **vorsätzlicher** oder **fahrlässiger Körperverletzung** — in erster Linie. Wäre es möglich, in allen Fällen, in denen eine vorsätzliche oder fahrlässige Körperverletzung tatsächlich vorliegt, den Nachweis dafür in zwingender Weise zu erbringen, so würde ein stärkeres Bedürfnis nach Schaffung eines besonderen Gefährdungsdeliktes kaum sich geltend gemacht haben. Da § 5 nur eine Lücke schließen und dort ergänzend eingreifen soll, wo die Strafbestimmungen wegen vorsätzlicher oder fahrlässiger Körperverletzung versagen, weil entweder die objektiven oder die subjektiven Tatbestandsmerkmale oder beide zugleich nicht vorliegen oder aber doch der Nachweis dafür nicht in ausreichender Weise erbracht werden kann, so muß das Vergehen des § 5 in allen Fällen ausscheiden, in welchen es durch den verbotenen Beischlaf nachweisbar zu einer vorsätzlichen oder fahrlässigen Körperverletzung gekommen ist.

Die Zuwiderhandlung gegen § 5 ist ein Gefährdungsdelikt, durch das gerade Fälle getroffen werden und nur Fälle getroffen werden sollen, in welchen die Handlungsweise des Täters nicht schon als ein nach anderen Strafbestimmungen strafbares Erfolgsdelikt sich darstellt. Die Strafbestimmung des § 5 steht deshalb zu den Strafbestimmungen, durch die ein Beischlaf bestraft wird, durch den eine Ansteckung tatsächlich herbeigeführt wird, im Verhältnis der Subsidiarität. Das heißt nach dem Willen des Gesetzes sollen dann nur die Strafbestimmungen über Körperverletzung Anwendung finden. Dies gilt auch dann, wenn die Bestimmungen über Bestrafung der Körperverletzung nicht härter sind als diejenigen des § 5.

Dasselbe muß nach positiver Bestimmung dann gelten, wenn die strafbare Handlung sich nicht in dem Beischlaf erschöpft, sondern ein anderer Umstand hinzukommt, der den Beischlaf, auch von der Behaftung mit einer mit Ansteckungsgefahr verbundenen Geschlechtskrankheit abgesehen, zu einem verbotenen macht, vorausgesetzt allerdings, daß eine härtere Strafe angedroht ist, als in § 5. So bei Notzucht (StGB. § 177), Blutschande (StGB. § 173), Beischlaf mit einer jugendlichen Person (StGB. § 176 Ziff. 3), Verleitung zum Beischlaf durch Vorspiegelung einer Trauung (StGB. § 179) usw. Diese Fälle übersieht Finger („Gerichtssaal" Bd. 94 S. 369). Nicht dagegen bei Ehebruch (StGB. § 172), da bei ihm nur Gefängnis bis zu 6 Monaten angedroht ist.

Demgemäß hat auch das Reichsgericht in der Entsch. vom 16. März 1925 (Bd. 59 S. 148) ausgeführt, daß die Notzucht und Vergehen gegen § 3 Abs. 1 VO. 1918 nicht in Tateinheit zusammentreffen, daß die Verurteilung vielmehr nur noch aus § 177 StGB. auszusprechen sei. Der Umstand, daß der Täter von seiner Geschlechtskrankheit Kenntnis gehabt habe, könne aber bei der Strafzumessung als strafschärfend berücksichtigt werden.

Bezüglich der Körperverletzung steht die Begr. zu § 5 auf einem anderen Standpunkt, indem sie annimmt, daß hier ein Fall der Idealkonkurrenz gegeben sei. Da auch bei Anwendung des § 73 StGB. die Strafe nur aus demjenigen Gesetz zu entnehmen ist, das die schwerste Strafe androht, so macht es im Endergebnis für die Strafe keinen Unterschied, ob man Gesetzeskonkurrenz oder Idealkonkurrenz annimmt, wohl aber für die Möglichkeit der Zuerkennung einer Buße. Dem Standpunkt der Begr. kann aber nicht beigetreten werden (so wohl auch Finger, „Gerichtssaal" Bd. 94

S. 369 f.). Finger wendet sich im „Gerichtssaal" Bd. 86 S. 111 gegen die Stelle der Begründung, wonach bei eingetretener Ansteckung der Tatbestand des jetzigen § 5 mit dem Tatbestande der Körperverletzung zusammentrifft. Er sagt, dies sei nicht für alle Fälle richtig: Zwar könne sich eine gefährdende Handlung sehr wohl zu einer verletzenden auswachsen, aber ein Gefährdungsdelikt könne durch Eintritt eines schädlichen Erfolges nicht zu einem Verletzungsdelikt werden. Damit bringt er offenbar den richtigen Gedanken zum Ausdruck, daß die Ansteckung zwar den objektiven Tatbestand einer Körperverletzung erfülle, aber nicht ohne weiteres auch den subjektiven, so daß in diesem Falle nur ein Vergehen gegen § 5 vorliege. Ob er damit auch sagen will, daß, wenn nicht nur objektiv, sondern auch subjektiv eine Körperverletzung vorliege, eine Idealkonkurrenz mit dem Vergehen gegen § 5 nicht gegeben sei, kann dagegen zweifelhaft sein, obgleich es anzunehmen ist.

Keine praktische Bedeutung hat die Frage im Fall der einfachen vorsätzlichen Körperverletzung (§ 223 StGB.). Die Strafandrohung lautet auf Gefängnis bis zu 3 Jahren oder auf Geldstrafe bis zu 10 000 Mk. Also auf dieselbe Strafe, die auch bei dem Vergehen gegen § 5 (in Verb. mit § 27 b StGB.) angedroht ist. Der Standpunkt Fingers („Gerichtssaal" Bd. 94 S. 369) und Klee's („Deutsche Richterzeitung" 1927 S. 334 f.), welche die Strafandrohung des § 5 für strenger halten, weil sie § 27 b StGB. nicht berücksichtigen (so wohl auch Geyer-Moses § 5 Anm. 3), ist nicht zu billigen. Andererseits kann man auch die Strafandrohung des § 223 StGB. nicht für strenger halten. Die Buße, auf die gemäß § 231 StGB. in den Fällen der Körperverletzung erkannt werden kann, kennt das Gesetz zur Bekämpfung der Geschlechtskrankheiten allerdings nicht. Die Buße ist aber eine Privatgenugtuung, keine Strafe. Bei der Prüfung der Frage, welches Gesetz die härtere Strafe androht, hat sie also auszuscheiden (Olshausen § 2 Anm. 21). Es findet gemäß den oben entwickelten Grundsätzen ausschließlich StGB. § 223 Anwendung. Infolgedessen kann in diesem Falle auf eine Buße gegen den Täter erkannt werden. Dies wäre aber auch dann zulässig, wenn es sich um einen Fall der Idealkonkurrenz handeln würde (Olshausen § 73 Anm. 32; § 2 Anm. 21). Anders allerdings, wenn nur § 5 des Gesetzes zur Bekämpfung der Geschlechtskrankheiten Anwendung zu finden hätte.

Liegt nur fahrlässige Körperverletzung vor (StGB. § 230), so würde im Fall der Idealkonkurrenz die Strafe lediglich aus § 5 zu entnehmen sein. Da § 5 aber auch gegenüber § 230 StGB. nur subsidiär ist, kommt nur StGB. § 230 zur Anwendung, obwohl er geringere Strafe androht. Dafür ist aber die Zuerkennung einer Buße neben der Strafe zulässig.

Ist der Fall der schweren Körperverletzung (StGB. § 224) gegeben (Otker im „Recht" 1919 S. 135. Zeitschrift für

Rechtspflege in Bayern 1919 S. 63) — was allerdings kaum je der Fall sein wird (Finger, „Gerichtssaal" Bd. 94 S. 369) —, so ist nur die Strafbestimmung des § 224 StGB. zur Anwendung zu bringen. Zuerkennung einer Buße ist zulässig.

Im Fall der Anwendbarkeit des § 229 StGB. könnte nur die Strafbestimmung des § 229 Anwendung finden. Es kann auch auf Buße erkannt werden, wenigstens dann, wenn durch die Vergiftung eine Körperverletzung bewirkt worden ist. Auch dieser Fall wird aber kaum jemals praktisch werden.

15. Verjährung der Strafverfolgung.

Die Strafverfolgung würde gemäß § 67 StGB. erst mit 5 Jahren verjähren. In Abweichung davon bestimmt aber § 5 Abs. 3, daß die Strafverfolgung schon in 6 Monaten verjährt. Eine gleiche Bestimmung fand sich auch schon in VO. 1918 § 3 Abs. 3.

Die Verjährungsfrist beginnt mit dem Tage zu laufen, an dem die Tat begangen ist. Ist sie abgelaufen, so kann ein Strafantrag nicht mehr gestellt werden, und zwar auch dann nicht, wenn der Verletzte bis dahin noch nicht einmal Kenntnis von der Tat und dem Täter gehabt hat, also gar nicht hat wissen können, daß ihm gegenüber eine Zuwiderhandlung gemäß § 5 begangen sei, so daß er noch gar nicht sein Antragsrecht hat ausüben können. Solche Fälle sind denkbar. Es kann vorkommen, daß in verhältnismäßig seltenen Fällen gonorrhöische Erkrankungen von Frauen zunächst unbemerkt bleiben und erst im Wochenbett in die Erscheinung treten (Ber. II S. 11). Hinzu kommen aber noch diejenigen Fälle, in denen zwar bekannt ist, daß der Täter sich gegen § 5 vergangen hat, der Verletzte aber die Persönlichkeit des Täters nicht hinreichend kennt und deshalb die Antragsfrist noch nicht zu laufen begonnen hat. Immerhin werden auch das nicht viele Fälle sein.

16. Rückwirkung der Strafbestimmung.

Bei denjenigen Zuwiderhandlungen gegen § 5, die schon vor dem Inkrafttreten des Gesetzes zur Bekämpfung der Geschlechtskrankheiten, also vor dem 1. Oktober 1927 (§ 19), begangen worden sind, ist zu prüfen, ob § 3 der VO. 1918 oder § 5 des Gesetzes im Sinne von § 2 Abs. 2 StGB. das mildeste Gesetz ist.

Der Strafrahmen ist in beiden Fällen der gleiche. Da die Rückwirkung des neuen Gesetzes die Ausnahme ist, ist in solchen Fällen grundsätzlich die Strafe aus VO. 1918 § 3 zu entnehmen (Olshausen § 2 Anm. 11).

Bei der Prüfung der Frage, welches Gesetz das mildeste ist, ist es stets auf den konkreten Fall abzustellen. Ein Unterschied zwischen dem bisherigen und dem neuen Recht besteht insofern, als bisher ein Strafantrag nur dann erforderlich war, wenn Täter und

Verletzter Ehegatten oder Verlobte waren, während jetzt stets ein Strafantrag erforderlich ist. Ein Unterschied besteht auch noch insofern, als bisher der Strafantrag niemals zurückgenommen werden konnte, während dies jetzt zulässig ist, wenn der Täter ein Angehöriger des Verletzten ist.

Das mildeste Gesetz ist nun dasjenige, das Strafbarkeitsbedingungen aufstellt, die im gegebenen Fall nicht erfüllt sind, so also bei Antragsdelikten dasjenige, nach dem die Strafverfolgung wegen des Fehlens des Strafantrages nicht erfolgen kann (Olshausen § 2 Anm. 20). Das gleiche muß für den Fall gelten, daß das eine Gesetz die Zurücknahme des Strafantrages gestattet, das andere nicht. Dann ist, falls im konkreten Fall der Strafantrag zurückgenommen worden ist, dasjenige Gesetz als das mildere anzusehen, nach welchem in diesem Fall eine weitere Strafverfolgung nicht mehr zulässig ist.

Es sind infolgedessen für die Frage der Rückwirkung des § 5 des Gesetzes zur Bekämpfung der Geschlechtskrankheiten folgende Fälle zu unterscheiden:

a) Täter und Verletzter sind Verlobte oder Ehegatten; der Strafantrag ist gestellt worden: Dann kommt auf die vor dem 1. Oktober begangenen Zuwiderhandlungen VO. 1918 Anwendung.

b) Ist in diesem Fall aber der Strafantrag zurückgenommen worden, so findet § 5 des Gesetzes Anwendung.

c) Täter und Verletzter sind nicht miteinander verlobt oder verheiratet und es ist Strafantrag gestellt worden: Dann kommt VO. 1918 § 3 zur Anwendung als dasjenige Gesetz, das zur Zeit der Tat galt.

d) Ist in demselben Fall Strafantrag aber nicht gestellt worden, so kommt § 5 des Gesetzes zur Bekämpfung der Geschlechtskrankheiten zur Anwendung, da in diesem Fall nach neuem Recht eine Strafverfolgung nicht zulässig ist.

17. Bürgerlichrechtliche Folgen.

Hat der Beischlaf zu einer tatsächlichen Ansteckung geführt, so ist — ohne Rücksicht darauf, ob es sich um eine vorsätzliche oder fahrlässige Körperverletzung handelt oder nicht — der Täter dem Verletzten zum Schadensersatz verpflichtet gemäß § 823 BGB. (über Einzelheiten vgl. Konrad Hellwig in ZBG. Bd. 1 S. 26 ff.; vgl. auch Laupheimer S. 43; Geyer-Moses § 5 Anm. 5). Kohler in ZBG. Bd. 2 S. 23 f. will wenigstens dann keinen Schadensersatzanspruch geben, wenn in dem betreffenden Beischlaf „eine gesellschaftliche Schuld, eine Unsittlichkeit" liegt. Dem ist aber nicht beizustimmen. Die sittliche Verwerflichkeit des außerehelichen Geschlechtsverkehrs ist kein Grund, der geeignet ist, die Haftbarkeit aufzuheben, da sich der Anspruch des Angesteckten nicht auf einen Vertrag stützt, sondern auf eine unerlaubte Handlung (Konrad Hellwig ZBG. Bd. 1 S. 35).

Hat der Täter die zur Erkenntnis seiner Verantwortlichkeit erforderliche Einsicht nicht besessen, so haften gemäß § 832 BGB.

seine Eltern oder sein Vormund: „Eine ernste Mahnung für Eltern und Vormünder, ihre Kinder und Pflegebefohlenen vom außerehelichen Geschlechtsverkehr durch geeignete Beaufsichtigung fernzuhalten und sie über seine Gefahren rechtzeitig aufzuklären" (Geyer-Moses § 5 Anm. 5).

Während in der Ehe auf nicht schuldhafte Weise, also insbesondere nicht durch Ehebruch, erworbene Geschlechtskrankheit einen Scheidungsgrund nicht bildet, bildet es einen Scheidungsgrund gemäß § 1568 BGB., wenn der geschlechtskranke Ehegatte mit dem anderen in Kenntnis seiner Geschlechtskrankheit und der Ansteckungsgefahr den Beischlaf vollzieht (Konrad Hellwig in ZBG. Bd. 1 S. 59; Geyer-Moses § 5 Anm. 5).

Falls allerdings der andere Ehegatte auch geschlechtskrank ist und sein Einverständnis zu dem Beischlaf gegeben hat oder, wenn der andere Ehegatte zwar nicht geschlechtskrank ist, der andere Ehegatte aber Vorsichtsmaßregeln anwendet, um eine Ansteckung zu vermeiden, und der andere Ehegatte in Kenntnis der Sachlage mit dem Beischlaf einverstanden ist, wird man das Vorliegen eines Scheidungsgrundes verneinen müssen. Ja man wird selbst dann, wenn Schutzmaßregeln nicht angewendet werden oder wenn sich beide Ehegatten darüber klar sind, daß trotz der Anwendung von Schutzmaßregeln eine Ansteckung erfolgen kann, das Vorliegen eines Scheidungsgrundes verneinen, wenn nur der andere Ehegatte in voller Kenntnis der Sachlage zugestimmt hat.

Für die Frage, ob ein Scheidungsgrund vorliegt oder nicht, ist es im Gegensatz zu der Frage, ob ein Schadensersatzanspruch besteht oder nicht, gleichgültig, ob der Beischlaf zu einer Ansteckung des anderen geführt hat oder nicht.

Nach Heymann DJZ. 1902 S. 113 soll auch dann, wenn eine strafbare Handlung gar nicht in Frage kommt, nämlich dann, wenn der geschlechtskranke Ehegatte den Beischlaf nur erstrebt, aber nicht erreicht, ein Scheidungsgrund gegeben sein, wobei es gleichgültig ist, ob die Geschlechtskrankheit vor oder nach der Eheschließung erworben worden ist. Dem ist beizustimmen, da das Verhalten des Täters eine derartig rücksichtslose Gesinnung gegenüber dem anderen Ehegatten offenbart, daß es nicht darauf ankommen kann, ob er das von ihm erstrebte Ziel erreicht oder nicht.

18. Absehen von der Erhebung der öffentlichen Klage.

Gemäß StPO. § 153 kann die Staatsanwaltschaft, wenn bei einem Vergehen die Schuld des Täters gering ist und die Folgen der Tat unbedeutend sind, mit Zustimmung des Amtsrichters von der Erhebung der öffentlichen Klage absehen. Ist die Klage bereits erhoben, so kann das Gericht mit Zustimmung der Staatsanwaltschaft das Verfahren einstellen. Geschieht dies, so kann der Beschluß nicht angefochten werden.

Es kann allerdings vereinzelt Fälle geben, in denen die Voraussetzungen des § 153 StPO. vorliegen können. Insbesondere kann dahin unter Umständen der Fall gehören, daß auch der andere Teil an derselben Geschlechtskrankheit leidet (vgl. auch die Erklärung des Regierungsvertreters in Ber. II S. 28). Ebenso können solche Fälle vorliegen, wenn der Geschlechtsverkehr im Einverständnis mit dem anderen Teil unter Anwendung von Schutzmaßregeln erfolgt.

Grundsätzlich aber ist zu sagen, daß mit der Anwendung des § 153 StPO. der sparsamste Gebrauch gemacht werden muß, wenn nicht die Wirksamkeit der Strafbestimmung, die auch ohnedies in vielen Fällen, in denen die strafbare Handlung begangen worden ist, aus tatsächlichen oder aus rechtlichen Gründen nicht zur Anwendung kommen wird, nicht zu sehr abgeschwächt werden soll. Vor allem sollte die Anwendung des § 153 StPO. stets dann ausgeschlossen sein, wenn der Beischlaf tatsächlich zu einer Ansteckung geführt hat. Denn dann kann man unter keinen Umständen mehr sagen, daß die Folgen der Tat unbedeutend sind.

19. Realkonkurrenz mit dem Vergehen gegen § 6.

Das Verhältnis der Strafbestimmungen der §§ 5 und 6 zueinander kann zweifelhaft sein. Wer eine Ehe eingeht, ist grundsätzlich zu dem Geschlechtsverkehr mit dem Ehegatten berechtigt und verpflichtet. Der Geschlechtsverkehr wird auch in der großen Mehrzahl aller Fälle unmittelbar nach der Eheschließung erfolgen. Andererseits kommt es auch häufig vor, daß schon Verlobte miteinander Geschlechtsverkehr haben und daß sie dann die Ehe eingehen. Ist in diesen beiden Fällen der eine Teil sowohl bei Ausübung des Beischlafs als auch bei Eingehen der Ehe an einer mit Ansteckungsgefahr verbundenen Geschlechtskrankheit erkrankt und hat er das gewußt, so hat er sich wenigstens formal sowohl gegen die Strafbestimmung des § 5 als auch gegen die des § 6 vergangen. Es könnte aber die Frage aufgeworfen werden, ob dies auch nach dem Sinn des Gesetzes zwei selbständige Handlungen sein sollen oder ob beide Strafandrohungen zueinander im Verhältnis der Subsidiarität stehen, so daß, wenn gegenüber ein und derselben Person gegen beide Strafbestimmungen verstoßen worden ist, nur eine von ihnen zur Anwendung kommen soll.

Bei der Entscheidung dieser Frage wird man davon auszugehen haben, daß das Gesetz die Ansteckung durch eine Geschlechtskrankheit nach Möglichkeit verhindern will. Die Übertragung der Geschlechtskrankheit geschieht aber in aller Regel durch einen Beischlaf. Und wenn auch bei Ehegatten infolge der innigeren Lebensgemeinschaft die Gefahr einer Übertragung auch auf anderem Wege größer ist als sonst im allgemeinen, so erfolgt doch auch bei ihnen in der großen Mehrzahl aller Fälle die Übertragung durch einen

Beischlaf. Das Grunddelikt sozusagen ist daher der ansteckungsgefährliche Beischlaf, gleichgültig, ob er zwischen Ehegatten oder Verlobten oder zwischen anderen Personen erfolgt. Diesen Beischlaf will das Gesetz nach Möglichkeit verhindern. Da nun die Ehe regelmäßig den Beischlaf mit sich bringt, hat das Gesetz schon die Eingehung der Ehe verboten, wenn Ansteckungsgefahr besteht und dem Täter dies bekannt ist. Er hat eine Ausnahme nur für den Fall gemacht, daß der Geschlechtskranke seinem künftigen Ehegatten vor Eingehung der Ehe von dem Sachverhalt Kenntnis gegeben hat.

Während eine Zuwiderhandlung gegen § 5 auch dann gegeben ist, wenn der Beischlaf im Einverständnis mit dem über die Sachlage Unterrichteten erfolgt ist, schließt die Einwilligung in die Eheschließung trotz Kenntnis des Sachverhalts die Strafbarkeit wegen Vergehens gegen § 6 aus. Daraus wird zu folgern sein, daß § 6 bezweckt, nach Möglichkeit zu verhindern, daß ein Ehegatte in Unkenntnis der Sachlage sich der Gefahr aussetzt, daß es zu einem ansteckungsgefährlichen Beischlaf oder zu einer anderen durch das Eheleben herbeigeführten ansteckungsgefährlichen Handlung kommt.

Trifft dies aber zu, so wird man sagen müssen, daß § 6 nicht etwa nur subsidiär zur Anwendung zu kommen habe, wenn nicht schon § 5 gegeben sei. Dies jedenfalls dann nicht, wenn zunächst gegen § 6 verstoßen wird und dann erst gegen § 5. Denn wer trotz Kenntnis von seiner ansteckungsgefährlichen Geschlechtskrankheit eine Ehe eingegangen ist, braucht deshalb noch nicht gegen den § 5 zu verstoßen. Die Strafandrohung des § 5 kann ihn möglicherweise abhalten, den Geschlechtsverkehr mit dem Ehegatten aufzunehmen. Durch den dann etwa doch erfolgenden Beischlaf in der Ehe wird die schon durch Eingehung der Ehe herbeigeführte Gefahr einer Ansteckung noch erheblich erhöht. Und ebenso wird in dem umgekehrten Fall, daß schon der Verlobte sich gegen § 5 vergangen hat und dann mit seinem Verlobten unter Verstoß gegen § 6 eine Ehe eingeht, die durch den bisherigen Beischlaf gegebene Ansteckungsgefahr immerhin noch erhöht.

Man wird deshalb, da sich jedenfalls nicht mit Sicherheit erkennen läßt, daß durch den ansteckungsgefährlichen Beischlaf das Vergehen gegen § 6, mag es nun vorher oder nachher begangen worden sein, verbraucht sein soll, davon auszugehen haben, daß *derjenige, der gegen beide Strafbestimmungen verstößt, sich auch zweier selbständiger strafbarer Handlungen schuldig macht.* Im Ergebnis ebenso Finger („Gerichtssaal" Bd. 94 S. 370) und Klee („Deutsche Richterzeitung" 1927 S. 335), allerdings nur für den von ihnen allein behandelten Fall, daß zunächst gegen § 6 und sodann gegen § 5 verstoßen wird.

Es ist dann gemäß StGB. § 74 auf eine Gesamtstrafe zu erkennen, welche in einer Erhöhung der verwirkten schwersten Strafe besteht. Das Maß der Gesamtstrafe darf den Betrag der verwirkten Einzelstrafen nicht erreichen.

§ 6.

Wer weiß oder den Umständen nach annehmen muß, daß er an einer mit Ansteckungsgefahr verbundenen Geschlechtskrankheit leidet und trotzdem eine Ehe eingeht, ohne dem anderen Teile vor Eingehung der Ehe über seine Krankheit Mitteilung gemacht zu haben, wird mit Gefängnis bis zu drei Jahren bestraft.

Die Verfolgung tritt nur auf Antrag ein. Die Zurücknahme des Antrags ist zulässig.

Die Strafverfolgung verjährt in sechs Monaten.

1. Zweck der Vorschrift.

Eine entsprechende Vorschrift war VO. 1918 unbekannt. Die Begr. zu E VI verweist auf die besondere Gefahr, die darin liegt, daß öfters Personen, die an einer Geschlechtskrankheit gelitten haben und noch nicht bis zur Beseitigung der Ansteckungsgefahr ausgeheilt sind, eine Ehe eingehen: „Um die Eheschließenden auch über diese Gefahr aufzuklären und ihnen das Gewissen zu schärfen, soll der Standesbeamte nach § 45 Abs. 2 des Gesetzes über die Beurkundung des Personenstandes und die Eheschließung in der Fassung des Gesetzes vom 11. Juni 1920 (Reichsgesetzbl. S. 1209) den Verlobten und denjenigen, deren Einwilligung zur Eingehung der Ehe erforderlich ist, vor Anordnung des Aufgebots ein von dem Reichsgesundheitsamte verfaßtes Merkblatt für Eheschließende aushändigen, in dem auf die Wichtigkeit einer ärztlichen Beratung vor der Eheschließung wie auch auf die möglichen strafrechtlichen Folgen hingewiesen wird. Auch das den Geschlechtskranken gemäß § 8 vom behandelnden Arzte auszuhändigende amtlich genehmigte Merkblatt enthält entsprechende Belehrungen und Warnungen."

Worin die besondere Gefahr einer Eheschließung besteht, wird nicht ausdrücklich gesagt. Es ergibt sich das aber aus den Umständen. Noch immer ist die Ehe und nicht das Konkubinat die normale Form der innigen Lebensgemeinschaft zweier Personen. Die Ehe bringt sowohl durch das ständige Zusammenleben der Eheleute als auch durch den mit der Ehe verbundenen geschlechtlichen Verkehr eine außerordentlich starke Gefahr der Ansteckung des gesunden Teiles durch den an einer ansteckungsgefährlichen Geschlechtskrankheit Leidenden mit sich. Deshalb will das Gesetz nach Möglichkeit schon die Eheschließung verhindern (vgl. § 5 Anm. 19).

Bei der Ausschußberatung des E IV waren von sozialdemokratischer Seite Bedenken gegen § 6 geäußert, besonders deshalb, weil die Gonorrhöe der Frau nicht vollständig heilbar sei. Wenn auch die meisten Männer in der Großstadt eine Gonorrhöe hinter sich hätten, so würde doch ein an Gonorrhöe leidendes Mädchen sich schwer entschließen können, ihrem Verlobten von ihrer Erkrankung Mitteilung zu machen. Sie sei dann immer in der Gefahr bestraft zu werden. Dabei haben die Sachverständigen zugegeben, daß in der Tat die Gonorrhöe der Frau oft nicht völlig heilbar sei und daß Unglücksfälle auch nach sachgemäßer Behandlung eintreten könnten. Bei der Gonorrhöe des Mannes seien nicht heilbar eigentlich nur die veralteten, nicht sachgemäß behandelten Fälle (Ber. I S. 9). Ob in Fällen, wie sie hier gemeint sind, nicht nur Ansteckungsfähigkeit, sondern auch Ansteckungsgefahr vorliegt, wird vielfach zweifelhaft sein. Vor allem aber wird es zu einer Bestrafung nicht kommen, weil es der anscheinend ausgeheilten Frau meist an dem erforderlichen Vorsatz fehlen wird. Schließlich könnte in besonders kraß liegenden Fällen mit § 153 StPO. (vgl. § 5 Anm. 8) geholfen werden.

Es sind noch weitergehende Forderungen erhoben worden, die das Gesetz aber noch nicht verwirklicht hat. Insbesondere hat man die Anregung gegeben, ärztliche Ehezeugnisse vor der Eheschließung zu verlangen. Vgl. darüber Mitt. der DGBG. Bd. 22 S. 23 f., 24 f.; Finger ZBG. Bd. 20 S. 49 ff.; Pinkus und Rosenthal ZBG. Bd. 20 S. 54 ff.; Schubart ZBG. Bd. 19 S. 204 ff.; Heller ZBG. Bd. 19 S. 273 ff.; Kaufmann S. 37.

§ 45 Abs. 2 des Ges. über die Beurkundung des Personenstandes vom 6. Februar 1875 (RGBl. S. 23) in der Fassung des Ges. vom 11. Juni 1920 (RGBl. S. 1209) und in der Fassung vom 14. Februar 1924 (RGBl. Teil I S. 116) schreibt vor, daß vor Anordnung des Aufgebots der Standesbeamte den Verlobten ein vom Reichsgesundheitsamt herausgegebenes Merkblatt aushändigen soll, in welchem darauf hingewiesen wird, daß eine ärztliche Beratung wichtig ist und welche strafrechtlichen Folgen eintreten können. Es wird sich empfehlen, dieses Merkblatt entsprechend umzuarbeiten, insbesondere auch einen Hinweis auf § 6 aufzunehmen.

Wie Jadassohn S. 23 hervorhebt, muß jeder infiziert Gewesene darauf hingewiesen werden, daß er vor der Eheschließung sich von neuem untersuchen lassen muß, da bei dem Verkehr in der Ehe der Partner selbst bei verhältnismäßig geringer Ansteckungsgefährlichkeit des Infizierten ganz besonders bedroht ist, gleichzeitig auch die Kinder. Als Grundsatz ist der Satz aufzustellen, daß im Zweifel die Ansteckungsgefahr zu bejahen ist.

2. Der objektive Tatbestand.

Strafbar ist nicht die Verlobung, auch nicht jedes eheliche Zusammenleben; andererseits braucht es zum ehelichen Zusammenleben noch nicht gekommen zu sein. Strafbar ist das Eingehen der Ehe. Dabei ist maßgebend die standesamtliche Eheschließung (BGB. § 1317), nicht die kirchliche Trauung. Der standesamtlichen Eheschließung steht die nach ausländischem Recht gültig abgeschlossene

Ehe gleich (Posener S. 44). In diesem Fall hängt aber gemäß StGB. § 4 Abs. 2 Ziff. 3 die Bestrafung davon ab, daß die Tat auch in demjenigen Land, in dem die Ehe geschlossen worden ist, mit Strafe bedroht ist. Wenn auch nicht nach der Zweckbestimmung des Gesetzes, so doch nach der Formulierung des gesetzgeberischen Gedankens, muß auch das Eingehen einer Scheinehe, z. B. um den Namen des Ehegatten zu erhalten, bei der sich die Eheleute sogleich nach der Eheschließung wieder trennen und jeder wieder seine eigenen Wege geht, als verbotene Eheschließung gelten. Es kommt auch nicht darauf an, ob die Eheschließung anfechtbar oder sogar materiell nichtig ist. Die Tat ist vollendet mit der erfolgten Eheschließung.

Die Eheschließung ist strafbar nur dann, wenn der Täter zur Zeit der Eheschließung an einer mit Ansteckungsgefahr verbundenen Geschlechtskrankheit leidet. Über diesen Begriff vgl. § 2 Anm. 4. Ob der Täter vorher an einer solchen Krankheit gelitten hat, ist unerheblich. Ist die Krankheit vollkommen ausgeheilt oder doch nicht mehr mit Ansteckungsgefahr verbunden, so ist das Eingehen der Ehe erlaubt.

Die Eingehung der Ehe ist ferner nur dann strafbar, wenn der Geschlechtskranke dem anderen Teile vor Eingehung der Ehe die Geschlechtskrankheit verheimlicht hat. Hat er dem anderen Teil vor Eingehung der Ehe „über seine Krankheit" Mitteilung gemacht, so ist die Eingehung der Ehe nicht strafbar. Die Offenbarung muß vor Eingehung der Ehe gemacht worden sein; erfolgt sie erst nach Eingehung der Ehe, wenn auch unmittelbar danach, so schließt sie die Strafbarkeit der Handlung nicht aus. Erforderlich ist natürlich, daß die Mitteilung über die Krankheit so genau gewesen sein muß, daß der andere Teil die durch Eingehung der Ehe gegebene Ansteckungsgefahr klar zu erkennen vermag. Es würde also nicht genügen, wenn etwa gesagt würde, man habe sich vor Jahr und Tag an Syphilis infiziert oder daß man sagt, man leide an Syphilis, ohne ausdrücklich hervorzuheben, daß auch gegenwärtig noch Ansteckungsgefahr bestehe. Die Mitteilung muß „dem anderen Teile" gemacht worden sein, also dem künftigen Ehegatten. Eine Mitteilung an den gesetzlichen Vertreter der minderjährigen Frau ist nicht erforderlich; sie wäre aber auch nicht ausreichend. Es handelt sich um eine höchstpersönliche Angelegenheit, die einzig und allein zwischen den künftigen Eheleuten soll entschieden werden. Wird der gesetzliche Vertreter allerdings nur als Mittelsperson benutzt, um der Tochter oder dem Mündel von dem Sachverhalt Mitteilung zu machen und erfolgt diese Mitteilung auch, so ist die vom Gesetz vorgeschriebene Offenbarung erfolgt. Die Mitteilung braucht also nicht von dem Geschlechtskranken persönlich gemacht zu werden. Er kann sich beispielsweise auch der Vermittlung des ihn behandelnden Arztes bedienen. Und es empfiehlt sich sogar, daß er dies tut, um die Gewißheit zu haben, daß die Offenbarung in der richtigen Form erfolgt ist und um sich für später den Beweis zu sichern, daß dies geschehen ist. Noch besser allerdings wäre es, wenn es als ganz selbstverständlich angesehen würde, daß Geschlechtskranke, solange ihre Geschlechtskrankheit noch mit Ansteckungsgefahr verbunden ist, sich überhaupt nicht verheiraten.

3. Vorsatz des Täters.

Der Täter muß einmal wissen, daß er eine Ehe eingeht. Er muß ferner wissen, daß er zur Zeit des Eingehens der Ehe an einer mit Ansteckungsgefahr verbundenen Geschlechtskrankheit leidet. Vgl. darüber und über die Formulierung „oder den Umständen nach annehmen muß" § 2 Anm. 5 und § 5 Anm. 10. Hat der Verlobte sich von einem Arzt untersuchen lassen und hat dieser keine Bedenken gegen die Eingehung der Ehe, weil er zu der Überzeugung gelangt ist, daß der Verlobte an einer mit Ansteckungsgefahr verbundenen Geschlechtskrankheit nicht leidet, so wird in der Regel der Verlobte auch dann gedeckt sein, wenn er früher an einer solchen Krankheit gelitten hat und auch — ohne daß der Arzt dies erkannt hat — noch zur Zeit der Untersuchung an ihr leidet. Wenn Geyer-Moses § 6 Anm. 2 eine Ausnahme für den Fall machen, daß der Verlobte weiß, daß der „ärztliche Ehekonsens wider besseres Wissen" erteilt worden ist, so ist das zwar richtig. Der Verlobte ist aber trotz des sogenannten „ärztlichen Ehekonsenses" schon dann von seiner Offenbarungspflicht nicht befreit, wenn er selbst aus irgendeinem Grunde weiß, daß die ärztliche Diagnose unzutreffend ist, also auch dann, wenn der Arzt — wie das die große Regel sein wird — sein Zeugnis nach bestem Wissen ausgestellt hat: Es kommt auf die Bösgläubigkeit des Verlobten und nicht auf die des Arztes an!

Fehlt es an diesem Vorsatz, so macht sich der Täter nicht strafbar. Auch grobe Fahrlässigkeit reicht nicht aus.

Dagegen ist es nicht erforderlich, daß der Täter gewußt hat, daß er die Ehe nicht eingehen darf, wenn er nicht dem anderen Teile vorher Mitteilung über seine Geschlechtskrankheit gemacht hat. Der Täter ist auch dann strafbar, wenn er glaubt seiner Mitteilungspflicht genügt zu haben, wenn er dies aber in Wirklichkeit nicht getan hat. Hat er beispielsweise zwar gesagt, er leide an einer Geschlechtskrankheit, hat er aber die Ansteckungsgefahr nicht erwähnt, so macht er sich strafbar auch dann, wenn er angenommen hat, seine Mitteilung reiche aus, um seine Strafbarkeit auszuschließen. Ebenso dann, wenn er dem gesetzlichen Vertreter seiner Verlobten Mitteilung gemacht hat, in dem Glauben, diese Mitteilung sei ausreichend oder wenn er sie zur Weitergabe an seine Verlobte einem Dritten gemacht hat, dieser aber die Mitteilung, ohne daß der Täter es weiß, nicht weitergegeben hat.

4. Strafe.

Die Strafe ist wie bei Vergehen gegen § 5 Gefängnis von einem Tage bis zu drei Jahren oder Geldstrafe von 3 *RM* bis zu 10 000 *RM*. Über die Einzelheiten vgl. § 5 Anm. 13.

5. Strafantrag und Zurücknahme des Strafantrags.

Zur Stellung des Strafantrags ist nur der Verletzte berechtigt, also der Ehegatte. Der Strafantrag muß binnen drei Monaten gestellt werden. Über Einzelheiten vgl. § 5 Anm. 11. Der Strafantrag kann bis zur Verkündung eines auf Strafe lautenden Urteils zurückgenommen werden. Über Einzelheiten vgl. § 5 Anm. 12.

6. Verjährung der Strafverfolgung.

Die Strafverfolgung verjährt binnen sechs Monaten seit Eingehung der Ehe, ohne Rücksicht darauf, ob der andere Ehegatte bis dahin schon erfahren hat, daß der Täter zur Zeit der Eheschließung an einer mit Ansteckungsgefahr verbundenen Geschlechtskrankheit gelitten hat oder nicht (vgl. auch § 5 Anm. 15).

7. Realkonkurrenz mit Vergehen gegen § 5.

Das Vergehen gegen § 6 wird weder durch ein vorhergehendes noch durch ein nachfolgendes Vergehen gegen § 5 konsumiert. Beide Vergehen sind vielmehr strafbar. Vgl. dazu § 5 Anm. 19.

8. Rückwirkung.

Strafbar sind nur diejenigen Zuwiderhandlungen gegen § 6, die nach dem 1. Oktober 1927 begangen worden sind. Maßgebend ist der Zeitpunkt der Eheschließung. Ist die Eheschließung vor dem 1. Oktober 1927 erfolgt, so ist die Zuwiderhandlung nicht strafbar, da sie nach bisherigem Recht auch nicht strafbar war.

9. Bürgerlichrechtliche Folgen.

Nicht nur vom „moralischen Standpunkt“ aus, wie Jadassohn S. 23 meint, wird die Offenbarung einer überstandenen Geschlechtskrankheit, auch wenn sie vom ärztlichen Standpunkt aus nicht mehr als ansteckungsgefährlich bezeichnet werden kann, als richtiger anzusehen sein, sondern auch vom rechtlichen Standpunkt aus, da, insbesondere mit Rücksicht auf eine durch die Geschlechtskrankheit etwa bewirkte Impotenz sonst die Ehe anfechtbar werden kann, auch Schadensersatzansprüche nicht ausgeschlossen sind.

Wer an einer mit Ansteckungsgefahr verbundenen Geschlechtskrankheit leidet und trotzdem eine Ehe eingeht, ohne dem anderen Teile von seiner Krankheit Mitteilung gemacht zu haben, macht sich unter Umständen auch s c h a d e n s e r s a t z p f l i c h t i g. Dies allerdings nicht schon durch das Eingehen der Ehe an sich, sondern erst dann, wenn durch die Eheschließung dem anderen Teile ein Schaden entsteht, insbesondere wenn der andere Teil angesteckt wird. Falls diese Ansteckung durch den Beischlaf in der Ehe erfolgt, gilt das zu § 5 Anm. 17 Gesagte. Aber auch wenn die Ansteckung nicht durch einen Beischlaf erfolgt, macht sich der geschlechtskranke Ehegatte schadensersatzpflichtig.

Über die Anfechtung der Ehe wegen Irrtums vgl. Konrad Hellwig ZBG. Bd. 1 S. 43 ff.; Anfechtung wegen Täuschung S. 49 ff.; Irrtum und Täuschung des gesetzlichen Vertreters S. 53 ff.; Ehescheidung wegen Geschlechtskrankheit S. 57 ff.; über die rechtlichen Folgen der Ehescheidung S. 60 ff. Über Geschlechtskrankheiten und Ehescheidung vgl. auch Tunica-Goldschmidt, Ehescheidungsrecht, 2. Aufl., Berlin und Leipzig 1926 S. 177 f. Über die Anfechtung wegen Irrtums vgl. auch Kohler in ZBG. Bd. 2 S. 27 f. Über Anfechtung wegen arglistiger Täuschung auch Geyer-Moses § 6 Anm. 4.

§ 7.

Die Behandlung von Geschlechtskrankheiten und Krankheiten oder Leiden der Geschlechtsorgane ist nur den für das Deutsche Reich approbierten Ärzten gestattet. Verboten ist, solche Krankheiten anders als auf Grund eigener Wahrnehmung zu behandeln (Fernbehandlung) oder in Vorträgen, Schriften, Abbildungen oder Darstellungen Ratschläge für die Selbstbehandlung zu erteilen.

Wer einen anderen einem der im Abs. 1 enthaltenen Verbote zuwider behandelt oder sich zu einer solchen Behandlung öffentlich oder durch Verbreitung von Schriften, Abbildungen oder Darstellungen, wenn auch in verschleiernder Weise, erbietet, wird mit Gefängnis bis zu einem Jahre und mit Geldstrafe oder mit einer dieser Strafen bestraft.

Gleiche Strafe trifft den Arzt, der sich zur Behandlung der im Abs. 1 bezeichneten Krankheiten in unlauterer Weise erbietet.

1. Bedeutung der Vorschrift.

Der wesentliche Inhalt des § 7 ist ein beschränktes Kurpfuschereiverbot. Es wird dadurch auf einem wichtigen Gebiete die durch die Gewerbeordnung eingeführte Freiheit in der gewerbsmäßigen Krankenbehandlung erfreulicherweise eingeschränkt, weil die Schäden, die hier die Kurpfuscher angerichtet haben, gar zu offen zutage liegen. Vgl. zu der ganzen Frage Alexander, „Geschlechtskrankheiten und Heilschwindel".

Es hat jahrzehntelanger Kämpfe bedurft, ehe sich die Auffassung hat durchsetzen können, daß zum mindesten auf diesem Gebiet die Kurierfreiheit von größtem Nachteil für die Volksgesundheit sei und daß es im öffentlichen Interesse dringend erforderlich sei, der Freiheit des einzelnen hier Schranken zu setzen.

Schon der Entwurf eines Gesetzes gegen Mißstände im Heilgewerbe vom 18. November 1910 (Reichstag, 12. Legislatur-Periode, II. Session 1909/10 Nr. 535), der, wenn auch in sehr vorsichtiger Weise, versuchte, wenigstens die schlimmsten Mißstände abzuschaffen, enthielt auch einige hierher gehörige Bestimmungen. Er bezog sich nach § 1 nicht auf alle Kurpfuscher, sondern nur auf diejenigen, die sich gewerbsmäßig mit der Kurpfuscherei befaßten. Diesen gewerbsmäßigen Kurpfuschern war gemäß § 3 Abs. 1 Nr. 1 ganz allgemein die Fernbehandlung verboten und in Nr. 3 „die Behandlung aller Krankheiten oder Leiden der Geschlechtsorgane, von Syphilis, Schanker und Tripper, auch wenn sie an anderen Körperstellen auftreten".

Das Verbot der Fernbehandlung ging insoweit über das in § 7 des Gesetzes zur Bekämpfung der Geschlechtskrankheiten aufgestellte Verbot der Fernbehandlung hinaus, als es sich auf die Fernbehandlung ganz allgemein bezog, also auch auf die Fernbehandlung von anderen Krankheiten und Leiden als Geschlechtskrankheiten oder Krankheiten und Leiden der Geschlechtsorgane; andererseits bezog sich das Verbot nur auf die Behandlung durch gewerbsmäßige Kurpfuscher, nicht dagegen auf die Behandlung durch Kurpfuscher, die aus ihrer Tätigkeit kein Gewerbe machten und auch nicht auf die Behandlung durch Ärzte. Auch das Verbot, Geschlechtskrankheiten sowie Krankheiten und Leiden der Geschlechtsorgane zu behandeln, war gegenüber dem Kurpfuscherverbot des § 7 des Gesetzes insofern eingeschränkt, als die Behandlung dieser Krankheiten durch andere als in Deutschland approbierte Ärzte dann nicht verboten war, wenn die Behandlung unentgeltlich oder zwar entgeltlich, aber doch nicht gewerbsmäßig geschah. Praktisch machte das allerdings keinen großen Unterschied, höchstens insofern, als es mitunter vielleicht nicht ganz leicht gewesen wäre, den Nachweis zu erbringen, daß es sich um eine gewerbsmäßige Krankenbehandlung handle.

Zur Begründung des Kurpfuschereiverbots wurde in der Begr. zu § 3 S. 26 f. u. a. folgendes ausgeführt: „Auf keinem Gebiete entfalten die Kurpfuscher eine solche Tätigkeit, wie auf dem der Geschlechtskrankheiten, der sogenannten geheimen Leiden. Sie gehen dabei von der richtigen Annahme aus, daß viele Leidende besonders in kleinen Städten aus falscher Scham sich scheuen, den Arzt aufzusuchen, und dann geneigt sind, sich an einen Kurpfuscher zu wenden. Dabei wird es den Leidenden leicht, die Adressen solcher Pfuscher in großer Zahl, ausgestattet mit sicheren Erfolgsverheißungen, aus den Tageszeitungen zu ersehen. Dieses

Fernhalten ärztlicher Hilfe, wie es systematisch gerade von den Kurpfuschern betrieben wird, ist bei der Behandlung geschlechtlicher Erkrankungen von großer Bedeutung. Im Anfang schlecht behandelte Geschlechtskrankheiten haben oft schwere, nicht wieder gutzumachende Folgen. Mit dem weitgehenden Ausdruck des Entwurfs wird zugleich ein Gebiet getroffen, auf dem die Kurpfuscherei besonders blüht, nämlich das der Fruchtabtreibung, die häufig unter dem Deckmantel der Behandlung von Menstruationsstörungen (Blutstockungen) betrieben wird, und ferner das große Gebiet der sogenannten Frauenleiden überhaupt. Zudem bleibt jeder an einer ansteckenden Geschlechtskrankheit Leidende, je länger er unbehandelt ist oder falsch behandelt wird, um so länger eine Infektionsquelle und damit eine Gefahr für die Allgemeinheit. Bei der Verbreitung, welche die Geschlechtskrankheiten auch in Deutschland gefunden haben, und bei ihrer Vererblichkeit und Übertragbarkeit handelt es sich dabei um keineswegs geringe Gefahren. Die gegen Geschlechtskrankheiten angewendeten Mittel sind dabei erfahrungsgemäß häufig trotz schwindelhaft hoher Preise gänzlich wertlos, zum Teil gesundheitsschädlich, ja sogar lebensgefährlich. Im Interesse der Gesundheit des Volkes ist es daher geboten, die Behandlung der Geschlechtskrankheiten ausschließlich den Ärzten zu überlassen, d. h. nicht nur den sogenannten Kurpfuschern im engeren Sinne, sondern auch allen nicht approbierten Personen zu verbieten."

Dieser Gesetzentwurf, der, wenn auch nicht mit der wünschenswerten Entschiedenheit, wenigstens den schlimmsten Auswüchsen des Kurpfuschereibetriebes entgegentreten wollte, wurde aber von dem Reichstag nicht angenommen. Die sehr kapitalkräftigen Kurpfuscher, die sich in ihrer wirtschaftlichen Existenz bedroht fühlten, unterstützt von einer großen Schar von Männern und Frauen, die teils aus geschäftlichem Interesse, teils aus Gründen der Weltanschauung gegen eine Einschränkung der Gewerbefreiheit auf diesem Gebiete waren, machten schon damals eine ungeheuere Propaganda, um den Entwurf zu Fall zu bringen. Und es gelang ihnen auch.

Dasselbe Schauspiel wiederholte sich, als der Entwurf des Gesetzes zur Bekämpfung der Geschlechtskrankheiten von 1923 eine Beschränkung der Kurpfuscherei herbeizuführen unternahm. Die Agitation in der Öffentlichkeit, insbesondere auch in Eingaben an den Reichstag, wurde in unerhörten Formen und mit Mitteln getrieben, die selbst manchen bisherigen Anhänger der Kurierfreiheit doch stutzig machten. Auch im Reichstag selbst gehörte die Bestimmung über das Kurpfuschereiverbot mit zu denjenigen Vorschriften, die am heißesten umstritten wurden. Als der Entwurf 1923 gefallen war, wiederholte sich gegenüber dem Entwurf von 1925 dasselbe Schauspiel, wenn auch nicht mehr in ganz so schroffen Formen, da die Kurpfuscher und ihr Anhang wohl doch eingesehen hatten, daß sie durch ihre Maßlosigkeiten sich im Grunde nur selbst schadeten, da sie dadurch auch manchem die Augen öffneten, der vorher sich zu einem sachlich begründeten

Urteil nicht hatte durchringen können. Um so erfreulicher ist es, daß es allen Widerständen zum Trotz doch gelungen ist, wenigstens auf diesem Gebiet der gemeingefährlichen Kurpfuscherei einen Riegel vorzuschieben. Es ist zu wünschen, daß dieses beschränkte Kurpfuschereiverbot den Anlaß geben möge, die Frage der Gemeingefährlichkeit des Kurpfuschertums und seiner sachgemäßen Bekämpfung von einem allgemeineren Gesichtspunkt aus aufzurollen.

Aus den Erörterungen im Reichstag sind folgende Äußerungen hervorzuheben: Die Ausführungen der Vertreter der Sozialdemokratie in Ber. I S. 2 und S. 9 f.; Abg. Moses, Verh. S. 8678 f.; Bayersdörfer, Verh. S. 8691; Lüders, Verh. S. 8703; Stegmann S. 8718 f.; Äußerung eines demokratischen Mitgliedes des Ausschusses in Ber. II S. 14; Erklärung der Reichsregierung in Ber. II S. 14 f.

Das Kurpfuschereiverbot ist das Gegenstück der in § 2 ausgesprochenen Behandlungspflicht durch einen in Deutschland approbierten Arzt. Es geht aber über den Rahmen dieser Behandlungspflicht hinaus. Es gibt zahlreiche Fälle, in denen den Kurpfuschern durch § 7 die Behandlung eines Kranken verboten ist, obgleich diesem Kranken nicht durch § 2 die Verpflichtung auferlegt ist, sich durch einen für das Deutsche Reich approbierten Arzt behandeln zu lassen.

Der Erfolg des Gesetzes wird zum guten Teil mit davon abhängen, ob es gelingt, den § 7 tatsächlich in befriedigender Weise durchzuführen.

Dazu gehört aber auch, daß rastlos an der Fortbildung der Ärzte auf diesem Gebiet gearbeitet wird. Auch Jadassohn S. 5 weist mit Nachdruck darauf hin, daß es erforderlich sei, daß der Arzt, dem das Gesetz großes Vertrauen schenkt, auch das Rüstzeug besitze und anzuwenden wisse, das die Wissenschaft für die Bekämpfung der Geschlechtskrankheiten besitze: „Gewiß kann nicht von jedem erwartet werden, daß er in allen Untersuchungs- und Behandlungsmethoden erfahren ist. Was aber verlangt werden kann und muß, das ist, daß der Arzt die allgemeine Pathologie und Klinik auch auf diesem Gebiete beherrscht und daß er sich der Grenzen seines Könnens genau bewußt ist.“

2. Geschlechtskrankheiten und Krankheiten oder Leiden der Geschlechtsorgane.

In § 2 ist denjenigen Kranken, die an einer mit Ansteckungsgefahr verbundenen Geschlechtskrankheit leiden — vorausgesetzt, daß sie dies wissen oder den Umständen nach annehmen müssen —, die Verpflichtung auferlegt, sich durch einen für das Deutsche Reich approbierten Arzt behandeln zu lassen. Das Kurpfuschereiverbot, das § 7 Abs. 1 aufstellt, geht aber erheblich weiter. Es bezieht sich nämlich ganz allgemein auf alle Geschlechtskrankheiten und erstreckt sich weiter auch auf alle sonstigen Krankheiten oder Leiden der Geschlechtsorgane.

Der Begriff der Geschlechtskrankheiten ergibt sich aus § 1. Hieraus ergibt sich ohne weiteres auch, daß die Behandlung von Syphilis, Tripper und Schanker den Kurpfuschern verboten ist, ganz gleichgültig, ob sich die Krankheitserscheinungen an den Geschlechtsorganen zeigen oder an der Brust, dem After oder an irgendwelchen anderen Stellen des Körpers. Es ist auch gleichgültig, ob die Geschlechtskrankheit ansteckungsgefährlich oder auch nur ansteckungsfähig ist. Auch wenn der Kurpfuscher berechtigterweise der Überzeugung ist, daß die Geschlechtskrankheit nicht mehr ansteckungsfähig ist, wird ihm die Behandlung durch das Gesetz verwehrt.

Die Geschlechtskrankheiten treten in der Regel an den Geschlechtsorganen auf. Soweit dies der Fall ist, würde man sie auch mit zu den Krankheiten oder Leiden der Geschlechtsorgane rechnen müssen. § 7 gebraucht aber den Begriff der Krankheiten und Leiden der Geschlechtsorgane in einem engeren Sinn: Nach ihm fallen nur solche Krankheiten und Leiden der Geschlechtsorgane darunter, die nicht Geschlechtskrankheiten im Sinne des § 1 sind. Welcher Art diese Krankheiten und Leiden der Geschlechtsorgane sind, ob sie mit einer Geschlechtskrankheit verwechselt werden können oder nicht, ob sie auf Ansteckung oder auf einen inneren Krankheitsprozeß oder aber auf eine äußere Verletzung zurückgehen, ob sie gefährlich oder harmlos sind, ob sie ansteckend sind oder nicht, kommt es in keiner Weise an. Der gesetzgeberische Grund, der zu einer Ausdehnung des Kurpfuschereiverbots über die Geschlechtskrankheiten hinaus auf die Krankheiten und Leiden der Geschlechtsorgane geführt hat, ist allerdings der gewesen, daß eine Behandlung von Geschlechtskrankheiten durch Kurpfuscher unmöglich gemacht werden sollte, daß man aber erkannt hat, daß dies nur dann mit Erfolg geschehen könne, wenn man gleichzeitig auch die Behandlung von irgendwelchen Krankheiten oder Leiden der Geschlechtsorgane verbiete. Und zwar aus zwei Gründen: Einmal, weil es mitunter selbst für den Arzt schwer oder gar nicht möglich ist, ohne weiteres zu erkennen, ob sich gewisse Krankheitserscheinungen, die sich an den Geschlechtsorganen zeigen, auf eine Geschlechtskrankheit hindeuten oder nicht und sodann, weil auch in Fällen, in denen der Kurpfuscher erkannt hat, daß es sich um eine Geschlechtskrankheit handle, er doch sonst die oft nicht zu widerlegende Ausrede gebraucht haben würde, daß er der Überzeugung sei, daß es sich um irgendein harmloses Frauenleiden handle. In allen diesen Fällen würde der Kurpfuscher trotz des Verbots Geschlechtskrankheiten zu behandeln, dies ungestraft haben tun können. Deshalb mußte das Verbot auch auf alle anderen Krankheiten und Leiden der Gerechtfertigt werden. Jadassohn S. 24 nennt unter den zahlreichen

Frauenleiden die Phimose und Paraphimose, die Karzinome der Geschlechtsorgane usw.

Auch nach der jetzigen Gestaltung des Verbots kann es aber unwissentlich oder wissentlich vorkommen, daß Geschlechtskrankheiten von Kurpfuschern behandelt werden, ohne daß man ihnen beikommen kann, nämlich dann, wenn es sich dabei um Krankheitserscheinungen handelt, die nicht an den Geschlechtsorganen auftreten und wenn man dem Kurpfuscher nicht nachweisen kann, daß er den Charakter der Krankheit als einer Geschlechtskrankheit erkannt hat.

Geschlechtsorgane sind nicht mit Geschlechtsmerkmalen identisch. Geschlechtsmerkmale ist der weitere Begriff. Er umfaßt alle körperlichen und seelischen Geschlechtsunterschiede zwischen Mann und Weib (vgl. Giese und Hamerschlag im „Handwörterbuch der Sexualwissenschaft", Bonn 1923 S. 168 ff.). Die Geschlechtsorgane im Sinn des § 7 umfassen nur einen Teil der körperlichen Geschlechtsmerkmale, entsprechend dem Sprachgebrauch des täglichen Lebens. Geschlechtsorgane sind „die Geschlechtsteile und die unmittelbar mit ihnen zusammenhängenden, der Sexualfunktion dienenden Organe", also bei dem Mann der Penis, das Skrotum, die Testikel, das Vas deferens usw., beim Weibe die Vagina, die Klitoris, der Uterus, die Tuben usw. (Posener S. 31).

Auf sämtliche Leiden und Krankheiten der Geschlechtsorgane in diesem Sinne richtet sich das Kurpfuschereiverbot des § 7, also auch auf die große Gruppe der sogenannten Frauenleiden (Menstruationsbeschwerden, Senkungen, Verlagerungen, Knickungen, Ausfluß usw.) (Geyer-Moses § 7 Anm. 1), aber auch z. B. Verletzungen der Geschlechtsorgane durch Stoß oder Stich (Posener S. 30), obgleich hierbei eine Verwechslung mit einer Geschlechtskrankheit praktisch kaum vorkommen kann. Das Gesetz will eben auf jeden Fall die Behandlung einer Geschlechtskrankheit, wenigstens dann, wenn sie an einem Geschlechtsorgan auftritt, dem Kurpfuscher unmöglich machen und hat deshalb das Verbot soweit erstreckt, daß darunter auch Fälle fallen, die durch den gesetzgeberischen Zweck des Verbots nicht gerechtfertigt werden.

Geburt, auch Fehlgeburt, sind zwar Vorgänge, die mit den Geschlechtsorganen in Beziehungen stehen, die auch durch Geschlechtskrankheiten beeinflußt werden können in ihrem Verlauf; doch handelt es sich bei ihnen nicht um Krankheiten oder Leiden der Geschlechtsorgane (so auch Posener S. 30). Hilfeleistungen bei der Geburt durch Hebammen, aber auch durch andere Nichtärzte, ebenso bei einer Fehlgeburt, fallen also nicht unter das Kurpfuschereiverbot.

Über die Frage der Ausdehnung des Kurpfuschereiverbots auch auf andere Krankheiten und Leiden der Geschlechtsorgane ist bei der Beratung des Gesetzentwurfs lebhaft gestritten worden (vgl. die Abgeordneten Bickes, Verh. S. 8681; Stegmann, Verh. S. 8719; Schroeder, Verh. S. 8756 f.; Hofmann, Verh. zu E IV S. 11 348;

Kahl, Verh. zu E IV S. 11 465). Der Regierungsvertreter Ministerialrat Dr. Hamel hat in Verh. zu E IV S. 11 371 darauf hingewiesen, daß die Trennung von spezifischen und nicht spezifischen Erkrankungen der Geschlechtsorgane in außerordentlich zahlreichen Fällen schwierig sei.

Ein Antrag, daß in den Ausführungsbestimmungen der Reichsregierung eine Liste derjenigen Krankheiten und Leiden der Geschlechtsorgane veröffentlicht werden solle, die unter die Bestimmung des § 7 fallen, ist nicht angenommen worden (Verh. S. 8757). Es wäre auch nicht zulässig, daß in den Ausführungsbestimmungen eine solche Liste aufgestellt wird. Denn das wäre der Versuch einer authentischen Gesetzesauslegung, die in Ausführungsbestimmungen ohne ausdrückliche Ermächtigung nicht getroffen werden kann. Sollte eine solche Liste trotzdem veröffentlicht werden, könnte sie höchstens die Bedeutung haben, daß sie Kurpfuschern, Verwaltungsbehörden, Polizeibehörden und Gerichten Anhaltspunkte dafür bietet, welche Art Krankheiten und Leiden etwa als Krankheiten oder Leiden der Geschlechtsorgane in Frage kämen. Diese Liste wäre aber als solche keineswegs bindend, weder nach positiver noch nach negativer Richtung: Auch ein auf der Liste aufgeführtes Leiden kann möglicherweise doch nicht zu den Krankheiten oder Leiden der Geschlechtsorgane gehören und umgekehrt kann ein Leiden, das in der Liste nicht aufgeführt ist, trotzdem dazu rechnen.

Wenn Jadassohn S. 24 gegen die Behauptung der Kurpfuscher, daß alle Frauen mit Frauenleiden, beispielsweise mit Fluor oder mit Menstruationsstörungen, nunmehr zur ärztlichen Behandlung gezwungen sein sollen und daß sie sich nicht mit Hausmitteln behandeln dürfen, einwendet, daß sie, wenn sie den Arzt konsultierten und dieser nichts Ansteckendes finde, vollständig unbehelligt blieben, auch wenn sie sich der weiteren Behandlung entzögen, so ist das zwar richtig. Aber einmal bleiben sie das auch, wenn sie ein ansteckendes Frauenleiden haben, da sich die Behandlungspflicht der §§ 2 und 4 nur auf die eigentlichen Geschlechtskrankheiten bezieht; und andererseits haben die Kurpfuscher wenigstens insofern recht, als künftig nur die Ärzte, nicht auch die Kurpfuscher, auch die harmlosesten Frauenleiden behandeln dürfen. Die Selbstbehandlung dieser Leiden durch Hausmittel usw. ist den kranken Frauen allerdings nicht untersagt.

§ 11 Ziff. 4 E IV bezog sich auf alle Krankheitserscheinungen an der Haut oder den Schleimhäuten. Soweit geht aber das Kurpfuschereiverbot nicht, obgleich auch bei solchen Krankheitserscheinungen der Verdacht einer Geschlechtskrankheit bestehen und begründet sein kann.

3. Behandlung.

Das Kurpfuschereiverbot erstreckt sich auf jede Behandlung von Geschlechtskrankheiten sowie von Krankheiten und Leiden der Geschlechtsorgane. Der Begriff ist derselbe wie in § 2; § 7 Abs. 2 und 3; § 8 Abs. 1; § 9 Abs. 1. Der Begriff der Behandlung ist im weitesten Sinn zu nehmen: Er umfaßt nicht nur die Verordnung von irgendwelchen Heilmitteln oder Linderungsmitteln oder die Vornahme irgendwelcher auf Heilung oder Linderung hinzielender Maßnahmen oder die Erteilung von Ratschlägen für die Selbstbehandlung, sondern auch diejenigen Maßnahmen, die diese Behandlung im engeren Sinne vorbereiten: Die Untersuchung des Patienten und die Stellung der Krankheitsdiagnose. Bei der Untersuchung ist es gleichgültig, ob es sich um eine körperliche Untersuchung handelt oder ob der Kranke nur äußerlich besichtigt wird oder ob irgendwelche mikroskopischen, serologischen oder sonstigen Untersuchungen angestellt werden. Auch die Fernbehandlung, bei der eine eigentliche Untersuchung nicht vorgenommen, der Kranke vielmehr auf Grund von brieflichen oder telephonischen Schilderungen der Symptome seines Leidens behandelt wird, fällt ohne weiteres unter den Begriff der Behandlung von Geschlechtskrankheiten usw. (vgl. auch § 2 Anm. 6).

Die Selbstbehandlung ist nicht verboten. Das ergibt § 7 Abs. 2 Satz 1 (wer „einen andern" behandelt). Es besteht zwar gemäß § 2 die Pflicht, sich durch einen approbierten Arzt behandeln zu lassen; wer dieser Pflicht aber nicht nachkommt, macht sich nicht strafbar, wenn er sich selbst behandelt. Wer Medikamente, die er von einer früheren Geschlechtskrankheit, bei der sie ihm von einem Arzt verordnet worden sind, bei einer neuen Erkrankung wiederverwendet oder wer sich Medikamente, die er für geeignet hält, in einer Apotheke besorgt, verstößt nicht gegen das Verbot des § 7 Abs. 1. Wohl aber macht sich strafbar ein Apotheker, der von sich aus oder auf Aufforderung des Geschlechtskranken diesem ohne Untersuchung oder nach erfolgter Untersuchung die Anwendung bestimmter Heilmittel anrät und verkauft. Man kann hier ebensowenig sagen, es liege nur — nicht strafbare — Anstiftung oder Beihilfe zur nicht strafbaren Selbstbehandlung vor wie bei einem Arzt, der dem Geschlechtskranken die Medizin nicht selbst eingibt, sondern ihn anweist, sich die verordnete Medizin zu besorgen und selbst einzunehmen. Nicht anders liegt wohl der Fall, wenn ein Freund des Geschlechtskranken diesem aus Gefälligkeit eine Medizin verschafft, damit dieser sich durch ihre Anwendung heile. Anders dagegen, wenn der Dritte nur untergeordnete mechanische Dienste leistet, wenn etwa ein Dienstbote oder ein Freund des Geschlechtskranken diesem die von ihm selbst gewünschte Medizin lediglich kauft. Dann kann man von einer selbständigen Behandlung durch den Dienstboten oder den Freund nicht reden.

Eine Behandlung der Geschlechtskrankheit ist nicht nur dann gegeben, wenn an sich taugliche Mittel zur Anwendung kommen, sondern auch dann, wenn die betreffenden Behandlungsmethoden zu einer Heilung nicht führen können. Gerade mit Rücksicht auf die möglicherweise oder wahrscheinlicherweise unrichtige Behandlung ist ja das Kurpfuscherverbot ergangen. Gleichgültig ist es, ob die Mittel an sich geeignet sind und nur in dem betreffenden Fall infolge unrichtiger Anwendung nicht zum Ziele führen können, oder ob sie absolut ungeeignet sind. Von einer Behandlung spricht man auch dann, wenn nicht anerkannte Behandlungsmethoden zur Anwendung kommen. So liegt eine Behandlung auch dann vor, wenn versucht wird, die Geschlechtskrankheit durch Besprechen, durch Bestrahlen mit Od-Strahlen, durch den sogenannten Lebensmagnetismus, durch Gesundbeten, durch Sympathiekuren oder durch sonstige okkultistische oder abergläubische Mittel zu heilen. Können diese Behandlungsweisen auch selten einen unmittelbaren ungünstigen Einfluß auf die Geschlechtskrankheit ausüben, so schaden sie doch dadurch, daß sie den Kranken davon abhalten, rechtzeitig einen Arzt aufzusuchen.

Nach Löwenstein („Deutsche Zeitschrift für Wohlfahrtspflege" Jhg. 2 S. 611) fällt unter die Bestimmungen des § 7 auch „der Handverkauf von Mitteln zur Behandlung von Geschlechtskrankheiten in den Apotheken und Droguerien und auch die Abgabe von Heilmitteln durch den Großhandel an eventl. Deckorganisationen, die, ohne es zu wissen, nichtärztliche Heilbehandler beliefern". Es scheint so, als ob Löwenstein den Handverkauf usw. an Kurpfuscher meint. Daß die Abgabe von Mitteln zur Behandlung von Geschlechtskrankheiten an Personen, von denen dem Apotheker usw. bekannt ist, daß sie sich mit der ihnen nicht erlaubten Behandlung von Geschlechtskrankheiten abgeben, als Beihilfe zur Zuwiderhandlung gegen das Behandlungsverbot strafbar sein kann, ist richtig. Stets ist aber vorsätzliches Handeln erforderlich. In dem zweiten von Löwenstein genannten Fall wird dies aber wenigstens bei den Großhändlern niemals vorliegen.

Aber auch die Abgabe von Mitteln usw. zur Behandlung von Geschlechtskrankheiten an Nichtärzte, die nicht Kurpfuscher sind, sondern sich nur selbst behandeln wollen, kann unter Umständen strafbar sein, und zwar als verbotene Behandlung des Kranken, nämlich dann, wenn der Kranke den Apotheker usw. nach einem Heilmittel gefragt und der Apotheker usw. dem Kranken daraufhin ein bestimmtes Heilmittel empfohlen und verabreicht hat. Fordert dagegen der Kranke von sich aus schon ein bestimmtes Heilmittel, so liegt in dem bloßen Verkauf dieses Mittels an ihn noch keine Behandlung des Kranken. Es handelt sich vielmehr um eine nicht strafbare Beihilfe zur Selbstbehandlung des Kranken.

4. Für das Deutsche Reich approbierte Ärzte.

Die Behandlung von Geschlechtskrankheiten sowie von Krankheiten und Leiden der Geschlechtsorgane ist nur den für das Deutsche Reich approbierten Ärzten gestattet. Über diesen Begriff vgl. § 2 Anm. 6.

Das Behandlungsverbot gilt auch für Ärzte, die im Ausland approbiert sind. In Grenzbezirken soll es vorkommen, daß die deutsche Grenzbevölkerung sich vielfach von ausländischen Ärzten behandeln läßt, weil ihnen diese leichter erreichbar sind und aus anderen Gründen (Abg. Rädel in Verh. S. 8714 und 8758). Das ist jetzt nicht mehr zulässig, soweit es sich nicht um internationale Vereinbarungen handelt (vgl. § 2 Anm. 6). Das Behandlungsverbot des § 7 gilt aber nur dann, wenn die Behandlung im Gebiete des Deutschen Reichs vorgenommen wird. Geht also der ausländische Arzt zu einem deutschen Patienten, der an einer Geschlechtskrankheit usw. leidet und behandelt er ihn, so macht sich der ausländische Arzt strafbar; geht aber der deutsche Geschlechtskranke usw. zu dem im Ausland wohnenden ausländischen Arzt, so macht sich der ausländische Arzt nicht strafbar, wenn er den Geschlechtskranken usw. behandelt. Auch der Deutsche, der den ausländischen Arzt aufsucht, macht sich nicht strafbar, selbst dann nicht, wenn er an einer mit Ansteckungsgefahr verbundenen Geschlechtskrankheit leidet. Er genügt aber in diesem Falle dadurch, daß er sich von einem im Ausland approbierten Arzt behandeln läßt, nicht der ihm gemäß § 2 obliegenden Behandlungspflicht und setzt sich gegebenenfalls Zwangsmaßnahmen und der Verpflichtung zum Schadensersatz aus (vgl. § 2 Anm. 8). Nach Finger, JW. 1927 S. 883 Anm. 3 bliebe zu erwägen, ob die Behandlung nicht unter gewissen Voraussetzungen auch ausländischen Ärzten zu gestatten wäre. Daß dies unter Umständen, insbesondere in Grenzbezirken, zweckmäßig sein könnte, ist zuzugeben; da das Gesetz aber einen entsprechenden Vorbehalt nicht macht, würden in Ausführungsbestimmungen derartige Ausnahmen nicht gemacht werden dürfen. Etwas anderes ist natürlich die Frage, ob ein ausländischer Arzt von einem im Deutschen Reich approbierten Arzt hinzugezogen werden darf. Diese Frage ist zu bejahen. Die Behandlung im Rechtssinn nimmt dann aber nur der deutsche Arzt vor, auch wenn er tatsächlich vielleicht der minder erfahrene ist.

Bei buchstäblicher Auslegung würde durch das allgemeine Behandlungsverbot auch die Hilfstätigkeit getroffen, die von Chemikern, Assistenten, Studierenden der Medizin, Laboranten usw. den Ärzten bei der Behandlung von Geschlechtskrankheiten usw. geleistet wird. Das entspricht aber nicht dem Sinn des Gesetzes. Diese Frage ist bei der Beratung des Gesetzentwurfs klargestellt worden. Schon die Begründung führt in dieser Hinsicht aus, es würden „keine Bedenken dagegen zu erheben sein, daß an deutschen Krankenanstalten tätige ausländische Assistenzärzte, welche die Approbation für das Deutsche Reich nicht besitzen, oder deutsche junge Mediziner, die noch nicht approbiert sind, sich an solchen Kranken unter Leitung eines approbierten Arztes betätigen" (Begr. S. 8). Bei der Beratung des E IV hatte der Reichstag in dritter Lesung in den damaligen § 6 einen Zusatz hineingebracht, nach dem es statthaft sein sollte, daß Laienbehandler unter Leitung eines Arztes Geschlechtskrankheiten behandeln dürften. Bei der Kritik dieser Verschlechterung dieses Entwurfs bemerkte Jadassohn in Mitt. der DGBG. Bd. 21 S. 16 (vgl. auch Jadassohn S. 24) mit Recht, es sei selbstverständlich, daß Nichtärzte Einreibungen, Spülungen usw. unter der Verantwortung von Ärzten vornehmen dürften. Durch die neue Fassung aber würde der auch bisher schon gelegentlich vorgekommene Mißbrauch legalisiert werden, daß nicht ein Arzt einen Laienbehandler engagiere, sondern daß umgekehrt der Arzt nur als Aushängeschild sowie zur Deckung etwaiger Verantwortlichkeiten diene: „Die in schwerer Not befindlichen Ärzte sollten nicht durch solche Bestimmungen zu einem geradezu unmoralischen Vertrag verführt werden.“ Diese Fassung des Entwurfs ist nicht Gesetz geworden. Dadurch ist aber keineswegs jede Heranziehung von Nichtärzten oder von ausländischen Ärzten zur Hilfeleistung unmöglich gemacht worden. Es ist nur erforderlich, daß der für das Deutsche Reich approbierte Arzt die eigentliche verantwortliche Leitung behält. Zweifelhaft könnte es sein, ob es zulässig ist, einen ausländischen Arzt, etwa einen bekannten Facharzt, zur Behandlung von Geschlechtskrankheiten usw. hinzuzuziehen. Wenn die Behandlung nur gemeinsam mit einem für das Deutsche Reich approbierten Arzt erfolgt und dieser — auch wenn er vielleicht tatsächlich nicht so sachkundig ist wie sein ausländischer Kollege — die Leitung behält, wird dagegen nichts einzuwenden sein. Der ausländische Arzt macht sich also in einem solchen Falle nicht strafbar. Desgleichen ist, wie die Begründung mit Recht ausführt, die Heranziehung ausländischer Assistenzärzte zulässig, die in deutschen Krankenhäusern beschäftigt werden, natürlich aber stets unter der verantwortlichen Leitung eines deutschen Arztes.

Selbstverständlich können Einreibungen, Spülungen und sonstige technische Behandlungsmethoden im engeren Sinne unter Verantwortung eines Arztes auch von Nichtärzten vorgenommen werden. Dabei ist es nicht erforderlich, daß sie immer auch in Gegenwart des Arztes vorgenommen werden. Desgleichen können mikroskopische, serologische und sonstige Untersuchungen von Ausscheidungen usw. auch von Laboranten usw. vorgenommen werden, allerdings auch hier wieder nur unter verantwortlicher Leitung eines Arztes (vgl. auch die Erklärung des Reichsministers des Innern in Verh. zu E IV S. 11 316 und S. 11 466).

5. Fernbehandlung.

Fernbehandlung ist die Behandlung eines Kranken oder angeblich Kranken „anders als auf Grund eigener Wahrnehmung“ (§ 7 Abs. 1). Die Fernbehandlung ist in Wirklichkeit gar keine ernst zu nehmende Behandlung, da eine sachgemäße Behandlung im engeren Sinne eine richtige Diagnose voraussetzt, einige Gewähr für eine zuverlässige Diagnose aber nur bei genauer Untersuchung gegeben ist. Die Fernbehandlung ist daher im Grunde gar keine richtige Behandlung, sondern nur eine Scheinbehandlung. Ein gewissenhafter Arzt wird daher schon von sich aus eine Fernbehandlung ablehnen. Sie ist ihm ganz allgemein auch durch die Standesethik verboten. Eine Fernbehandlung liegt auch schon dann vor, wenn auf Grund der Schilderung der Symptome der Krankheit durch den Kranken oder durch einen Dritten nur die Diagnose gestellt wird. So ist es eine Fernbehandlung, wenn auf Grund der angeblichen Beschreibung der Krankheitssymptome durch ein angeblich hellsehendes Medium der Arzt eine Diagnose über einen Kranken stellt, den er nie zu Gesicht bekommen hat. Derartiges kommt auch bei Ärzten vor (vgl. Kröner, „Mediale Diagnostik", Leipzig o. J. (1923) und in der „Zeitschrift für Parapsychologie" 1926 S. 164 f. Dazu Moll „Über Kurpfuschertum und seine Bekämpfung" („Veröffentlichungen aus dem Gebiete der Medizinalverwaltung" Bd. XXIII Heft 8) S. 107 ff.

Soweit es sich um Geschlechtskrankheiten oder um Krankheiten oder Leiden der Geschlechtsorgane handelt, muß künftig nicht nur der Arzt — der dies auch bisher schon getan hat —, sondern auch der Kurpfuscher, der bisher in großem Maßstabe gerade auch auf diesem Gebiet Fernbehandlung getrieben hat, die Fernbehandlung ablehnen. Für die Kurpfuscher ergibt sich das Verbot schon aus dem allgemeinen Behandlungsverbot, wenn man das Wort „Behandlung" in § 7 Abs. 1 Satz 1 so weit auslegt, daß es auch die Fernbehandlung, die nur eine Scheinbehandlung ist, mitumfaßt; und das entspricht dem Sinn des Gesetzes. Da aber Zweifel darüber entstehen könnten, ob die Fernbehandlung als bloße Scheinbehandlung auch unter das Behandlungsverbot falle, ist es auf jeden Fall zweckmäßig gewesen, dieses Verbot noch ausdrücklich auszusprechen. Nur dadurch ist es auch erreicht worden, daß die Fernbehandlung von Geschlechtskrankheiten usw. durch Ärzte, die bisher nur ehrengerichtlich geahndet werden konnte (vgl. in ZBG. 1904 S. 160), nunmehr auch kriminell strafbar geworden ist.

Nicht als Fernbehandlung ist nach Begr. S. 8 f. anzusprechen die gelegentliche briefliche oder telephonische Beratung, wenn hierdurch lediglich eine auf Grund vorausgegangener eigener Wahrnehmungen vorgenommene Behandlung fortgesetzt wird. Es wird nicht erfordert, daß die Untersuchung des Kranken von Anfang bis zu Ende durch den behandelnden Arzt persönlich vorgenommen wird: „Zulässig bleibt vielmehr, daß approbierte Ärzte ohne ihr Beisein ihre Patienten zunächst von Assistenten untersuchen und erst dann sich vorführen lassen, um auf Grund des Untersuchungsergebnisses ihrer Gehilfen in Verbindung mit den eigenen Wahrnehmungen die Behandlung zu übernehmen. Unter allen Umständen aber muß der Behandelnde den Patienten vor sich gehabt und eigene Wahrnehmungen an ihm gemacht haben." Dagegen geht es zu weit, wenn Finger („Gerichtssaal" Bd. 94) S. 357 sagt, § 7 komme nicht zur Anwendung, wenn auf Grund brieflicher Anfrage und Diagnose des behandelnden Arztes ein anderer Arzt Ratschläge erteilt. Es ist das allerdings eine Folge seiner Begriffsbestimmung. Hiernach ist Fernbehandlung „jede Behandlung, die nicht auf Grund sachverständiger Wahrnehmung und Untersuchung des Kranken erfolgt." Es wird dabei verkannt, daß es sich dabei immer auch um eigene Wahrnehmungen des behandelnden Arztes handeln muß, die wenigstens ergänzend zu der Untersuchung durch einen Dritten hinzukommen. Richtig dagegen Geyer-Moses § 7 Anm. 3, die es für verboten erklären, „daß ein Arzt einen Kranken, bei dem ein anderer approbierter Arzt eine Geschlechtskrankheit festgestellt hat, brieflich oder telephonisch berät, ohne ihn gesehen zu haben und ohne eigene Wahrnehmungen an ihm zu machen". Richtig auch Jadassohn S. 24, nach dem Fernbehandlung nicht ist „gelegentliche briefliche oder telephonische Beratung eines schon von dem betreffenden Arzt untersuchten Patienten".

Bezüglich des Verbots der Fernbehandlung tadelt Finger („Gerichtssaal" Bd. 86 S. 282), daß das Schwergewicht auf die Behandlung auf Grund eigener Wahrnehmung gelegt werde, während der entscheidende Punkt die Behandlung auf Grund „sachverständigen" Urteils sei: „Von einer strafwürdigen Fernbehandlung kann nicht die Rede sein, wenn z. B. ein berühmter Syphidologe in Berlin brieflich einen ärztlichen Rat erteilt auf Grund des von einem Arzt in der Provinz aufgenommenen Befundes und der Diagnose. Inwieweit die Vermittlung des Tatsachenwissens durch einen anderen Sachverständigen zur Angabe eigenen Urteils ausreicht, muß der pflichtgemäßen Prüfung der Beteiligten im einzelnen Falle überlassen bleiben." Der Fall liege hier nicht wesentlich anders, als wenn der zu einem consilium zugezogene Arzt seinerseits den Patienten nicht nochmals untersuche, sondern sein Urteil auf Grund des Befundes des ordinierenden Arztes abgebe. So im Ergebnis auch Otker im „Recht" 1918 Sp. 267, der den konsultierenden Arzt rechtlich als Gehilfen des behandelnden bezeichnet und daraus den Schluß zieht, daß der konsultierende Arzt den Kranken nicht selbst gesehen zu haben brauche.

Finger und Otker ist zuzugeben, daß von einer „strafwürdigen" Fernbehandlung in solchen Fällen allerdings nicht gesprochen werden kann. Ob ein solches Verhalten aber nach dem klaren Wortlaut des Gesetzes nicht doch als strafbar anzusehen ist, das wird davon abhängen, wie man den Begriff „behandeln" im Sinne des Gesetzes auslegt, ob im weiteren oder im engeren Sinn. Wenn allerdings der ordinierende Arzt die Entscheidung in der Hand behält, wird man den zur Konsultation hinzugezogenen Facharzt, auch wenn er vom medizinischen Standpunkt aus eine Autorität ersten Ranges ist, rechtlich doch nur als Gehilfen des ordinierenden Arztes ansehen dürfen. Von diesem Standpunkt aus ist seine Mitwirkung unbedenklich.

Wenn die Begr. S. 13 sagt: „Unter Wahrnehmung ist jede Sinneswahrnehmung zu verstehen. Es fällt darunter auch das Anhören der Klagen und Beschwerden des Patienten", so muß bezweifelt werden, ob diese Ausführungen denn doch nicht zu weit gehen. Wenn jede Sinneswahrnehmung durch den Behandelnden, jedes Anhören der Klagen und Beschwerden des Kranken genügen soll, um eine Fernbehandlung auszuschließen, so wird man eine Fernbehandlung auch dann nicht annehmen können, wenn die Klagen und Beschwerden von dem Kranken telephonisch oder gar brieflich vorgebracht werden. Dann wäre Fernbehandlung nur eine solche Behandlungsweise, bei der lediglich auf Grund der Behauptung des Kranken, er leide an einer Geschlechtskrankheit, ein bestimmtes Mittel verschrieben würde. Das würde aber zu eng sein. Der Arzt darf sich nicht mit einem bloßen Anhören der Klagen und Beschwerden des Kranken begnügen, sondern er muß den Kranken auch selbst fragen und ihn vor allem auch selbst körperlich untersuchen oder durch einen Gehilfen untersuchen lassen.

6. Behandlungsmethoden stehen frei.

Bei der Agitation gegen das Kurpfuschereiverbot wurde es vielfach so dargestellt, als handle es sich um einen Streit zwischen der „Schulmedizin" und zwischen der „Naturheilmethode"; als bedeute die Annahme des Kurpfuschereiverbots auch den Ausschluß der sogenannten Naturheilmethoden aus der Behandlung der Geschlechtskrankheiten. Das trifft aber in Wirklichkeit keineswegs zu.

Das Kurpfuschereiverbot erstreckt sich nur auf den Personenkreis, nicht auf die Behandlungsmethoden. Durch das Kurpfuschereiverbot wird es Nichtärzten verwehrt, Geschlechtskrankheiten sowie Krankheiten oder Leiden der Geschlechtsorgane zu behandeln, gleichgültig ob mit Naturheilmethoden oder mit Methoden der Schulmedizin. Ärzten dagegen ist es gestattet Geschlechtskranke zu behandeln, und zwar mit derjenigen Methode, die sie auf Grund ihrer Kenntnis nach pflichtgemäßem Ermessen für brauchbar halten. Ob man mit Naturheilmethoden nach dem gegenwärtigen Stande unseres Wissens etwas wesentliches gegen die Geschlechtskrankheiten auszurichten vermag — gegen manche Krankheiten oder Leiden der Geschlechtsorgane vielleicht schon mehr —, mag zwar bezweifelt werden. Wenn sich aber Ärzte finden, die anderer Meinung sind und die zu ihnen kommenden Geschlechtskranken mit irgendwelcher Methode, die von der herrschenden Meinung der Schulmedizin als wirksam nicht anerkannt wird, behandeln, so verstößt dieses Verhalten jedenfalls nicht gegen § 7 des Gesetzes zur Bekämpfung der Geschlechtskrankheiten.

Dieser Standpunkt ist auch mehrfach bei der Beratung des Entwurfs betont worden. So hat ein Regierungsvertreter bei der Beratung im Ausschuß (Ber. II S. 15) u. a. erklärt, zur Behandlung seien nach dem Entwurf grundsätzlich alle Methoden gleichberechtigt und zugelassen, nur solle, wer sie ausübe, die Befähigung dazu nachgewiesen haben. In der sogenannten Schulmedizin werde nicht dogmatisch gearbeitet, vielmehr erfolge eine wissenschaftliche Prüfung aller Behandlungsmethoden, auch derjenigen der Naturheilbewegung. Es könne aber nicht verantwortet werden, Naturheilmethoden anzuwenden, wenn sie nachweislich keine Wirkung hatten. Und Ministerialdirigent Hamel (Ber. II S. 15) fügte ergänzend hinzu, besondere Lehrstühle für die physikalisch-diätetische Behandlungsmethode beständen z. B. in Berlin und Jena. Die inneren Kliniken aller Universitäten hätten für die Unterweisung der Studierenden in der Bäderbehandlung, Massage, Lichtbehandlung usw. gesorgt. Entsprechende Einrichtungen beständen auch in den Krankenhäusern. Die natürliche Heilmethode sei demnach von der Wissenschaft als primärer Faktor jeder Therapie anerkannt. Die Anwendung von Arzneimitteln sei jedoch bei der Behandlung von Geschlechtskrankheiten nicht zu entbehren. Es sei bedauerlich, daß einzelne Ärzte unzulängliche Behandlungsmethoden anzuwenden pflegten. Sie machten sich ihren Kranken gegenüber schadensersatzpflichtig, wenn ihr Leiden durch unzureichende Behandlung verschlimmert worden sei (vgl. auch Abg. Joos in Verh. S. 8698).

7. Erteilen von Ratschlägen für Selbstbehandlung.

Es ist nicht verboten, daß der Kranke, der an einer Krankheit oder an einem Leiden der Geschlechtsorgane leidet, sich selbst behandelt. Desgleichen besteht ein solches Verbot nicht für Geschlechtskranke. Nur verstoßen solche Geschlechtskranke, deren Krankheit mit Ansteckungsgefahr verbunden ist, die sich auf die Selbstbehandlung beschränken und nicht auch einen für das Deutsche Reich approbierten Arzt zur Behandlung hinzuziehen, gegen die ihnen gemäß § 2 des Gesetzes obliegende Behandlungspflicht. Strafbar machen aber auch sie sich nicht (vgl. § 2 Anm. 8).

Dagegen ist *das Erteilen von Ratschlägen für Selbstbehandlung unter Umständen verboten*. Und zwar gilt dies Verbot *sowohl für Ärzte wie für Nichtärzte*.

Geschieht das Erteilen von Ratschlägen für die Selbstbehandlung *an eine bestimmte Person*, so liegt darin schon eine, wenn auch unvollkommene, „Behandlung" des Kranken. Sie ist also Nichtärzten ohne weiteres schon durch § 7 Abs. 1 verboten und auch Ärzten jedenfalls dann, wenn es sich dabei um eine Fernbehandlung handelt. Im übrigen ist das Erteilen von mündlichen Ratschlägen zur Selbstbehandlung an einen bestimmten Kranken dem Arzt allerdings nicht durch § 7 verboten. Es wird ein solches Verhalten wohl unter allen Umständen, auch bei harmlosen Frauenleiden, mit der Gewissenhaftigkeit eines Arztes nicht vereinbar sein. Es ist auch ernstlich nicht zu befürchten, daß eine solche Behandlungsmethode irgendwie beträchtlichen Umfang annehmen könnte.

Anders verhält es sich aber mit Ratschlägen für die Selbstbehandlung, die nicht einem bestimmten Kranken gegenüber mündlich gegeben werden, sondern entweder in Vorträgen oder in Schriften oder durch Abbildungen oder Darstellungen, die für einen größeren Kreis von Personen bestimmt sind. Hier wendet sich der Arzt nicht an einen bestimmten Patienten, den er berät, sondern an eine Mehrheit oder Vielheit von Personen, die ihm entweder nur als Masse gegenüberstehen — bei den Vorträgen — oder die ihm persönlich überhaupt nicht gegenübertreten (so bei schriftlichen oder bildlichen Ratschlägen). Hier kann man auch bei weiter Ausdehnung des Begriffs von einer irgendwie gearteten „Behandlung" der Zuhörer oder Zuschauer oder Leser überhaupt nicht mehr sprechen. Infolgedessen würde die Erteilung von Ratschlägen zur Selbstbehandlung in Vorträgen, Schriften, Abbildungen oder Darstellungen auch durch das Kurpfuschereiverbot des § 7 Abs. 1 nicht getroffen werden. Das Verbot richtet sich an jedermann, an Ärzte und Nichtärzte.

Es ist ein lukratives Geschäft geworden, in Vorträgen, Schriften usw. Ratschläge für die Selbstbehandlung von Geschlechtskrankheiten sowie von Krankheiten oder Leiden der Geschlechtsorgane zu geben: „Es war an der Zeit, diesem verantwortungslosen Treiben ein für allemal ein Ende zu machen unter Androhung schwerer Strafen, aber nicht nur für Laien und Kurpfuscher, sondern auch gerade für Ärzte, welche die Unwissenheit und Unerfahrenheit der Jugend benutzen, um gute Geschäfte zu machen und sich materielle Vorteile zu sichern, unbekümmert um die Folgen ihrer geradezu verbrecherischen Tätigkeit" (Abg. Bayersdörfer in Verh. S. 8691).

Im einzelnen gilt folgendes:

Ob die Vorträge öffentlich sind oder nichtöffentlich, ob sie entgeltlich veranstaltet werden oder unentgeltlich, ist gleichgültig. Zu den Vorträgen rechnen auch Rundfunkvorträge. Die Schriften werden in aller Regel Druckschriften sein, brauchen es aber nicht zu sein. Das gleiche gilt für Abbildungen, bei denen es häufiger vorkommen wird, daß es sich nicht um mechanische Vervielfältigungen handelt. Auch Filmvorführungen sind Abbildungen. Darstellungen ist den Abbildungen gegenüber der weitere Begriff. Darunter fallen beispielsweise auch Modelle von lebenden Körpern usw., durch die die Selbstbehandlung von Geschlechtskrankheiten usw. demonstriert werden soll.

Verboten ist das Erteilen von Ratschlägen durch Vorträge usw. Von dem Verbot getroffen wird also bei Vorträgen derjenige, der die Vorträge hält, d. i. derjenige, der spricht. Das gilt auch für Rundfunkvorträge. Die Rundfunkgesellschaft, die den Sendeapparat zur Verfügung stellt und den Vortragenden engagiert, erteilt die Ratschläge nicht, sondern ermöglicht nur, daß sie von dem Vortragenden erteilt werden. Bei Schriften, Abbildungen und Darstellungen erteilt die Ratschläge derjenige, der die Schrift verfaßt, die Abbildungen oder Darstellungen herstellt. Das Verbot richtet sich an den Urheber der Schrift usw., nicht an den Drucker oder den Verbreiter. Die Ratschläge erteilt daher z. B. nicht der Setzer einer Schrift, der Verleger, der Buchhändler, der Filmoperateur, der die Filmaufnahme macht oder sie im Lichtspielhaus vorführt. Zweifelhaft kann sein, wer bei Filmen das Urheberrecht hat (vgl. Goldbaum, „Urheberrecht und Urhebervertragsrecht", Berlin 1922 S. 17 ff. und Eckstein, „Deutsches Film- und Kinorecht", Mannheim, Berlin und Leipzig 1924 S. 37 ff.), wer bei Filmen als derjenige anzusehen ist, der die Ratschläge erteilt, der Verfasser des Manuskripts oder die Filmfabrik, die den Film auf Grund des Manuskripts herstellen läßt und in den Handel bringt. Der Drucker usw. erteilen zwar nicht die Ratschläge, sind aber bei ihrer Erteilung behilflich.

Da die Zweckbestimmung der Vorschrift dahin geht, zu verhüten, daß die Ratschläge zur Selbstbehandlung den Adressaten bekannt werden, muß aber des weiteren gefolgert werden, daß *dem Verfasser usw. bekannt sein muß, daß seine Schrift usw. dazu benutzt werden soll, um Dritten zugänglich gemacht zu werden.* Denn nur dann ist die Gefahr gegeben, daß ein Geschlechtskranker usw. seine Krankheit auf Grund der in der Schrift usw. enthaltenen Vorträge selbst behandelt. Es ist deshalb davon auszugehen, daß der Verfasser einer Schrift usw. erst dann gegen das Verbot handelt, wenn er seine Schrift usw. aus der Hand gibt, in der Absicht, sie Dritten, die für Ratschläge zur Selbstbehandlung Interesse haben, zugänglich zu machen. Es ist daher das Niederschreiben des Manuskripts, ja selbst die Übersendung des Manuskripts an einen Verleger zur Prüfung, noch nicht verbotswidrig.

Über Vorträge usw. zur Aufklärung über die Geschlechtskrankheiten vgl. § 12.

8. Nothilfe.

Bei der Beratung des E IV hat die Abgeordnete Lang-Brumann gegen die Einbeziehung der Krankheiten und Leiden der Geschlechtsorgane in das Behandlungsverbot durch Kurpfuscher geltend gemacht, daß dann jede Hilfeleistung, die nicht durch einen approbierten Arzt erfolge, strafbar sei: „Welche Gefahren das in Hunderten von dringlichen Fällen namentlich für die Landfrauen haben könnte, ist nicht auszudenken" (Verh. zu E IV S. 11 325).

Um diese Bedenken gänzlich zu beseitigen, wurde *vorgeschlagen*, als Absatz 2 von dem Behandlungsverbot *folgende Ausnahmebestimmung* zu treffen: „Ausgenommen sind Fälle, in denen zur Beseitigung einer unmittelbaren ernsten Gefahr ärztliche Hilfe nicht rechtzeitig beschafft werden kann." Zur Begründung führte der Abgeordnete Kahl aus, dadurch werde allen Fällen Rechnung getragen, in denen ein Kranker dadurch Schaden leiden könnte, daß er, sei es aus örtlichen, sei es aus anderen Gründen, nicht in der Lage sei, einen Arzt hinzuzuziehen (Verh. zu E IV S. 11 466). Der Reichsminister des Innern empfahl die Annahme dieses Antrages und zwar mit der Begründung, die Reichsregierung sei von Anfang an der Meinung gewesen, daß eine Nothilfe nicht unter das Gesetz falle; wenn das aber ausdrücklich ausgesprochen werde, so werde damit eine größere Klarheit geschaffen (Verh. zu E IV S. 11 466).

Bei der Beratung des Entwurfs von 1925 ist auf eine solche Ausnahmebestimmung nicht wieder zurückgegriffen worden. Ein eindeutiger Schluß darauf, auf welchem Standpunkt Reichsregierung, Reichsrat, Reichstag bezüglich der Frage der Nothilfe gestanden haben, läßt sich hieraus nicht ziehen. Es muß deshalb ohne Rücksicht darauf geprüft werden, wie der Standpunkt des Gesetzes ist.

Es entfällt die Rechtswidrigkeit der Behandlung eines Geschlechtskranken usw. durch einen Kurpfuscher selbstverständlich in denjenigen Fällen, in denen einer der Fälle vorliegt, in denen das Gesetz selbst die Rechtswidrigkeit ausschließt. Dies ist insbesondere in den Fällen des Notstandes gemäß § 54 StGB. der Fall, also dann, wenn die Behandlung in einem unverschuldeten, auf andere Weise nicht zu beseitigenden Notstande zur Rettung aus gegenwärtiger Gefahr für Leib oder Leben des Täters oder eines Angehörigen begangen worden ist. Diese Bestimmung findet an sich Anwendung. Denn Notstandshandlungen sind auch dann straflos, wenn durch sie Normen des öffentlichen Rechts verletzt werden (Olshausen § 54 Anm. 6) und wenn verlangt wird, daß der Notstand unverschuldet ist, so wird damit nicht erfordert, daß die Gefahr, die zum Notstand geführt hat, unverschuldet ist, sondern nur daß die Lage unverschuldet ist, vermöge der der Täter nur durch Verletzung eines fremden Rechtsgutes sich retten kann (Olshausen § 54 Anm. 7).

§ 54 wird aber in den hier interessierenden Fällen der Nothilfe ohne jede praktische Bedeutung sein, einmal, weil Notstand nur dann straflos ist, wenn der Notstand bei Angehörigen vorliegt, vor allem aber auch, weil Gefahr für „Leib oder Leben" nicht identisch ist mit jeder leichten Gesundheitsgefährdung, sondern nur mit schweren Gesundheitsgefährdungen, die fast einer Todesgefahr gleichkommen (Lpz. K. § 54 Anm. 3).

Aber auch die Vorschriften des BGB. §§ 228, 904 über Nothilfe scheiden aus, schon deshalb, weil sie zur Voraussetzung haben, daß die Nothilfe einem Privatmann gegenüber, nicht aber der Obrigkeit gegenüber stattfindet (Olshausen § 54 Anm. 10).

Man kann endlich auch nicht sagen, daß das Kurpfuschereiverbot seiner Entstehungsgeschichte und seiner Zweckbestimmung nach gegen die von den gewerbsmäßigen Kurpfuschern drohenden Gefahren sich richte und daß deshalb Nothilfe in Einzelfällen, wenn sie nicht gewerbsmäßig erfolge, nicht darunter falle. Das trifft deshalb nicht zu, weil die Gefahren, die von der Behandlung von Geschlechtskrankheiten sowie von Krankheiten oder Leiden der Geschlechtsorgane durch Nichtärzte drohen, ihrem Wesen nach genau die gleichen sind, wenn die Behandlung häufig und gewerbsmäßig erfolgt, als wenn sie nur gelegentlich und unentgeltlich erfolgt; nicht die Gefährlichkeit der einzelnen Behandlung ist hier verschieden, sondern nur die Gefährlichkeit des Behandelnden.

Da sich mithin der Ausschluß der Rechtswidrigkeit in Fällen der Nothilfe in keiner Weise begründen läßt, muß grundsätzlich daran festgehalten werden, daß auch diese Fälle strafbar sind. Es ist aber nicht zu verkennen, daß in Fällen, in denen die Nothilfe nur vereinzelt und vorübergehend bis zur ärztlichen Behandlung und nur unentgeltlich erfolgt, eine Bestrafung als hart erscheinen muß. In solchen Fällen kann durch die Anwendung des § 153 StPO. (vgl. oben § 5 Anm. 18 geholfen werden.

9. Verbot, sich in unlauterer Weise zur Behandlung zu erbieten.

Durch § 7 Abs. 3 ist zum Ausdruck gebracht, daß es strafbar, also auch verboten ist, wenn ein Arzt sich in unlauterer Weise zur Behandlung von Geschlechtskrankheiten usw. erbietet.

Zur Begründung dieser Vorschrift führt die Begr. S. 9 folgendes an: „Bei den Ärzten, die sich entgegen der Standessitte und den hiernach ergangenen Urteilen der ärztlichen Ehrengerichte fortlaufend in der Tagespresse, durch Säulenanschläge und dergleichen zur Behandlung von Geschlechtskranken erbieten, handelt es sich erfahrungsgemäß meist um Personen, die frei von ethischen Bedenken in der Ausübung ihres Berufs lediglich eine Quelle persönlichen Gelderwerbs sehen und daher vor gewissenloser Ausnutzung der Kranken nicht zurückschrecken. Häufig wird dabei zur Anlockung der Kranken auch das irreführende Versprechen der „Behandlung ohne Berufsstörung“ gemacht. Auf Abwege geratene Ärzte geben sogar lediglich ihren Namen zu den Anzeigen her, um die Kranken gewerbsmäßigen Heilschwindlern zur Behandlung zuzuführen. Vor solchen Ärzten, die infolge ihrer fortlaufenden Ankündigungen nur zu oft regen Zulauf haben, die Kranken zu schützen, ist aber um so dringender geboten, als der vorliegende Gesetzentwurf, um die Durchführung einer ordnungsmäßigen Behandlung zu sichern, den Ärzten im § 9 eine beschränkte Meldepflicht auferlegt, die es bei mißbräuchlicher Ausnutzung ängstlichen Kranken erschweren könnte, sich von derartig gewissenlosen Ärzten wieder frei zu machen.“

Das Sicherbieten wird in aller Regel öffentlich geschehen; grundsätzlich ist aber auch ein nichtöffentliches Erbieten, wenn es in unlauterer Weise geschieht — beispielsweise unter Lächerlichmachung der von einem anderen Arzt zur Anwendung gebrachten Heilmethoden — unstatthaft. Das Verbot richtet sich nur an Ärzte. Über das Sicherbieten von Nichtärzten vgl. § 7 Abs. 2 (unten Anm. 10). Das Sicherbieten braucht sich nicht auf die Behandlung von Geschlechtskrankheiten beziehen; es kann sich auch lediglich auf Krankheiten oder Leiden der Geschlechtsorgane beziehen, die mit Geschlechtskrankheiten nichts zu tun haben, etwa auf die Behandlungen von Menstruationsstörungen, von Blutstockungen. Wann das Sicherbieten in unlauterer Weise erfolgt, ist Tatfrage. Maßgebend sind die durch die Standessitten gezogenen Grenzen (Begr. S. 9). Da auch die Standessitten sich ändern, muß in jedem einzelnen Falle der Versuch gemacht werden, sich darüber zu vergewissern, wie die Standessitten in der fraglichen Zeit nach der bestimmten Richtung hin sind. Als unlauteres Sicherbieten wird z. B. auch schon das Anbringen eines Schildes an der Wohnung anzusehen sein, durch das sich ein Arzt, dem die erforderliche Spezialausbildung, die üblicherweise verlangt wird, fehlt, als „Spezialarzt für Geschlechtskrankheiten" bezeichnet.

Standesunwürdig ist nach den Entscheidungen des ärztlichen Ehrengerichtshofs in Preußen jede Reklame. „Wenn wir gleichwohl noch fortwährend in den Tageszeitungen Selbstanpreisungen auch von approbierten Ärzten finden, so sind diese fast nur von solchen, auf welche die ehrengerichtliche Bestrafung keinen Eindruck mehr macht oder wegen Unpfändbarkeit keinen Eindruck mehr machen kann" (ZBG. 1904 S. 154).

Nicht standesunwürdig sind Angaben über Dienst- oder Besuchsbestimmungen, die an den Türen der Krankenhäuser oder Kliniken oder der Wohnungen der Ärzte angebracht sind (vgl. den französischen Gesetzentwurf von 1906 bei Quarck S. 74), desgleichen nicht kurze Mitteilungen, auch in Tageszeitungen, wenn sich ein Arzt niederläßt, verreist, von der Reise zurückkehrt usw.

Sklarz („Kriminalistische Monatshefte" 1927 S. 89) will die Rechtsprechung an die ärztliche Standesauffassung binden: „Die Standesvertretung muß zunächst bestimmen, daß ein Arzt „unlauter" gehandelt hat, worauf das Strafrecht erst eingreifen kann." Von einer solchen Bindung kann aber keine Rede sein. Bei der Beurteilung der Frage, ob etwas unlauter ist oder nicht, wird das Gericht allerdings die Standessitte zu prüfen und zu berücksichtigen haben, aber man wird nicht so weit gehen dürfen, das Gericht an die Standessitte unbedingt zu binden. Dies schon deshalb nicht, weil die Standessitte in stetiger Wandelung begriffen ist und es oft schwer ist eindeutig festzustellen, welchen Standpunkt in einer bestimmten Frage die Standessitte einnimmt. Vor allem aber ist zu bedenken, daß die Standessitte zwar vorwiegend vom Standpunkte des öffentlichen Interesses aus bestimmt wird, daß aber daneben doch auch Gesichtspunkte an der Bildung der Standessitte mitwirken, die mehr von nüchternen Nützlichkeitserwägungen zugunsten der Berufsgenossen ausgehen. Soweit es sich im einzelnen Fall um solche Anschauungen handelt, die nicht durch das öffentliche Interesse, das dem Verbot des § 7 Abs. 3 zugrunde liegt, diktiert zu sein scheinen, wird man die Verletzung der Standessitte nicht ohne weiteres als eine unlautere Handlungsweise betrachten dürfen. Sollte beispielsweise die Standessitte es verbieten, daß sich ein Arzt auf seinem Schild als Homöopath bezeichnet, so würde doch das Anerbieten eines sich ausdrücklich als Homöopath bezeichnenden Arztes zur Behandlung von Geschlechtskrankheiten usw. nicht als unlauter bezeichnet werden können, solange die Anwendung der Homöopathie nach den herrschenden Anschauungen nicht als durchaus ungeeignete Behandlungsmethode, die ein Arzt nicht anwenden darf, betrachtet wird. Desgleichen würde es zwar vielleicht gegen die Standessitten verstoßen, aber nicht unlauter sein, wenn ein Arzt, der Salvarsangegner ist, bei seinen Ankündigungen darauf hinweist, daß er ohne Salvarsan behandelt. Die Standessitte gibt also nur die Richtschnur, bindet aber nicht. Auch Löwenstein („Deutsche Zeitschrift für Wohlfahrtspflege" Jhg. 2 S. 611) scheint in seinen, allerdings nicht sehr klaren, Ausführungen auf dem Standpunkt zu stehen, daß man sich bei der Auslegung des § 7 nicht unbedingt an die Auslegung des Begriffs „unlauter" in der ärztlichen Standesordnung halten könne; er meint aber irrigerweise, daß die Reichsregierung durch Ausführungsbestimmungen eine entsprechende Regelung treffen könne: „Der Begriff „unlauter" im Abs. 2 des § 7 muß durch die ärztliche Standesordnung geregelt werden. Es ergibt sich hieraus, da erst demnächst der Entwurf einer ärztlichen Standesordnung vorgelegt wird, für die Reichsregierung die Notwendigkeit, zu prüfen, ob der von der ärztlichen Standesordnung aufgestellte Begriff, was unlauter ist, auch in das Strafrecht ohne weiteres übernommen werden kann, um den Absichten des § 7 Abs. 2 zu entsprechen."

Wenn Finger („Gerichtssaal" Bd. 94 S. 360) sagt, es handle sich hier um eine Art unlauteren Wettbewerbs und es werde daher das unlautere Erbieten im Sinne des Gesetzes gegen den unlauteren Wettbewerb vom 7. Juni 1909 zu verstehen sein, so möchte ich dem nicht beitreten. Wenngleich die Bestimmungen des Gesetzes gegen den unlauteren Wettbewerb zwar auch das Publikum schützen wollen, so ist bei ihnen doch in erster Linie an den Schutz der Geschäftsleute gegen Konkurrenten gedacht. § 7 Abs. 3 des Ges. zur Bekämpfung der Geschlechtskrankheiten ist lediglich aus dem Wunsch entstanden, das Publikum, nicht aber die Ärzte, zu schützen. Die von Finger S. 360 erwähnten Fälle (Veröffentlichung von Anerkennungsschreiben, Angaben über große Heilerfolge, über den großen Umfang der Praxis, Hinweis auf günstige Honorarbedingungen) sind unlauter im Sinne des Ges. gegen den unlauteren Wettbewerb, aber nicht im Sinne des § 7 Abs. 3. Auch Geyer-Moses scheinen sämtliche Verletzungen der ärztlichen Standessitte auch als unlauter im Sinne des § 7 anzusehen. Sie nennen als Beispiele das wiederholte Inserieren in Tageszeitungen, die Empfehlung besonderer privater Heilmethoden durch den sie anwendenden Arzt in öffentlichen Blättern, das Gratisangebot von Behandlung in öffentlichen Blättern.

10. Verbot sich zur Behandlung zu erbieten, obgleich man zur Behandlung nicht befugt ist.

In § 7 Abs. 1 Satz 1 ist Kurpfuschern lediglich die „Behandlung" von Geschlechtskrankheiten usw. verboten. Durch § 7 Abs. 2 wird aber mittelbar auch schon eine Tätigkeit mit Strafe bedroht, die die Behandlung nur anbahnen soll. Hiernach ist es nämlich einem Kurpfuscher schon verboten, sich zur Behandlung zu erbieten, allerdings nur dann, wenn das Sicherbieten unter bestimmten Formen geschieht.

Verboten ist nur das Sicherbieten. Wenn ein Kurpfuscher aufgefordert wird, eine Behandlung zu übernehmen und er sich dazu bereit erklärt, so ist das noch nicht unerlaubt. Unerlaubt wird in diesem Fall seine Handlungsweise erst dann, wenn es tatsächlich zur Behandlung kommt.

Verboten ist nur das Sicherbieten, nicht dagegen das Bekanntmachen oder Empfehlen eines Dritten, auch dann nicht, wenn es öffentlich oder durch Verbreitung von Schriften, Abbildungen oder Darstellungen geschieht. Anders der französische Gesetzentwurf von 1906, nach welchem auch strafbar sein soll, wer „eine Person angibt, die die Behandlung von Geschlechtskrankheiten vornimmt" (Quarck S. 74). Geschieht dieser Hinweis oder diese Empfehlung aber mit Wissen und Genehmigung desjenigen, auf dessen Behandlung hingewiesen wird, so ist dieser als Täter und derjenige, der die Empfehlung oder den Hinweis verbreitet hat, als sein Gehilfe strafbar. So etwa, wenn der nichtärztliche Inhaber eines Sanatoriums unter ausdrücklicher oder stillschweigender Billigung des dort angestellten Arztes darauf hinweist, daß in seinem Sanatorium Geschlechtskranke behandelt würden.

Ergänzend greift auch § 11 ein. Vgl. Anm. 1 und 2.

Das Sicherbieten muß entweder öffentlich geschehen oder durch Verbreitung von Schriften, Abbildungen oder Darstellungen. Öffentlich geschieht es, wenn es gegenüber einer von vornherein nicht begrenzten Anzahl von Menschen gegenüber erfolgt, so etwa auf öffentlicher Straße, in Gastwirtschaften, in öffentlichen Vorträgen usw. Gleichgültig ist es, wieviele Personen von diesem öffentlichen Sicherbieten tatsächlich Kenntnis erhalten (Geyer-Moses § 7 Anm. 4). Über den Begriff der Schriften, Abbildungen und Darstellungen vgl. oben Anm. 7. Hier kommt durch die Fassung zum Ausdruck, daß nicht schon das Niederschreiben der Schrift strafbar ist, sondern erst ihre Verbreitung. Das Verbot richtet sich aber nicht gegen den Verbreiter als solchen, sondern nur gegen denjenigen, der sich auf diese Weise zur Behandlung erbietet.

Das Sicherbieten ist auch dann verboten, wenn es in verschleiernder Weise erfolgt. Damit sollen, wie die Begr. S. 9 sagt, auch die versteckten, in harmlos klingende Wendungen gekleideten, aber für diejenigen, die es angeht, wohlverständlichen Anerbieten getroffen werden. Wie Geyer-Moses § 7 Anm. 5 hervorheben, kann das beispielsweise geschehen durch pseudowissenschaftliche Artikel in den Tageszeitungen, durch Inserate, in denen Kurpfuscher oder Ärzte sich erbieten zur „Hilfe in veralteten Fällen", „Behandlung ohne Berufsstörung" usw. Andere Fälle wären beispielsweise die Ankündigung von „Salvarsankuren", von „Quecksilberkuren", der „Heilung von geheimen Leiden ohne Berufsstörung.

11. Verbot, sich zur Fernbehandlung zu erbieten.

Dieses Verbot ergibt sich aus § 7 Abs. 2 in Verbindung mit Abs. 1 Satz 2. Auch hier ist das Sicherbieten nur dann verboten, wenn es öffentlich oder durch Verbreitung von Schriften usw. (vgl. oben Anm. 10) erfolgt. Das Verbot richtet sich sowohl gegen Ärzte als gegen Nichtärzte.

12. Verbot, sich zu erbieten, Ratschläge für die Selbstbehandlung zu geben.

Das Verbot folgt aus § 7 Abs. 2 in Verbindung mit Abs. 1 Satz 2. Es gilt das in Anm. 11 Gesagte. Das Sicherbieten muß dahin gehen, daß Ratschläge für die Selbstbehandlung in Vorträgen, Schriften usw. gegeben werden sollen.

13. Strafbare Handlungen.

Diejenigen Fälle, in denen ein Behandeln oder ein Sicherbieten verboten sind, decken sich nicht genau mit den Fällen, in denen eine solche Handlung strafbar ist.

Strafbar ist die Behandlung einer Geschlechtskrankheit oder einer Krankheit oder eines Leidens der Geschlechtsorgane durch einen Nichtarzt (vgl. oben Anm. 2 bis 4). Die Tat muß vorsätzlich geschehen. Der Täter muß wissen, daß es sich um eine Geschlechtskrankheit oder um eine Krankheit oder ein Leiden der Geschlechtsorgane handelt. Es genügt auch eventueller Vorsatz, d. h. es genügt, wenn der Täter zwar nicht bestimmt weiß, daß es sich um eine solche Krankheit handelt, aber ernstlich damit rechnet und sich durch diese Vorstellung nicht davon abhalten läßt, die Behandlung zu übernehmen. Ob der Täter weiß, daß ein solches Behandeln strafbar ist oder ob er sich klar darüber ist, daß auch schon die bloße Untersuchung eines Kranken rechtlich als Behandeln aufzufassen ist, ist unerheblich.

Strafbar ist ferner die Fernbehandlung durch einen Arzt oder einen Nichtarzt. Zum Vorsatz genügt es, daß der Täter weiß, daß er die Behandlung nicht auf Grund eigener Wahrnehmungen an dem Kranken vornimmt. Daß es sich dabei um eine Fernbehandlung im Sinne des Gesetzes handelt, darüber braucht er sich nicht klar zu sein.

Strafbar ist die Erteilung von Ratschlägen für die Selbstbehandlung in Vorträgen, Schriften, Abbildungen oder Darstellungen. Die Strafandrohung richtet sich an Ärzte und an Nichtärzte. Ob es sich dabei nicht nur um eine gemäß § 7 Abs. 1 Satz 2 unerlaubte, sondern auch um eine durch § 7 Abs. 2 strafbare Handlung handelt, kann zweifelhaft sein. Abs. 2 bedroht denjenigen mit Strafe, der „einen anderen einem der im Abs. 1 enthaltenen Verbote zuwider behandelt". Im Begriff der Selbstbehandlung scheint nun aber zu liegen, daß der Kranke selbst derjenige ist, der seine Krankheit behandelt. Der Kranke selbst macht sich aber durch diese Selbstbehandlung nicht strafbar, da er ja sich selbst und nicht „einen anderen" behandelt. Durch die Selbstbehandlung des Kranken wird aber die Behandlung durch einen anderen nicht ausgeschlossen. Es kann also ein Arzt oder Nichtarzt, der einem bestimmten Kranken, der an einer Geschlechtskrankheit usw. leidet, Ratschläge für die Selbstbehandlung erteilt, diesen Kranken behandeln. Tut dies ein Arzt, so ist es nicht verboten und nicht strafbar; anders, wenn der Behandelnde ein Nichtarzt ist. Wenn nun diese Ratschläge für Selbstbehandlung nicht gegenüber einem bestimmten Kranken, sondern allgemein gegeben werden und zwar in Vorträgen, Schriften, Abbildungen oder Darstellungen, so wird man wenigstens denjenigen Zuhörern, Zuschauern, Lesern gegenüber, die an einer Geschlechtskrankheit usw. leiden, auch von einer Behandlung sprechen können. Diese Art der Behandlung ist sowohl Ärzten als Nichtärzten verboten und strafbar.

Strafbar macht sich ein Arzt oder ein Nichtarzt, der sich zu einem der erwähnten Behandlungsverbote öffentlich oder durch Verbreitung von Schriften usw. erbietet.

Liegt ein Sicherbieten in verschleiernder Weise vor, so muß festgestellt werden, daß der Täter sich vorsätzlich erboten hat, es braucht aber nicht festgestellt zu werden, daß er den Vorsatz oder gar die Absicht der Verschleierung gehabt hat (vgl. auch Schwartz § 302 b Anm. 2).

Strafbar macht sich ferner ein Arzt, der sich zur Behandlung einer Geschlechtskrankheit usw. in unlauterer Weise erbietet. Diese Handlung ist aber nur dann strafbar, wenn das Sicherbieten nicht schon durch eine andere Bestimmung für strafbar erklärt ist, also dann nicht, wenn es sich um eine Fernbehandlung oder um die hervorgehobenen Fälle von Ratschlägen zur Selbstbehandlung handelt. Zum Vorsatz ist es erforderlich, daß der Arzt erkennt, daß die Form seines Sicherbietens gegen die Standessitten verstößt. Dagegen ist es unerheblich, ob er diese Standessitten billigt oder nicht.

14. Verhältnis der strafbaren Handlungen zueinander.

Man könnte die Frage aufwerfen, ob diejenigen strafbaren Handlungen, die in einem Zuwiderhandeln gegen das Verbot des Sicherbietens bestehen, nicht dann, wenn die betreffende Handlung, zu der sich der Täter erboten hat, tatsächlich begangen wird, verbraucht werden, so daß strafbar dann nur die Behandlung wäre, nicht auch noch besonders das Sicherbieten dazu.

Diese Frage muß aber verneint werden. Es sind nur gewisse Formen des Sicherbietens unter Strafandrohung verboten, und zwar mit Rücksicht auf ihre besondere Gefährlichkeit. Sie haben das gemeinsam, daß das Sicherbieten an eine größere Anzahl von Personen erfolgt. Die Gefahr, die darin besteht, daß viele Personen durch dieses Sicherbieten veranlaßt werden, sich dem Betreffenden zur Behandlung anzuvertrauen, soll bekämpft werden. Wenn in einem dieser Fälle es zur tatsächlichen Behandlung kommt, so wird dadurch gegen ein besonderes Verbot verstoßen. Diese eine Behandlung ist nicht die Verwirklichung aller durch das Sicherbieten gegebenen Gefährdungsmöglichkeiten. Man kann also nicht sagen, daß durch diese zweite Straftat die Strafandrohung, die gegen die erste Straftat gerichtet war, in diesem konkreten Fall überflüssig gemacht worden ist. Es handelt sich vielmehr um zwei selbständige Handlungen.

Erbietet sich ein Arzt in unlauterer Weise zur Fernbehandlung, so liegt Idealkonkurrenz zwischen dem Vergehen gegen § 7 Abs. 2 und gegen § 7 Abs. 3 vor (Finger im „Gerichtssaal" Bd. 94 S. 360).

Für die Frage, ob mehrfaches Inserieren usw. mehrere selbständige Handlungen darstellt oder aber ein fortgesetztes Vergehen bilden, gelten die allgemeinen Sätze, die Rechtsprechung und Wissenschaft herausgebildet haben. Sämtliche Einzelakte des fortgesetzten Vergehens müssen auf einem einheitlichen Vorsatz beruhen. Nicht wesentlich dagegen ist es, daß der zwischen den Einzelakten begrifflich notwendige Zusammenhang auch äußerlich in der Gleichartigkeit der Begehungsform, in dem zeitlichen Zusammenfallen oder in der Aufeinanderfolge der Einzelakte hervortritt. Auch wenn diese Momente nicht gegeben sind, beispielsweise längere Zwischenräume zwischen den einzelnen Anzeigen bestehen oder aber das eine Mal das Sicherbieten durch Versenden von schriftlichen Angeboten an bestimmte einzelne Personen erfolgt, das andere Mal öffentlich, kann trotzdem ein fortgesetztes Vergehen vorliegen. Andererseits reicht das Vorhandensein jener Momente nicht aus, um die Zusammenfassung zu einer fortgesetzten Handlung zu rechtfertigen (Schwartz § 73 Anm. 6). In der Regel wird bei Zuwiderhandlungen gegen § 7 ein fortgesetztes Vergehen vorliegen.

15. Strafen.

Angedroht ist wahlweise entweder Gefängnis von einem Tage bis zu einem Jahre und gleichzeitig Geldstrafe von 3 Mk. bis zu 10 000 Mk. — wenn die Tat aus Gewinnsucht begangen ist (StGB. § 27 a) bis zu 100 000 Mk. — oder aber nur Gefängnis in dieser Höhe oder nur Geldstrafe in dieser Höhe. Auf Gewinnsucht beruht eine Tat nicht schon dann, wenn der Täter sich durch seine Tat einen Vermögensvorteil verschaffen oder erhalten oder Ausgaben ersparen will (so noch Hellwig, Geldstrafengesetz, 3. Aufl. Berlin 1924 Anm. 50), sondern erst dann, wenn es sich um die Steigerung des Erwerbssinns auf ein ungewöhnliches, ungesundes, sittlich anstößiges Maß handelt. „Sie ist vorhanden, wenn das Verlangen des Täters nach Gewinnerzielung ihn mit solcher Macht beherrscht, daß er ihm hemmungslos unterliegt, ohne auf die Schranken zu achten, deren Innehaltung Gesetz und Recht, geschäftlicher Anstand und die schuldige Rücksicht auf die Mitmenschen von ihm verlangen" (Olshausen § 27 a Anm. 2). Meine frühere abweichende Meinung gebe ich auf.

Für die Bewilligung von Teilzahlungen usw. gilt das oben § 4 Anm. 13 Ausgeführte.

Über die Bestrafung Jugendlicher vgl. oben § 4 Anm. 13.

16. Verjährung der Strafverfolgung.

Da eine Verkürzung der Verjährungsfrist nicht bestimmt worden ist, verjährt die Strafverfolgung gemäß § 67 Abs. 2 StGB. in 5 Jahren.

§ 8.

Wer eine geschlechtskranke Person ärztlich untersucht oder behandelt, soll sie über die Art der Krankheit und über die Ansteckungsgefahr sowie über die Strafbarkeit der in §§ 5, 6 bezeichneten Handlungen belehren und ihr hierbei ein amtlich genehmigtes Merkblatt aushändigen.

Fehlt dem Kranken die zur Erkenntnis der Ansteckungsgefahr erforderliche Einsicht, so soll die Belehrung und die Aushändigung des Merkblatts an denjenigen erfolgen, der für das persönliche Wohl des Kranken zu sorgen hat.

1. Verpflichtung der Ärzte zur Belehrung der Kranken.

Nach dem Wortlaut des § 8 Abs. 1 könnte es scheinen, als sei nicht nur der Arzt, der befugterweise einen Geschlechtskranken behandelt, zur Belehrung verpflichtet, sondern auch der Kurpfuscher, der ihn unbefugterweise behandelt. In diesem Sinne legt auch Posener S. 14 Vorschrift aus und ebenso Ötker in „Recht“ 1919 S. 137 für VO. 1918. Es geht aber nicht an, dem Kurpfuscher in § 7 die Behandlung von Geschlechtskranken zu verbieten, ihm aber gleichzeitig in § 8 die Verpflichtung zur Belehrung aufzuerlegen, eine Verpflichtung, der hinreichend nachzukommen er in aller Regel nicht einmal imstande sein wird. Es ist also davon auszugehen, daß die Belehrungspflicht nur für Ärzte gilt, die für das Deutsche Reich approbiert sind.

Hierfür spricht auch in gewissem Sinn die Entstehungsgeschichte. In der Begründung zu § 8 ist immer nur von dem behandelnden Arzt die Rede, desgleichen bei der Ausschußberatung (Ber. II S. 15 f.). Auch der Wortlaut spricht insofern dafür, als man von „ärztlich“ untersuchen oder behandeln nur bei einem Arzt sprechen kann. Allerdings war auch schon in VO. 1918, die ein Kurpfuscherverbot noch nicht kannte, in § 4, wo die Belehrungspflicht aufgestellt worden war, gleichfalls davon die Rede, daß die Belehrungspflicht demjenigen obliege, der den Kranken „ärztlich“ untersuche oder behandle. Doch wird man dem entscheidende Bedeutung nicht beimessen dürfen.

Daß eine andere Auslegung zu höchst unerwünschten Folgen führe, gibt Ötker zu: Die Vorschrift stelle die Pfuscher den Ärzten, wertlose Belehrungen den sachverständigen gleich und liefere in der Nichtbelehrung, die beim Pfuscher oft genug zu erwarten sei, dem Patienten einen Vorwand zu frivolem Verhalten und einen Verteidigungsvorwand beim Strafverfahren. Diese unerwünschten Folgen können allerdings zu einer einschränkenden Auslegung allein nicht führen. Desgleichen wird man wohl entscheidendes Gewicht nicht auf das Wort „ärztlich“ legen und aus ihm entnehmen dürfen, daß nur von einer Untersuchung oder Behandlung durch einen Arzt die Rede sei (so mit Recht Ötker a. a. O.), schon deshalb nicht, weil nicht jeder Arzt, sondern nur die im Deutschen Reiche approbierten Ärzte zur Behandlung berechtigt sind. Die Auslegung, die Ötker dem § 4 VO. 1918 gibt, mag daher richtig sein. Bei § 8 des Gesetzes zur Bekämpfung der Geschlechtskrankheiten ist aber die Sachlage insofern anders, als in dem Gesetz im Unterschied von VO. 1918 das Behandeln von Geschlechtskrankheiten nur den im Deutschen Reiche approbierten Ärzten gestattet ist. Es kann unmöglich davon ausgegangen werden, daß Personen, denen das Gesetz die Behandlung verbietet, die Pflicht auferlegt werden soll, den Kranken über die Krankheit zu belehren, obgleich das Gesetz ihnen die Fähigkeit zu einer sachgemäßen Behandlung und daher wohl auch zu einer sachgemäßen Belehrung abspricht. Noch weniger geht es an, diesen Kurpfuschern ein amtlich genehmigtes Merkblatt anzuvertrauen und dieses amtliche Merkblatt ihren Patienten aushändigen zu lassen; dadurch würde bei vielen Patienten der Schein erweckt werden, als ob es sich um eine mindestens nicht verbotene, vielleicht sogar amtlich unterstützte Behandlung handle. Daß derartiges von dem Gesetz gewollt sei, muß als ausgeschlossen erscheinen. Deshalb wird man davon auszugehen haben, daß trotz der mehrdeutigen Fassung die Belehrungspflicht usw. nur den befugterweise behandelnden Ärzten auferlegt werden soll.

Für die einschränkende Auslegung spricht auch, daß von einer Strafandrohung mit Rücksicht auf die erforderliche „freiwillige, verständnisvolle Mitarbeit der Ärzte", die nicht durch eine Strafandrohung erzwungen werden könne, Abstand genommen wird.

Jeder Zweifel darüber, ob diese Auslegung richtig ist, muß aber verschwinden, wenn man berücksichtigt, daß die Anzeigepflicht, die § 9 auferlegt, sich offenbar auf dieselbe Gruppe von Personen bezieht wie die Belehrungspflicht des § 8, daß es aber nicht angehen würde, Kurpfuschern, die sich durch Behandlung von Geschlechtskrankheiten strafbar gemacht haben, die Verpflichtung aufzuerlegen, unter bestimmten Umständen ihr strafbares Tun anzuzeigen, wenn auch nicht der Polizeibehörde gegenüber, so doch gegenüber der Gesundheitsbehörde oder der Beratungsstelle, deren Schweigepflicht (§ 10) sich hierauf nicht erstreckt.

Die Belehrungspflicht liegt demjenigen Arzte ob, der eine geschlechtskranke Person „ärztlich untersucht oder behandelt". Der Wortlaut ist aus der VO. 1918 § 3 übernommen, ohne daß beachtet worden ist, daß er mit dem Sprachgebrauch des Gesetzes zur Bekämpfung der Geschlechtskrankheiten nicht übereinstimmt. Während in § 2 Abs. 2; § 7 Abs. 1, 2, 3; § 9 Abs. 1 das Wort „behandeln" immer im weiteren Sinne genommen ist, nicht nur die eigentliche Heilbehandlung umfassend, sondern auch die Untersuchung als Vorbereitung für die Stellung der Diagnose mitumfassend, spricht § 8 Abs. 1 vom „behandeln" offenbar in einem engeren Sinn, wobei das Untersuchen als eine davon verschiedene selbständige ärztliche Tätigkeit ausgeschieden wird. Diese Ungenauigkeit des Sprachgebrauchs, die sich so häufig in neueren Gesetzen findet, erschwert die Auslegung unnötigerweise. Würde man von dem Begriff des „Behandelns", wie er sich aus § 8 Abs. 1 ergibt, als maßgebend für den Begriff des „Behandelns" im ganzen Gesetz ausgehen, so käme man zu einer durchaus schiefen Auffassung der §§ 2, 7 und 9 des Gesetzes. Daß die Belehrungspflicht des § 8 nicht nur demjenigen Arzt obliegt, der die Heilbehandlung im engeren Sinne durchführt, sondern auch schon demjenigen, der nur die Untersuchung und die Stellung der Diagnose vornimmt, kann nach der Fassung des § 8 keinem Zweifel unterliegen. Die Belehrung soll nach Jadassohn S. 20 im allgemeinen schon bei der ersten Konsultation erfolgen, auch dann, wenn die Diagnose noch zweifelhaft ist.

Die Belehrungspflicht hat nur derjenige Arzt, der eine geschlechtskranke Person behandelt, nicht auch derjenige, der eine Person behandelt, die an einer Krankheit oder einem Leiden der Geschlechtsorgane erkrankt ist. Ob die Geschlechtskrankheit mit Ansteckungsgefahr verbunden ist oder nicht, ist gleichgültig. Aus der Zweckbestimmung des Gesetzes, die Übertragung der Geschlechtskrankheiten nach Möglichkeit zu verhindern, kann man nicht ohne weiteres folgern, daß diese Belehrungspflicht auch nur soweit bestehen soll, als eine Ansteckungsgefahr gegeben ist. Und auch aus der Tatsache, daß sich die Belehrung auch auf die Ansteckungsgefahr beziehen soll, läßt sich nichts Entscheidendes entnehmen: Eine Belehrung „über die Ansteckungsgefahr" ist auch dann gegeben, wenn der Kranke darüber belehrt wird, daß eine Ansteckungsgefahr nicht gegeben sei. Und auch an der Kenntnis des Kranken, daß seine Krankheit nicht mit Ansteckungsgefahr verbunden sei, besteht ein Interesse.

Die Belehrungspflicht besteht für jeden behandelnden Arzt, gleichgültig, ob der Kranke ihn freiwillig aufgesucht hat oder ob es sich um eine Zwangsbehandlung handelt.

Die Belehrungspflicht erstreckt sich auf dreierlei: Auf die Art der Krankheit; auf die Ansteckungsgefahr und auf die Strafbarkeit der in §§ 5 und 6 bezeichneten Handlungen.

Was zunächst die Belehrung über die Art der Krankheit anbetrifft, so wird es genügen, wenn dem Kranken gesagt wird, an welcher Geschlechtskrankheit er erkrankt ist. Es wird also nicht erforderlich sein, ihm die etwa bestehende oder bevorstehende schwere, vielleicht mit hoher Lebensgefahr verbundene Schädigung seiner Gesundheit darzulegen. Hieran wird auch nicht die Begründung gedacht haben, als sie ausführte, der Arzt habe den Kranken über die Krankheit „und die von ihr drohenden Gefahren" zu belehren.

Bei der Ausschußberatung scheint man allerdings von der Annahme ausgegangen zu sein, daß sich die Belehrung in der Tat grundsätzlich soweit zu erstrecken habe. Denn man hat es hiermit begründet, daß das Gesetz die Belehrungspflicht nicht zwingend mache, sondern nur zu einer Sollvorschrift ausgestaltet habe. Gegenüber Anträgen von Vertretern der sozialdemokratischen und der kommunistischen Fraktionen, statt „soll" zu sagen „hat", äußerte ein deutschnationaler Abgeordneter Bedenken, indem er auf diejenigen Fälle hinwies, in denen der Arzt den Kranken zwar behandle, aber Veranlassung habe, ihn nicht über seinen Zustand aufzuklären. Die schweren psychischen Wirkungen, die eine völlige Aufklärung vielfach im Gefolge haben müsse, könnten zu einer Verschlimmerung des Zustandes, ja zum Selbstmorde führen. Die Sollvorschrift besage, daß der Arzt nur aus besonders triftigen Gründen die Aufklärung unterlassen dürfe. Dieser Auffassung pflichtete ein Mitglied der Bayerischen Volkspartei bei. Und Ministerialdirektor Dammann erinnerte daran, daß bei der Beratung der früheren Entwürfe die gleichen Bedenken erhoben worden seien, daß sich damals aber die Mehrheit des Ausschusses mit einer Sollvorschrift einverstanden erklärt habe. Der Arzt habe die Pflicht zur Belehrung; nur wenn zwingende Gründe dagegen sprächen, dürfe er davon Abstand nehmen. Die Besorgnis, daß eine Unterrichtung des Kranken in einzelnen Fällen Selbstmordgedanken aufkommen lasse, sei berechtigt (Ber. II S. 15 f.).

Zu einer derartigen Auslegung zwingt aber weder Wortlaut noch Sinn des Gesetzes. Von einer Belehrung über die Art der Krankheit kann man ebensogut dann sprechen, wenn der Arzt dem Kranken lediglich mitteilt, daß er an einem Tripper leidet, als wenn er ihm alle die Einzelheiten mitteilen würde, die von fachwissenschaftlichem Interesse sind und die der Arzt etwa Medizinstudierenden vortragen würde, wenn er den Kranken vorstellen würde. Daß soweit die Belehrung des Kranken nicht zu gehen braucht, darüber dürfte übereinstimmung bestehen. Dann ist aber nur die Frage, wie weit sie gehen muß, um der Zweckbestimmung des Gesetzes gerecht zu werden. Hierfür genügt es aber — da die Belehrung über die Ansteckungsgefahr noch besonders erfolgt —, daß der Kranke soweit unterrichtet wird, daß er weiß, daß er an einer Geschlechtskrankheit im Sinne des Gesetzes leidet und an welcher und daß er weiß, was er im gesundheitlichen Interesse zu tun hat, um eine Heilung oder Besserung seines Leidens zu erreichen oder doch eine Verschlimmerung zu vermeiden. Eine Belehrung darüber, daß die Krankheit sich auch bei sorgsamer Pflege in absehbarer Zeit verschlimmern wird und daß sie schwere Folgeerscheinungen mit sich führen wird, die aller Wahrscheinlichkeit nach zu seinem völligen Siechtum oder zu seinem Tode führen werden, das wird durch den Zweck dieser Belehrung meines Erachtens in keiner Weise gefordert. Ich würde eine solche Belehrung sogar für höchst unzweckmäßig halten, da sie in keiner Weise geeignet sein kann, die ärztliche Behandlung zu erleichtern und zu unterstützen, sondern höchstens dazu führen kann, daß der Kranke allen Lebensmut verliert und Selbstmord begeht oder aber an der ärztlichen Wissenschaft verzweifelt und sich Kurpfuschern in die Arme wirft. Eine Belehrung über die unter Umständen außerordentlich verhängnisvollen Schäden, die die Geschlechtskrankheiten für den Kranken und für seine Nachkommenschaft mit sich bringen, sind am Platze, wenn es gilt, Gesunde vor den Gefahren des geschlechtlichen Verkehrs mit Dirnen und mit anderen einer Geschlechtskrankheit verdächtigen Personen zu warnen, sie abzuschrecken; sie sind aber völlig verfehlt, wenn es sich darum handelt, Personen, die schon geschlechtskrank sind, über ihre Krankheit zu belehren. Diese durchaus verschiedene Aufgabe der allgemeinen Aufklärung über die Gefahren der Geschlechtskrankheiten und der von dem behandelnden Arzte für Geschlechtskranke gegebenen Aufklärung scheinen mir Begründung und

Ausschußberatung zu verkennen. Diese Vermengung zweier verschiedener Gesichtspunkte kommt schon in den einleitenden Worten der Begr. zu § 8 zum Ausdruck, wo es heißt: „Im Kampfe gegen die Geschlechtskrankheiten kommt nicht nur der Aufklärung des großen Publikums durch Schriften, Vorträge und Ausstellungen, sondern namentlich auch der Belehrung des einzelnen Kranken durch den behandelnden Arzt eine hervorragende Bedeutung zu."

Die Belehrung über die Ansteckungsgefahr hat sowohl dann zu erfolgen, wenn Ansteckungsgefahr besteht, als auch dann, wenn ausnahmsweise keine Ansteckungsgefahr vorhanden ist. Es ist sowohl die Ansteckungsgefahr durch Übertragung der Geschlechtskrankheiten durch Beischlaf als auch auf andere Weise zu erörtern, auch die Gefahr der Übertragung auf künftige Kinder. Mit der Belehrung, daß eine Ansteckungsgefahr nicht gegeben sei, muß der Arzt ganz besonders vorsichtig sein, um verhängnisvolle Irrtümer zu vermeiden.

Die Belehrung über die Strafbarkeit der in den §§ 5 und 6 bezeichneten Handlungen wird sich im allgemeinen nur darauf zu erstrecken haben, daß der Arzt dem Kranken den Wortlaut des Gesetzes bekannt macht und ihn darauf hinweist, daß er den Beischlaf nicht ausüben und eine Ehe nicht eingehen dürfe, bis ihm nicht durch einen Arzt bescheinigt worden sei, daß seine Krankheit mit einer Ansteckungsgefahr nicht mehr verbunden sei. Es wird aber nützlich sein, wenn der Arzt wenigstens soweit über die Einzelheiten unterrichtet ist, daß er dem Kranken von sich aus oder doch auf Anfrage auch sagen kann, daß auch die Anwendung von Schutzmitteln nicht vor Bestrafung schützt und daß sich der Kranke auch dann strafbar macht, wenn er vor Beseitigung der Ansteckungsgefahr mit einer anderen Person, die an derselben Geschlechtskrankheit leidet, den Geschlechtsverkehr vollzieht. Eine Belehrung über die zivilrechtlichen Folgen ist nicht vorgeschrieben. Sie wird aber gleichfalls in vielen Fällen nützlich sein. Auf die Beweisschwierigkeiten aufmerksam zu machen, wird sich natürlich nicht empfehlen. Dagegen ist es angebracht, den Kranken darauf hinzuweisen, daß, wenn durch den Beischlaf eine Ansteckung tatsächlich herbeigeführt wird, ihm eine Bestrafung wegen Körperverletzung, unter Umständen sogar wegen schwerer Körperverletzung, droht.

Die Belehrung braucht an sich nur einmal zu erfolgen. Eine Wiederholung der Belehrung von Zeit zu Zeit wird sich aber bei längerer Dauer der Krankheit empfehlen, um die Hemmungen des Kranken gegen Versuchungen zu stärken. Vor einer allzu häufigen erneuten Belehrung ist allerdings auch zu warnen, da sonst eine unerwünschte Abstumpfung des Kranken gegen die Mahnung die Folge sein könnte. Eine Wiederholung der Belehrung ist jedenfalls dann erforderlich, wenn eine Geschlechtskrankheit, die zunächst bei Beginn der Behandlung nicht ansteckungsgefährlich war oder doch nicht so schien, sich im Laufe der Behandlung als mit Ansteckungsgefahr verbunden herausstellt.

2. Aushändigung eines Merkblatts.

Gelegentlich der Belehrung des Kranken hat ihm der Arzt auch ein amtlich genehmigtes Merkblatt auszuhändigen. Wie die Belehrung — wenn es auch nicht ausdrücklich gesagt wird — nur mündlich zu erfolgen hat, so soll auch die Aushändigung des Merkblattes nur persönlich geschehen. Eine Übersendung des Merkblattes würde nicht so wirksam sein; auch würde sich nicht einwandfrei nachweisen lassen, daß der Kranke das Merkblatt auch tatsächlich erhalten hat.

3. Belehrung desjenigen, der für das persönliche Wohl des Kranken zu sorgen hat.

Die Belehrung sowohl als auch die Aushändigung des Merkblattes hat grundsätzlich an den Kranken zu erfolgen. Dies auch **dann**, wenn er minderjährig ist. In geeigneten Fällen wird es sich aber empfehlen, auch dem gesetzlichen Vertreter des Minderjährigen eine entsprechende Mitteilung zu machen, jedenfalls dann, wenn der Minderjährige mit ihm in häuslicher Gemeinschaft lebt. Es liegt dies im gesundheitlichen Interesse der Familienangehörigen des Kranken und etwaigen anderen Mitbewohner der elterlichen Wohnung. Es liegt das aber auch im Interesse Dritter, da zu erwarten ist, daß der gesetzliche Vertreter des Minderjährigen nach Möglichkeit dafür sorgen wird, daß dieser den ärztlichen Vorschriften nachkommt und vor allem alles vermeidet, was die Krankheit auf Dritte übertragen könnte. Eine solche Belehrung auch an den gesetzlichen Vertreter liegt also in dem öffentlichen Interesse. Eine unbefugte Offenbarung des Berufsgeheimnisses ist in dieser Mitteilung an den gesetzlichen Vertreter des Minderjährigen nicht zu erblicken. Anderer Ansicht wohl Finger („Gerichtssaal" Bd. 94 S. 361), der für den Fall des § 8 Abs. 2 ausführt, daß es sich hier um eine Durchlochung des Grundsatzes der Wahrung des ärztlichen Berufsgeheimnisses handle; voreilige Mitteilung könne Haftung nach StGB. § 300 nach sich ziehen; der Arzt müsse daher sorgsam prüfen, ob im einzelnen Falle die Voraussetzungen des § 8 vorliegen.

Fehlt dem Kranken aber offenbar die zur Erkenntnis der Ansteckungsgefahr erforderliche Einsicht, so soll die Belehrung und die Aushändigung des Merkblattes an Stelle des Kranken an denjenigen erfolgen, der für sein persönliches Wohl zu sorgen hat. In dieser Bestimmung kommt wieder der Grundgedanke der Vorschrift, vor allem die Übertragung der Geschlechtskrankheiten durch Ansteckung zu verhindern, zum Ausdruck. Abzustellen ist es lediglich auf die Einsicht in die Ansteckungsgefahr, nicht in die Strafbarkeit der Zuwiderhandlungen gegen §§ 5 und 6. Wer aber nicht einmal Einsicht in die Ansteckungsgefahr seiner Krankheit hat, wird erst recht nicht die erforderliche Einsicht in die Strafbarkeit jener Vergehen besitzen. Die Einsicht kann sowohl Minderjährigen als auch Volljährigen fehlen. Es ist aber vorausgesetzt, daß die Kranken jemand haben, der für ihr persönliches Wohl zu sorgen hat, mit anderen Worten, daß sie entweder als Minderjährige unter elterlicher Gewalt oder unter Vormundschaft stehen oder daß sie als Volljährige einen Vormund haben. Es genügt also nicht, daß der Arzt — vielleicht durchaus begründete — Bedenken an der Einsichtsfähigkeit der Kranken hat. Wenn der Kranke niemand hat, der für sein persönliches Wohl zu sorgen hat oder wenn der Arzt diesen nicht zu ermitteln vermag, bleibt ihm nichts anderes übrig, als sich mit einer Belehrung des Kranken zu begnügen. Es kann dann aber der Fall vorliegen, daß der Kranke infolge „seiner persönlichen Verhältnisse" andere besonders gefährdet, so daß der Arzt gemäß § 9 Abs. 1 zur Anzeige an die Gesundheitsbehörde oder Beratungsstelle verpflichtet ist (vgl. unten § 9 Anm. 2).

Dem Kranken fehlt die zur Erkenntnis der Ansteckungsgefahr erforderliche Einsicht, wenn er infolge noch nicht abgeschlossener geistiger Entwicklung oder infolge einer vorübergehenden oder dauernden Geistesstörung nicht imstande ist, die Bedeutung der Ansteckungsgefahr und damit mittelbar auch die sich aus einer etwaigen Ansteckung ergebenden Rechtsfolgen und ihre sittliche Bedeutung voll zu würdigen. Bei Jugendlichen unter 18 Jahren wird das Fehlen der Einsicht vermutet werden können. Bei Jugendlichen von etwa 16 Jahren an empfiehlt es sich aber, auch sie selbst zu belehren. Bei Minderjährigen, bei denen das Fehlen der Einsicht nicht angenommen wird, wird der Arzt aber gut tun, den gesetzlichen Vertreter, soweit er ihn ohne Schwierigkeit ermitteln kann, gleichfalls zu belehren. Eine Verletzung der Schweigepflicht liegt nicht vor, da der gesetzliche Vertreter eines Minderjährigen mit Rücksicht auf seine aus BGB. § 832 folgende Schadensersatzpflicht wegen Verletzung seiner Aufsichtspflicht ein berechtigtes Interesse daran hat, zu erfahren, ob der Minderjährige an einer mit Ansteckungsgefahr verbundenen Geschlechtskrankheit leidet und welche Vorsichtsmaßregeln zu ergreifen sind. Im übrigen ist es Sache des Einzelfalls, ob das Fehlen der Einsicht angenommen wird. Im Zweifel wird der Arzt gut tun, das Fehlen anzunehmen und sowohl den Kranken als auch die Aufsichtsperson zu belehren. Erkennt der Arzt, der ja nicht Gelegenheit hat, den Kranken eingehender zu beobachten, daß ihm die Einsicht fehlt, so trifft ihn keine Verantwortung; anders dagegen, wenn er schuldhafterweise dies nicht erkennt und dann nicht das Erforderliche tut, um die zuständige Aufsichtsperson zu ermitteln (vgl. Anm. 9).

Die Belehrung und Aushändigung des Merkblattes soll dann an denjenigen erfolgen, der für das persönliche Wohl des Kranken zu sorgen hat. Das ist im allgemeinen der gesetzliche Vertreter, bei ehelichen Kindern während ihrer Minderjährigkeit der Vater, nach seinem Tode die Mutter (BGB. §§ 1627, 1684). Neben dem Vater hat auch die eheliche Mutter das Recht und die Pflicht, für die Person des Kindes zu sorgen (BGB. § 1634). Es genügt, wenn die Belehrung gegenüber einem der mehreren zur Sorge für die Person Berechtigten und Verpflichteten erfolgt. Bei unehelichen Kindern während ihrer Minderjährigkeit steht das Recht der unehelichen Mutter zu (BGB. § 1707). Bei ehelichen Kindern, die nicht unter elterlicher Gewalt stehen, insbesondere Vollwaisen, dem Vormund (BGB. § 1793). Ist für die Sorge für die Person ein besonderer Pfleger bestellt (BGB. § 1909), so steht ihm und nicht dem Vormund die Sorge für die Person zu (BGB. § 1794). Bei entmündigten Volljährigen steht dem Vormund oder Pfleger die Sorge für die Person des Mündels nur insoweit zu, als der Zweck der Vormundschaft es erfordert (BGB. §§ 1901, 1910). Es kann dem Arzt nicht zugemutet werden, langwierige Nachforschungen anzustellen, um sich zu vergewissern, wem die Sorge für die Person zusteht, um so weniger als er keine Machtmittel hat, um zu verhindern, daß ihm ein falscher Name angegeben wird. In allen Zweifelsfällen wird der Arzt gut tun, die Belehrung an den Kranken selbst sowie außerdem an die Person zu erteilen, der die Sorge für die Person zusteht.

Schon bisher gab es auch Entlassungsmerkblätter, die den Kranken ausgehändigt wurden, wenn sie ganz oder (bei Syphilis in dem späteren sekundären Stadium) zeitweilig aus der Beobachtung auf Ansteckungsfähigkeit entlassen wurden. Jadassohn S. 20 hat den Wunsch ausgesprochen, daß diese Entlassungsmerkblätter beibehalten werden möchten. Dies ist auch geschehen. (Vgl. Anhang.) Würden solche Entlassungsmerkblätter regelmäßig ausgehändigt werden, so würde das die Beweisführung bei dem Vergehen des ansteckungsgefährlichen Beischlafs (§ 5) außerordentlich erleichtern, da dann der Satz aufgestellt werden könnte, daß jeder Geschlechtskranke, der von einem Arzt auf eine ansteckungsgefährliche Geschlechtskrankheit hin behandelt und über sie belehrt worden ist, vorsätzlich handelt, wenn er den Beischlaf ausübt, bevor ihm von dem Arzt ein Entlassungsmerkblatt ausgehändigt worden ist. Mit vollem Recht fügt aber Jadassohn hinzu, daß diese Entlassungsscheine offenkundigen Prostituierten, die sich immer wieder infizieren können, nicht ausgehändigt werden dürfen, denn sie würden sie nur als Freibriefe benutzen. Bad. Richtl. VI 3 bestimmen, daß als Merkblatt das auszugebende Belehrungsmerkblatt auszuhändigen sei. Bei der mündlichen Belehrung ist der Kranke noch besonders darauf hinzuweisen, daß der Arzt verpflichtet ist, der Beratungsstelle Anzeige zu erstatten, wenn sich der Kranke der ärztlichen Behandlung oder Beobachtung vorzeitig entzieht.

Jadassohn S. 21 f. weist darauf hin, daß den Belehrungsblättern Richtlinien für Ärzte beigegeben sind, welche vom Reichsgesundheitsrat nach sehr eingehenden Beratungen festgelegt worden sind. Über die Einzelheiten dieser Richtlinien kritisch Jadassohn in den „Ärztlichen Mitteilungen" 1925 S. 1186. Sie entsprechen, wie Jadassohn S. 22 bemerkt, im ganzen auch heute noch demjenigen, was die überwiegende Mehrheit der Fachleute für richtig hält: „Es ist selbstverständlich, daß sie Ratschläge darstellen, an welche die Ärzte nicht gebunden sind. Der überwiegenden Mehrheit aber wird es, gerade mit Rücksicht auf die Möglichkeit von Gerichtsverhandlungen, wertvoll sein, zu wissen, was die oberste Gesundheitsbehörde des Reiches speziell über die Erklärung der Geschlechtskranken für nicht mehr ansteckungsgefährlich als berechtigt bezeichnet. Daß solche Richtlinien dem jeweiligen Standpunkt der gerichtlichen Medizin angepaßt werden müssen, ist selbstverständlich."

4. Beurkundung der Belehrung und der Aushändigung des Merkblatts.

Irgendwelche Formvorschriften für die Belehrung oder die Aushändigung des Merkblatts stellt das Gesetz nicht auf. Es empfiehlt sich aber, daß der Arzt sich die erfolgte Belehrung und die Aushändigung des Merkblattes durch den Kranken schriftlich quittieren läßt, und zwar aus zwei Gründen: Einmal, um einen Beleg dafür zu haben, daß er seiner Pflicht nachgekommen ist, wenn gegen ihn wegen angeblicher Nichterfüllung seiner Pflicht etwa Schadensersatzansprüche gestellt werden sollten, und zweitens, damit nötigenfalls dem Kranken, wenn er trotz der Belehrung sich gegen die §§ 5 oder 6 vergeht, seine Kenntnis von der Ansteckungsgefahr seiner Krankheit nachgewiesen werden kann. Auch die „Ratschläge" S. 8 weisen darauf hin, daß es sich empfiehlt, die Abgabe des Merkblatts durch Unterschrift bescheinigen zu lassen. Ebenso Jadassohn S. 20.

5. Sollcharakter der Belehrungspflicht.

§ 8 enthält lediglich eine Sollvorschrift, nicht eine Mußvorschrift. Und zwar hat man sich, wie es scheint, aus Gründen, die als stichhaltig nicht anerkannt werden können, entschlossen, die Belehrungspflicht nicht zu einer zwingenden Vorschrift auszugestalten. Damit ist aber nicht gesagt, daß es vollkommen im freien Ermessen des Arztes steht oder nicht, ob er den Kranken belehren und ihm das Merkblatt aushändigen will oder ob er beides nicht tun will. Der Arzt ist vielmehr auch durch die Sollvorschrift verpflichtet, die Belehrung und Aushändigung des

Merkblattes vorzunehmen, es sei denn, daß ihm in ganz besonderen Ausnahmefällen aus ärztlichen Gründen die Belehrung und die Aushändigung des Merkblattes schädlich oder doch höchst unzweckmäßig erscheint. Ein Arzt, der etwa umgekehrt in der Regel eine Belehrung nicht vornehmen würde, würde zweifellos schwer gegen seine ärztliche Pflicht verstoßen. Dieser Verstoß würde unter Umständen für ihn auch höchst unangenehme Folgen haben können, auch von der Gefahr einer ehrengerichtlichen Ahndung ganz abgesehen (vgl. unten Anm. 6). Es empfiehlt sich daher, daß der Arzt in jedem einzelnen Falle, in welchem er die Belehrung und die Aushändigung des Merkblattes unterläßt, schriftlich die Gründe niederlegt, aus denen er sich zu dieser Maßnahme veranlaßt gesehen hat.

Als Fälle, in denen ausnahmsweise von einer Belehrung abgesehen werden kann, erwähnen Geyer-Moses § 8 Anm. 1 „Nervosität des Patienten, Selbstmordgefahr". Auch wenn damit gemeint sein soll Nervosität, die soweit geht, daß Selbstmordgefahr zu besorgen ist, wenn der Kranke die Gefährlichkeit seines Zustands in vollem Maße erkennt, so müßte doch gesagt werden, daß eine Belehrung über die Ansteckungsgefahr und über die Strafbarkeit der Vergehen gegen §§ 5, 6 auch in einem solchen Fall ohne Gefahr erfolgen könnte. Es sind schwer Fälle denkbar, in denen diese Belehrung — und gerade auf sie kommt es vor allem an — nicht erfolgen könnte. Bad. Richtl. VI 3 weisen darauf hin, daß die Aushändigung des Merkblattes nur dann unterbleiben dürfe, wenn „ernste ärztliche Bedenken" gegen die Mitteilung des Befundes an den Kranken bestehen. Wenn man es auch dem pflichtgemäßen Ermessen des Arztes anheimstellen muß, in welchen Fällen er glaubt, die Belehrung unterlassen zu müssen, so muß er sich doch, wie Jadassohn S. 21 erfreulicherweise mit Nachdruck betont, darüber klar sein, daß er durch die Unterlassung der Aufklärung durch das Verschweigen der Diagnose den Kranken selbst gefährdet, der, dadurch in eine falsche Sicherheit gewiegt, eventuell seine Behandlung vernachlässigt: „Der Arzt muß sich aber auch darüber klar sein, daß er durch die Unterlassung der Aufklärung die Ausbreitung einer ernsten Krankheit verschulden kann. Wer zu häufig von dem Recht des Verschweigens Gebrauch macht, der wird in Gefahr kommen, große Unannehmlichkeiten zu erleben, wenn die Gesundheitsbehörde, wie das bei Gelegenheit einzelner Fälle leicht geschehen kann, darauf aufmerksam wird. Selbst zivilrechtliche Folgen sind nicht ausgeschlossen."

6. Folgen der Nichtbeachtung der Belehrungspflicht.

Die Pflichten, die das Gesetz zur Bekämpfung der Geschlechtskrankheiten den Ärzten auferlegt, sind Ehrenpflichten, die eine hohe moralische Verantwortlichkeit begründen. Das Gesetz hat allen Nichtärzten die Behandlung von Geschlechtskrankheiten usw. verboten; es hat ferner allen denjenigen, die an einer mit Ansteckungsgefahr verbundenen Geschlechtskrankheit leiden, die Verpflichtung auferlegt, sich ärztlich behandeln zu lassen. Wenn das Gesetz nunmehr den Ärzten die Verpflichtung auferlegt, die sich ihnen anvertrauenden Geschlechtskranken über die Art ihrer Krankheit usw. zu belehren und ihnen ein amtliches Merkblatt auszuhändigen, so muß sich der Gesetzgeber darauf verlassen können, daß die Ärzte soviel Verantwortlichkeitsgefühl haben, daß sie dieser Verpflichtung auch nachkommen. Wenn keine Gewähr dafür besteht, daß diejenigen Geschlechtskranken, die sich in ärztlicher Behandlung befinden — von vereinzelten Ausnahmen vielleicht abgesehen —, von dem Arzt belehrt werden, so sind alle Maßnahmen des Gesetzes, die auf eine Verhinderung der Übertragung der Geschlechtskrankheiten hinzielen, mehr oder minder zum Scheitern verurteilt. Denn die erste Vorbedingung dafür, daß der Kranke eine Ansteckung anderer vermeidet, ist seine gesicherte Kenntnis von dem Charakter der Krankheit.

Darauf mit Nachdruck hinzuweisen, ist um so nötiger, wenn Pfennigers in der „Schweiz Zeitschrift für Strafrecht“ Jhg. 40 S. 234 f. niedergelegte Erfahrungen verallgemeinert werden können. Sie gehen dahin, daß es „für den Laien immer wieder schmerzlich-befremdend“ sei, „feststellen zu müssen, wie wenig Ärzte sich freiwillig der eigentlich selbstverständlichen Menschenpflicht unterziehen, die Kranken vor Geschlechtsverkehr während ihrer Ansteckungsfähigkeit zu warnen und damit zu verhüten, daß sie die Krankheit in ihre Familien verschleppen“.

Die Nichtbeachtung der Belehrungspflicht ist **nicht mit Strafe bedroht**, und zwar deshalb nicht, weil es zur wirksamen Durchführung dieser Bestimmungen „der freiwilligen, verständnisvollen Mitarbeit der Ärzte“ bedarf, „die nicht durch Strafandrohung erzwungen werden kann“ (Begr. S. 9).

Ein Arzt macht sich durch Versäumung dieser Pflicht auch nicht der Beihilfe zu dem Vergehen gegen § 4 des Gesetzes zur Bekämpfung der Geschlechtskrankheiten oder gegebenenfalls zur vorsätzlichen oder fahrlässigen Körperverletzung schuldig (a. M. Ztschrft. f. Rechtspflege in Bayern 1919 S. 63).

Wohl aber kann die Nichterfüllung der Belehrungspflicht unter Umständen **schadensersatzpflichtig** machen (Geyer-Moses § 8 Anm. 2). Die Ärzte tun also auch unter diesem Gesichtspunkt gut, die Belehrungspflicht ernst zu nehmen und sich den Beweis dafür zu sichern, daß Belehrung und Aushändigung des Merkblattes erfolgt ist oder aus welchen Gründen dies unterlassen ist. „In jedem Falle, in dem ein Arzt eine Abweichung von der im Gesetz als Regelfall vorgesehenen Verpflichtung zur Belehrung ins Auge faßt, wird er mit größter Sorgfalt alle für und wider sprechenden Momente gegeneinander abzuwägen haben. Die Ärzte unterliegen also im Hinblick auf die Belehrung einer hohen Verantwortung." (Geyer-Moses § 8 Anm. 2.)

§ 9.

Wer eine Person, die an einer mit Ansteckungsgefahr verbundenen Geschlechtskrankheit leidet, ärztlich behandelt, hat der im § 4 bezeichneten Gesundheitsbehörde Anzeige zu erstatten, wenn der Kranke sich der ärztlichen Behandlung oder Beobachtung entzieht oder wenn er andere infolge seines Berufs oder seiner persönlichen Verhältnisse besonders gefährdet.

Die oberste Landesbehörde kann bestimmen, daß die Anzeige anstatt der Gesundheitsbehörde einer Beratungsstelle für Geschlechtskranke zu erstatten ist. Kommt der Kranke den Anweisungen der Beratungsstelle nicht nach, so hat diese der Gesundheitsbehörde Kenntnis zu geben.

1. Entstehungsgeschichte und Zweck der Vorschrift.

Über die Frage, ob es notwendig und zweckmäßig sei, eine allgemeine Anzeigepflicht der Ärzte, wie sie für manche andere ansteckende Krankheiten besteht, auch für Geschlechtskrankheiten einzuführen oder nicht, ist heftig gestritten worden. Für die namenlose allgemeine Anzeige sind z. B. eingetreten Neißer in ZBG. Bd. 4 S. 22 f. (aber wohl nur zu statistischen Zwecken), Flesch in ZBG. Bd. 18 S. 277 ff. und besonders Dreuw S. 155 f. Demgegenüber haben andere betont, daß eine solche Anzeigepflicht nicht nötig sei, so Blaschko ZBG. Bd. 19 S. 71 f. und Finger S. 55 f. Dieser weist insbesondere mit Recht darauf hin, daß der Vergleich mit den übrigen ansteckenden Krankheiten schief ist und daß die allgemeine Anzeigepflicht in den meisten Fällen vollkommen nutzlos wäre. Ja sie würde sogar schädlich wirken, „indem bei dem diffamierenden Ruf, in welchem die Geschlechtskrankheiten stehen, die Patienten aus Furcht, daß die bei der Behörde erliegende Anzeige durch eine Indiskretion öffentlich bekannt werden könnte, sich scheuen würden, ärztliche Hilfe zu suchen und vorziehen würden, ihre Erkrankung zu verheimlichen oder Kurpfuschern in die Hände fallen würden. Die Anzeigepflicht würde auch die Konsequenz und Rechtlichkeit zahlreicher Ärzte auf eine harte Probe stellen. Die gewissenhaften Ärzte würden, weil sie alle Patienten zur Anzeige bringen, an Klienten verlieren, manche Ärzte würden dadurch, daß sie es mit der Anzeigepflicht nicht ernst nehmen, ihre Klientel zu vergrößern suchen, besonders unreelle Ärzte, und gerade auf dem Gebiete der Geschlechtskrankheiten machen sich solche bemerkbar, könnten die Anzeigepflicht als Erpressungsmittel anwenden usw.".

Die Freunde einer allgemeinen Anzeigepflicht gehen von dem an sich richtigen Gedanken aus, daß eine wirksame Bekämpfung der Geschlechtskrankheit eine Erfassung möglichst aller Fälle wünschenswert mache. Weiter spielte eine Rolle, daß die sogenannten arbeitenden Klassen schon jetzt gesundheitlich überwacht werden: „Was aber der arbeitenden Bevölkerung recht ist, muß den besitzenden Klassen billig sein, zumal sie erhebliche Teile der Geschlechtskranken zählen" (Teilbericht S. 7 f.; Quarck S. 27 f.; Beschluß des 10. Ausschusses [Bevölkerungspolitik] der Verfassunggebenden Preußischen Landesversammlung vom 16. Dezember 1919 Zusatzantrag Nr. 9 [Dr. Beyer] — Ergänzung zum Zusatzantrag Nr. 6 — zum Antrag Nr. 1 des Untersuchungsausschusses zur Bekämpfung der Geschlechtskrankheiten und zur Regelung des Prostitutionswesens). Es wird dabei aber übersehen, daß die Anzeige für die Krankenkassenmitglieder durchgeführt werden kann, weil die Krankenkassenpatienten ihren richtigen Namen angeben müssen, daß dagegen keine Gewähr dafür besteht, daß die Geschlechtskranken, die Privatärzte aufsuchen, ihren richtigen Namen nennen. Schon heute ist dies erfahrungsgemäß häufig nicht der Fall. Ebenso steht fest, daß viele Kassenpatienten, wenn sie geschlechtskrank sind, zu einem Privatarzt gehen, weil sie nicht wünschen, daß ihre Geschlechtskrankheit bekannt wird. Würde die allgemeine Anzeigepflicht eingeführt werden, so würde das Vertrauensverhältnis, das jetzt zwischen Arzt und Kranken besteht, gestört sein und diejenigen Geschlechtskranken, die die Anzeige ihrer Erkrankung nicht wünschen, würden zum Kurpfuscher gedrängt worden sein. Auch für die Kurpfuscher eine Anzeigepflicht einzuführen und diese damit unter Strafandrohung zu verpflichten, sich selbst anzuzeigen, wäre nicht angängig und würde auch nichts genützt haben. Will man die ungleiche Behandlung der Kassenpatienten und der sonstigen Geschlechtskranken vermeiden, so ist es nur nötig, auch bei ihnen von einer weitergehenden Anzeige Abstand zu nehmen. Die Einführung der allgemeinen Anzeigepflicht hätte zu einer gewaltigen Belastung der Ärzte und zu großen Kosten geführt, ohne daß sie im Interesse einer wirksamen Bekämpfung der Geschlechtskrankheiten erforderlich wäre. Die Anzeigepflicht ist keine Maßnahme zur Bekämpfung der Geschlechtskrankheiten, sondern — wie auch bei anderen gemeingefährlichen Krankheiten — bestenfalls der Ausgangspunkt für die eigentlichen Bekämpfungsmaßnahmen. Da nun aber die Geschlechtskrankheiten zum weitaus größten Teil nur durch Geschlechtsverkehr weiterverbreitet werden, es aber doch nicht möglich ist, durch vollständige Isolierung oder auf sonstige Weise den Geschlechtsverkehr Geschlechtskranker zu unterbinden, hat bei den Geschlechtskrankheiten die Anzeigepflicht nicht dieselbe Bedeutung wie bei den anderen gemeingefährlichen Krankheiten (Teilbericht

S. 13 ff.; Blaschko, Gesetzentwurf S. 4 f. 10 f.; Begr. S. 14; Laupheimer S. 61 ff.).

Aus diesen Gründen hat man die allgemeine namenlose Anzeige eines jeden Geschlechtskranken mit Recht abgelehnt. Man hat aber statt dessen die Ärzte verpflichtet, unter besonderen Umständen ihre Patienten anzuzeigen, dann allerdings mit Namensnennung. Man hat mit Recht geglaubt, der Anzeigepflicht der Ärzte nicht ganz entbehren zu können, hat sie aber auf diejenigen Fälle zu beschränken versucht, in denen sie im öffentlichen Interesse unbedingt geboten schien. Daß dadurch die Gefahren, die von der Einführung der allgemeinen Anzeigepflicht gedroht hätten, erheblich vermindert worden sind, läßt sich nicht verkennen; aber es läßt sich leider auch nicht in Abrede stellen, einmal daß diese Gefahren immerhin auch hier bestehen, und sodann, daß es außerordentlich schwer sein wird, die Durchführung der Anzeigepflicht so zu sichern, daß der erstrebte Zweck auch in den meisten Fällen erreicht wird.

Grundlage der beschränkten Anzeigepflicht, die § 9 einführt, ist die Behandlungspflicht, die nach § 2 jedem obliegt, der an einer mit Ansteckungsgefahr verbundenen Geschlechtskrankheit leidet. Wer dieser Behandlungspflicht nicht nachkommt, kann gemäß § 4, wenn er verdächtig ist die Krankheit überdies weiterzuverbreiten, einer Zwangsbehandlung unterworfen werden. Da in den wenigsten Fällen die Gesundheitsbehörde durch Anzeigen aus dem Publikum von Fällen erfahren wird, in denen die Voraussetzungen einer Zwangsbehandlung vorliegen, sorgt das Gesetz dafür, daß durch Einführung der beschränkten Anzeigepflicht der Ärzte nach Möglichkeit solche Fälle der Gesundheitsbehörde zur Kenntnis kommen.

Die Einführung einer derartigen Anzeigepflicht war um deswillen erforderlich, weil erfahrungsgemäß sehr viele Geschlechtskranke heute noch nicht so vernünftig und so gewissenhaft sind, um die ärztliche Behandlung ihrer Krankheit nicht zu früh abzubrechen. Nach Löwenstein ZBG. Bd. 20 S. 149 f. beispielsweise bleibt ein sehr großer Teil der Kassenpatienten und der Privatpatienten zu früh fort. Und Finger erklärt, es sei allüberall festzustellen, daß viele Patienten es mit der Behandlung nicht genügend ernst nehmen. Er verweist auch auf eine Feststellung von Philipp in der „Münchener medizinischen Wochenschrift“ 1914 Nr. 15, wonach 89% der Syphilitischen sich in ungenügender Weise behandeln ließen und nur 11% in genügender Weise. Er verweist S. 44 f. auch darauf, daß die Patienten auch nach Durchführung der Behandlung noch einer dauernden ärztlichen Kontrolle bedürfen, da längere Zeit noch immer wieder mit einem neuen Ausbruch der Krankheit und mit Ansteckungsgefahr zu rechnen sei. Pfenniger („Schweiz. Zeitschrift für Strafrecht“ Jhg. 40 S. 232 f.) bemerkt, die Erfahrung zeige leider, daß hier „der Appell an die freiwillige Mitwirkung der Kranken ungehört verhallt, indem es einer überraschend großen Zahl gerade dieser Kranken an der richtigen Krankheitseinsicht und am guten Willen fehlt, so daß jeder, der in die Verhältnisse einigermaßen Einblick besitzt, zum Resultat kommen muß, daß diesem Leichtsinn und Mangel an Verantwortlichkeitsgefühl nur durch gesetzliche Zwangsmaßnahmen gesteuert werden kann". Er verweist auch auf die Abhandlung von Peter in der „Schweiz. medizinischen Wochenschrift" 1920 Nr. 29 über „Das Verhalten der poliklinischen Geschlechtskranken gegenüber den ärztlichen Anordnungen", die zu dem gleichen Ergebnis gelange, und zwar auf Grund internationaler Feststellungen. Hiernach wird man an der Notwendigkeit der Anzeigepflicht nicht zweifeln können, da die drohende Anzeige den Mahnungen des Arztes dem Kranken gegenüber größeres Gewicht gibt.

Andererseits kann man nicht verkennen, daß manche Gefahren hiermit verknüpft sind und daß vor allem das Bedenken nicht ganz von der Hand zu weisen ist, daß in vielen Fällen die Anzeigepflicht nur auf dem Papiere bestehen wird.

Daß die beschränkte Anzeigepflicht einen irgendwie erheblichen Teil der Geschlechtskranken den Kurpfuschern in die Arme treiben wird, wie man es nicht ganz mit Unrecht von der allgemeinen Anzeigepflicht befürchtet hat, wird man allerdings kaum zu besorgen brauchen (so auch Neißer ZBG. Bd. 4 S. 5 f.), da derjenige, der geschlechtskrank ist und einen Arzt aufsucht, kaum jemals von Anfang an damit rechnen wird, daß der Fall bei ihm eintreten kann, in dem der Arzt zur Anzeige verpflichtet ist. Und ist er erst einmal in ärztlicher Behandlung, dann muß er ja gerade dann, wenn er aus der ärztlichen Behandlung fortbleibt und sich einem Kurpfuscher anvertraut, mit einer Anzeige rechnen.

Wohl aber muß man damit rechnen, daß die Anzeigepflicht von den Ärzten verschieden gehandhabt werden wird, daß der eine es mit der Ausübung dieser Pflicht laxer nehmen wird, der andere ernster. Es können da verschiedene Momente mit im Spiele sein. Schon Blaschko ZBG. Bd. 19 S. 70 f. hat zutreffend darauf hingewiesen, daß die meisten Ärzte sich in einer solchen „Denunziantenrolle" nicht wohl fühlen werden. Sie werden deshalb eher zu unangebrachter Milde als zu strenger Auslegung ihrer Pflicht neigen und dadurch bis zu einem gewissen Grade die Anzeigepflicht illusorisch machen. Dazu kommt noch, daß sie, wie Blaschko hinzusetzt, „in der Regel" nicht einmal ein zuverlässiges Urteil darüber haben werden, ob durch einen Patienten die Weiterverbreitung der Krankheit zu befürchten ist: „Namentlich in der Großstadt kennt der Arzt die privaten Verhältnisse seiner Kranken so gut wie gar nicht. Manche Patienten sind stark beschäftigt und besuchen daher die Sprechstunden des Arztes nicht regelmäßig, der eine muß plötzlich verreisen, der andere hat irgendwelche andere Abhaltungen oder er ist mit seinem Arzt nicht recht zufrieden und hat dazwischen einmal einen anderen Arzt um Rat gefragt; andere wiederum sind zwar regelmäßige Besucher der Sprechstunde, verkehren aber trotzdem weiter geschlechtlich und gerade diese sind die Hauptverbreiter der Geschlechtskrankheiten, die das Gesetz mit der Einführung der beschränkten Anzeigepflicht vor allem treffen will, in Wirklichkeit aber vielfach nicht trifft, weil dem Arzt die tatsächlichen Kenntnisse fehlen, um den Sachverhalt richtig erkennen zu können."

Trotz richtiger Erkenntnis dieser Sachlage ist Blaschko doch für die Einführung der beschränkten Anzeigepflicht eingetreten, wie sie das Gesetz auch verwirklicht hat. Die Gründe, die er gegen die Einführung eines bloßen Anzeigerechts anstatt einer Anzeigepflicht geltend gemacht hat, sind auch bei der Anzeigepflicht nicht unwirksam. Er sagt ZBG. Bd. 19 S. 70, der Arzt werde oft mit Recht befürchten müssen, daß dem Kranken durch die Meldung allerlei Unannehmlichkeiten entstehen würden und daß er selbst durch die Meldung in eine schiefe Situation komme und Unangelegenheiten haben werden: „Die Folge wird sein, daß nur die sehr gewissenhaften Ärzte ihre nachlässigen und gemeingefährlichen Patienten melden, die gewissenlosen nicht; das Publikum aber würde sehr schnell die gewissenlosen herausfinden und sie den gewissenhaften vorziehen." Auch Neißer ZBG. Bd. 4 S. 14 f. erklärt, man habe „nicht ganz mit Unrecht" gegen die Anzeige des Kranken durch den Arzt eingewendet, „daß nicht alle Ärzte in gleich gewissenhafter Weise Anzeige erstatten würden, indem sie aus irgendwelchen egoistischen Gründen eine Anzeige da unterlassen, wo sie dringend notwendig wäre, und daß mancher Arzt das Anzeigerecht ungewandten Patienten gegenüber mißbrauchen könnte, um solche in seiner Behandlung zu halten". Er setzt freilich hinzu, daß das Mißstände seien, die überall da sich geltend machten, wo viele einem Berufe angehörige Personen auf die Gunst und den Zulauf des Publikums angewiesen seien. Er halte es nicht für unmöglich, daß der Ärztestand sich selbst gegen solche unlauteren Elemente schütze.

Wenn hier sogar ein erfahrener Arzt mißbräuchliche Ausnutzung der Anzeigepflicht durch Ärzte für möglich hält, dann darf man wohl annehmen, daß es sich dabei nicht um lediglich theoretische Befürchtungen handelt, wenn der Abg. Hofmann (Verh. zu E IV S. 11 349) gesagt hat, die Anzeigepflicht werde zur Folge haben können, daß ein Kranker sich auch von einem Arzt, der ihn schlecht behandelt habe, nicht forttrauen werde: „In dem Momente, in welchem sich der Betreffende der ärztlichen Behandlung bei dem ersten Arzt, der vielleicht ein richtiggehender medizinischer Kurpfuscher ist, der von der Krankheit nichts versteht, da er keine Praxis in der Behandlung von Syphilis hat, entzieht, wird er der Behörde gemeldet. Welchen Zuständen gehen wir entgegen? Es wird also ein Arzt an einem Patienten jahrelang herumdoktorn können; der Patient wird nicht geheilt, er wird aber auch nicht wagen, aus der Behandlung des betreffenden Arztes herauszugehen, um der Gesundheitsbehörde nicht als Geschlechtskranker gemeldet zu werden." Daß in der Tat mit vereinzelten groben Mißbräuchen gerechnet werden muß, zeigen zwei Fälle, die Hammer auf Grund von Mitteilungen zweier seiner früheren Assistenten in Mitt. der DGBG. Bd. 21 S. 7 berichtet: „Die Kranken hatten wegen Ausschlags einen anderen Arzt zu Rate gezogen gehabt, der den Ausschlag als Syphilis ansah, dementsprechend behandelte und den Kranken, der dies nicht glauben wollte, unter Drohungen und Beängstigungen zur Fortsetzung der Behandlung zwingen wollte. In beiden Fällen stellte es sich als sicher heraus, daß es sich gar nicht um Syphilis, sondern um einen gewöhnlichen Hautausschlag handelte." Hammer setzt hinzu, eines Tages sei zu ihm ein Kranker mit ausgesprochen syphilitischen Erscheinungen gekommen; der Kranke, der in homöopathischen Anschauungen ganz befangen gewesen sei, habe brieflich dann die Fortsetzung der Kur abgelehnt. Er habe ihn aber nicht angezeigt, um sein Vertrauen in seine Verschwiegenheit nicht zu brechen und um sich nicht dem Vorwurf auszusetzen, daß er ihn wieder zu sich ziehen wolle.

Alles dies zeigt, daß die beschränkte Anzeigepflicht nicht ganz unbedenklich ist und daß vor allem auch mit einer recht ungleichmäßigen Handhabung der Anzeigepflicht zu rechnen ist. Daß sie aber trotz allem mehr Gutes als Schlechtes wirken kann, wenn sie wenigstens von der großen Mehrzahl aller Ärzte gewissenhaft gehandhabt wird, läßt sich nicht verkennen. *Von der gewissenhaften Erfüllung dieser Anzeigepflicht durch die Ärzte wird es aber zum guten Teil abhängen, ob es gelingt, die Geschlechtskrankheiten allmählich wirksam einzudämmen.* Es ist nicht nur erforderlich, daß gegen jeden Mißbrauch der Anzeigepflicht durch gewissenlose Ärzte auf das Entschiedenste eingeschritten wird, sondern muß weiter auch gefordert werden, daß kein Arzt, der nach gewissenhafter Prüfung der Sachlage die Überzeugung gewonnen hat, daß die Voraussetzungen für die Anzeige gegeben sind, sich scheut, ungesäumt die ihm auferlegte öffentlichrechtliche Pflicht zu erfüllen, mag sie ihm grundsätzlich sympathisch sein oder nicht, mag er wirtschaftliche Nachteile befürchten oder nicht. Versagen die Ärzte an diesem entscheidenden Punkt, so laden sie schwere Verantwortung auf sich. Der Arzt darf sich auch dadurch nicht von der Erstattung der Anzeige abhalten lassen, daß er erkennt, daß seine Anzeige nicht nur unter Umständen zu sanitätspolizeilichen Zwangsmaßnahmen gegen seinen bisherigen Patienten führen kann, sondern möglicherweise auch zu einem Strafverfahren, da im konkreten Fall die Gefährdung anderer durch den Patienten infolge seiner persönlichen Verhältnisse darin liegt, daß er nachweisbar mit einer anderen Person während der Behandlung Geschlechtsverkehr gehabt hat.

2. Voraussetzungen der Anzeigenpflicht.

Die Verpflichtung zur Anzeige unter bestimmten Voraussetzungen liegt demjenigen ob, der den Kranken ärztlich behandelt. Aus dieser Fassung ist ebenso wie in § 8 (vgl. Anm. 1) zu folgern, daß die Anzeigepflicht trotz der allgemeinen Formulierung („wer") nur den Arzt treffen soll. Zur Anzeige verpflichtet ist derjenige Arzt, der „behandelt". Auch gleichfalls wie in § 8 (vgl. Anm. 1) ist das Wort behandeln hier im weitesten Sinne zu nehmen (§ 7 Anm. 3). Hiernach behandelt also auch schon derjenige Arzt, bei dem sich der Kranke hat lediglich untersuchen lassen. Auch ihn trifft also schon die Anzeigepflicht.

Die Anzeige ist nur dann zu erstatten, wenn eine Reihe von Voraussetzungen erfüllt ist.

Zunächst ist es erforderlich, daß der Kranke an einer mit Ansteckungsgefahr verbundenen Geschlechtskrankheit leidet. Über den Begriff der Ansteckungsgefahr vgl. § 2 Anm. 4. Es ist nötig, daß der Kranke an einer solchen Krankheit noch in dem Augenblick „leidet", in welchem die sonstigen Voraussetzungen erfüllt sind. Es genügt also nicht, daß er an einer solchen Krankheit gelitten hat. Ist die Ansteckungsgefahr erloschen, so besteht keine Anzeigepflicht. Zweifelhaft können diejenigen Fälle sein, in welchen zwar zur Zeit, wo der Kranke aus der ärztlichen Behandlung fortgeblieben ist, eine Ansteckungsgefahr nicht mehr bestanden hat, die Beseitigung der Ansteckungsgefahr auf die Dauer aber nicht als sicher angesehen werden kann, vielmehr erfahrungsgemäß mit einer größeren oder geringeren Wahrscheinlichkeit damit gerechnet werden muß, daß die Ansteckungsgefahr wieder auflebt. Da auch in solchen Fällen, ja vielleicht gerade bei ihnen, damit gerechnet werden muß, daß, wenn der Kranke nicht von Zeit zu Zeit wieder ärztlich kontrolliert wird, die Krankheit auf andere übertragen werden kann, ohne daß der Kranke selbst es vielleicht ahnt, wird man sich dahin zu entscheiden haben, daß auch in solchen Fällen der Arzt zur Anzeige verpflichtet ist. Mit Ansteckungsgefahr verbunden ist mithin die Geschlechtskrankheit auch dann, wenn zwar zurzeit Ansteckungsgefahr nicht besteht, aber ernstlich damit zu rechnen ist, daß in absehbarer Zeit die Krankheit wieder ansteckungsgefährlich wird.

Die Anzeige ist nur dann zu erstatten, wenn des weiteren wohl noch eine der beiden folgenden Voraussetzungen vorliegt: Wenn sich der Kranke entweder der ärztlichen Behandlung oder Beobachtung entzieht oder wenn er andere besonders gefährdet, und zwar entweder infolge seines Berufs oder infolge seiner persönlichen Verhältnisse.

Ob eine dieser Voraussetzungen gegeben ist, hat der Arzt in besonders gewissenhafter Weise zu prüfen. Er muß ebenso sehr danach trachten, nach Möglichkeit unbegründete Anzeigen zu vermeiden als auch in Fällen, in denen nach dem Gesetz Anzeige erstattet werden müßte, die Anzeige zu unterlassen. Bei der Prüfung der Voraussetzungen muß sich der Arzt darüber klar sein, daß er in den meisten Fällen darauf angewiesen sein wird, sich ein Wahrscheinlichkeitsurteil zu bilden. Das heißt, es wird nach Lage der Sache häufig nicht möglich sein, mit Gewißheit festzustellen, ob die Voraussetzungen tatsächlich gegeben sind. Wenn der Arzt bei gewissenhafter Prüfung, soweit sie ihm den Umständen nach möglich ist, in diesen zweifelhaften Fällen zu dem Ergebnis gelangt, daß aller Wahrscheinlichkeit nach ein Fall vorliegt, in dem Anzeige zu erstatten ist, so hat er seiner Anzeigepflicht zu genügen, auch auf die Gefahr hin, daß sich hinterher herausstellt, daß er sich in einem Irrtum befunden hat. Bleiben bei der Prüfung der Sachlage allerdings ernste Zweifel übrig, so entfällt die Anzeigepflicht. Eine Richtschnur darüber, wenn Anzeige zu erstatten ist und wann nicht, läßt sich nicht geben. Es muß hier wie in den ähnlich liegenden Fällen der Beweiswürdigung im Prozeß der Gewissenhaftigkeit des Richters, so hier der Gewissenhaftigkeit des Arztes überlassen bleiben, im einzelnen Fall die Sachlage zu prüfen und sich je nach dem Ergebnis zu entscheiden.

Im einzelnen ist über die zweite Voraussetzung der Anzeigepflicht das Folgende zu sagen.

Wann sich der Kranke der ärztlichen Behandlung oder Beobachtung entzieht, ist auch im Einzelfall nicht leicht festzustellen. Wenn von „**Behandlung oder Beobachtung**" gesprochen wird, so hat das Gesetz es klarstellen wollen, daß darunter auch diejenigen Fälle fallen, in welchen die Geschlechtskrankheit anscheinend geheilt ist, die Heilung aber noch nicht mit Sicherheit festgestellt werden kann und deshalb der Arzt seinem Patienten aufgegeben hat, ihn in längeren Zwischenräumen zu besuchen. Desgleichen gehören hierher diejenigen Fälle, in denen beispielsweise bei Syphilis zwar feststeht, daß der Kranke nicht geheilt ist, die Krankheit aber zur Zeit mit Ansteckungsgefahr nicht verbunden ist und auch im übrigen eine Behandlung im engeren Sinne nicht erforderlich macht, in denen aber mit größter Wahrscheinlichkeit damit zu rechnen ist, daß nach kürzerer oder längerer Zeit die Krankheit wieder ansteckungsgefährlich werden wird. Auch in solchen Fällen findet eine eigentliche Behandlung im engeren Sinne nicht statt, sondern nur eine Beobachtung des Kranken. Endlich gehören hierher noch diejenigen Fälle, in denen zwar noch nicht mit Sicherheit hat festgestellt werden können, daß der Kranke an einer mit Ansteckungsgefahr verbundenen Geschlechtskrankheit leidet, in denen dies aber wahrscheinlich ist, der Arzt aber, bevor er die zur Heilung der betreffenden Geschlechtskrankheit bestimmten Heilmethoden anwendet, zunächst Gewißheit haben will, ob es sich tatsächlich um eine Geschlechtskrankheit oder um ein harmloses Hautleiden handelt und er deshalb den Kranken vorläufig nur beobachtet, ihn sich von Zeit zu Zeit vorstellen läßt.

In allen diesen Fällen der Beobachtung des Kranken durch den Arzt liegt schon eine Behandlung des Kranken im weiteren Sinne des Wortes, wie diesen Begriff § 2 und § 7 Abs. 1 gebrauchen. Es hätte infolgedessen der Hinzufügung der Worte „oder Beobachtung" gar nicht bedurft. Wenn es geschehen ist, so ist das wohl ausschließlich darauf zurückzuführen, daß man auch diese Fälle zweifelsfrei als solche hat kennzeichnen wollen, in denen eine Anzeigepflicht besteht. Dies war vor allem auch um deswillen nötig oder doch erwünscht, weil es in diesen Fällen zweifelhaft sein kann, ob die erste Voraussetzung der Anzeigepflicht, das Bestehen einer mit Ansteckungsgefahr verbundenen Geschlechtskrankheit, vorliegt oder nicht.

Von einer „Entziehung" wird man entsprechend der Auslegung, die die Entziehung eines Minderjährigen aus der Gewalt der Eltern usw. gefunden hat (Lpz. K. § 235 Anm. 3), nicht schon dann sprechen, wenn es sich nur um eine vorübergehende Loslösung des Kranken nur für eine kurze Zeitspanne handelt, sondern wird vielmehr verlangen müssen, daß das Fortbleiben des Kranken sich dem Arzt als ein dauerndes darstellt oder daß doch den Umständen nach ernstlich damit zu rechnen ist, daß es eine längere Zeit fortgesetzt wird und daß während dieser Zeit mit der Möglichkeit zu rechnen ist, daß der Kranke seine Krankheit auf andere überträgt. Von einem Kranken, der gelegentlich einmal eine Sprechstunde unentschuldigt versäumt, kann man noch nicht sagen, daß er sich der ärztlichen Behandlung entzieht. Er kann ja durchaus den Willen haben, die Behandlung fortzusetzen, kann den Besuch aber verbummelt haben oder, weil er plötzlich eine dringende Geschäftsreise hat antreten müssen oder weil er an einer anderen Krankheit zu Hause im Bett liegt oder aus irgendeinem anderen Grunde den Besuch bei demjenigen Arzt, der ihn wegen seiner Geschlechtskrankheit behandelt, nicht haben ausführen können. In diesen Fällen will sich der Kranke der Behandlung keineswegs entziehen, auch wenn er es aus Unachtsamkeit und Nachlässigkeit unterläßt, sich bei dem Arzt wegen seines Fernbleibens aus der Sprechstunde zu entschuldigen. Auch wenn ein derartiges Verhalten des Kranken mehr als einmal vorkommt, so ist damit noch nicht gesagt, daß sich der Kranke der Behandlung entziehen will. Andererseits kann sich auch derjenige Kranke, der mehrmals hintereinander fortbleibt und sich jedesmal in glaubhafter Weise entschuldigt, durchaus den Willen haben, sich der Behandlung zu entziehen und sich ihr auch tatsächlich entziehen. Es kommt das eben ganz auf die Umstände des Einzelfalls an.

Der Arzt hat die Pflicht, sich nach Möglichkeit darüber zu vergewissern, ob sich der Kranke hier tatsächlich seiner Behandlung entzieht — was aber noch nicht genügt, wie weiter unten auszuführen ist — oder ob von einem Entziehen überhaupt nicht gesprochen werden kann. Als selbstverständlich wird es dabei zu gelten haben, daß der Arzt wenigstens den Versuch macht, mit dem Patienten telephonisch oder brieflich in Verbindung zu treten, um den Sachverhalt aufzuklären. Stellt sich dabei heraus, daß die von seinem Patienten angegebene Adresse oder sein Name falsch angegeben war oder daß der Kranke auf längere Zeit verreist oder verzogen ist oder beantwortet der Kranke die Anfrage des Arztes nicht in — kurz zu bemessender — angemessener Frist, so kann man wenigstens davon sprechen, daß sich der Kranke der Behandlung seines Arztes entzieht. Gerade bei der Beurteilung der Frage, ob wirklich ein „Entziehen" vorliegt, wird der Arzt immer nur auf Wahrscheinlichkeiten angewiesen sein. Ein Irrtum ist leicht möglich. Diese Möglichkeit darf den Arzt aber nicht veranlassen, seiner Anzeigepflicht nicht zu genügen.

Auch Jadassohn steht auf dem Standpunkt, daß es zweckmäßig sei, wenn der Arzt beim ersten Fernbleiben den Patienten selbst mahne; er könne das heute ruhig tun, ohne befürchten zu müssen, daß es so aussehe, als laufe er dem Patienten nach, da er ja zur Anzeige verpflichtet sei (S. 28). Es bedarf aber nicht, wie Jadassohn dies annimmt, einer besonderen Bestimmung in den Ausführungsbestimmungen, um eine solche Mahnung anstatt der sofortigen Anzeige zulässig zu machen. Und zwar deshalb nicht, weil beim erstenmal, wenn sich der Patient an dem ihm vorgeschriebenen Termin zur erneuten Behandlung nicht einstellt, immer damit zu rechnen ist, daß er keineswegs die Absicht hat, sich der Behandlung des betreffenden Arztes zu entziehen, sondern daß er entweder den Besuch nur verbummelt hat oder durch Krankheit, Geschäfte u. dgl. an der Einhaltung des Termins verhindert worden ist oder daß er einen anderen Arzt aufgesucht hat, ohne daß er seinem ihn bisher behandelnden Arzte davon Mitteilung gemacht hat. Die Ausführungsbestimmungen haben auch eine solche Vorschrift nicht getroffen. Trotzdem ist es zulässig, zunächst von einer Anzeige an die Gesundheitsbehörde abzusehen, es sei denn, daß der Arzt Anlaß hat, ernstlich damit zu rechnen, daß der Patient sich tatsächlich der Behandlung entziehen will, so beispielsweise, wenn es sich um eine Prostituierte handelt. Gewiß wäre es zweckmäßig, wenn dem Arzt auch für diese Mahnungen nach dem Vorschlage von Jadassohn amtliche Formulare zur Verfügung gestellt würden, in denen auch auf § 9 sowie auf § 2 Abs. 2 und § 4 hingewiesen werden müßte. Dies ist inzwischen auch geschehen. (Vgl. Anhang.)

Es genügt aber nicht die Feststellung, daß der Kranke sich der ärztlichen Behandlung gerade desjenigen Arztes, der ihn bisher behandelt hat, entzieht, sondern es muß die Annahme begründet erscheinen, daß er sich „der" ärztlichen Behandlung entzieht. In der Regel wird der behandelnde Arzt allerdings gar nicht in der Lage sein nachzuprüfen, ob der Kranke, der sich seiner ärztlichen Behandlung entzieht, nicht statt dessen sich in die ärztliche Behandlung eines anderen Arztes begeben hat. In diesen Fällen darf und muß sich der Arzt mit der Feststellung begnügen, daß sich der Kranke seiner ärztlichen Behandlung entzogen hat und von der Voraussetzung ausgehen, daß eine gewisse Vermutung dafür besteht, daß er sich überhaupt jeder ärztlichen Behandlung entzogen hat, da man im allgemeinen nicht gern und ohne Not den Arzt bei einer solchen Behandlung wechseln wird. Läßt sich aber positiv feststellen, daß der Kranke einen anderen Arzt zur Behandlung wegen der Geschlechtskrankheit aufgesucht hat, so kann nicht mehr die Rede davon sein, daß sich der Kranke der ärztlichen Behandlung entzogen hat.

Der Arzt muß von sich aus prüfen, ob im gegebenen Fall ernstlich damit zu rechnen ist, daß der Kranke sich nicht in die Behandlung eines anderen Arztes begeben hat. Es wird zweckmäßig sein, daß der Arzt, wenn sein Patient unentschuldigt fortbleibt oder wenn trotz seiner Entschuldigung ernstlich damit zu rechnen ist, daß er sich der ärztlichen Behandlung entziehen will, dem Kranken schriftlich, am besten durch persönlich auszuhändigenden Einschreibebrief, davon Mitteilung macht, daß er gemäß § 9 verpflichtet sei, ihn der Gesundheitsbehörde anzuzeigen, wenn er sich der ärztlichen Behandlung entziehe, daß er ihn auffordert den Grund anzugeben, weshalb er fortgeblieben ist, ihn zugleich aber darauf hinweist, daß es ihm freistehe, sich von einem anderen Arzt behandeln zu lassen und daß er, wenn er nachweise, daß dies geschehe, eine Anzeige an die Gesundheitsbehörde nicht zu gewärtigen habe. Es wird sich empfehlen, dem Kranken anheimzugeben, Namen und Adresse seines neuen Arztes anzugeben, damit man sich bei ihm vergewissern könne, ob sein bisheriger Patient tatsächlich dort in Behandlung sei oder aber statt dessen seinen neuen Arzt zu veranlassen, von sich aus ihm davon Mitteilung zu machen, daß er die Behandlung des Patienten fortsetze.

Daß, wenn ein Kranker den behandelnden Arzt wechselt, der ursprünglich behandelnde Arzt von dem Kranken benachrichtigt werden muß — schon damit nicht eine objektiv unbegründete Anzeige gemäß § 9 erfolgt —, müßte, wie Jadassohn S. 29 mit Recht bemerkt, schon auf dem Merkblatt vermerkt werden. Am einfachsten könnte dies dadurch geschehen, daß der Kranke seinem früheren Arzt eine Bescheinigung des später hinzugezogenen Arztes übersendet. Es ist Jadassohn beizustimmen, daß es aber auch notwendig sei, daß der zweitbehandelnde Arzt einen Bericht über den Befund und die Behandlung von dem erstbehandelnden erhält, und zwar am besten unmittelbar. Ob es zulässig gewesen wäre, den Ärzten in den Ausführungsbestimmungen eine Rechtspflicht dieses Inhalts aufzuerlegen, mag dahingestellt bleiben, da die preußischen Ausführungsbestimmungen eine solche Vorschrift, die wenigstens zweckmäßig gewesen wäre, nicht enthalten. Eine solche ausdrückliche Regelung kann aber auch nicht mit Jadassohn S. 29 als notwendig bezeichnet werden. Es wäre erwünscht, daß sich ganz allgemein eine derartige Übung, die im Sinne einer zielbewußten Bekämpfung der Geschlechtskrankheiten liegt, herausbildete. Der Arzt, der eine zuvor von einem anderen Arzt behandelte Person in Behandlung nimmt, hat sich von dem erstbehandelnden Arzt unmittelbar oder durch Vermittlung des Kranken die notwendigen Angaben über den Krankheitsbefund und über die Art der bisherigen Behandlung zu verschaffen. Der bisherige Arzt wird einem solchen Ersuchen im Interesse des Kranken entsprechen („Ratschläge" S. 11).

Wenn sich ein Kranker, der an einer mit Ansteckungsgefahr verbundenen Geschlechtskrankheit leidet, der ärztlichen Behandlung entzieht, so ist der Arzt zur Anzeige verpflichtet. Daß weitere Vorbedingungen erfüllt seien, ist nicht erforderlich. Es ist in diesem Fall insbesondere nicht erforderlich, daß der Kranke infolge seines Berufs oder infolge seiner persönlichen Verhältnisse oder aus einem sonstigen Grunde andere besonders gefährdet oder sie auch nur gefährdet.

Ein zweiter Fall, in welchem Anzeige zu erstatten ist, ist dann gegeben, wenn der an einer mit Ansteckungsgefahr verbundenen Geschlechtskrankheit Leidende andere wegen seines Berufs oder infolge seiner persönlichen Verhältnisse besonders gefährdet.

Die Anzeigepflicht besteht also nicht, wenn der Kranke selbst besonders gefährdet ist, weil es sich um einen schweren Fall handelt, sondern nur dann, wenn er selbst andere besonders gefährdet.

In diesem Fall ist es also nicht erforderlich, daß sich der Kranke der Behandlung entzieht. Es wird im Gegenteil die seltene Ausnahme sein, daß die Anzeigepflicht erst dann wirksam wird, wenn sich der Kranke der ärztlichen Behandlung entzieht. Es könnte dies nur dann der Fall sein, wenn der bisher behandelnde Arzt erst bei dieser Gelegenheit Tatsachen kennen lernt, die ihm zeigen, daß der Kranke infolge seines Berufs oder seiner persönlichen Verhältnisse andere besonders gefährdet oder aber daß die besondere Gefährdung infolge der persönlichen Verhältnisse erst dadurch eintritt, daß der Kranke nicht mehr ärztlich behandelt wird.

In der großen Mehrzahl der Fälle hat der Arzt in diesem Fall aber Anzeige zu erstatten nicht über frühere Patienten, sondern über Patienten, die sich bei ihm noch behandeln lassen. Das sind diejenigen Fälle, in denen aus wirtschaftlichen Gründen die Erfüllung der Anzeigepflicht für den Arzt besonders unangenehm werden kann, in denen er sich aber dadurch an der Erfüllung seiner öffentlichrechtlichen Pflicht nicht irre machen lassen darf.

Eine besondere Gefährdung infolge des Berufs wird insbesondere vorliegen bei der Syphilis von Glasbläsern, Medizinalbeamten, Krankenwärtern, Hebammen (Blaschko in ZBG. Bd. 19 S. 72), Barbieren (Begr. S. 9), Angehörigen des Nahrungsmittel- und Genußmittelgewerbes, Kellner und Kellnerinnen, Tabakarbeitern und Tabakarbeiterinnen, Kindermädchen, Hausangestellten und verwandten Berufen (Geyer-Moses § 9 Anm. 4), Heilgehilfen, Masseuren (Finger im „Gerichtssaal" Bd. 94 S. 361), Ammen.

Zu eng faßt den Begriff Klee („Deutsche Richterzeitung" 1927 S. 334), wenn er sagt, bei der Gefährdung durch den Beruf oder sonstige persönliche Verhältnisse sei gedacht an Friseure, Barbiere, Krankenwärter, Schlafburschen. Jadassohn S. 31 meint, man müsse prinzipiell diejenigen Berufe auseinanderhalten, bei denen eine wirkliche Gefährdung anderer vorliege, so etwa bei Kindermädchen, Hebammen usw. und diejenigen, bei welchen nur sozusagen ästhetische Bedenken vorlägen. Das ist richtig. Dagegen kann ich ihm nicht beistimmen, wenn er sagt, es werde wohl immer zweifelhaft bleiben, ob man auch die ästhetischen Bedenken zu berücksichtigen verpflichtet und berechtigt sei. Meines Erachtens kann es keinem Zweifel unterliegen, daß nach der Grundtendenz des Gesetzes, die Ansteckung durch Geschlechtskranke nach Möglichkeit zu verhüten, eine Verpflichtung zur Anzeige — solange sich der Kranke selbstverständlich nicht etwa der Behandlung entzieht — nur dann in Frage kommt, wenn er durch seine persönlichen Verhältnisse andere tatsächlich „besonders gefährdet". Diese Voraussetzung ist aber bei denjenigen, bei denen nur sogenannte ästhetische Bedenken vorliegen, nicht erfüllt.

Eine besondere Gefährdung infolge persönlicher Verhältnisse wird insbesondere bei leichtsinniger Lebensführung gegeben sein (Begr. S. 9), gleichgültig ob es sich um Frauen oder um Männer handelt, ganz besonders aber bei Prostituierten, aber auch aus anderen Gründen, beispielsweise weil mit Rücksicht auf die unglücklichen Wohnungsverhältnisse eine zur Vermeidung der Ansteckung erforderliche Isolierung des Kranken nicht hinreichend durchzuführen ist oder weil der Kranke schwachsinnig ist und nicht die erforderliche Einsicht in die Ansteckungsgefahr und in seine moralische und rechtliche Verantwortung hat und deshalb damit zu rechnen ist, daß er sich nicht genügend vorsieht und dadurch andere in besondere Gefahr bringt.

Was die Meldepflicht bezüglich derjenigen Patienten betrifft, bei denen der Arzt berechtigten Zweifel hat, ob sie nicht trotz aller Warnungen andere durch sexuellen Verkehr gefährden, so meint Jadassohn S. 31 f., die gewerbsmäßigen Prostituierten, soweit sie der Kategorie der bisherigen Reglementierten entsprechen, würden für die meisten Ärzte wohl die geringste Rolle spielen, da sie der Gesundheitsbehörde im allgemeinen bekannt sein dürften und von diesen immer dafür gesorgt werden müßte, daß sie, soweit sie in ansteckungsgefährlichem Zustand seien, in einem Krankenhaus behandelt würden, da diese Frauen ja, wenigstens in dem gegebenen Augenblick, zu ihrem Lebensunterhalt auf die Prostitution angewiesen seien. Schwieriger sei die Lage des Arztes gegenüber den Anfängerinnen und den Gelegenheitsprostituierten, die ihre Verhältnisse häufiger wechselten. Hier müsse der Arzt, wenn er sich selbst nicht ohne weiteres ein Urteil darüber bilden könne, ob sie andere besonders gefährden, wo es möglich sei, die Beratungsstelle oder die Gesundheitsbehörde veranlassen, die erforderlichen Feststellungen zu machen, natürlich mit der größten Vorsicht und Diskretion. Die Anstellung solcher Ermittlungen wird vielfach allerdings zweckmäßig sein, der Arzt wird auch als befugt angesehen werden müssen, sie zu veranlassen; eine Verpflichtung dazu kann aber nicht anerkannt werden: Solange der Arzt nicht die Überzeugung tatsächlich gewinnt, daß sein Patient andere besonders gefährdet, ist er zu einer Anzeige an die Gesundheitsbehörde nicht verpflichtet. Nur zu dieser Anzeige aber ist er andererseits verpflichtet. Dem Sinn des Gesetzes wird der Arzt allerdings nur dann gerecht, wenn er über diese Verpflichtung hinausgeht, alles tut, um sich zu vergewissern, ob die Voraussetzungen für seine Anzeigepflicht gegeben sind oder nicht. Bei den Männern, von denen eine Fortsetzung des Geschlechtsverkehrs trotz der Ansteckungsgefahr zu befürchten ist, wird, wie Jadassohn S. 32 richtig bemerkt, der Hinweis auf den Gefährdungsparagraph und die Meldepflicht oft wirksamer sein als Hinweise auf das Unmoralische eines solchen Verhaltens.

Eine besondere Gefährdung infolge der persönlichen Verhältnisse der Kranken liegt auch vor bei Schlafburschen und bei anderen Personen, die infolge der Wohnungsverhältnisse in engen Räumen zusammengepfercht sind (Finger im „Gerichtssaal" Bd. 94 S. 361). Als Fälle, in denen Kranke infolge ihrer häuslichen Verhältnisse ihre Wohnungsgenossen besonders gefährden, nennt Jadassohn S. 31 beispielsweise die häufige Urogenitalgonorrhöe der kleinen Mädchen, die extragenitalen Primäraffekte, die von Pflegekindern ausgehen usw. Sie wird auch bei schwangeren Frauen, die an Tripper leiden, anzunehmen sein mit Rücksicht auf den Augentripper des Neugeborenen durch Übertragung des Trippergiftes auf das Kind während der Geburt, ferner im allgemeinen bei syphilitisch erkrankten Säuglingen mit Rücksicht auf die Gefahr der Übertragung der Syphilis auf die Amme.

Dadurch, daß sowohl bei der Gefährdung durch den Beruf als auch bei der Gefährdung durch die persönlichen Verhältnisse verlangt wird, daß der Kranke andere „besonders" gefährdet, kommt lediglich zum Ausdruck, daß die ja bei jeder mit Ansteckungsgefahr verbundenen Geschlechtskrankheit ganz allgemein gegebene Gefährdung anderer, die auch bei größter Vorsicht und unter besonders günstigen Verhältnissen unter Umständen zu einer Übertragung der

Geschlechtskrankheit führen kann, nicht genügt, um eine Anzeigepflicht zu begründen. Eine Einschränkung dadurch, daß eine Gefährdung durch den Beruf oder aber durch die persönlichen Verhältnisse verlangt wird, ist nicht gegeben, denn es sind keine Fälle denkbar, in denen die Gefährdung auf andere Weise als durch den Beruf oder die sonstigen persönlichen Verhältnisse des Kranken herbeigeführt wird. Infolgedessen kommt dadurch, daß eine „besondere" Gefährdung durch den Beruf verlangt wird, auch nicht zum Ausdruck, daß nicht jeder Beruf, der generell eine besondere Gefährdung durch Übertragung der Geschlechtskrankheiten auf andere mit sich bringt, schon um deswillen als ausreichender Grund zur Anzeige anzusehen ist, sondern daß es vielmehr auf die besonderen Umstände des Falles abzustellen ist, ob etwa durch gewisse Vorkehrungen dafür Sorge getroffen ist, daß diese besondere Gefahr sich nicht verwirklicht. Das scheint Geyer-Moses § 9 Anm. 4 anzunehmen, da er in diesem Zusammenhange sagt, es werde in jedem einzelnen Falle eine genaue Prüfung der Umstände durch den Arzt der Anzeige vorangehen müssen. Dem kann aber nicht beigetreten werden. Ist der Geschlechtskranke beispielsweise Tabakarbeiter oder Hebamme, so übt er einen Beruf aus, der andere besonders gefährdet und es besteht die Anzeigepflicht ohne Rücksicht darauf, wie die Verhältnisse des Einzelfalles sind. Die Forderung der Nachprüfung des Einzelfalls, die Moses stellt, würde übrigens auch mit soviel Schwierigkeiten und Umständlichkeiten für den Arzt verknüpft sein, daß zu befürchten wäre, daß es im Endergebnis nur zu einer laxen Handhabung der Anzeigepflicht führen würde, wenn man verlangen würde, daß stets eine solche Untersuchung voranzugehen habe.

Andererseits kommt es natürlich immer darauf an, ob die besondere Gefährdung infolge des Berufs oder der persönlichen Verhältnisse gerade bei derjenigen Krankheit gegeben ist, an der der betreffende Kranke leidet. So wird insbesondere ein Tripper in vielen Fällen, in welchen eine Syphilis mit Rücksicht auf den Beruf des Kranken eine besondere Gefährdung zweifellos bedeuten würde, nicht als geeignet angesehen werden können, die Grundlage einer besonderen Berufsgefährdung zu geben.

3. Inhalt der Anzeige.

Die Anzeige soll die Grundlage bilden für ein etwaiges zwangsweises Einschreiten der Gesundheitsbehörde. Deshalb muß die Persönlichkeit des Kranken nach Namen, Beruf, Wohnung so genau als möglich angegeben werden. Gewiß ist es richtig, wenn Jadassohn sagt, der Arzt werde mehr als bisher darauf Bedacht nehmen müssen, daß seine Patienten ihm ihre Personalien richtig angeben; nur ist es schwer zu sagen, auf welche Weise der Arzt dies erreichen kann. Er muß auch auf irgendeine Weise sicherstellen, daß er das Fortbleiben seiner Patienten aus der Behandlung auch wirklich kontrollieren kann (S. 27). Ist dem Arzt der Name seines Kranken oder seine Adresse nicht bekannt oder ist ihm ein falscher Name angegeben worden, so entbindet ihn dies zwar nicht von seiner Verpflichtung zur Anzeige, wohl aber wird dadurch seine Anzeige von vornherein in ihrer Wirkung stark abgeschwächt und, wenn es der Gesundheitsbehörde nicht auf Grund der etwa gegebenen unsicheren Unterlagen gelingt, den Namen und die Adresse des Kranken zu ermitteln, sogar zur Wirkungslosigkeit verurteilt.

Der Fall, daß der Arzt beim besten Willen nicht imstande ist, die Daten über die Persönlichkeit des Kranken so genau mitzuteilen, wie dies erwünscht wäre, wird nicht selten eintreten. Es wird häufig vorkommen, insbesondere in der Großstadt, wo der Kranke damit rechnen kann, daß er dem Arzt seiner Persönlichkeit nach nicht schon bekannt ist oder zufällig bekannt wird, daß der Kranke dem Arzt einen falschen Namen oder eine falsche Adresse angibt. Es braucht das keineswegs von vornherein geschehen, weil die Kranken mit der künftigen Notwendigkeit einer Anzeige durch den Arzt rechnen, sondern kann auch aus den verschiedensten anderen Gründen geschehen, so insbesondere, weil es dem Kranken peinlich ist, daß der Arzt seinen Namen erfährt, so etwa, wenn auch keineswegs ausschließlich, bei einem Mann, der in der Öffentlichkeit eine Rolle spielt. Der Arzt hat kaum die Möglichkeit festzustellen, ob der ihm von seinem Patienten angegebene Name und seine Adresse stimmt. Er könnte höchstens in allen Fällen dem Kranken nach der ersten Behandlung schriftlich Nachricht geben, wenn er wieder in die Sprechstunde kommen soll. Auch dann, wenn der Brief ankommt, besteht allerdings immer noch keine völlige Gewähr, da es sich um eine Deckadresse handeln kann. Überdies werden die Ärzte sich meistens scheuen, auf diese Weise sich über die Persönlichkeit des Kranken zu vergewissern, da das Schreiben in unrechte Hände geraten und Unheil anrichten kann, so etwa, wenn der Brief von dem Ehegatten geöffnet wird, der bisher nichts davon ahnte, daß die Frau oder der Mann an einer Geschlechtskrankheit leidet. Deshalb wäre jedenfalls alles in der Aufschrift und in dem Inhalt des Schreibens zu vermeiden, was darauf hindeuten könnte, daß der Arzt etwa ein Facharzt für die Behandlung von Geschlechtskrankheiten ist und daß die Krankheit, wegen der die Behandlung erfolgt, eine Geschlechtskrankheit ist.

Strafbar macht sich der Kranke nicht, wenn er dem Arzt gegenüber sich eines falschen Namens bedient, da § 360 Ziff. 8 StGB. nur denjenigen mit Strafe bedroht, der sich eines ihm nicht zukommenden Namens einem zuständigen Beamten gegenüber bedient. Der Arzt ist kein Beamter. Strafbar machen durch Angabe eines falschen Namens könnte sich der Kranke nur dann, wenn er sich der Gesundheitsbehörde gegenüber eines falschen Namens bedient, nicht aber schon dann, wenn er dem behandelnden Arzt gegenüber einen falschen Namen nennt, selbst dann nicht, wenn er sich klar darüber ist und er vielleicht sogar damit rechnet, daß der Arzt diesen falschen Namen seinerzeit der Gesundheitsbehörde mitteilt. Die Gesundheitsbehörde wird man als zuständig ansehen, den Namen eines Geschlechtskranken oder einer Geschlechtskrankheit dringend Verdächtigen durch Befragen festzustellen, da die einwandfreie Feststellung der Persönlichkeit eine Vorbedingung für die Erfüllung ihrer Aufgaben ist. Auch der Gesundheitsbehörde gegenüber würde sich der Kranke nur dann strafbar machen, wenn er einen falschen Namen nennt, nicht auch dann, wenn er zwar seinen richtigen Namen nennt, aber eine falsche Adresse angibt (Lpz. K. § 360 Anm. 10). Dies gilt auch dann, wenn der Kranke einen Allerweltsnamen trägt und bei Angabe einer falschen Straße oder eines falschen Wohnortes seine Ermittlung als nahezu aussichtslos erscheinen muß. Strafbar ist aber nicht nur die Angabe eines falschen Familiennamens, sondern auch die eines falschen Vornamens (Lpz. K. § 360 Anm. 10).

Daß die Angabe eines falschen Namens dem Arzt gegenüber nicht strafbar ist, ist eine Lücke des Gesetzes. In Dänemark ist es strafbar, wenn dem Arzt falsche Angaben über Namen, Beruf oder Wohnung gemacht werden (Finger S. 57). Diese Lücke kann auch nicht durch die Ausführungsbestimmungen ausgefüllt werden. Auch wenn § 393 des dem Reichstag vorliegenden Entwurfes eines Allgemeinen Deutschen Strafgesetzbuchs Gesetz werden sollte, wäre diese Lücke noch vorhanden, da auch nach § 393 die falsche Namensangabe nur gegenüber einem Amtsträger strafbar ist. Sollte es sich in der Praxis herausstellen, daß in der Tat die Anzeigen auf Grund des § 9 vielfach wirkungslos bleiben, weil sich die Persönlichkeit des Kranken nicht ermitteln läßt, so würde die Ergänzung des Gesetzes durch Aufnahme einer dem § 155 des dänischen Strafgesetzbuchs entsprechenden Bestimmung zu erwägen sein. Ein Allheilmittel wäre allerdings auch sie nicht.

Wenn auch der Arzt nicht als verpflichtet gelten kann, besondere Maßnahmen zu treffen, um von vornherein die Persönlichkeit des Kranken einwandfrei festzustellen und dadurch in den Stand gesetzt zu werden, bei einer später etwa erforderlichen Anzeige Namen, Beruf und Adresse des Kranken richtig anzugeben, so darf andererseits doch der Arzt auch nicht etwa das Gegenteil tun und Vorkehrungen treffen, die es ihm erschweren oder unmöglich machen, seiner Pflicht zur sachgemäßen Mitteilung an die Gesundheitsbehörde zu genügen. Er ist verpflichtet, der Gesundheitsbehörde wahrheitsgemäß und vollständig alles mitzuteilen, was zur Feststellung der Persönlichkeit des Kranken dienen kann. Er darf sich nicht etwa damit begnügen, der Gesundheitsbehörde lediglich die Nummer mitzuteilen, unter der er in seinem Krankenjournal den Kranken führt. Er darf sich auch nicht von vornherein damit begnügen, die Kranken lediglich unter bestimmten Nummern einzutragen und auf Angabe ihres Namens zu verzichten, um später ihre Anonymität wahren zu können. Auch darf er in keiner Weise seine Patienten zur Angabe eines falschen Namens oder einer falschen Adresse ermuntern. Ein Arzt, der nicht ernstlich bestrebt ist, den richtigen Namen und die richtige Adresse seiner Patienten zu erfahren, handelt pflichtwidrig.

Der Arzt muß in seiner Anzeige ferner zum Ausdruck bringen, aus welchem Grunde er glaubt, zur Anzeige verpflichtet zu sein, insbesondere ob es sich um einen Kranken handelt, der sich der ärztlichen Behandlung anscheinend entzogen hat, oder aber um einen Kranken, der zwar in ärztlicher Behandlung ist, aber infolge seines Berufs oder seiner persönlichen Verhältnisse andere besonders gefährdet. Zum mindesten zweckmäßig ist es auch, wenn der Arzt diejenigen Tatsachen, die ihn zu dieser Überzeugung gebracht haben, in Kürze angibt.

Die Anzeige ist von dem Arzt bei der zuständigen Gesundheitsbehörde zu erstatten (§ 9 Abs. 1), an die Beratungsstelle anstatt an die Gesundheitsbehörde aber nur, wenn die oberste Landesbehörde dies besonders bestimmt hat (§ 9 Abs. 2).

Irgendeine Form für diese Anzeige ist nicht vorgeschrieben. In der Regel wird es sich um eine schriftliche Anzeige handeln und sie ist auch zu empfehlen, schon deshalb, weil der Arzt dann leichter in der Lage ist, nachzuweisen, daß er seiner Anzeigepflicht genügt hat und welchen Inhalt die Anzeige gehabt hat. Aber auch mündliche Anzeige bei der Gesundheitsbehörde, die darüber ein formloses Protokoll aufzunehmen hätte, und selbst telephonische Anzeige müssen als ausreichend erachtet werden. Die Ausführungsbestimmungen können aber nähere Vorschriften erlassen. Vgl. jetzt auch den im Anhang abgedruckten Vordruck.

4. Weisungen der Beratungsstelle an den Kranken.

Pr. vorl. Anw. VI 7 überläßt es örtlicher Regelung durch die Gesundheitsbehörde, ob ärztliche Anzeigen gemäß § 9 des Gesetzes anstatt an die Gesundheitsbehörde an die Beratungsstelle und gegebenenfalls an welche zu senden ist. In Württemberg (AB. § 8) sind Anzeigen an die Gesundheitsbehörde zu richten. Diese gibt sie dann unverzüglich der zuständigen Beratungsstelle weiter. Anderen Behörden eingereichte Anzeigen sind an die Gesundheitsbehörde weiterzugeben. In Thüringen sind die Anzeigen an die Thüringische Landesversicherungsanstalt in Weimar als Geschäftsstelle der Gemeinschaft zur Bekämpfung der Geschlechtskrankheiten zu richten (Thür. AB. § 9). In Baden ist die Anzeige an die zuständige Beratungsstelle zu erstatten (Bad. AB. II § 7).

Wird die Anzeige, wie es nach dem Gesetz als Regel vorausgesetzt wird, an die Gesundheitsbehörde erstattet, so hat diese dafür zu sorgen, daß die von dem Kranken drohende Gefahr sich nach Möglichkeit nicht verwirklicht. Sie ist in der Lage, zur Erreichung dieses Ziels ohne weiteres von allen Zwangsrechten Gebrauch zu machen, die ihr durch § 4 eingeräumt sind. Auch hier wird allerdings der Grundsatz der Verhältnismäßigkeit des Mittels zu dem zu erreichenden Zweck zu gelten haben. Je nach den Umständen des einzelnen Falls wird daher die Gesundheitsbehörde sogleich dazu übergehen können, die Zwangsbehandlung durchzuführen oder erst die Vorlegung oder die wiederholte Vorlegung eines ärztlichen Gesundheitszeugnisses zu verlangen.

Ist durch eine Ausführungsbestimmung der obersten Landesbehörde vorgeschrieben, daß die Anzeige an eine Beratungsstelle zu erstatten ist, so hat die Beratungsstelle zunächst zu versuchen, durch gütliche Einwirkung auf den Kranken ihn zu veranlassen, alles zu vermeiden, was die Verwirklichung der Gefahr herbeiführen könnte. Je nach den Umständen können diese Weisungen darin bestehen, daß sie ihn veranlaßt, sich ärztlich untersuchen zu lassen oder seine Behandlung (im engeren Sinne) fortzusetzen, daß sie ihn veranlaßt, seinen Beruf zu wechseln oder doch bis auf weiteres nicht auszuüben, daß sie ihn zu einer Änderung seiner persönlichen Verhältnisse zu veranlassen bestrebt ist. Sie wird dabei ihre Aufgabe darin zu sehen haben, nicht nur Weisungen zu geben, sondern durch zweckentsprechendes Zusammenarbeiten mit den Pflegeämtern und den sonstigen Einrichtungen der sozialen Fürsorge (vgl. § 3 Anm. 6, 7) es dem Kranken auch zu ermöglichen oder zu erleichtern, diese Weisungen zu befolgen. Einzelne Krankenkassen, so die Ortskrankenkasse Leipzig, verpflichten ihre Mitglieder, den Anforderungen und Anweisungen der Beratungsstelle nachzukommen (Geyer-Moses § 9 Anm. 6). Während bisher die bei Nichtbefolgung dieser Verpflichtung drohenden wirtschaftlichen Nachteile ein gewisses Druckmittel waren, ist dies jetzt durch § 2 Abs. 2 wirkungslos gemacht.

Befolgt der Kranke aber die Weisungen nicht, so hat die Beratungsstelle keinerlei Zwangsmittel, um ihren Weisungen den erforderlichen Nachdruck zu geben (vgl. § 3 Anm. 5). Ihre Aufgabe ist dann zu Ende. Sie hat in diesem Fall die Pflicht (§ 9 Abs. 3) der Gesundheitsbehörde Kenntnis zu geben. Dabei ist es gleichgültig, ob der Kranke aus bösem Willen oder doch auch Nachlässigkeit den Weisungen nicht nachkommt oder ob er zwar willens aber nicht imstande ist, die Weisungen zu befolgen, so etwa, weil es nicht in seiner Macht liegt, die traurigen Wohnungsverhältnisse zu ändern.

Daß die Beratungsstelle verpflichtet ist, wenn der Kranke ihren Weisungen nicht nachkommt, der Gesundheitsbehörde ungesäumt Kenntnis zu geben, ist zwar nicht ausdrücklich gesagt; es ist das aber nach dem Sinn der Vorschrift selbstverständlich. Wenn ein

Arzt Anzeige gemäß § 9 Abs. 1 erstattet, dann ist ohnedies fast regelmäßig schon eine erhebliche Gefahr der Weiterverbreitung der Geschlechtskrankheit gegeben, so daß es als zweifelhaft bezeichnet werden kann, ob es deshalb überhaupt angebracht ist, zwischen dem Arzt und der Gesundheitsbehörde überhaupt noch eine Zwischeninstanz einzuschalten. Geschieht dies aber, so ist es selbstverständlich, daß alles getan werden muß, um die Gefahr sich möglichst nicht verwirklichen zu lassen. Deshalb muß nicht nur die Beratungsstelle von sich aus unverzüglich nach der Erstattung der Anzeige durch den Arzt die Verhältnisse klären und den Kranken über die Sachlage aufklären, sondern ihm auch die zur Beseitigung der Gefahr erforderlichen Weisungen geben. Stellt sich heraus, daß der Kranke diese Weisungen nicht befolgt, dann ist Gefahr im Verzuge und die Beratungsstelle ist verpflichtet, unverzüglich der Gesundheitsbehörde Kenntnis zu geben, d. h. ihr die Anzeige des Arztes mitsamt dem Ergebnis ihrer eigenen Ermittlungen weiterzureichen.

Aus der Formulierung des § 9 Abs. 2 Satz 2 darf nicht geschlossen werden, daß die Beratungsstelle nur in diesem Fall die eigene Bearbeitung des Falles aufgeben und der Gesundheitsbehörde weitergeben darf. Aus der Zweckbestimmung der Vorschrift ist vielmehr zu entnehmen, daß die Beratungsstelle sich eigener Tätigkeit stets dann zu enthalten hat, wenn sie zu der Überzeugung gelangt, daß sie mit den ihr zur Verfügung stehenden Mitteln doch nichts zu erreichen vermag, daß also dadurch, daß die Gesundheitsbehörde noch keine Kenntnis von dem Fall erhalten hat, die Gefahr vergrößert wird. Hiernach muß die Beratungsstelle auch dann, wenn der Kranke noch nicht Weisungen der Beratungsstelle nicht befolgt hat, als befugt angesehen werden, auf die eigene Bearbeitung des Falles zu verzichten und ihn der Gesundheitsbehörde zu überlassen. Ist nach den besonderen Umständen des Falles oder nach der Persönlichkeit des Kranken mit hoher Wahrscheinlichkeit anzunehmen, daß ein Einschreiten der Beratungsstelle doch zwecklos sein und ein Einschreiten der Gesundheitsbehörde mit ihren behördlichen Machtmitteln doch erforderlich werden wird, dann muß die Beratungsstelle auch als berechtigt angesehen werden, von vornherein auf jede sachliche Bearbeitung des Falles zu verzichten und den Fall ohne weiteres an die Gesundheitsbehörde abzutreten.

Aber nur die Beratungsstelle ist zu der Entscheidung der Frage befugt, ob sie den Fall zur Bearbeitung durch sie für geeignet hält oder nicht, abgesehen davon, daß sie ihn dann, wenn der Kranke ihren Weisungen nicht nachkommt, unbedingt abgeben muß. Sind also durch die oberste Landesbehörde die Beratungsstellen an erster Stelle für zuständig erklärt worden, so muß der Arzt auf jeden Fall an die Beratungsstelle und nicht an die Gesundheitsbehörde Anzeige erstatten, auch dann, wenn er der bestimmten und vielleicht auch begründeten Überzeugung ist, daß eine Anzeige an die Beratungsstelle in diesem bestimmten Falle zweckwidrig ist. Auch darf die Gesundheitsbehörde die Bearbeitung eines Falles, den ihr die Beratungsstelle mitgeteilt hat, nicht deshalb ablehnen, weil sie annimmt, daß einer der Fälle nicht vorliegt, in denen die Beratungsstelle nach dem Sinn des Gesetzes den Fall an die Gesundheitsbehörde abgeben soll. So muß die Gesundheitsbehörde die Bearbeitung auch dann übernehmen, wenn der Fall des § 9 Abs. 2 Satz 2 nicht gegeben ist und die Gesundheitsbehörde auf dem Standpunkt steht, daß in anderen Fällen die Beratungsstelle nach dem Gesetz die Bearbeitung von Fällen nicht ablehnen dürfe oder wenn zwar die Beratungsstelle, nicht aber die Gesundheitsbehörde, der Ansicht ist, daß in dem konkreten Fall der Kranke den Anweisungen der Beratungsstelle nicht nachgekommen ist.

Zweifelhaft kann es sein, wie die Gesundheitsbehörde zu verfahren hat, wenn entgegen den von der obersten Landesbehörde getroffenen Bestimmungen ein Arzt eine Anzeige nicht an die Beratungsstelle erstattet, sondern unmittelbar an die Gesundheitsbehörde. Zweckmäßig würde es in einem solchen Falle sein, wenn die Gesundheitsbehörde selbst die Bearbeitung sogleich in die Hand nehmen könnte. Doch kann das als zulässig nicht angesehen werden. Hat einmal die oberste Landesbehörde auf Grund der reichsgesetzlichen Ermächtigung bestimmt, daß die Beratungsstellen den Gesundheitsbehörden vorzugehen haben, so kann diese Vorschrift nicht auf Umwegen wenigstens für gewisse Fälle außer Kraft gesetzt werden. Anders liegt die Sache natürlich, wenn die oberste Landesbehörde für einen solchen Ausnahmefall Vorsorge getroffen und bestimmt hat, daß in einem solchen Fall die Beratungsstelle auszuscheiden habe. Eine solche Bestimmung muß als zulässig gelten, da in der reichsgesetzlichen Ermächtigung in keiner Weise zum Ausdruck kommt, daß die Ermächtigung entweder für alle Fälle gegeben werden müsse oder aber überhaupt nicht gegeben werden dürfe und da eine derartige Auslegung der Bestimmung auch nicht aus ihrem Sinn zu entnehmen ist. Ist der Fall aber nicht in diesem Sinne geregelt, so muß die Gesundheitsbehörde mit größter Beschleunigung die Bearbeitung an die Beratungsstelle abgeben.

5. Folgen der Nichterfüllung der Anzeigepflicht durch den Arzt.

Jadassohn S. 31 weist mit Recht darauf hin, daß der Arzt im Zweifelsfall immer gut tun werde, die Anzeige zu erstatten, da er sich nur dadurch seiner schweren Verantwortung entledigen könne. Jadassohn S. 32 meint, es bleibe abzuwarten, ob, wenn sich herausstelle, daß wiederholt Meldungen zu Unrecht unterblieben seien, nicht Ärztekammern, Standesgerichte usw. auf Veranlassung der Gesundheitsbehörde oder von sich aus auf Grund von Anzeigen anderer

Ärzte einschreiten würden. Meines Erachtens ist es selbstverständliche Pflicht der zuständigen Organe in Fällen solcher grober Pflichtwidrigkeiten mit den ihnen zur Verfügung stehenden Mitteln entschieden einzugreifen, da es nur auf diese Weise möglich ist, nachlässige oder böswillige Elemente, die es in jedem Beruf und in jedem Stand gibt, zu veranlassen, künftig besser ihre Pflicht zu erfüllen.

Der Arzt, der seiner Anzeigepflicht nicht gehörig nachkommt, macht sich nur ehrengerichtlich verantwortlich. Ebensowenig wie in § 8 hat man in § 9, und wohl mit Recht, geglaubt, daß eine Strafandrohung gegen pflichtvergessene Ärzte hier am Platze wäre.

Auch eine Schadensersatzpflicht des Arztes, wenn etwa sein bisheriger Patient andere ansteckt, wird kaum jemals praktisch werden können, da der Nachweis nicht glücken wird, daß die Ansteckung nicht erfolgt wäre, wenn der Arzt seiner Anzeigepflicht genügt haben würde.

Der nicht näher begründeten Auffassung von Geyer-Moses § 9 Anm. 2, daß die Nichterfüllung der Anzeigepflicht für den Arzt „unter Umständen straf- und zivilrechtliche Folgen haben kann", vermag ich also nicht beizutreten. Es ist aber die Erwartung begründet, daß die Aerzte der verantwortungsvollen Pflicht, die ihnen das Gesetz auferlegt, auch ohne derartige Drohungen nachkommen werden. Sollte sich in einem größeren Umfange ergeben, daß diese Erwartung nicht begründet gewesen ist, so haben es sich die Ärzte dann selbst zuzuschreiben, wenn das Gesetz entsprechend geändert wird. Zutreffend weisen Geyer-Moses § 9 Anm. 2 darauf hin, daß die Durchführung dieser Bestimmungen in erster Linie „von der freiwilligen Beteiligung und der Einsicht der Aerzte abhängen wird".

§ 10.

Wer als Beamter oder Angestellter einer Gesundheitsbehörde oder einer Beratungsstelle unbefugt offenbart, was ihm über Geschlechtskrankheiten eines anderen oder ihre Ursache oder über die sonstigen persönlichen Verhältnisse der Beteiligten dienstlich bekannt geworden ist, wird mit Geldstrafe oder mit Gefängnis bis zu einem Jahre bestraft.

Die Verfolgung tritt nur auf Antrag ein. Den Antrag kann auch die Gesundheitsbehörde stellen.

Die Offenbarung ist nicht unbefugt, wenn sie von einem in der Gesundheitsbehörde oder in einer Beratungsstelle tätigen Arzte oder mit Zustimmung eines solchen Arztes an eine Behörde oder an eine Person gemacht wird, die ein berechtigtes gesundheitliches Interesse daran hat, über die Geschlechtskrankheit des andern unterrichtet zu werden.

1. Zweck und Tragweite der Vorschrift.

Die Begr. S. 10 bemerkt zu der Vorschrift des § 10 folgendes: „Es liegt in der Natur der Sache, daß den Beamten und Angestellten der Gesundheitsbehörden und der Beratungsstellen in ihrer dienstlichen Tätigkeit Nachrichten zugehen, deren unbefugte Bekanntgabe für die Beteiligten nachteilige Folgen haben müßte. Um die berechtigten Interessen der Kranken zu schützen und um diese nicht von dem Verkehre mit den zu ihrem besten errichteten Gesundheitsbehörden und Beratungsstellen abzuschrecken, muß den Beamten und Angestellten strengste Amtsverschwiegenheit zur Pflicht gemacht werden. Die im Abs. 3 gegebene Erläuterung zu Abs. 1 entspricht der in der bisherigen Rechtsprechung des Reichsgerichts zu § 300 des Strafgesetzbuchs vertretenen Rechtsauffassung (vgl. Entscheidungen des Reichsgerichts in Strafsachen Bd. 38 S. 62)."

Hiernach bezweckt die Vorschrift des § 10 das bestehende Recht über die Wahrung des Berufsgeheimnisses zu ergänzen, nicht aber auf dem von § 10 umfaßten Gebiet abschließend zu regeln. Neben den Bestimmungen des § 10 über die Wahrung des Berufsgeheimnisses gelten vielmehr auch noch die bisher schon bestehenden allgemeinen Bestimmungen. Bei der Auslegung des geltenden Rechts, das in manchen wichtigen Fragen sehr umstritten ist, steht die Begründung anscheinend auf dem Standpunkt, den das Reichsgericht in neueren Entscheidungen vertritt. Diese Ansicht der Begründung ist allerdings für die Auslegung des Gesetzes nicht bindend. Nicht bindend ist ferner die Annahme der Begründung, daß die Vorschrift des Abs. 3 sich unter sinngemäßer Anwendung der von dem Reichsgericht zu § 300 StGB. entwickelten Grundsätze ohne weiteres aus dem allgemeinen Grundsatz des Abs. 1 ergebe. Geyer-Moses § 10 Vorbem. verweisen auch noch auf §§ 141 ff. der Reichsversicherungsordnung.

Die Bedeutung der Bestimmung verkennt vollkommen Sklarz („Kriminalistische Monatshefte" 1927 S. 89), wenn er sagt, der Paragraph enthalte im ganzen nichts Neues, „da ja bei jeder Behörde die Beamten durch die Dienstvorschriften zu Stillschweigen verpflichtet" seien, und wenn er gar hinzusetzt: „Vielleicht bedeutet er sogar einen Eingriff in das Beamtenrecht, da das Disziplinarverfahren gar nicht erwähnt ist und gleich strengste Strafen angedroht werden."

2. Kreis der durch § 10 zur Verschwiegenheit verpflichteten Personen.

Zur Verschwiegenheit sind, wie sich aus der Strafbestimmung des § 10 Abs. 1 ergibt, Beamte und Angestellte einer

Gesundheitsbehörde oder einer Beratungsstelle verpflichtet. Welche Stellung der betreffende Beamte oder Angestellte einnimmt, ist gleichgültig. Auch wenn er nur Dienste untergeordneter Art zu leisten hat, etwa Botendienste, besteht für ihn die Pflicht zur Berufsverschwiegenheit. Gleichgültig ist es auch, ob der Beamte oder Angestellte wegen unbefugter Offenbarung von Amtsgeheimnissen auch schon disziplinarrechtlich verantwortlich gemacht werden kann. Die Pflicht zur Berufsverschwiegenheit besteht selbstverständlich auch ohne Rücksicht auf das Alter des Angestellten oder Beamten, sie trifft also auch jugendliche Arbeiter oder Angestellte.

Der Beamtenbegriff ist aus StGB. § 359 zu entnehmen, da diese Begriffsbestimmung auch für die strafrechtlichen Sondergesetze gilt, soweit diese nichts anderes bestimmen (Schwartz § 359 Anm. 1). Hiernach sind Beamte alle im Dienste des Reichs oder in unmittelbarem oder mittelbarem Dienste eines Landes auf Lebenszeit, auf Zeit oder nur vorläufig angestellte Personen, ohne Unterschied, ob sie einen Diensteid geleistet haben oder nicht. Zu den Beamten gehören auch die mittelbaren Beamten (Schwartz § 359 Anm. 2b), wie sie hier in Frage stehen. Die nicht immer leichte Abgrenzung der Beamten gegen die Angestellten, die nicht Beamte sind, braucht hier nicht vorgenommen zu werden, da auf beide Gruppen dieselben Bestimmungen Anwendung finden. Die Angestellten sind nicht durch öffentlichrechtlichen Dienstvertrag, sondern durch einen Privatdienstvertrag angestellt. Zu ihnen gehören auch die sonst, so in Lohnfragen, von ihnen vielfach unterschiedenen Arbeiter. § 9 findet nur auf Beamte und Angestellte einer Beratungsstelle oder einer Gesundheitsbehörde Anwendung, nicht dagegen z. B. einer Krankenkasse. Ob die Beratungsstelle von einer Landesversicherungsanstalt, von einer Gemeinde oder von einem sonstigen Verband eingerichtet ist, ist gleichgültig.

Nur Angestellte oder Beamte einer Gesundheitsbehörde oder einer Beratungsstelle fallen unter die Vorschrift des § 10. Für Ärzte gilt diese Vorschrift also nur dann, wenn jene Voraussetzung erfüllt ist. Auch der bei einer Gesundheitsbehörde oder Beratungsstelle tätige Arzt braucht noch kein Beamter oder Angestellter der Gesundheitsbehörde oder Beratungsstelle zu sein. Ist dies aber der Fall, so gelten die Bestimmungen des § 10 auch für den Arzt. Daß das Gesetz selbst damit rechnet, daß auch der Arzt zu den Beamten oder Angestellten der Gesundheitsbehörde oder Beratungsstelle gehört und daß daher die Vorschrift des § 10 Abs. 1 und 2 auch auf ihn Anwendung findet, ergibt sich aus Abs. 3. Die Formulierung „von einem in der Gesundheitsbehörde oder in einer Beratungsstelle tätigen Arzte" ist aber insofern unglücklich, als sich aus ihr nicht zweifelsfrei ergibt, daß nur solche Aerzte gemeint sein sollen, die bei der Gesundheitsbehörde oder in der Beratungsstelle nicht nur tätig sind, sondern unmittelbar Beamte oder Angestellte der Gesundheitsbehörde oder Beratungsstelle sind. Da aber aus § 1 Abs. 1

sich ergibt, daß § 10 nur für Beamte und Angestellte einer Gesundheitsbehörde oder Beratungsstelle geltende Bestimmungen treffen will und überdies die Begründung bestätigt, daß Abs. 3 nur eine Nutzanwendung des Abs. 1 enthalten soll, so ist davon auszugehen, daß es sich nur um einen ungenauen Ausdruck des Gesetzes handelt und Aerzte im Sinn der Abs. 1 bis 3 nur dann unter diese Bestimmungen fallen, wenn sie Beamte oder Angestellte der Gesundheitsbehörde oder Beratungsstelle sind.

Lediglich auf die Beamten und Angestellten der Beratungsstellen und Gesundheitsbehörden bezieht sich die besondere Geheimhaltungspflicht des § 10. Es erhalten auch noch zahlreiche andere Personen, die weder als Ärzte noch als Gehilfen von Ärzten sind und die daher auch nicht durch § 300 StGB. erfaßt werden, Kenntnis von der Geschlechtskrankheit des Erkrankten und von den sonstigen persönlichen Verhältnissen der Beteiligten, so Beamte und Angestellte der Pflegeämter und der sonstigen Einrichtungen der sozialen Fürsorge, die Bürobeamten der Krankenhäuser, der Armenverwaltungen, der Kassenvorstände (Neißer ZBG. Bd. 4 S. 24), Polizeibeamte usw. Sie alle werden von § 10 nicht erfaßt. Der Wunsch von Flesch ZBG. Bd. 4 S. 37, daß zu den zur Wahrung des Berufsgeheimnisses verpflichteten Personen alle öffentlichen und Privatbeamten gehören müßten, die in die Lage kommen, auf Grund amtlicher Mitteilungen Kenntnis von Tatsachen zu erhalten, welche dem gesetzlich zur Meldung verpflichteten Arzt auf Grund seines Amtes bekannt gegeben und von ihm auf Grund seiner Berufspflicht weitergegeben worden sind, ist nicht erfüllt worden.

Jadassohn S. 33 meint, man müsse in praxi sinngemäß noch einen Schritt weitergehen und auch denjenigen, welche in Pflegeämtern oder charitativen Institutionen tätig sind, und selbstverständlich auch den Angestellten der Aerzte die gleiche Schweigepflicht auferlegen: „Wer es selbst erlebt hat, wie selbst durch Mitteilungen von Wohlfahrts- und Jugendämtern und Gemeindebeamten, wenngleich natürlich ohne Absicht, großes Unheil für einen jungen Menschen angerichtet werden kann, wird in dieser Beziehung sehr strenge Vorschriften wünschen." Daß man mit Mitteilungen über die Geschlechtskrankheit eines andern außerordentlich vorsichtig sein muß, wenn man nicht trotz der besten Absicht unter Umständen größtes Unheil anrichten will, bestätigt auch Irmgard Jäger („Deutsche Zeitschrift für Wohlfahrtspflege" Jhg. 1 S. 352) aus ihrer reichen Erfahrung: „Nur jemand, der in dieser Fürsorgearbeit gestanden hat, kann sich eine Vorstellung davon machen, wieviel Nachdenken und welch feines Taktgefühl es erfordert, hier immer richtig vorzugehen, und wie leicht folgenschweres Mißgeschick da eintreten kann, wo man nur helfend eingreifen wollte." Jadessohn übersieht dabei, daß es über den Rahmen von Ausführungsbestimmungen hinausgehen würde, auch solchen Personen eine Schweigepflicht aufzuerlegen, denen das

Gesetz selbst sie nicht auferlegt hat. Die Beamten der Pflegeämter haben als Beamte das Amtsgeheimnis zu wahren bei Vermeidung der disziplinaren Maßnahmen; die Hilfspersonen der Aerzte werden durch § 300 StGB. mitumfaßt; die Mitglieder charitativer Institutionen dagegen sind rechtlich nicht zum Schweigen verpflichtet und können dazu auch durch die Ausführungsbestimmungen nicht verpflichtet werden.

Löwenstein („Deutsche Zeitschrift für Wohlfahrtspflege" Jhg. 2 S. 612) will auf sie allerdings StGB. § 300 anwenden, da sie als „Gehilfen" des Arztes anzusehen seien. Dem kann aber nicht beigestimmt werden. Es wäre das eine unzulässige ausdehnende Auslegung des Gesetzes. Daß im Interesse der Sache es sehr erwünscht, ja fast erforderlich ist, daß auch die Angestellten der charitativen Verbände zur Geheimhaltung verpflichtet sind, da die Gesundheitsbehörde auf das Zusammenarbeiten mit ihnen vielfach angewiesen ist, kann allerdings nicht zweifelhaft sein. Es läßt sich das dadurch erreichen, daß die betreffenden Angestellten der charitativen Verbände gleichzeitig insoweit als Angestellte der Gesundheitsbehörde verpflichtet werden. (So auch pr. vorl. Anw. VII 8, bayer. AB. zu § 10 und bad. Richtl. IV 7).

3. Inhalt des Berufsgeheimnisses.

Die Verschwiegenheitspflicht erstreckt sich auf alles, was dem Beamten oder Angestellten über Geschlechtskrankheiten eines anderen oder ihre Ursache oder über die sonstigen persönlichen Verhältnisse der Beteiligten bekannt geworden ist.

Es ist also nicht erforderlich, daß es sich wie in § 300 um Privatgeheimnisse handelt, die dem Beamten oder Angestellten in seiner dienstlichen Tätigkeit anvertraut worden sind.

Die Tatsache braucht zwar kein Privatgeheimnis zu sein, d. h. keine Tatsache, die nur dem durch sie Betroffenen oder einem geschlossenen engeren Kreise, z. B. der Familie, bekannt ist, deren Hinaustragen in weitere Kreise die Familienverhältnisse, die Ehe, das Ansehen, das wirtschaftliche Wohlbefinden und Fortkommen zu schädigen geeignet ist, an deren Geheimhaltung daher der Betreffende oder der engere Kreis interessiert ist (Schwartz § 359 Anm. 2). Doch darf es sich auch nicht um allgemein bekannte Verhältnisse handeln, da bei ihnen von einem „offenbaren" nicht mehr die Rede sein kann. Es muß sich um Tatsachen handeln, von denen anzunehmen ist, daß ein weiteres Bekanntwerden dem Betreffenden unerwünscht ist.

Die Tatsache braucht dem Betreffenden auch nicht anvertraut zu sein. Anvertraut ist eine Tatsache dann, wenn sie dem Täter unter ausdrücklicher oder unter aus den Umständen zu entnehmender Schweigepflicht überhaupt zur Kenntnis kommt (Schwartz § 359 Anm. 2). Von einem Anvertrauen kann man nicht sprechen in denjenigen Fällen, in denen sich der Täter zwar infolge seines

Dienstes, aber nicht kraft seines Dienstes von der Tatsache Kenntnis erlangt; die Schweigepflicht erstreckt sich aber auch auf solche Fälle. Vielmehr besteht hier die Verschwiegenheitspflicht auch über solche angeblichen oder wirklichen Tatsachen, die der Beamte oder Angestellte zwar in seiner dienstlichen Eigenschaft erfahren hat, ohne daß man aber davon reden kann, daß sie ihm von dem Kranken anvertraut sind. So insbesondere auch auf diejenigen Mitteilungen über den Kranken, die der behandelnde Arzt bei Erstattung der Anzeige gemäß § 9 der Gesundheitsbehörde oder Beratungsstelle mitgeteilt hat. Ferner brauchen es keine Geheimnisse zu sein; vielmehr muß der Beamte oder Angestellte einer Gesundheitsbehörde oder Beratungsstelle auch dann seinen Mund halten, wenn zwar andere von diesen Tatsachen wissen, er selbst sie aber nur in seiner dienstlichen Eigenschaft erfahren hat.

Die Schweigepflicht erstreckt sich einmal auf die Geschlechtskrankheit des Kranken, d. h. sowohl auf die Tatsache, daß er überhaupt geschlechtskrank ist als das, an welcher Geschlechtskrankheit er leidet, ob Ansteckungsgefahr vorhanden ist, wie die Aussichten für eine Heilung sind, welche Kuren der Kranke gebraucht hat usw.

Die Schweigepflicht erstreckt sich ferner auf die Ursache der Geschlechtskrankheit. Es darf also nicht gesagt werden, ob die Ansteckung durch geschlechtlichen Verkehr oder auf welche sonstige Weise entstanden ist, erst recht natürlich nicht, auf welchem bestimmten Wege die Übertragung erfolgt ist, so etwa durch geschlechtlichen Verkehr mit einer bestimmten Person, durch Übertragung beim Friseur, ob die Geschlechtskrankheit angeboren ist usw.

Drittens erstreckt sich die Schweigepflicht auch auf „die sonstigen persönlichen Verhältnisse der Beteiligten". Unter diese sonstigen persönlichen Verhältnisse fallen alle Umstände, die irgendwie mit dem Geschlechtskranken zusammenhängen, soweit sie sich nicht auf die Geschlechtskrankheit und ihre Ursache beziehen. Hierher gehören u. a. die Wohnungsverhältnisse, die wirtschaftlichen Verhältnisse, das Eheleben, liederlicher Lebenswandel, Alkoholismus, Kriminalität usw. Geyer-Moses § 10 Anm. 3 nennen u. a. Vorhandensein unehelicher Kinder, Zusammenleben in freier Ehe. Finger („Gerichtssaal" Bd. 94 S. 362) vertritt mit Recht den Standpunkt, daß der Zweck des Gesetzes ausdehnende Auslegung gebiete. Seine Begriffsbestimmung ist aber zu eng. Er führt aus: „Persönliche Verhältnisse sind alle Tatsachen, Vorgänge, in deren Mittelpunkt der einzelne derart steht, daß andere neben ihm davon in einer als berechtigt anzuerkennenden Weise nicht interessiert sind." Es ist hier ein dem Begriff der „persönlichen Verhältnisse" durchaus fremdes Element hineingebracht, indem gleichzeitig die ganz andersartige Frage zu beantworten versucht wird, inwiefern über die persönlichen Verhältnisse im gesundheitlichen Interesse Dritter unter Umständen eine Offenbarungspflicht bestehen kann: „Das Berufsgeheimnis der Beamten und Angestellten wird sich im Zweifel auf alle persönlichen Verhältnisse des Kranken beziehen, von denen nicht zur Wahrung der Interessen anderer über den Kreis der Wissenden hinaus Mitteilung gemacht werden muß." Das Beispiel, das Finger dann anführt, zeigt auch, daß seine Begriffsbestimmung zu eng ist. Er sagt, es gehöre zu den „persönlichen Verhältnissen" des X., daß seine Leibwäsche von seiner Frau im Haushalt gewaschen werde; diese Tatsache verliere dieses Kennzeichen aber, wenn die Frau auch noch Wäsche anderer Personen zusammen mit der eigenen Hauswäsche reinige. In Wirklichkeit handelt es sich auch im letzteren Falle um „persönliche Verhältnisse" des X., nur dürfen sie im gesundheitlichen Interesse der dritten Person offenbart werden, aber auch nur dann, wenn deren gesundheitliches Interesse diese Offenbarung tatsächlich erfordert. Bringt das Waschen der fremden Wäsche mit Rücksicht auf die Art der geschlechtlichen Erkrankung des X. keinerlei gesundheitliche Gefahren für die dritten Personen mit, so darf auch die Tatsache, daß Frau X. die Leibwäsche ihres Mannes und die Wäsche dritter Personen in ihrem Haushalt wäscht, nicht offenbart werden, da es sich eben auch in diesem Fall um „persönliche Verhältnisse" des X. handelt. Das Beispiel Fingers ist übrigens auch insofern nicht glücklich gewählt, als auch, wenn nur die Leibwäsche des X. in seinem Haushalt gewaschen wird, gesundheitliche Interessen Dritter, nämlich der Frau X., gefährdet werden können und demgemäß eine Offenbarungspflicht entstehen kann.

Soweit sich die Schweigepflicht auf die Geschlechtskrankheit des Kranken bezieht, erstreckt sie sich nur auf den Kranken selbst; die Schweigepflicht über die Ursache der Geschlechtskrankheit umfaßt auch schon mit denjenigen, der auf den Kranken seine Geschlechtskrankheit übertragen hat. Die Schweigepflicht über die sonstigen persönlichen Verhältnisse umspannt aber nach der ausdrücklichen Formulierung nicht nur den Kranken und denjenigen, durch den er angesteckt worden ist, sondern alle „Beteiligten". Als beteiligt sind aber nicht nur der Kranke selbst und derjenige anzusehen, der ihn angesteckt hat, sondern jede dritte Person, die irgendwie, wenn auch rein äußerlich, mit diesem Komplex im Zusammenhang steht. So etwa die Ehefrau des Kranken, Schlafburschen oder Aftermieter, Dienstmädchen oder sonstige Hausgenossen.

Eine Pflicht zur Berufsverschwiegenheit besteht aber nur dann, wenn die betreffenden angeblichen oder wirklichen Tatsachen dem Beamten oder Angestellten „dienstlich" bekannt geworden sind. Handelt es sich also um Tatsachen, die der Beamte oder Angestellte als Privatmann, ohne Zusammenhang mit seiner Tätigkeit in einer Gesundheitsbehörde oder Beratungsstelle kennen gelernt hat, so etwa als Hausbewohner oder Nachbar oder Freund des Kranken, so scheidet § 10 aus. Es wäre allerdings zu wünschen, daß alle Beamten und Angestellten einer Gesundheitsbehörde oder Beratungsstelle auch über solche einschlägige Tatsachen, die ihnen nicht dienstlich bekannt geworden sind, Diskretion üben. Das wird dem Vertrauen zu den Gesundheitsbehörden und Beratungsstellen zugute kommen und dadurch den Kampf gegen die Geschlechtskrankheiten wirksam unterstützen.

Es kommt lediglich darauf an, ob die betreffende Tatsache dem Beamten usw. tatsächlich dienstlich bekannt geworden ist, nicht darauf, ob sie ihm hätte auch auf andere Weise bekannt werden können. Bekannt wird die Tatsache dem Beamten dann, wenn er sie zum erstenmal erfährt. Hat er sie zunächst dienstlich erfahren und wird sie ihm unmittelbar darauf privatim mitgeteilt, so ist er gleichwohl zur Berufsverschwiegenheit verpflichtet. Und umgekehrt, wenn er sie zunächst etwa zu Hause erfährt und dann, wenn er auf das Amt geht, von ihr dienstlich Kenntnis erhält, so bezieht sich die Pflicht zur Berufsverschwiegenheit nicht auf diese Tatsache, und zwar auch dann nicht, wenn er schon früher Gelegenheit gehabt hätte, sie dienstlich kennen zu lernen.

Ob die Tatsache dem Beamten usw. befugterweise dienstlich bekannt geworden ist oder ob er, etwa infolge einer Indiskretion eines anderen Beamten oder Angestellten oder durch unbefugte Einsicht in Akten, mit denen er dienstlich nichts zu tun hat, von ihr erfahren hat, ist unerheblich. Denn auch im letzten Fall hat er dienstlich von der Tatsache Kenntnis erhalten, d. h. infolge der besonderen Verhältnisse, die durch seinen Dienst als Beamter oder Angestellter einer Gesundheitsbehörde oder Beratungsstelle für ihn gegeben sind.

Ein O f f e n b a r e n liegt vor, wenn der Täter die Tatsache einem andern, der sie noch nicht kennt, in irgendeiner Weise derart mitteilt, daß die Tatsache selbst und die Person, auf die sie sich bezieht, ihm bekannt wird (Schwartz § 359 Anm. 3). Es ist also nicht erforderlich, daß die Tatsache öffentlich, also einem unbeschränkten Personenkreise, bekannt gemacht wird; es genügt schon die Mitteilung an eine einzige Person (Laupheimer S. 57). Ein Offenbaren liegt auch dann vor, wenn nicht der Täter, sondern ein Dritter den Anlaß zu der Mitteilung gegeben hat und wenn diesem Dritten die Tatsache zwar noch nicht genau bekannt, aber von ihm angenommen wurde; so, wenn der Täter unbestimmte Gerüchte über geschlechtliche Ansteckung einer Person auf Befragen als richtig bestätigt hat (RG. Bd. 26 S. 5).

Die Verpflichtung geht dahin, über die geheimzuhaltenden Tatsachen nichts u n b e f u g t zu o f f e n b a r e n.

Was u n b e f u g t ist und was nicht unbefugt ist, sagt weder § 10 des Gesetzes zur Bekämpfung der Geschlechtskrankheiten noch § 300 StGB. Als Grundsatz ist davon auszugehen, daß eine jede Offenbarung unbefugt ist, wenn und soweit sie nicht aus einem bestimmten Grunde ausnahmsweise befugt ist. Ob es sich dabei um eine Offenbarung an Angehörige des Kranken oder sonstige Beteiligte, an Angehörige des Beamten usw. oder an Dritte handelt, die weder zu dem Beamten usw. noch zu den Beteiligten in näheren persönlichen Beziehungen stehen, ist dabei unwesentlich. Eine unbefugte Offenbarung liegt auch dann vor, wenn der Beamte usw. lediglich seiner Frau gesprächsweise Mitteilung macht, in der bestimmten Erwartung, daß sie nicht plaudern werde; dies auch dann, wenn die Frau das Geheimnis tatsächlich bewahrt.

4. Befugnis zur Offenbarung.

§ 10 Abs. 3 hebt einen Fall hervor, in welchem die Offenbarung nicht unbefugt sein soll und die Begründung bemerkt, daß die getroffene Regelung lediglich dem entspreche, was durch die Rechtsprechung des Reichsgerichts bei der analogen Frage, die bei § 300 StGB. auftaucht, schon geltendes Recht sei und sich ohne weiteres auch durch entsprechende Auslegung des § 10 Abs. 1 als geltendes Recht hätte ableiten lassen.

Ob diese Auffassung zutreffend ist, mag dahingestellt bleiben. Jedenfalls bleiben die sonstigen Rechtfertigungsgründe der Offenbarung neben dem in Abs. 3 besonders hervorgehobenen in vollem Umfange bestehen.

Hiernach kann die Tatsache, auf die sich die Pflicht zur Verschwiegenheit bezieht, offenbart werden, wenn sich der Beamte usw. in Notwehr oder in einem Notstand befindet oder wenn Geschäftsführung ohne Auftrag vorliegt (vgl. Lpz. K. § 300 Anm. 7; Sauter S. 257 ff.). Desgleichen dann, wenn eine gesetzliche Anzeigepflicht besteht, mag es sich um eine reichsgesetzliche oder um eine landesgesetzliche Anzeigepflicht handeln (Lpz. K. § 300 Anm. 7; Sauter S. 233 ff.). Eine solche gesetzliche Anzeigepflicht enthält beispielsweise § 9 Abs. 2 für die Beamten und Angestellten der Beratungsstellen. Vor allem wird die Rechtswidrigkeit der Offenbarung beseitigt durch die Einwilligung dessen, der ein rechtlich geschütztes Interesse an der Wahrung der geheimzuhaltenden Tatsache hat. Das ist aber je nach den Umständen der Geschlechtskranke, derjenige, durch den der Geschlechtskranke angesteckt worden ist und ein sonstiger Beteiligter.

In allen Fällen ist aber auch die Gesundheitsbehörde als an der Wahrung des Geheimnisses interessiert anzusehen, da ihr § 10 Abs. 2 ein selbständiges Recht zum Strafantrag gibt. Da der Gesundheitsbehörde dieses Antragsrecht ganz allgemein, ohne jede Einschränkung, gegeben ist, muß davon ausgegangen werden, daß sie auch dann als interessiert zu gelten hat, wenn es sich nicht um einen Beamten oder Angestellten ihrer eigenen Behörde, sondern um einen Beamten oder Angestellten einer Beratungsstelle ihres Bezirks handelt. Die Beratungsstelle dagegen ist niemals zur Stellung des Strafantrages berechtigt. Sie wird von dem Gesetz nicht als an der Wahrung des Amtsgeheimnisses rechtlich interessiert behandelt. Soweit § 10 in Frage kommt, ist es also nicht ausreichend, wenn der Geschlechtskranke usw., der unmittelbar Interessierte, seine Einwilligung zur Offenbarung gibt; die Offenbarung ist in diesem Falle nur dann als befugt zu behandeln, wenn auch noch die zuständige Gesundheitsbehörde ihre Einwilligung gegeben hat (vgl. auch Olshausen § 300 Anm. 9 a S. 1685 f.).

Ist der Beamte oder Angestellte der Gesundheitsbehörde oder Beratungsstelle ein Arzt, so kommen für ihn auch noch die Vorschriften der StPO. § 53 und ZPO. § 385 in Betracht, wonach er zur Verweigerung des Zeugnisses nur berechtigt oder aber nicht verpflichtet ist. Nach der allerdings angefochtenen (Lpz. K. § 300 Anm. 7) herrschenden Meinung kommt durch diese Fassung zum Ausdruck, daß der Arzt als Zeuge nach seinem freien Ermessen darüber soll entscheiden können, ob er aussagen will oder nicht, wenn es sich um ihm anvertraute Geheimnisse handelt. Soweit es sich nicht um anvertraute Geheimnisse handelt — und gerade solche Fälle werden bei den Ärzten der Beratungsstellen und vor allem der Gesundheitsbehörden häufig vorkommen — hat auch der Arzt nicht das Recht der Zeugnisverweigerung. Er ist insoweit zur Aussage verpflichtet. Die durch Erfüllung dieser gesetzlichen Pflicht erfolgende Offenbarung ist eine befugte Offenbarung.

Das gleiche gilt für andere Beamte oder Angestellte einer Beratungsstelle oder Gesundheitsbehörde, die niemals ein Recht zur Zeugnisverweigerung haben, auch nicht über das, was ihnen etwa im Beruf anvertraut ist, da eine analoge Ausdehnung der Bestimmungen der Prozeßordnungen über das Recht zur Zeugnisverweigerung nicht angängig ist. Auch § 300 StGB. umfaßt übrigens einen weiteren Personenkreis als StPO. § 53 und ZPO. § 385 (zu StPO. usw. vgl. noch Sauter a. a. O. S. 247 ff.; Placzek, „Das Berufsgeheimnis des Arztes“, 3. Aufl., Leipzig 1909 S. 31 ff.).

Das Reichsgericht hat den Grundsatz aufgestellt, den auch Lpz. K. § 300 Anm. 7 und Olshausen § 300 Anm. 9 g billigen, daß die gesetzliche Pflicht zu schweigen im einzelnen Fall durch die sittliche Pflicht zu reden außer Kraft gesetzt werden kann; der Arzt müsse im Falle einer solchen Pflichtenkollision die beiden Pflichten gegeneinander abwägen und derjenigen den Vorzug geben, die nach den besonderen Umständen des konkreten Falles sich als die höhere Pflicht darstelle.

Diesen Grundsatz hat das Reichsgericht in seiner auch von der Begr. zitierten Entscheidung in Bd. 38 S. 62 gerade anläßlich eines Falles aufgestellt, in welchem ein Arzt die Schwägerin einer an Syphilis Leidenden, um sie und ihre Kinder vor einer Ansteckung zu bewahren, gewarnt hatte. Der Tatbestand ist bei Kohlrausch ZStrW. Bd. 26 S. 240 und von Sauter a. a. O. S. 263 Anm. 1 mitgeteilt. In der Begründung wies das Reichsgericht u. a. darauf hin, daß die Pflicht zur Verschwiegenheit auch durch andere Berufspflichten des Arztes, auch wenn ihre Verletzung nicht wie der Bruch der Schweigepflicht mit krimineller Strafe bedroht sei, außer Kraft gesetzt werden könne. Zur gewissenhaften Ausübung der ärztlichen Berufspflicht gehöre es auch, Patienten, denen die Gefahr der Ansteckung durch Personen drohe, mit denen sie in nähere Berührung kommen, vor dieser Gefahr zu warnen; mit der Unterlassung dieser Warnung sei auch die Möglichkeit einer Bestrafung gemäß § 230 Abs. 1 und 2 StGB. gegeben. Die Begründung dieser Entscheidung ist vielfach lebhaft angefochten worden, und zwar mit Recht (Sauter a. a. O. S. 265 ff.). Ob ein derart weitgehendes Offenbarungsrecht als zweckmäßig anerkannt werden kann, mag zweifelhaft sein (Lauppeimer S. 69 ff.).

Ein berechtigtes Interesse liegt dagegen nicht ohne weiteres vor, wenn wissenschaftliche Ziele verfolgt werden; die Tatsachen als solche können allerdings wissenschaftlich verwertet werden, doch so, daß die Personen, auf die sie sich beziehen, nicht erkennbar sind (Schwartz § 359 Anm. 3 d). Geschieht dies in solcher Weise, so liegt ein Offenbaren nicht vor. Ist ausnahmsweise die wissenschaftliche Verwertung ohne genauere Kennzeichnung der Person nicht oder doch nicht ausreichend möglich, so müssen die wissenschaftlichen Interessen hinter den persönlichen Interessen desjenigen, auf den sich die Schweigepflicht bezieht, zurücktreten.

Als ein Sonderfall der befugten Offenbarung infolge einer höheren Berufspflicht ist nach der Begr. § 10 Abs. 3 aufzufassen. Er regelt aber nur einen bestimmten Fall, ohne damit mittelbar sagen zu wollen, daß in anderen Fällen jener Grundsatz nicht zu gelten habe. Insofern geht Abs. 3 wenigstens über die dort zitierte Entscheidung des Reichsgerichts hinaus, als er sich auch oder sogar vorwiegend auf andere Personen als Ärzte bezieht. Hiernach darf ein Beamter oder ein Angestellter einer Beratungsstelle oder einer Gesundheitsbehörde einer Behörde oder einer Privatperson, die ein berechtigtes gesundheitliches Interesse daran hat, über die Geschlechtskrankheit des andern unterrichtet zu werden, die sonst geheimzuhaltenden Tatsachen mitteilen, wenigstens dann, wenn sie mit Zustimmung eines in der Beratungsstelle oder in einer Gesundheitsbehörde tätigen Arztes gemacht wird. Unter den gleichen Voraussetzungen kann der Arzt, der als Beamter oder als Angestellter einer Gesundheitsbehörde selbst zum Schweigen verpflichtet ist, in diesem Fall selbst diese Mitteilung machen.

Die Ausnahme, die hier gemacht ist, ist lediglich zur Wahrung des gesundheitlichen Interesses gemacht worden. Die Mitteilung kann sowohl an Behörden erfolgen als auch an Privatpersonen. Als Behörden kommen beispielsweise in Frage Wohlfahrtsbehörden, Jugendämter, Gewerbeinspektionen (Geyer-Moses § 10 Anm. 6), Wohnungsämter, Strafvollstreckungsbehörden. Es wird verlangt, daß die betreffende Behörde oder Person, der die Mitteilung gemacht wird, ein gesundheitliches Interesse an der entsprechenden Mitteilung hat.

Nach dem Wortlaut muß sich das berechtigte gesundheitliche Interesse darauf beziehen, über „die Geschlechtskrankheit" des anderen unterrichtet zu werden. Nach § 10 Abs. 1 erstreckt sich die Verpflichtung zur Verschwiegenheit aber nicht nur auf die Geschlechtskrankheit des anderen, sondern auch auf ihre Ursache sowie auf die „sonstigen persönlichen Verhältnisse der Beteiligten". Die Verschwiegenheitspflicht geht also dem Wortlaut nach erheblich über das Offenbarungsrecht hinaus. Da aber ein berechtigtes gesundheitliches Interesse einer Privatperson sich auch auf die sonstigen persönlichen Verhältnisse der Beteiligten erstrecken kann, ja sich im Einzelfall vielleicht nur auf sie erstreckt, wird davon ausgegangen werden dürfen, daß in Abs. 3 mit dem Ausdruck „Geschlechtskrankheit" auch die sonstigen persönlichen Verhältnisse des Geschlechtskranken oder der sonstigen Beteiligten gemeint sind. Selbstverständlich ist immer vorausgesetzt, daß die Offenbarung nach dieser Richtung hin nach pflichtgemäßem Ermessen des Arztes im gesundheitlichen Interesse erforderlich erscheint.

Vollkommen in die Irre geht Löwenstein („Deutsche Zeitschrift für Wohlfahrtspflege" Jhg. 2 S. 612), wenn er die Meinung vertritt, es müsse und könne durch Ausführungsbestimmungen in maßgeblicher Weise festgelegt werden, wann ein berechtigtes gesundheitliches Interesse vorliegt und wann nicht: „Der Begriff des berechtigten gesundheitlichen Interesses ist juristisch schwer zu umschreiben; gerade deshalb bedarf dieser Begriff einer genauen Definition, damit seine Auslegung im Klagefall nicht dem freien richterlichen Ermessen unterliegt."

Dem Wortlaut nach kann sich der Nebensatz „die ein berechtigtes gesundheitliches Interesse daran hat, . . ." sowohl nur auf die „Person", d. h. Privatperson, beziehen sollen als auch auf die „Behörde". Da aber das ganze Gesetz von gesundheitlichen Gesichtspunkten ausgeht, wird man auf Grund des § 10 Abs. 3 eine Offenbarung auch an eine Behörde nur dann als befugt anzusehen haben, wenn sie in gesundheitlichem Interesse erfolgt. Anderer Meinung ohne Begründung Posener S. 25. Es kommen hier also ganz allgemein nur gesundheitliche Interessen in Frage.

Damit ist allerdings nicht gesagt, daß nicht aus anderen Gründen, z. B. weil es sich um Ausübung eines öffentlichrechtlichen Rechts oder einer öffentlichrechtlichen Pflicht handelt, z. B. um Rechtshilfe oder Verwaltungshilfe, die Offenbarung an die Behörde trotzdem befugt sein kann. Erfolgt die Offenbarung an eine Behörde, so ist sie, vorausgesetzt, daß im übrigen die Voraussetzungen erfüllt sind, auch dann nicht unbefugt, wenn die Behörde kein berechtigtes „gesundheitliches" Interesse daran hat, über die Geschlechtskrankheit des Betreffenden unterrichtet zu werden. So offenbar auch pr. vorl. Anw. III 5. So hat z. B. eine Polizeibehörde, die von der Gesundheitsbehörde angegangen wird, Beistand zu leisten, kaum ein gesundheitliches Interesse.

Andere Interessen als gesundheitliche Interessen, und mögen sie auch sittlich noch so hochstehen, werden jedenfalls durch § 10 Abs. 3 nicht umfaßt. Insofern hat Finger („Gerichtssaal" Bd. 94 S. 363) recht, wenn er sagt, daß auf Grund des § 10 Abs. 3 wohl eine Offenbarung an den Verlobten gestattet sei, nicht aber an die Eltern des Verlobten, da diese kein „gesundheitliches" Interesse hätten. Ein gesundheitliches Interesse hat auch die von Geyer-Moses § 10 Anm. 7 erwähnte Frau, deren Kinder öfters eine syphilitische Nachbarin besuchen, von ihr geküßt werden oder in ihrem Bette schlafen. Geyer-Moses § 10 Anm. 8 verweisen auch zutreffend darauf, daß stets erst nach eingehender und gewissenhafter Prüfung aller Umstände werde entschieden werden können, ob ein solches berechtigtes gesundheitliches Interesse vorliegt. Daß ein solches gesundheitliches Interesse je nach den Umständen auch bei dem Geschäftsherrn eines Betriebes vorliegen kann, bei dem der Kranke angestellt ist, kann Posener S. 26 zugegeben werden, dagegen kann ihm nicht zugestimmt werden, wenn er ein solches gesundheitliches Interesse auch einer Krankenkasse oder sogar einer Versicherungsgesellschaft zubilligt, die eine Versicherung auf das Leben des Kranken abgeschlossen hat: In beiden Fällen erstreckt sich das Interesse zwar auf die Gesundheit des Versicherten; es ist aber nur ein wirtschaftliches, kein gesundheitliches Interesse, da die Kenntnis der Geschlechtskrankheit des Versicherten möglicherweise wirtschaftliche Nachteile von der Versicherungsanstalt oder Krankenkasse abzuwenden vermag, aber nicht gesundheitliche Gefahren. Höchstens könnte dies unter Umständen bei der Krankenkasse insofern der Fall sein, als durch Versendung in Erholungsheime usw. andere Mitglieder der Krankenkasse gesundheitlich gefährdet werden könnten.

Es werden aber durch Hervorhebung gerade dieses einen Falles andere Interessen nicht grundsätzlich ausgeschlossen. Das Gesetz zur Bekämpfung der Geschlechtskrankheiten verfolgt im wesentlichen nur das Interesse der Volksgesundheit, und so ist es verständlich, daß gerade ein Fall besonders geregelt wird, in welchem die Pflichtenkollision darin besteht, daß ein anderes auf dem Gebiete der Volksgesundheit liegendes höheres Berufsinteresse die Offenbarung verlangt. Jedenfalls, soweit es sich um einen angestellten oder beamteten Arzt einer Gesundheitsbehörde oder Beratungsstelle handelt, enthält ja § 10 überhaupt nicht alle maßgebenden Vorschriften. Auf einem anderen Standpunkt scheint Finger („Gerichtssaal" Bd. 94 S. 362 f.) zu stehen, wenn er sagt: „Indem das Gesetz ausdrücklich einen Fall der Offenbarung zur Wahrung fremder Interessen als nicht unbefugt bezeichnet, sind hiermit alle anderen Fälle als nicht sein sollende gekennzeichnet ... Alle anderen Fälle der „Offenbarung" sind strafbar."

Die Fassung des § 10 Abs. 3 ist insofern flüchtig, als der Arzt, der die Zustimmung zu geben berechtigt ist, zwar in „der“ Gesundheitsbehörde oder aber in „einer“ Beratungsstelle tätig sein muß. Daß in dem einen Fall der bestimmte, in dem anderen Fall der unbestimmte Artikel gebraucht wird, könnte zwar Absicht sein und würde dann dahin zu verstehen sein, daß zwar nur ein bei der betreffenden Gesundheitsbehörde, zu deren Behörde oder zu derem Bezirk der Beamte oder Angestellte gehört, angestellter Arzt befugt ist, die Zustimmung zu geben, daß dagegen ein bei einer beliebigen Beratungsstelle oder doch bei einer von mehreren Beratungsstellen des Bezirks der betreffenden Gesundheitsbehörde angestellter Arzt die Zustimmung geben darf. Eine solche Regelung wäre aber unverständlich. Es ist daher anzunehmen, daß es sich um ein Redaktionsversehen handelt und daß hier in Abs. 3 in beiden Fällen der bestimmte Artikel hätte stehen sollen, wie in Abs. 1 der unbestimmte gebraucht ist.

Zweifel können auch entstehen, ob die Zustimmung nur von dem Arzt der betreffenden Behörde oder Stelle gegeben werden kann, welcher der betreffende Beamte oder Angestellte angehört oder ob bei einem Beamten usw. der Gesundheitsbehörde auch der Arzt einer der Beratungsstellen des Bezirks und umgekehrt ob auch bei einem Beamten usw. einer Beratungsstelle auch der Arzt der betreffenden Gesundheitsbehörde sowie ob bei einem Beamten usw. der einen Beratungsstelle auch der Arzt einer in demselben Bezirk befindlichen anderen Beratungsstelle die erforderliche Zustimmung erteilen kann. Eine einwandfreie Entscheidung ist aus dem Gesetz nicht zu entnehmen. Für die Lösung, daß auf jeden Fall die Zustimmung des Arztes der betreffenden Gesundheitsbehörde genügt, könnte man anführen, daß ja die Gesundheitsbehörde auch berechtigt ist, den Strafantrag gegen die Beamten usw. der Beratungsstellen zu stellen. Es sprechen aber überwiegende Gründe für die Annahme, daß *jeder Beamter oder Angestellter auf Grund des § 10 Abs. 3 nur dann zur Offenbarung* als *befugt* anzusehen ist, *wenn der zuständige Arzt seiner eigenen Behörde die Zustimmung zur Offenbarung gegeben hat.* Denn man muß davon ausgehen, daß alle in Betracht kommenden Umstände normalerweise nur der bei derselben Behörde tätige Arzt überschauen kann. Auch würden dann einander widersprechende Willenserklärungen verschiedener Aerzte möglich sein, was zu unerfreulichen Ergebnissen führen könnte.

Die pr. vorl. Anw. III 5 geht davon aus, daß auch eine andere Gesundheitsbehörde nur dann um Beistand angegangen werden dürfe, wenn dies wenigstens mit Zustimmung des in der Gesundheitsbehörde oder in der Beratungsstelle tätigen Arztes geschehe. Das geht aber zu weit. *Bei einer Gesundheitsbehörde, die um Beistand angegangen wird, liegt unter allen Umständen ein berechtigtes Interesse vor, Mitteilungen über die Geschlechtskrankheit des Kranken usw. zu erfahren.* Die Gesundheitsbehörden bilden in ihrer Gesamtheit diejenige Stelle, die berufen ist, den durch das Gesetz zur Bekämpfung der Geschlechtskrankheiten aufgenommenen Kampf gegen die Geschlechtskrankheiten systematisch durchzuführen. Diese Aufgabe können sie nur dann erfüllen, wenn sie sich gegenseitig in die Hand arbeiten. Mitteilungen an andere Gesundheitsbehörden sind unter keinen Umständen unbefugt. Es ist nicht erforderlich, daß sie durch den in der Gesundheitsbehörde tätigen Arzt erfolgen oder doch mit seiner Zustimmung. Aehnlich vertritt Olshausen § 300 Anm. 9 f die Ansicht, die Mitteilung des anvertrauten Berufsgeheimnisses an die Gehilfen sei gar keine „Offenbarung" im Sinne des Gesetzes, da das Geheimnis innerhalb der zur Verschwiegenheit verpflichteten Personen bleibe. Die Mitteilung muß aber zur Verfolgung der dem Geheimnisträger anvertrauten Interessen erfolgen.

Etwas anderes wäre es natürlich, wenn die Mitteilung nicht von der zuständigen Stelle einer Gesundheitsbehörde an eine andere Gesundheitsbehörde als solche erfolgen würde, sondern von einem für diese Mitteilungen nicht zuständigen Beamten einer Gesundheitsbehörde an einen Beamten einer anderen Gesundheitsbehörde als Privatmann. Eine derartige Mitteilung, die nicht das behördliche Interesse verfolgt und nicht in dem für die Behörden maßgebenden Geschäftsgange erfolgt, würde allerdings als unbefugt anzusehen sein.

Ueber den Begriff des *in der Gesundheitsbehörde tätigen Arztes* vgl. oben Anm. 2. Ein nicht als Beamter oder Angestellter der Beratungsstelle oder Gesundheitsbehörde tätiger Arzt zählt nicht hierher. Damit ist aber nicht gesagt, daß die Zustimmung eines Arztes, der nur vertraglich als Vertrauensarzt bei einer Beratungsstelle oder Gesundheitsbehörde tätig ist, ohne bei ihr angestellt zu sein, rechtlich belanglos ist: Im Wege analoger Anwendung wird zweifellos auch die Zustimmung eines solchen Arztes ausreichen — falls die sonstigen Erfordernisse erfüllt sind —, um die Offenbarung zu einer befugten zu machen.

Sklarz („Kriminalistische Monatshefte" 1927 S. 89) stellt die Forderung auf, daß in den Ausführungsbestimmungen „streng juristisch" zu formulieren sei, was unbefugt sei und welche Behörden oder Personen ein berechtigtes Interesse an der Offenbarung haben könnten. Ausführungsbestimmungen, die dies tun würden, könnten aber als bindend weder nach der positiven noch nach der negativen Seite hin angesehen werden, da eine solche „authentische Interpretation" des Gesetzes über den Rahmen von bloßen Ausführungsbestimmungen weit hinausgehen würde.

Nach der sächs. AB. § 9 soll die oberste Landesbehörde das Nähere bestimmen. Es kann sich dabei nur um Bestimmungen handeln, die für den inneren Dienstbetrieb Bedeutung haben. Wer sich dagegen vergeht, macht sich disziplinarisch verantwortlich. Dagegen wird ein nach Reichsrecht befugtes Handeln nicht dadurch unbefugt im Sinn von § 10 des Gesetzes, daß es in der AB. als unbefugt bezeichnet wird und umgekehrt.

5. Bestrafung der unbefugten Offenbarung.

Ein Beamter oder Angestellter einer Beratungsstelle oder Gesundheitsbehörde, der unbefugt geheim zu haltende Tatsachen über einen Beteiligten offenbart (vgl. oben Anm. 3) wird gemäß § 10 Abs. 1 mit Geldstrafe von 3 ℳ bis zu 10 000 ℳ — im Falle der Gewinnsucht (§ 27 a StGB.) bis zu 100 000 ℳ — oder mit Gefängnis von einem Tage bis zu einem Jahre bestraft (vgl. auch § 5 Anm. 13.

Ist dieser Beamter usw. zugleich Arzt, so kommt, falls es sich um ein ihm kraft seines Standes anvertrautes Privatgeheimnis handelt, das er unbefugt offenbart, noch § 300 StGB. in Betracht. § 300 StGB. droht aber nur Geldstrafe oder Gefängnis bis zu drei Monaten an. Die Verfolgung tritt gleichfalls nur auf Antrag ein. Zur Stellung des Antrages gemäß § 300 StGB. kann die Gesundheitsbehörde aber nicht als legitimiert gelten.

Das Verhältnis zwischen § 10 Abs. 1 des Gesetzes zur Bekämpfung der Geschlechtskrankheiten zu § 300 StGB. wird als das eines Sondergesetzes gegenüber dem allgemeinen Gesetz aufzufassen sein. Mit anderen Worten, ein Arzt, der sich gegen § 10 vergeht, macht sich nicht auch zugleich in Idealkonkurrenz mit diesem Vergehen eines Vergehens gegen § 300 StGB. schuldig. Praktisch ist diese Frage aber ohne Belang.

Für diejenigen Fälle, die durch § 10 nicht getroffen werden, kommt ausschließlich § 300 StGB. in Frage. Er hat praktische Bedeutung nur für die Verletzung der Schweigepflicht durch Aerzte, die weder Beamte noch Angestellte einer Beratungsstelle oder Gesundheitsbehörde sind.

Nicht recht verständlich ist die Bemerkung Löwensteins („Deutsche Zeitschrift für Wohlfahrtspflege" Jhg. 2 S. 612), es empfehle sich in den Ausführungsbestimmungen festzulegen, ob ein sich gegen § 10 vergehender Beamter auf dem Disziplinarwege oder durch das Gericht oder durch beide Instanzen zur Verantwortung zu ziehen sei. Er steht anscheinend auf dem allerdings völlig falschen Standpunkt, daß die Ausführungsbestimmungen in der Lage seien vorzuschreiben, daß in bestimmten Fällen eine gerichtliche Verfolgung auch beim Vorliegen eines Strafantrages nicht stattzufinden habe und nur ein Disziplinarverfahren einzuleiten sei. Eine solche Bestimmung, die übrigens auch höchst unzweckmäßig sein würde, darf natürlich nicht getroffen werden. Die ergangenen Ausführungsbestimmungen haben diese Frage auch nicht zu regeln versucht. Es könnte höchstens die Frage aufgeworfen werden, ob in denjenigen Fällen, in welchen der in erster Reihe durch die Straftat Verletzte einen Antrag auf Bestrafung nicht gestellt hat, wo aber die Gesundheitsbehörde zur selbständigen Stellung eines Strafantrages berechtigt ist, durch die Ausführungsbestimmungen der Gesundheitsbehörde vorgeschrieben werden kann, daß sie in bestimmten Fällen einen Strafantrag zu stellen, in anderen bestimmten Fällen sich mit der Einleitung des Disziplinarverfahrens zu begnügen habe. Auch eine solche Bestimmung dürfte aber nicht zulässig sein. Wenn das Gesetz der Gesundheitsbehörde als solcher das Recht zu Stellung des Strafantrages einräumt, so handelt es sich um ein selbständiges Recht der Gesundheitsbehörde, von dem es nach eigenem freiem Ermessen Gebrauch machen kann, ohne an die Weisungen einer höheren Instanz gebunden zu sein. Das gleiche würde auch für eine Bestimmung gelten, durch welche die Gesundheitsbehörde verpflichtet werden sollte, in jedem einzelnen Falle vor Stellung des Strafantrages an die Aufsichtsbehörde zu berichten und ihre Entscheidung einzuholen. Für Preußen muß dies um so mehr gelten, als die Aufgaben der Gesundheitsbehörde den Stadt- und Landkreisen als Selbstverwaltungsangelegenheiten übertragen worden sind.

6. Der Strafantrag.

Zuwiderhandlungen gegen § 10 werden nur auf Antrag strafrechtlich verfolgt.

Zur Stellung des Strafantrages berechtigt ist der Verletzte. Verletzt ist derjenige, über dessen Geschlechtskrankheit oder persönlichen Verhältnisse etwas unbefugterweise offenbart ist. Das braucht nicht immer derjenige zu sein, der geschlechtskrank ist, sondern es kann auch derjenige sein, durch den der Kranke seinerzeit angeblich der wirklich angesteckt worden ist oder der sonstwie Beteiligte (vgl. oben Anm. 3). (Ueber das Strafantragsrecht des gesetzlichen Vertreters vgl. § 5 Anm. 11.) Beteiligt ist stets auch die Gesundheitsbehörde, da sie gemäß Abs. 2 auch zur Stellung des Strafantrages berechtigt ist. Ihr Recht zur Stellung des Strafantrages ist von dem Antragsrecht des unmittelbar Verletzten unabhängig. Die Gesundheitsbehörde kann also auch Strafantrag stellen, wenn der unmittelbar Verletzte einen solchen nicht stellt oder sogar seinen Willen zum Ausdruck bringt, daß die Zuwiderhandlung nicht verfolgt werden möchte. Zur Stellung des Strafantrages ist die Beratungsstelle niemals berechtigt. Auch wenn es sich um einen Beamten oder Angestellten der Beratungsstelle handelt, gilt die Beratungsstelle als solche durch die Zuwiderhandlung niemals als verletzt. Wohl aber ist auch in einem solchen Fall die Gesundheitsbehörde zur Stellung des Strafantrages berechtigt. Zuständig zur Stellung des Strafantrages ist, wenn es sich um Zuwiderhandlungen durch Beamte oder Angestellte einer Gesundheitsbehörde handelt, die betreffende Gesundheitsbehörde, der die Täter zur Zeit der Tat angehört haben. Sollten sie inzwischen ausgeschieden sein, so ist das weder für ihre Strafbarkeit erheblich — da nur zur Zeit der Begehung der Tat der Täter Beamter oder Angestellter einer Gesundheitsbehörde oder Beratungsstelle gewesen sein muß — noch auch für das Antragsrecht von Bedeutung, da maßgebend nur sein kann, welcher Behörde oder Stelle der Täter zur Zeit der Tat angehört hat. Auch wenn der Täter inzwischen bei einer anderen Gesundheitsbehörde angestellt ist, verbleibt das Antragsrecht bei der früheren Gesundheitsbehörde. Diejenige Gesundheitsbehörde, bei der der Täter erst nach Begehung der Tat angestellt ist, hat auch nicht etwa neben der früheren Gesundheitsbehörde ein Antragsrecht. War der Täter zur Zeit der Tat Beamter oder Angehöriger einer Beratungsstelle, so ist zum Strafantrage diejenige Gesundheitsbehörde berechtigt, in deren Bezirk zur Zeit der Tat die Beratungsstelle gelegen hat, also diejenige Gesundheitsbehörde, der die betreffende Beratungsstelle zur Zeit der Tat gemäß § 9 Abs. 2 Satz 2 hätte Kenntnis geben müssen, wenn ein ihr von dem Arzt namhaft gemachter Kranker ihren Anweisungen nicht gefolgt wäre. Dabei ist es aber unerheblich, ob die oberste Landesbehörde von der Ermächtigung des § 9 Abs. 2 Satz 1 Gebrauch gemacht hat oder nicht.

Für Antragsfrist und Form der Stellung des Strafantrages gelten die allgemeinen Bestimmungen (vgl. § 5 Anm. 11). Für das Antragsrecht der Gesundheitsbehörde läuft eine besondere Antragsfrist, unabhängig von der Antragsfrist des unmittelbar Verletzten. Sie kann also früher oder später enden als jene, je nach dem Zeitpunkt, in welchem die Gesundheitsbehörde Kenntnis von der Verletzung der Schweigepflicht erhalten hat. Als maßgebend wird der Zeitpunkt zu gelten haben, in welchem der zur Stellung des Strafantrages nach den organisatorischen Bestimmungen der Gesundheitsbehörde zuständige Beamte diese Kenntnis erhalten hat.

Da eine Verkürzung der Verjährung der Strafverfolgung wie in § 5 nicht vorgesehen ist, verjährt sie erst in fünf Jahren (StGB. § 67). Bis zum Ablaufe von fünf Jahren kann daher auch noch Strafantrag gestellt werden, falls die Antragsfrist bis dahin nicht abgelaufen ist.

Der Strafantrag kann nicht zurückgenommen werden, da es an einer dem § 5 Abs. 2 entsprechenden ausdrücklichen Bestimmung fehlt. Das gilt auch für den Fall, daß der Täter ein Angehöriger des durch die unbefugte Offenbarung Verletzten ist.

7. Voraussetzungen der Strafbarkeit der Verletzung der Schweigepflicht.

Ueber die objektiven Voraussetzungen vgl. oben Anmerkung 3 und 4.

In subjektiver Beziehung wird Vorsatz erfordert. Bei der entsprechenden Bestimmung des § 300 StGB. ist zwar vereinzelt die Auffassung vertreten worden, daß auch fahrlässige Verletzung strafbar sei, obgleich das Gesetz sie nicht ausdrücklich unter Strafe stellt; doch wird diese Ansicht mit Recht von der durchaus herrschenden Meinung abgelehnt (Lpz. K. § 300 Anm. 8; Sauter a. a. O. S. 279 f.).

Es bleibt daher eine unfreiwillige Mitteilung, die nur auf Unvorsichtigkeit zurückzuführen ist, straflos (Lpz. K. § 300 Anm. 8).

So kann es zwar disziplinarisch, nicht aber strafrechtlich geahndet werden, wenn ein Beamter usw. Akten der Gesundheitsbehörde oder der Beratungsstelle, in denen sich entsprechende Tatsachen vermerkt finden, in der Eisenbahn beispielsweise in so unvorsichtiger Weise liest, daß sein Nachbar in sie Einblick nehmen kann und auf diese Weise geheim zu haltende Tatsachen erfährt. Oder wenn er die Akten zu Hause offen auf dem Schreibtisch liegen läßt und seine neugierige Hausangestellte in ihnen blättert und dadurch Kenntnis solcher Tatsachen erhält.

Der Vorsatz umfaßt die Kenntnis aller objektiven Tatbestandsmerkmale: Der Täter muß wissen, daß er Beamter oder Angestellter einer Gesundheitsbehörde oder Beratungsstelle ist; ferner, daß ihm die betreffende Tatsache in dieser Eigenschaft dienstlich bekannt geworden ist; drittens, daß er diese Tatsache offenbart und schließlich, daß seine Offenbarung unbefugt ist. Fehlt es an einem dieser subjektiven Tatbestandsmerkmale, so hat der Täter nicht vorsätzlich gehandelt, kann infolgedessen also auch nicht bestraft werden.

Von Bedeutung ist es insbesondere, daß der Täter auch wissen muß, daß er unbefugt handelt. Nimmt er beispielsweise irrigerweise an, daß der an der Wahrung des Geheimnisses Interessierte mit seiner Mitteilung einverstanden ist, so fehlt es an dem erforderlichen Vorsatz; der Täter handelt in einem solchen Falle unter Umständen leichtfertig, aber nicht vorsätzlich. Glaubt der beamtete Arzt irrigerweise (Sauter a. a. O. S. 278 f.; Placzek a. a. O. S. 207 ff.; Lpz. K. § 300 Anm. 7), die Verpflichtung zur Verschwiegenheit beziehe sich nicht auf die Mitteilung in wissenschaftlichen Arbeiten oder Vorträgen, so handelt er gleichfalls nicht bewußterweise unbefugt und daher nicht vorsätzlich. Gleichgültig ist es dagegen, wenn der Täter nicht gewußt haben sollte, daß die Verletzung der Schweigepflicht strafbar ist. Weiß der Täter, daß auch wissenschaftliche Veröffentlichungen, wenn sie ohne Einwilligung der Beteiligten erfolgen, ein Bruch der Schweigepflicht sind und weiß er, daß die Beteiligten in seine Veröffentlichung nicht einwilligen, so macht er sich auch dann strafbar, wenn er lediglich im Interesse der Wissenschaft gehandelt hat und, vielleicht mit Recht, angenommen hatte, daß die Interessen der Wissenschaft darunter notleiden würden, wenn jene Mitteilung nicht auch anderen interessierten Fachmännern zugänglich gemacht werden würde. Denn das Motiv, aus dem die Offenbarung erfolgt, und der Zweck, den sie verfolgt, sind nur für die Frage der Strafbemessung von Bedeutung, nicht aber für die Frage der Strafbarkeit (Sauter a. a. O. S. 280 f.).

In solchen Fällen kann aber unter Umständen die Anwendung des § 153 StPO. (vgl. darüber § 5 Anm. 18) helfen. Allerdings gilt es dabei sorgsam zwischen den einander entgegenstehenden Interessen abzuwägen. Dabei ist zu beachten, daß die durch § 10 für Beamte und Angestellte der Gesundheitsbehörden und Beratungsstellen aufgestellte Pflicht zur Geheimhaltung der ihnen dienstlich bekannt gewordenen Tatsachen von höchster Bedeutung für die Durchführung des Kampfes gegen die Geschlechtskrankheiten ist. Das Vertrauen der Kranken und der sonstigen Beteiligten darf nicht dadurch erschüttert werden, daß in irgendwie erheblicher Zahl der an sich strafbare Bruch der Geheimhaltungspflicht straflos bleibt.

§ 11.

Wer zum Zwecke der Heilung oder Linderung von Geschlechtskrankheiten Mittel, Gegenstände oder Verfahren öffentlich oder durch Verbreitung von Schriften, Abbildungen oder Darstellungen, wenn auch in verschleiernder Weise, ankündigt oder anpreist oder solche Mittel oder Gegenstände an einem allgemein zugänglichen Orte ausstellt, wird mit Gefängnis bis zu sechs Monaten und mit Geldstrafe oder mit einer dieser Strafen bestraft.

Straflos ist, soweit nicht anderweitige reichs- oder landesrechtliche Vorschriften entgegenstehen, die Ankündigung oder Anpreisung dieser Mittel oder Gegenstände an Apotheker oder an Personen, die mit solchen Mitteln oder Gegenständen erlaubterweise Handel treiben, oder in wissenschaftlichen ärztlichen oder pharmazeutischen Fachzeitschriften.

1. Entstehungsgeschichte und Bedeutung der Vorschrift.

Die Vorschrift des § 11 steht in engem Zusammenhange mit dem Kurpfuschereiverbot des § 7. Die Kurpfuscher können ihre umfangreiche Wirksamkeit nur dadurch entfalten, daß sie eine außerordentliche Reklame machen. Welchen Umfang die Reklame der Kurpfuscher gerade auch auf diesem Gebiet schon vor 20 Jahren angenommen hatte, zeigt der Bericht von Reißig über „Kurpfuscherei, Geheimmittelschwindel und Geschlechtsleben in der Annonce" (XXXVII. Deutscher Aerztetag in Lübeck, Beilage C. zum Bericht der Kommission zur Bekämpfung der Kurpfuscherei). Seitdem ist es nicht besser geworden, sondern noch schlimmer. Wenn die Reklame den Kurpfuschern nicht auf diesem Gebiete verboten worden wäre, hätte befürchtet werden müssen, daß die Kurpfuscher Mittel und Wege gefunden hätten, um durch öffentliche Ankündigungen in verschleiernder Weise sich zur Behandlung von Geschlechtskrankheiten zu erbieten und daß es ihnen dadurch ermöglicht worden wäre, nach wie vor in erheblichem Umfang auch auf diesem Gebiete ihr Gewerbe zu betreiben. Durch § 11 soll ihnen dies wenigstens in der Hauptsache unmöglich gemacht werden.

Der enge Zusammenhang zwischen dem Kurpfuschereiverbot und der Vorschrift des § 11 geht schon daraus hervor, daß eine ähnliche, wenn auch im einzelnen weitergehende Vorschrift in den Entwurf eines Gesetzes gegen Mißstände im Heilgewerbe vom 18. November 1918 (Reichstag, 12. Legislatur-Periode, II. Session 1909/10, Drucks. Nr. 535) aufgenommen worden war. Hier war in § 8 Abs. 2 Ziff. 2 mit Strafe bedroht u. a. „wer öffentlich ankündigt oder anpreist Gegenstände oder Verfahren, die bei Menschen zur . . . Linderung oder Heilung von Krankheiten oder Leiden der Geschlechtsorgane, von Syphilis, Schanker oder Tripper, auch wenn sie an anderen Körperstellen auftreten, . . . dienen sollen". Aehnlich schlug E. 1918 § 4 Abs. 1 folgende Bestimmung vor: „Es ist verboten, Mittel, Gegenstände oder Verfahren zur Heilung oder Linderung von Geschlechtskrankheiten sowie von Krankheiten oder Leiden der Geschlechtsorgane öffentlich oder durch Verbreitung von Schriften, Abbildungen oder Darstellungen, wenn auch in verschleierter Form, anzukündigen oder anzupreisen oder solche Mittel oder Gegenstände an Orten, die allgemein zugänglich sind, auszustellen."

Im Gegensatz zu diesen früheren Entwürfen bezog sich schon E VI § 11 nur auf die Ankündigung usw. von Mitteln usw. zur Heilung oder Linderung von Geschlechtskrankheiten, nicht auch von Krankheiten oder Leiden der Geschlechtsorgane. Welche Gründe dafür maßgebend gewesen sind, ist nicht ersichtlich. Mag es sich dabei um ein Zurückweichen vor dem Kurpfuschertum handeln oder um Rücksichtnahme auf die wirtschaftlichen Belange der Zeitungs- und Zeitschriftenverleger oder mögen taktische Gründe maßgebend gewesen sein, der Wunsch, die Annahme des durch das Kurpfuschereiverbot sowieso schon schwer gefährdeten Entwurfs nicht noch mehr zu erschweren, soviel ist sicher, daß *durch die jetzige Fassung der Zweck der Vorschrift, den Kurpfuschern das Handwerk zu legen, nur noch unvollkommen erreicht werden kann.* Um so mehr muß aber durch eine den Bedürfnissen der Praxis gerecht werdende Auslegung des § 11 und durch scharfes Vorgehen gegen etwa festgestellte Zuwiderhandlungen dafür gesorgt werden, daß der Zweck der Vorschrift wenigstens so gut als möglich erreicht wird.

Zur Begründung der Vorschrift hatte der erwähnte Entwurf eines Kurpfuschereigesetzes in seiner Begründung S. 26 f. folgendes ausgeführt: „Auf keinem Gebiet entfalten die Kurpfuscher eine solche Tätigkeit wie auf dem der Geschlechtskrankheiten, der sogenannten geheimen Leiden. Sie gehen dabei von der richtigen Annahme aus, daß viele Leidende, besonders in kleinen Städten, aus falscher Scham sich scheuen, den Arzt aufzusuchen, und dann geneigt sind, sich an einen Kurpfuscher zu wenden. Dabei wird es den Leidenden leicht, die Adressen solcher Pfuscher in großer Zahl, ausgestattet mit sicheren Erfolgsverheißungen, aus den Tageszeitungen zu ersehen. Dieses Fernhalten ärztlicher Hilfe, wie es systematisch gerade von den Kurpfuschern betrieben wird, ist bei der Behandlung geschlechtlicher Erkrankungen von großer Bedeutung. Im Anfang schlecht behandelte Geschlechtskrankheiten haben oft schwere, nicht wieder gutzumachende Folgen. Mit dem weitgehenden Ausdrucke des Entwurfs wird zugleich ein Gebiet getroffen, auf dem die Kurpfuscherei besonders blüht, nämlich das der Fruchtabtreibung, die häufig unter dem Deckmantel der Behandlung von Menstruationsstörungen (Blutstockungen) betrieben wird, und ferner das große Gebiet der sogenannten Frauenleiden überhaupt" (vgl. auch S. 35). Und in der Begr. zu § 4 des E 1918 S. 17 f. heißt es ausdrücklich, daß diese Bestimmung verhindern soll, daß das Kurpfuschereiverbot umgangen wird; sodann heißt es: „In oft geradezu abstoßender Weise werden in Tageszeitungen, in Volkskalendern, in illustrierten Blättern, auf Umschlägen oder in Einlagen von Büchern Heilmittel der in Rede stehenden Art jedem Leser an auffallender Stelle oder durch hervortretenden Druck, womöglich noch unter Zuhilfenahme von Abbildungen, empfohlen oder zur Empfehlung der als unentbehrlich bezeichneten Mittel Dankschreiben oder Bestätigungen von zweifelhafter Glaubwürdigkeit mit abgedruckt, in denen geheilte Kranke oder Aerzte den glänzenden Erfolg und die vorzügliche Heilkraft der Fabrikate bezeugen." Vgl. auch die Begr. zu E VI § 11.

Wenn auch die Bestimmung in der Hauptsache das Kurpfuschereiverbot unterstützen soll, so richtet es sich doch keineswegs nur gegen Kurpfuscher. Dies ergibt nicht nur die allgemeine Fassung der Bestimmung, sondern auch die Entstehungsgeschichte. Schon in der Begr. zu E 1918 S. 18 heißt es: „Das in Rede stehende Verbot soll übrigens für jedermann gelten, also auch für Aerzte, Apotheker, Fabrikanten, Händler usw. Die Erfahrung hat gezeigt, daß selbst durch Anzeigen von Aerzten und Apothekern eine Täuschung und Irreführung des Publikums verursacht werden kann, ganz abgesehen davon, daß solche Ankündigungen nach Urteilen der ärztlichen Ehrengerichte als standesunwürdig anzusehen sind. Auch die von manchen industriellen und Handelskreisen betriebene aufdringliche Reklame für Gegenstände der verschiedensten Art, denen angeblich unfehlbare Heilwirkung gegenüber Geschlechtskrankheiten zukommt, soll durch dieses Verbot getroffen werden. Nicht unerwähnt darf dabei bleiben, daß hinter der Ankündigung gewisser Mittel und Verfahren auch der Anreiz zur Kindesabtreibung sich versteckt."

2. Verbot der Ankündigung usw. von Mitteln usw. zum Zweck der Heilung oder Linderung von Geschlechtskrankheiten.

Die verbotene Handlung ist das Ankündigen, Anpreisen oder Ausstellen. Für die Auslegung der Begriffe *ankündigen* und *anpreisen* verweist Begr. S. 10 auf die Rechtsprechung zum StGB., insbesondere auf RG. Bd. 37 S. 142. In der Tat ist es unbedenklich, den Begriff dieser in § 11 gebrauchten Worte aus analogen Bestimmungen zu entnehmen, wie sie sich z. B. in StGB. § 184 Ziff. 3 und in anderen strafrechtlichen Bestimmungen finden. Insofern kann man also auch der entsprechenden Aeußerung eines Regierungsvertreters im Ausschuß (Ber. II S. 18) folgen, aber nicht, wenn er hinzusetzt, zu dem Tatbestande gehöre die Absicht auf Erlangung wirtschaftlicher Vorteile. Das ergibt sich vielmehr weder aus dem Wortlaut noch aus dem Sinn der Vorschrift. Und wenn auch in der großen Mehrzahl aller Fälle derjenige, der solche Mittel usw. ankündigt, insbesondere, wenn dies in Druckschriften geschieht, diese Absicht haben wird, so ist es doch verkehrt, sie zum gesetzlichen Tatbestandsmerkmal stempeln zu wollen. RG. Bd. 37 S. 142, auf die ein Regierungsvertreter (Ber. II S. 30) Bezug nimmt, erklärt allerdings, es gehöre zu dem Begriff des Ankündigens und Anpreisens eine erkennbar auf geschäftlichen Nutzen, und zwar auf Vermehrung des Absatzes der angekündigten oder angepriesenen Gegenstände gerichtete Absicht. Doch kann es zweifelhaft sein, wie weit man dieser Rechtsprechung zu folgen hat. Daß derjenige, der ein Mittel ankündigt oder anpreist, den Absatz fördern will, wird man allerdings sagen dürfen. Es ist auch richtig, daß durch den Absatz in der Regel der Eigentümer der Mittel usw. geschäftlichen Nutzen haben wird — wenngleich dies keineswegs ausnahmslos der Fall zu sein braucht — und daß dieser geschäftliche Nutzen für den betreffenden Gewerbetreibenden das entscheidende Motiv für die Ausübung seines Gewerbebetriebs sein wird. Wenn also der Gewerbetreibende selbst Ankündigungen erläßt, dann wird man allerdings mit einem gewissen Recht sagen können, daß auch für dieses Ankündigen eine erkennbar auf geschäftlichen Nutzen gerichtete Absicht vorliege. Anders aber in dem Fall, daß derjenige, der die Mittel ankündigt, sie nicht selbst vertreibt. Hier hat zwar unter Umständen der Ankündigende trotzdem ein geschäftliches Interesse an dem Absatz der Mittel, so etwa, wenn er von dem Gewerbetreibenden, der die Mittel herstellt oder vertreibt, für seine Reklametätigkeit bezahlt wird, sei es in Form einer Gewinnbeteiligung je nach Höhe des Absatzes, sei es in anderer Form. Auch dann aber kann es zweifelhaft sein, ob der Gewerbetreibende durch den vermehrten Absatz geschäftlichen Nutzen hat. Es sind aber auch Fälle denkbar, in welchen derjenige, der ankündigt, in keinerlei Vertragsverhältnis zu demjenigen, der die Mittel gewerblich herstellt oder vertreibt, steht und keinerlei geschäftlichen Vorteil von dem durch die Ankündigung etwa bewirkten größeren Absatz hat. So kann beispielsweise ein biochemischer Verein oder ein Verein von Naturheilkundigen in seiner Vereinszeitschrift oder auch in Tageszeitungen für ein Mittel zur Heilung von Geschlechtskrankheiten Propaganda machen, ohne daß er irgendwelche geschäftlichen Vorteile davon hat. Solche Ankündigungen können aus ehrlicher Überzeugung von der Wirksamkeit und Güte des angekündigten Mittels erfolgen, aber sie können auch von Personen oder Vereinigungen erfolgen, die nichts anderes als Helfershelfer des Kurpfuschers sind, ohne daß man dies ihnen strikt nachweisen kann. Für die Frage der Schädlichkeit solcher Ankündigungen macht dies keinen Unterschied. Denn der Absatz des Mittels kann durch Ankündigungen durch Dritte, die aus idealen Motiven handeln, genau so gut gefördert werden wie durch Ankündigungen aus geschäftlichem Interesse. Es fehlt deshalb an jedem erkennbaren gesetzgeberischen Motiv für eine abweichende Behandlung. In dem Begriff des Ankündigens liegt jedenfalls keineswegs ohne weiteres, daß die Handlung aus geschäftlichem Interesse erfolgen müsse. Eine derartige Auslegung wird daher nicht als zweckmäßig angesehen werden können. Da das Gesetz selbst nicht dazu zwingt, sie anzunehmen, die in der Begründung und in der Ausschußberatung zum Ausdruck gekommene Auffassung der Regierung aber nicht maßgebend ist, kann jene Ansicht als begründet nicht anerkannt werden. Sie ist um so mehr abzulehnen, als das Verbot des § 11, das für die Durchführung des Kurpfuschereiverbotes von erheblicher Bedeutung ist, sonst noch erheblich mehr abgeschwächt und umgangen werden könnte, als es auch ohnedies schon der Fall ist.

Als Ankündigung kann man jede Kundgebung bezeichnen, durch die auf die Gelegenheit zum Bezuge von Mitteln usw. aufmerksam gemacht wird (vgl. Lpz. K. § 184 Anm. 5). Dies kann auch dadurch geschehen, daß das Anerbieten gemacht wird, einen Katalog zu verschicken, in welchem derartige Mittel angekündigt werden, und zwar auch dann, wenn in diesem Katalog auch Mittel angekündigt werden, deren Ankündigung nicht verboten ist (RG. Bd. 34 S. 285, 320; Bd. 36 S. 16, 202). Ebenso Finger im „Gerichtssaal" Bd. 94 S. 365 f.

Anpreisen ist ein Ankündigen unter lobender oder empfehlender Erwähnung und Beschreibung, Hervorheben von Vorzügen usw.; doch braucht mit dem Anpreisen ein Ankündigen, d. h. die Angabe der Gelegenheit zum Bezuge, nicht verbunden zu sein (RG. Bd. 37 S. 143; Finger im „Gerichtssaal" Bd. 94 S. 360). Auch eine lobende Kritik kann eine Anpreisung sein (Lpz. K. § 184 Anm. 5). Eine „marktschreierische Empfehlung" — so der erwähnte Kurpfuschereigesetzentwurf in seiner Begr. S. 34 — braucht das Anpreisen nicht enthalten.

Weder von einem Ankündigen noch von einem Anpreisen kann man sprechen, wenn es sich lediglich um wissenschaftliche Erörterungen handelt (E. 1918 Begr. S. 18). Das ist insofern zutreffend, als wissenschaftliche Erörterungen nicht die Absicht haben oder doch in der Regel nicht haben werden, den Absatz zu fördern, sondern nur Nutzen und Schaden der betreffenden Mittel miteinander abzuwägen. Allerdings ist nicht zu verkennen, daß derartige wissenschaftliche Erörterungen, auch wenn sie ernsthaft gemeint sind und nicht nur als verschleiernde Form einer Ankündigung oder Anprei-

17*

sung benutzt werden, in ihrer Wirkung, wenn sie zu einem für ein bestimmtes Mittel günstigen Ergebnis kommen, einer Ankündigung oder Anpreisung vollkommen gleichen können. Die Gefährlichkeit und Schädlichkeit derartiger wissenschaftlicher Erörterungen außerhalb der Fachpresse würde es vielleicht rechtfertigen, auch sie verhindern zu können. Das Gesetz bietet dazu aber keine Handhaben. Aus der Regelung in § 11 Abs. 2 kann nicht etwa geschlossen werden, daß wissenschaftliche Erörterungen in anderen als wissenschaftlichen, ärztlichen oder pharmazeutischen Fachzeitschriften nicht erlaubt seien, denn wissenschaftliche Erörterungen fallen eben überhaupt nicht unter die Begriffe Ankündigen oder Anpreisen. Das brauchte in dem Gesetz nicht zum Ausdruck gebracht werden, wie anscheinend Löwenstein („Deutsche Zeitschrift für Gesundheitspflege" Jhg. 2 S. 612) meint, welcher ausführt, § 11 bedürfe einer Einschränkung dahin, daß das Ankündigen straflos sei, wenn die Gewinnabsicht wegfalle, also „der Begriff der behördlich anerkannten Aufklärung" als gegeben vorliege, denn der Zweck dieses Paragraphen sei die Selbstbehandlung zu verhindern. Im Interesse der Freiheit der Wissenschaft, die auch in anderen als Fachzeitschriften zu Worte kommen muß, muß dies mit in den Kauf genommen werden. Wenn wissenschaftliche Erörterungen überhaupt ein „Ankündigen" oder „Anpreisen" wären, könnten sie das nur sein, wenn sie das Mittel usw. empfehlen würden. Tadelnde Besprechungen wären dagegen niemals ein „Ankündigen" oder „Anpreisen". Stände man auf dem Standpunkt, daß das Gesetz auch günstige wissenschaftliche Erörterungen unterbietet, so käme man allerdings zu dem von Ötker („Das Recht" 1918 S. 269) hervorgehobenen Widersinn, daß künftig der Presse zum Lobe von Mitteln usw. der Mund verschlossen sei, während Tadel und Abmahnung keiner Einschränkung unterlägen: „Wieviel ist nicht für und wider die Salvarsan-Behandlung in den Zeitungen geschrieben worden! Sollen künftig nur noch die Gegner zu Wort kommen? Und geht es überhaupt an, der öffentlichen Diskussion eines so wichtigen Stückes des sexuellen Problems, wie es die Behandlung der Geschlechtskrankheiten ist, solche Schranken aufzuerlegen? Alle Fragen, an denen die Volksgesamtheit interessiert ist, treten heute aus dem Kreise nur fachmännischer Erörterung in das öffentliche Leben ein. Das ist weder auf repressivem Wege, noch präventiv, durch Zensur, zu verhindern." Wie E 1918 S. 18 richtig bemerkt, stellen *wissenschaftliche Erörterungen* kein Ankündigen oder Anpreisen dar. Eine wissenschaftliche Erörterung bezweckt die Erkenntnis zu fördern, der wissenschaftlichen Forschung zu dienen, nicht aber den Absatz der Mittel usw. zu fördern. Dasselbe wird für *populärwissenschaftliche Erörterungen* zu gelten haben, d. h. für solche Erörterungen, die bezwecken, die wissenschaftliche Erkenntnis in gemeinverständlicher Form weiteren Kreisen außerhalb der Fachgenossen zugänglich zu machen. Die Grenze zwischen wissenschaftlichen und populärwissenschaftlichen Erörterungen ist flüssig. Wenn die wissenschaftliche oder populärwissenschaftliche Erörterung aber nur als Deckmantel für eine Ankündigung oder Anpreisung dient oder doch eine solche mit ihr verbunden ist, so ist sie strafbar. Einer Umgehung des Gesetzes aber durch Veröffentlichungen scheinwissenschaftlicher Erörterungen mit der verschleierten Absicht den Absatz bestimmter Mittel zu fördern, muß mit Entschiedenheit entgegengetreten werden. So wohl auch Finger im „Gerichtssaal" Bd. 94 S. 366, nach dem Anpreisung und Ankündigung auch durch Massenversendung von Broschüren wissenschaftlichen Inhalts erfolgen kann, wenn die Versendung erfolgt, um auf diesem Wege über Mittel oder Gegenstände zur Heilung oder Linderung von Geschlechtskrankheiten Kenntnis zu geben. Zu weit aber geht es, wenn Finger („Gerichtssaal" Bd. 86 S. 284) den entsprechenden § 4 des E 1918 dahin auffaßt, daß ein Ankündigen oder Anpreisen in wissenschaftlichen ärztlichen Fachzeitschriften unter allen Umständen straflos sei, während ein Ankündigen oder Anpreisen in anderer Form, insbesondere auch in der Tagespresse, nur dann straflos sei, „wenn es um der Wahrheit willen geschieht, wenn es sich um eine sachliche Erörterung handelt; wenn es nicht geschieht mit dem Unterton, hierdurch prüfungslosen Gebrauch der Mittel . . . zu fördern".

Wenn auch wissenschaftliche Erörterungen als solche nicht unter den Begriff des Ankündigens und Anpreisens fallen, so fallen darunter doch die Anzeigen, die sich im Anhang von wissenschaftlichen oder populärwissenschaftlichen oder pseudowissenschaftlichen Büchern befinden. Auch die populärwissenschaftlichen und die pseudowissenschaftlichen Erörterungen wird man nicht zu den Ankündigungen rechnen dürfen. Handelt es sich aber hierbei nur um den Deckmantel von Ankündigungen, so können auch wissenschaftliche usw. Erörterungen Ankündigungen in verschleiernder Weise darstellen.

Ausstellen heißt ein Mittel oder einen Gegenstand sichtbar auslegen, aushängen. Es ist erforderlich, daß der Gegenstand selbst sichtbar ist. Befindet er sich in einer Umhüllung, so wird er nicht ausgestellt, wohl aber unter Umständen angekündigt (Lpz. K. § 184 Anm. 9), nämlich dann, wenn man aus einer Aufschrift der Umhüllung auf den Inhalt schließen kann (Geyer-Moses § 11 Anm. 5).

Nicht jedes Ankündigen und nicht jedes Anpreisen ist verboten. Verboten ist es nur, wenn es entweder öffentlich geschieht oder aber durch Verbreitung von Schriften, Abbildungen oder Darstellungen. Eine Ankündigung oder Anpreisung erfolgt öffentlich dann, wenn sie gegenüber dem Publikum erfolgt, wie dies § 184 Ziff. 3 StGB. formuliert. Zwischen einer öffentlichen Ankündigung und einer Ankündigung an das Publikum besteht kein Unterschied (RG. Bd. 24 S. 48; Lpz. K. § 184 Anm. 9).

Zu § 184 Ziff. 3 StGB. hat RG. Bd. 38 S. 16 und Bd. 40 S. 159 entschieden, daß eine Ankündigung der Gegenstände an das Publikum schon dann gegeben ist, wenn auf Grund einer Zeitungsanzeige von Lesern der Anzeige Bestellungen auf Preislisten eingehen und diese dann versandt werden: wird aber, ohne daß solche Anzeigen, in denen auf die Bezugsquelle hingewiesen worden ist, vorangegangen sind, bei dem Händler nachgefragt, so macht er sich nicht strafbar, wenn er daraufhin die Preislisten verschickt (vgl. auch „Recht" 1917 S. 303). Ein Ankündigen an das Publikum kann auch mittelbar erfolgen. So hat RG. in seiner im Lpz. K. § 184 Anm. 9 zitierten nicht veröffentlichten Entscheidung eine Ankündigung dem Publikum gegenüber in einem Falle angenommen, in welchem der Täter zwar nur an Drogisten und Friseure Präservativs en gros lieferte, jeder Schachtel aber einen Prospekt beigelegt hatte, in welchem die Präservativs angekündigt wurden. Dagegen wurde in einem anderen Fall („Leipziger Zeitschrift für Deutsches Recht" 1914 S. 1385) die Strafbarkeit in einem Falle verneint, in welchem sich der Täter auf die Lieferung von Gummiwaren an Kleinhändler beschränkt hatte, ohne sich in irgendeiner Weise an der Ankündigung an das Publikum zu beteiligen. Wenn aber der Großhändler seinen Sendungen an die Kleinhändler Prospekte beilegt zur Weitergabe an das Publikum und tatsächlich festgestellt werden kann, daß eine solche Weitergabe auch stattgefunden hat, so hat sich der Großhändler der öffentlichen Ankündigung schuldig gemacht (RG. Bd. 48 S. 61). Während hiernach die Ankündigung an einen bestimmt abgegrenzten Kreis von Kleinhändlern noch keine Ankündigung an das Publikum bedeutet, hat das Reichsgericht sich andererseits auf den Standpunkt gestellt, daß eine Ankündigung an das Publikum auch dann vorliegt, wenn sie sich auf gewisse Fachkreise oder Berufskreise beschränkt, so etwa auf Ärzte oder Apotheker (Lpz. K. § 184 Anm. 9 und die dort zitierten Entscheidungen). Der Unterschied liegt darin, daß in dem einen Fall die Ankündigungen nur an solche Kleinhändler erfolgt sind, die gleichzeitig die von ihnen bestellten Gegenstände erhielten, während in dem anderen Falle die Ankündigungen an beliebige Personen einer bestimmten Gruppe erfolgten, die noch nicht bestellt hatten, vielmehr durch die Ankündigungen erst zur Vornahme von Bestellungen ermutigt werden sollten. Würde ein Großhändler an eine größere Anzahl von Kleinhändlern, mit denen er noch nicht in fester Geschäftsverbindung bezüglich der betreffenden Mittel oder Gegenstände steht, Ankündigungen bezüglich solcher Mittel oder Gegenstände erlassen, so würde darin zweifellos eine öffentliche Ankündigung zu erblicken sein.

Das Ankündigen oder Anpreisen ist auch dann verboten, wenn es durch **Verbreitung von Schriften, Abbildungen oder Darstellungen** erfolgt. Ueber den Begriff der **Schriften, Abbildungen und Darstellungen** vgl. § 7 Anm. 7.

Die **Verbreitung** wird in der Regel dadurch erfolgen,

daß die Schrift usw. gedruckt oder sonstwie in mechanischer Weise vervielfältigt wird und daß sie dann in einer Mehrheit von Stücken einem nicht von vornherein begrenzten Personenkreis zugänglich gemacht wird. Es genügt aber auch, daß ein einzelnes Exemplar einer bestimmten Person gegeben wird, wenn das zu dem Zweck geschieht, daß diese Person die Schrift usw. einem größeren Personenkreis zugänglich macht (RG. Bd. 55 S. 277). Die Schrift als solche, auch als körperlicher Gegenstand, muß aber einem unbestimmten Personenkreise zugänglich gemacht werden; es genügt nicht, daß ihr Gedankeninhalt einem größeren Personenkreis mitgeteilt wird. Deshalb ist es keine Ankündigung durch Schriften, wenn die Schrift nur vorgelesen wird (GA. 60 S. 67; Lpz. K. § 184 Anm. 4). Auch wenn man eine Ankündigung durch das Grammophon verbreiten würde, würde darin nicht die Verbreitung einer Schrift zu erblicken sein (RG. Bd. 47 S. 226; JW. 1914 S. 366). Wohl aber würde sowohl in dem Vorlesen wie in dem Spielen auf einem Grammophon eine öffentliche Ankündigung zu erblicken sein, wenn dies öffentlich geschieht. Ein Vortrag, auch wenn er in Anlehnung an ein Manuskript erfolgt, ist keine Verbreitung durch Schriften, also verboten auch nur dann, wenn es sich um einen öffentlichen Vortrag handelt. Das gleiche gilt für die Verbreitung durch Rundfunk. (Ebenso Finger im „Gerichtssaal“ Bd. 94 S. 365.) Dagegen ist die kinematographische Vorführung eines Bildstreifens, der seinem Inhalt nach eine Ankündigung oder Anpreisung enthält, gleichgültig, ob es sich um bildliche Vorführungen, also um „Abbildungen“, oder um einen sprachlichen Text, also um „Schriften“ handelt, eine Verbreitung durch Schriften oder Abbildungen, obgleich streng genommen der Zuschauer den Gedankeninhalt des Bildstreifens auch nicht unmittelbar aus dem Bildstreifen entnimmt, der durch den kinematographischen Vorführungsapparat vorgeführt wird (Hellwig in den „Annalen des Deutschen Reichs“ 1910 S. 112 ff.).

Das Ausstellen ist nur dann verboten, wenn es an einem allgemein zügänglichen Ort geschieht. Das Ausstellen muß also an einem öffentlichen Ort geschehen. Ob ein Ort öffentlich ist oder nicht, hängt von den besonderen Umständen ab. Gastwirtschaften, Theater, Lichtspielhäuser usw. sind im allgemeinen zweifellos öffentliche Orte. Die Öffentlichkeit wird nicht etwa dadurch ausgeschlossen, daß ein Eintrittsgeld verlangt wird und nur solchen Personen der Zutritt gestattet wird, die das Eintrittsgeld bezahlt haben. Auch dadurch, daß der Ort nur für eine bestimmte Gruppe von Personen zugänglich ist, so etwa nur für Juden oder nur für Angehörige des Reichsbanners Schwarz-rot-gold oder der kommunistischen Partei verliert der Ort noch nicht den Charakter eines öffentlichen Ortes. Wohl aber ist beispielsweise ein Offizierkasino, ein Korpshaus, ein Vereinszimmer kein allgemein zugänglicher Ort. Und auch ein Gasthaus oder ein Theater, die von einem bestimmten Verein, beispielsweise einem Naturheilverein, für eine bestimmte Zeit gemietet worden sind, verlieren für diese Zeit den Charakter eines öffentlichen Ortes. Der Ort ist auch dann als öffentlicher nicht zu bezeichnen, wenn denen, die zum abgeschlossenen Personenkreis gehören, erlaubt wird, einzelnen individuellen Personen, die nicht zu dem Kreis gehören, den Besuch der Ausstellung zu gestatten (Finger, „Gerichtssaal" Bd. 94 S. 366). Dabei ist allerdings zu beachten, daß der Verein usw. nicht nur als Aushängeschild benutzt werden darf, daß es vielmehr immer darauf entscheidend ankommt, wie im gegebenen Fall die Sache tatsächlich gehandhabt wird: Auch ein Vereinssaal, zu dem Angehörigen und Freunden der Bestrebungen ohne weiteres der Zutritt gestattet wird, kann durchaus ein „allgemein zugänglicher Ort" sein. Allgemein zugänglich ist der Ort nicht etwa nur dann, wenn er von dem Publikum betreten werden kann, sondern auch dann, wenn das Publikum die an ihm ausgestellten Mittel oder Gegenstände besichtigen kann. So sind nicht nur Ausstellungen, die unmittelbar auf der Straße stattfinden, öffentliche Ausstellungen, sondern auch Ausstellungen in Schaufenstern oder Schaukästen, die von der Straße oder vom Hausflur oder von einem anderen dem Publikum zur Benutzung freistehenden Ort aus zugänglich sind, d. h. betrachtet werden können. Dabei ist es gleichgültig, ob der Platz, auf dem sich die Mittel oder Gegenstände befinden oder der Platz, von dem aus das Publikum die Mittel oder Gegenstände betrachten kann, im Privateigentum oder im öffentlichen Eigentum steht.

Das Ankündigen oder Anpreisen ist auch dann verboten, wenn es nicht ganz offensichtlich und unverhüllt geschieht, sondern in verschleiernder Weise. Über diesen Begriff vgl. § 7 Anm. 10.

Geyer-Moses § 11 Anm. 3 führen folgende Beispiele von künftig verbotenen Ankündigungen auf, die sie einer einzigen Nummer einer Berliner Tageszeitung entnommen haben: Mittel zur „Blutreinigung", zur „Ausscheidung kranker Stoffe", von Verfahren zur „Heilung von Harnleiden, frische und alte Fälle in vier bis sechs Tagen", von Verfahren und Methoden gegen „Ausflüsse", von Verfahren, die „Hilfe in veralteten Fällen" versprechen.

Die Ankündigung, das Anpreisen oder Ausstellen ist dann verboten, wenn es sich auf Mittel, Gegenstände oder Verfahren bezieht, die Geschlechtskrankheiten heilen oder lindern sollen.

Die sprachliche Fassung ist allerdings vollkommen verunglückt. Nach der Stellung der Worte „zum Zwecke der Heilung oder Linderung von Geschlechtskrankheiten" müßte man annehmen, daß das Ankündigen usw. diesen Zweck haben müßte. So legt in der Tat Finger im „Gerichtssaal" Bd. 94 S. 364 Anm. 1 die Bestimmung aus, wenn er meint, die Auslegung werde in der Praxis Schwierigkeiten bereiten, „weil der Nachweis, daß eine Ankündigung zum Zwecke der Heilung oder Linderung von Geschlechtskrankheiten und nicht etwa bloß aus Geschäftsrücksichten erfolgt, überaus schwer fällt". Richtig dagegen, wenn auch ohne Begründung, Klee in der „Deutschen Richter-Zeitung" 1927 S. 333. Das wäre aber etwas ganz Unsinniges. Man wird also annehmen müssen, daß jene Worte sich auf die Mittel usw. beziehen sollen. Dann hätte es allerdings heißen müssen: „Mittel, Gegenstände oder Verfahren zur Heilung oder Linderung von Geschlechtskrankheiten", wie es auch in E 1918 § 4 sowie in E VI § 11 formuliert war. Die jetzige Fassung ist durch E VII in das Gesetz hineingekommen. Welche weise Absicht bei dieser Verballhornisierung obgewaltet hat, läßt sich aus den Beratungen des Ausschusses nicht entnehmen. Von der wirtschaftlichen Vereinigung war folgende Fassung beantragt worden: „Wer zur Heilung oder Linderung von Geschlechtskrankheiten Mittel, Gegenstände oder Verfahren öffentlich oder durch Verbreitung von Schriften . . ." Anscheinend zur Begründung dieses Antrages führte ein Mitglied der Wirtschaftlichen Vereinigung aus, es seien auch solche Mittel und Verfahren im Gebrauch, die nicht lediglich zur Behandlung bei Geschlechtskrankheiten, sondern auch zu anderen Zwecken der Gesundheitspflege verwendet würden, z. B. Tees, Spülapparate usw. Es müsse die Möglichkeit erhalten bleiben, solche Mittel und Gegenstände anzuzeigen und auszustellen (Ber. II S. 17). Auf eine in Verbindung mit diesem Antrage gestellte Frage erwiderte ein Regierungsvertreter, die Mittel und Gegenstände, die auch zu anderen gesundheitlichen Zwecken als zur Behandlung von Geschlechtskrankheiten dienten, fielen nur dann unter die Bestimmungen des § 11, wenn ihre Ankündigung einen besonderen Hinweis darauf enthielte, daß sie zur Heilung oder Linderung von Geschlechtskrankheiten geeignet seien (Ber. II S. 18). Inzwischen war von demokratischer Seite beantragt worden, dem von der Wirtschaftlichen Vereinigung gestellten Antrage im Eingang die Fassung zu geben: „Wer zum Zwecke der Heilung . . ." In dieser unschönen und sprachwidrigen Fassung wurde der Antrag dann auch angenommen (Ber. II S. 17, 18). Hiernach scheint es so, als habe man durch die Änderung zum Ausdruck bringen wollen, daß das Ankündigen von Mitteln usw., die auch zu anderen Zwecken dienen könnten und dazu bestimmt seien und bei deren Ankündigung auf den Zweck, zur Heilung oder Linderung von Geschlechtskrankheiten zu dienen, nicht besonders hingewiesen werde, nicht unter das Verbot des § 11 fielen.

Nur Mittel usw. zur Heilung oder Linderung von Geschlechtskrankheiten, nicht auch zur Heilung oder Linderung von Krankheiten oder Leiden der Geschlechtsorgane werden von dem Ankündigungsverbot betroffen (anders E 1918 § 4).

Es können mithin also auch Mittel, Gegenstände oder Verfahren, die zur Heilung oder Linderung von Geschlechtskrankheiten dienen oder angeblich dienen, öffentlich angekündigt werden usw., aber nur dann, wenn sie auch zu anderen Zwecken dienen können und in der Ankündigung, nicht einmal in verschleiernder Weise, zum Ausdruck kommt, daß sie auch zur Heilung oder Linderung von Geschlechtskrankheiten dienen können. (Ebenso auch Geyer-Moses § 11 Anm. 1.)

Es sind im übrigen künftig also grundsätzlich alle öffentlichen Ankündigungen und Inserate von angeblichen oder wirklichen Mitteln usw. verboten. So darf z. B. auch Salvarsan nicht angekündigt werden, ferner nicht elektrophysikalisches Licht- und Naturheilverfahren, biochemisches Verfahren, homöopathisches Verfahren, Heilmagnetismus, immer natürlich nur in Beziehung zu Geschlechtskrankheiten; verboten ist es künftig z. B. auch Tripperspritzen zur Abgabe an Kranke in Zeitungen anzukündigen, ebenso auch Gegenstände, die in Wirklichkeit in keinerlei Weise geeignet sind, Geschlechtskrankheiten zu lindern oder gar zu heilen, wie magnetische Sterne, Elektrisierapparate usw. (Geyer-Moses § 11 Anm. 2).

Auch die Beantwortung von Anfragen aus dem Leserkreis im Briefkasten einer Zeitung ist als eine unerlaubte Ankündigung anzusehen, selbst dann, wenn die Beantwortung durch einen Arzt erfolgt (Posener S. 37).

Bei Mitteln handelt es sich um Tabletten, Pulver, Medizinen usw., wobei es gleichgültig ist, ob sie zum äußerlichen oder zum innerlichen Gebrauch bestimmt sind. Nach Posener S. 35 ist Mittel eine „zum Einnehmen oder Einatmen, zur Einspritzung oder zu äußerlicher Anwendung (Einreiben, Einschmieren) bestimmte, feste oder flüssige oder gasförmige Substanz; es ist nicht wesentlich, daß die Herstellung oder Lieferung in einer Apotheke erfolgt". Gegenstände sind Instrumente und Apparate, die bei der Behandlung von Geschlechtskrankheiten Verwendung finden sollen. Posener S. 35 nennt beispielsweise Spritze, Suspensorium, Katheter, Bougie, Pessar. Verfahren endlich sind Vorschriften darüber, wie man die Geschlechtskrankheiten am besten behandeln soll.

Ein Verfahren zur Heilung usw. wird auch dann angekündigt, wenn ein Buch angekündigt wird, in welchem Ratschläge für Selbstbehandlung gegeben werden. Posener S. 35 f. definiert „Verfahren" als „eine Reihe von Tätigkeiten, welche nach festen Vorschriften einander folgen und auf Herbeiführung der Heilung oder Linderung gerichtet sind".

In Betracht kommen nur solche Mittel usw., die zur Heilung oder Linderung von Geschlechtskrankheiten dienen sollen, nicht dagegen auch Mittel usw., die zur Heilung oder Linderung von Krankheiten oder Leiden der Geschlechtsorgane zu dienen bestimmt sind.

3. Ankündigung usw. an Ärzte, Apotheker, Händler sowie in Fachzeitschriften.

Nicht verboten auf Grund des § 11 Abs. 1 ist das Ankündigen oder Anpreisen von Mitteln oder Gegenständen dann, wenn die Voraussetzungen des § 11 Abs. 2 vorliegen.

Da es sich in § 11 Abs. 2 offensichtlich um eine Ausnahmebestimmung gegenüber § 11 Abs. 1 handeln soll, ist auch Abs. 2 auf das öffentliche Ankündigen usw. sowie auf das Ankündigen usw. durch Schriften usw. zu beziehen.

Abs. 2 bezieht sich lediglich auf Mittel und Gegenstände, nicht auch auf Verfahren. Und zwar wie aus Begr. S. 18 zu E 1918 hervorgeht, deshalb, weil es als ausreichend angesehen wurde, wenn solche Verfahren — was ohne weiteres zulässig ist — durch wissenschaftliche Besprechungen in den ärztlichen Fachzeitschriften zur Kenntnis der Aerzte gelangen.

Die Ankündigung an Ärzte oder an Apotheker kann entweder in wissenschaftlichen ärztlichen oder pharmazeutischen Fachzeitschriften erfolgen oder aber in Berufszeitschriften der Ärzte oder Apotheker, die man nicht als wissenschaftliche Zeitschriften betrachten kann oder auch durch Versendung von Prospekten nur an Ärzte oder Apotheker, durch öffentliche Vorträge, die aber nur Ärzten und Apothekern zugänglich sind, usw.

Da es sich um eine Ausnahmevorschrift handelt, wird sie streng ausgelegt werden müssen. Wenngleich es im Text nicht ausdrücklich ausgesprochen ist, wird man doch, dem Sprachgebrauch des Gesetzes zur Bekämpfung der Geschlechtskrankheiten folgend (vgl. § 7 Abs. 3; § 10 Abs. 3; § 14 Nr. 3), auch hier unter „Arzt" nur den für das Deutsche Reich approbierten Arzt zu verstehen haben. Dies schon deshalb, weil ja nur diese gemäß § 7 zur Behandlung von Geschlechtskrankheiten befugt sind und deshalb das Gesetz auch nur daran Interesse haben kann, daß ihnen die betreffenden Mittel usw. bekannt gemacht werden können.

Außer an Ärzte und Apotheker darf die Ankündigung usw. auch an solche Personen erfolgen, die mit solchen Mitteln oder Gegenständen erlaubterweise Handel treiben. Dabei ist es gleichgültig, ob es sich um Großhändler oder um Kleinhändler handelt. Die betreffenden Personen müssen die Erlaubnis zum Handel gerade mit dem betreffenden Mittel, um das es sich in der Ankündigung usw. handelt, haben, vorausgesetzt natürlich, daß eine besondere Handelserlaubnis dazu überhaupt erforderlich ist. So darf beispielsweise das Salvarsan nicht in Drogenhandlungen vertrieben werden und demgemäß auch die öffentliche Ankündigung des Salvarsans nicht an Inhaber von Drogenhandlungen erfolgen.

Nach der Begr. S. 10 ist bei einer Beschränkung auf die erwähnten Kreise eine Schädigung des großen Publikums ausgeschlossen. Sie setzt hinzu, daß eine solche Beschränkung der Ankündigung bei einer Ankündigung in einer Tageszeitung ausgeschlossen sei, auch dann, wenn etwa die Ankündigung mit der Überschrift „Nur für Ärzte", „Nur für Apotheker" und dergleichen erfolgen sollte.

Außer an die eben erwähnten drei Berufskreise ist die Ankündigung usw. statthaft auch in *wissenschaftlichen ärztlichen oder pharmazeutischen Fachzeitschriften.*

Die Begr. S. 10 bemerkt hierzu, dies sei zugelassen, „um die Möglichkeit zu eröffnen, daß die bezeichneten Mittel oder Gegenstände, namentlich solche neuerer Art, unter den Ärzten und Apothekern allgemein bekannt werden und von den Ärzten geprüft und erprobt werden können. Die Zulassung ist in dieser Begrenzung unbedenklich, weil bei solchen Fachzeitschriften regelmäßig nur ein engerer sachkundiger Leserkreis in Betracht kommt". Vgl. dazu noch das von Laupheimer S. 48 Anm. 1 wiedergegebene Gutachten von Blaschko.

Die Anwendung dieser Bestimmung kann im Einzelfall zu Zweifeln Anlaß geben. Denn der Begriff einer *wissenschaftlichen Fachzeitschrift* ist schwer eindeutig zu bestimmen; es gibt scheinwissenschaftliche Zeitschriften, die als wissenschaftlich von der offiziellen Wissenschaft nicht anerkannt werden. Andererseits geht es nicht an, nur solche Fachzeitschriften, die eine bestimmte wissenschaftliche Richtung vertreten, als wissenschaftlich anzuerkennen. Gegenüber dem vorläufigen Entwurf betreffend die Ausübung der Heilkunde durch nichtapprobierte Personen und den Geheimmittelverkehr war in dem Bericht der Kommission zur Bekämpfung der Kurpfuscherei an den Geschäftsausschuß des Deutschen Ärztevereinsbundes S. 27 f. ausgeführt, es sei nicht näher bestimmt, was als „ärztliche usw. Fachschrift" anzusehen sei: „Es wäre möglich, daß künftig mehrfach solche angeblichen Fachschriften auftauchen, welche hauptsächlich der sonst verbotenen Reklame dienen sollen, und daß die Kurpfuscher, die zur Sicherung ihrer Existenz vielfach die Gründung von Vereinen veranlaßten, auch solche angebliche Fachschriften gründen und jedem Vereinsmitgliede als Vereinsblatt liefern, um so dieser Strafvorschrift entgehen zu können." Da medizinische und pharmazeutische Fachzeitschriften in einem bei wissenschaftlichen Zeitschriften sonst im allgemeinen ungewohnten und nicht üblichen Umfange Anzeigen aufzunehmen pflegen, kann man auch nicht aus der Aufnahme von Anzeigen in größerem Umfange irgendeinen Schluß auf den wissenschaftlichen oder nichtwissenschaftlichen Charakter der Zeitschrift ziehen. Da eine befriedigende Begriffsbestimmung einer „Fachzeitschrift" nicht leicht zu geben sei, könnte man daran denken, die Verbreitung solcher angeblicher Fachschriften beim nichtärztlichen Publikum zu fassen, wenn sie in einem größeren Kreis von Personen stattfinde. In der Tat wird man das Hauptgewicht nicht auf die Betonung des *wissenschaftlichen* Charakters der Zeitschrift zu legen haben, da sich über ihn in einigen Fällen immerhin streiten läßt, als vielmehr darauf, daß es sich um eine *Fachzeitschrift* handeln muß. Eine ärztliche oder pharmazeutische Fachzeitschrift liegt aber nur dann vor, wenn die Zeitschrift nur ausschließlich nur für Ärzte oder Apotheker bestimmt ist. Damit ist natürlich nicht gesagt, daß nicht auch der eine oder andere Abonnent nicht zu diesen Kreisen gehören kann — so etwa ein Jurist, der sich aus wissenschaftlichem Interesse für diese Fragen interessiert, oder eine pharmazeutische Fabrik, die aus Geschäftsinteresse die Veröffentlichungen der Fachzeitschrift verfolgt oder ein Zeitungsausschnittbüro, das die Zeitschrift hält, um sie zu zerschneiden und seinen Abonnenten die sie interessierenden Ausschnitte zuzuleiten. Erst recht wird natürlich der Charakter einer Zeitschrift als Fachzeitschrift nicht dadurch berührt, daß die Zeitschrift auch anderen zugänglich ist, beispielsweise in öffentlichen Büchereien. Worauf es nur ankommt, ist zweierlei: Einmal daß sich die Zeitschrift dem Inhalte nach ausschließlich oder so gut wie ausschließlich mit wissenschaftlichen medizinischen oder wissenschaftlichen pharmazeutischen Problemen befaßt und daß sie zweitens so gut wie ausschließlich nur für Ärzte oder nur für Apotheker bestimmt ist.

Diese Zweckbestimmung der Zeitschrift bringt es mit sich, daß die Abonnenten auch in ihrer ganz überwiegenden Mehrzahl Ärzte oder Apotheker sind. Die Zusammensetzung des Abonnentenkreises gibt daher mittelbar einen guten Maßstab für den Charakter einer Zeitschrift. Eine Zeitschrift, die den Mitgliedern eines Vereins, zu dem so gut wie kein Arzt gehört, als Vereinsblatt dient, kann den Charakter einer wissenschaftlichen ärztlichen Fachzeitschrift unter keinen Umständen beanspruchen, ohne daß es erforderlich ist, den pseudowissenschaftlichen Charakter der Aufsätze usw. darzutun.

Worauf es ankam, geht aus der Formulierung hervor, die der Entwurf eines Gesetzes gegen Mißstände im Heilgewerbe vom 18. November 1910 (Reichstag, 12. Legislatur-Periode, II. Session 1909/10 Drucks. Nr. 535) § 8 Abs. 2 gewählt hatte: Hier war die Ankündigung usw. „in wissenschaftlichen Fachkreisen auf dem Gebiet der Medizin . . . oder der Pharmazie" für zulässig erklärt.

Die Ankündigung von Mitteln usw. an bestimmte Berufskreise usw. wird durch § 11 Abs. 2 nicht ohne weiteres für erlaubt erklärt, sondern nur durch § 11 Abs. 1 nicht verboten. Soweit dies Ankündigen usw. aber nach anderen reichsrechtlichen oder landesrechtlichen Vorschriften unerlaubt ist, ist es auch künftig unerlaubt. Nach der Begründung S. 10 ist dabei insbesondere an die Bestimmungen über den Verkehr mit Arzneimitteln und Giften gedacht. Als solche Vorschriften kommen nicht nur Gesetze, sondern auch Polizeiverordnungen in Frage. Ob diese Vorschriften schon zur Zeit des Inkrafttretens des Gesetzes bestanden haben oder erst nachher erlassen sind, ist gleichgültig. Polizeiverordnungen, die die Ankündigung von Arzneimitteln, deren Verkauf gesetzlich beschränkt ist, allgemein verbieten, sind ungültig (KG. in Ministerialblatt für Medizinalangelegenheiten 1913 S. 343, ebenso Hoffmann, Die Gewerbeordnung, 16. Aufl. § 6 Anm. 17; a. M. RG. 6, 329; 16, 359; 23, 428). Dagegen sind Polizeiverordnungen, die das irreführende Anpreisen von Heilmitteln verbieten, gültig (KG.

47, 119; Hoffmann a. a. O.). Wird durch Polizeiverordnung die öffentliche Ankündigung und Anpreisung von Arzneimitteln, deren Verkauf gesetzlich untersagt ist oder beschränkt ist, verboten, so gilt dies Verbot auch für die zum Verkaufe dieser Arzneimittel berechtigten Apotheker (KG. in Jahrb. XX C 93 und Hoffmann a. a. O.; a. M. RG. 23, 428). In Betracht kommen weiter z. B. die Bestimmungen des Reichspreßgesetzes und des Lichtspielgesetzes.

4. Die strafbare Handlung.

Die Strafvorschrift richtet sich gegen jedermann („Wer . . ."), nicht etwa nur gegen Kurpfuscher, sondern auch gegen Ärzte, Apotheker, Händler usw. (Ebenso Finger im „Gerichtssaal" Bd. 94 S. 364.)

Zur Begründung werden in E 1918 S. 18 folgende Ausführungen gemacht: „Die Erfahrung hat gezeigt, daß selbst durch Anzeigen von Ärzten und Apothekern eine Täuschung und Irreführung des Publikums verursacht werden kann, ganz abgesehen davon, daß solche Ankündigungen nach Urteilen der ärztlichen Ehrengerichte als standesunwürdig anzusehen sind. Auch die von manchen industriellen und Handelskreisen betriebene aufdringliche Reklame für Gegenstände der verschiedensten Art, denen angeblich unfehlbare Heilwirkung gegenüber Geschlechtskrankheiten zukommt, soll durch dieses Verbot getroffen werden. Nicht unerwähnt darf dabei bleiben, daß hinter der Ankündigung gewisser Mittel und Verfahren auch der Anreiz zur Kindesabtreibung sich versteckt. In oft geradezu abstoßender Weise werden in Tageszeitungen, in Volkskalendern, in illustrierten Blättern, auf Umschlägen oder in Einlagen von Büchern Heilmittel der in Rede stehenden Art jedem Leser an auffallender Stelle oder durch hervortretenden Druck, womöglich noch unter Zuhilfenahme von Abbildungen, empfohlen oder zur Empfehlung der als unentbehrlich bezeichneten Mittel Dankschreiben oder Bestätigungen von zweifelhafter Glaubwürdigkeit mit abgedruckt, in denen geheilte Kranke oder Ärzte den glänzenden Erfolg und die vorzügliche Heilkraft der Fabrikate bezeugen."

Strafbar ist die vorsätzliche Verwirklichung der objektiven Tatbestandsmerkmale (oben Anm. 2) Die Tätigkeit besteht in dem Ankündigen, Anpreisen, Ausstellen. Soweit das Ankündigen oder Anpreisen durch Verbreitung von Schriften geschieht, ist nicht nur derjenige, der das Inserat im eigenen Namen aufgibt, strafbar, sondern auch der für die Anzeigen verantwortliche Redakteur (Geyer-Moses § 11 Anm. 3). Es handelt sich hier um eine Handlung, deren Strafbarkeit durch den Inhalt einer Druckschrift begründet wird. Deshalb ist gemäß § 20 Abs. 2 des Reichspreßgesetzes vom 7. Mai 1874 bei periodischen Druckschriften (§ 7) der verantwortliche Redakteur als Täter zu bestrafen, wenn nicht durch besondere Umstände die Annahme seiner Täterschaft ausgeschlossen wird. Unter Umständen kann gemäß § 21 auch der Verleger, der Drucker oder derjenige, der die Druckschrift gewerbsmäßig vertrieben oder sonst öffentlich verbreitet hat, bestraft werden (vgl. dazu Schwarze-Appelius-Wulffen, „Reichspreßgesetz", 5. Aufl., München, Berlin, Leipzig 1914 S. 124 ff.).

Soweit es sich um ein strafbares Ausstellen handelt, ist als Täter nicht ohne weiteres derjenige strafbar, der das Mittel oder den Gegenstand beispielsweise in einen Schaukasten oder in das Schaufenster legt, sondern derjenige, in deren Interesse dies geschieht, also der Geschäftsherr, allerdings nur dann, wenn es mit seinem Wissen und Wollen geschieht. Der Angestellte, der diesen Willen seines Geschäftsherrn äußerlich verwirklicht, indem er das Mittel oder den Gegenstand in das Schaufenster usw. legt, ist aber gemäß StGB. § 49 als Gehilfe zu bestrafen, wenn er seinem Geschäftsherrn durch Rat oder Tat wissentlich Hilfe geleistet hat. Der Gehilfe macht sich also der strafbaren Beihilfe nur dann schuldig, wenn er gewußt hat, daß das betreffende Mittel usw. zur Heilung oder Linderung von Geschlechtskrankheiten bestimmt ist. Ob er gewußt hat, daß das Ausstellen solcher Mittel verboten und strafbar ist, ist dagegen unerheblich. Hat der Angestellte vorsätzlich gehandelt, aber ohne Wissen und Willen des Geschäftsherrn, so ist der Angestellte als Täter strafbar, während der Geschäftsherr nicht bestraft werden kann. Die Bestimmungen des § 151 der Reichsgewerbeordnung über die eventuelle strafrechtliche Verantwortlichkeit des Gewerbetreibenden auch in einem solchen Falle können hier nicht zur Anwendung kommen, da es sich nicht um „polizeiliche Vorschriften" handelt.

Vorsatz liegt nicht vor, wenn der Täter ein Tatbestandsmerkmal nicht gekannt hat (§ 59 StGB.) So handelt derjenige z. B. nicht vorsätzlich, der nicht weiß, daß das betreffende Mittel zur Heilung oder zur Linderung von Geschlechtskrankheiten dienen soll. Ebenso derjenige, der eine Zeitschrift irrigerweise für eine wissenschaftliche ärztliche Fachzeitschrift hält, während sie das in Wirklichkeit nicht ist. Der Vorsatz fehlt auch demjenigen, der ein Mittel usw. durch Verbreitung von Schriften Ärzten ankündigt und dabei auch der einen oder anderen Person, die er irrigerweise für einen Arzt hält, obgleich sie das in Wirklichkeit nicht ist.

Auch wenn die Unkenntnis auf Fahrlässigkeit beruht, ist der Täter nicht strafbar, da Zuwiderhandlungen gegen § 11 nur dann strafbar sind, wenn sie vorsätzlich begangen worden sind.

5. Die angedrohte Strafe.

Angedroht sind Gefängnis von einem Tage bis zu sechs Monaten in Verbindung mit einer Geldstrafe von 3 *RM* bis zu 10 000 *RM* (im Falle der Gewinnsucht gemäß § 27 a StGB. bis zu 100 000 *RM*) oder einer dieser Strafen. Wegen der Einzelheiten vgl. oben § 5 Anm. 13.

6. Verjährung der Strafverfolgung.

Da nichts Besonderes bestimmt ist, verjährt die Strafverfolgung im allgemeinen gemäß § 67 StGB. in fünf Jahren. Soweit es sich aber um ein Preßdelikt handelt, das durch Verbreitung von Druckschriften strafbaren Inhalts begangen worden ist, verjährt die Strafverfolgung gemäß § 22 des Reichspreßgesetzes schon in sechs Monaten. Und zwar gilt diese kurze Verjährungsfrist nicht nur, soweit der verantwortliche Redakteur, der Verleger usw. in Frage kommen, sondern auch für denjenigen, der die Anzeige im eigenen Namen aufgegeben hat.

§ 12.

Vorträge, Schriften, Abbildungen und Darstellungen, die nur der Aufklärung über die Geschlechtskrankheiten, insbesondere über ihre Erscheinungsformen, dienen, sind straflos, soweit sie nicht unter die Strafbestimmungen des § 7 fallen.

1. Entstehungsgeschichte.

In E VI befand sich keine entsprechende Bestimmung. § 12 geht auf den folgenden Antrag zurück, den die sozialdemokratische Fraktion im Ausschuß gestellt hatte. Es sollte darnach bestimmt werden: „Aufklärende Vorträge, Schriften, Abbildungen oder Darstellungen über Geschlechtskrankheiten werden nicht von dieser Strafbestimmung betroffen, soweit sie nicht unter den Begriff oder Tatbestand der Fernbehandlung fallen" (Ber. II S. 17). Hierzu erklärte Ministerialdirektor Dammann, diese Vorschrift sei entbehrlich, denn nach geltendem Recht seien Vorträge gestattet, wenn sie sich in bestimmten Grenzen hielten, insbesondere nicht dazu angetan seien, die Behandlung zu ersetzen (Ber. II S. 17). Der sozialdemokratische Antrag wurde dann in der ersten Lesung im Ausschuß angenommen (Ber. II S. 18), in der zweiten Lesung aber wieder als entbehrlich gestrichen, nachdem ein Mitglied der bayerischen Volkspartei ihn durch die Neufassung des § 7 Abs. 1 Satz 2 als entbehrlich bezeichnet hatte, da Vorträge dann erlaubt seien, wenn keine Reklame durch sie erfolge und nachdem ein Vertreter der Reichsregierung folgende Erklärung abgegeben hatte: Aufklärende Vorträge und Abhandlungen könnten, soweit sie nicht der Reklame für ein Heilmittel dienen, überhaupt nicht unter den Tatbestand des § 11 Abs. 1 fallen. Die in dem sozialdemokratischen Antrag, der in erster Lesung angenommen worden sei, enthaltene Ausnahmebestimmung sei somit entbehrlich. Es bedürfe gar keiner besonderen Erörterung, daß die dort erwähnte Aufklärung über die Verhütung von Geschlechtskrankheiten schon deshalb nicht nach § 11 Abs. 1 strafbar sein könne, weil sich diese Strafbestimmung ja nur auf Mittel und Gegenstände zur Heilung oder Linderung von Geschlechtskrankheiten beziehe (Ber. II

S. 30). In der zweiten Lesung im Plenum wurde aber, um jeden Zweifel auszuschließen (vgl. Abgeordneter Moses, Verh. S. 8677), die jetzige Fassung angenommen (Verh. S. 8760).

2. Bedeutung der Vorschrift.

§ 12 enthält in der Tat einen Grundsatz, der bei richtiger Auslegung auch ohne ausdrückliche Regelung geltendes Recht wäre. Wäre allerdings der sozialdemokratische Antrag, der mit der jetzigen Formulierung des gesetzgeberischen Gedankens nicht ganz übereinstimmt, angenommen worden, so würde das nicht zutreffen. Insofern kann der im Ausschuß abgegebenen Regierungserklärung nicht beigestimmt werden.

§ 12 muß im Zusammenhang mit § 11 und § 7 ausgelegt werden.

Eine Aufklärung über Geschlechtskrankheiten, über ihre Entstehung, ihre Erscheinungsformen, ihre Verhütung ist, auch dann, wenn die Aufklärung in Vorträgen oder durch Verbreitung von Schriften, Abbildungen oder Darstellungen erfolgt, grundsätzlich *weder nach § 7 noch nach § 11 strafbar. Auch eine Aufklärung über Geschlechtskrankheiten durch Vorträge usw. ist aber dann strafbar, wenn im Einzelfall die Bestimmungen der §§ 7 oder 11 verletzt werden.* Diese Voraussetzung ist aber nicht, wie der sozialdemokratische Antrag anscheinend angenommen hatte, nur dann gegeben, wenn in dem Aufklärungsvortrag zugleich auch eine Fernbehandlung zu erblicken ist, sondern in einer Reihe von Fällen.

Der Vortrag darf „nur" der Aufklärung dienen; geht er darüber hinaus und verletzt er dadurch Vorschriften, die in den §§ 7 und 11 enthalten sind, so ist er strafbar. Das Entsprechende gilt für Schriften usw. Unerheblich ist es dabei, ob der Vortrag usw. nur zu einem verbotenen Zwecke dient oder ob er daneben auch dem erlaubten Zweck der Aufklärung dient. Soweit der Vortrag usw. auch gegen eine der Bestimmungen der §§ 7 oder 11 verstößt, ist es auch unerheblich, ob der Aufklärungszweck ernstlich verfolgt wird oder ob er nur als Deckmantel für andere Zwecke dient.

Mit dem Vortrag oder der Aufklärungsschrift usw. darf keine Fernbehandlung verbunden sein, gleichgültig, ob der Vortrag von einem Arzt gehalten wird oder von einem Kurpfuscher.

Mit dem Vortrag darf auch keinerlei Behandlung durch den Vortragenden auf Grund eigener Wahrnehmungen verbunden sein, wenn der Vortrag von einem Kurpfuscher gehalten wird. (Vgl. auch Abg. Hofmann in Verh. über E IV S. 11 349 sowie Ber. II S. 17.) Das gilt auch für Ratschläge zur Selbstbehandlung, mag dies allgemein im Laufe des Vortrags erfolgen oder etwa nach von den Zuhörern gestellten Fragen nach Schluß des Vortrags an einzelne bestimmte Zuhörer. Ratschläge für die Selbstbehandlung dürfen auch nicht in Schriften usw. gegeben werden.

Ebenso Posener S. 36, der auch darauf hinweist, daß auch die Empfehlung von Adressen für Tees, Salben, Essenzen usw. unter die Behandlung zu rechnen ist. Man wird dies als Ratschläge für die Selbstbehandlung ansehen dürfen; es wird darin aber zugleich auch ein Ankündigen oder Anpreisen von Mitteln usw. zum Zweck der Heilung oder Linderung von Geschlechtskrankheiten liegen. Dagegen meint Finger („Gerichtssaal" Bd. 94 S. 359), man könne, ohne der Sprache Gewalt anzutun, nicht sagen, daß jemand, der in einem öffentlichen Vortrage Ratschläge für die Behandlung von Geschlechtskrankheiten erteile oder sie in Schriften usw. gäbe, auf diesem Wege „einen anderen" an einer Geschlechtskrankheit behandle, da die „Behandlung eines anderen" eine persönliche Beziehung zwischen dem Behandelnden, dem Arzt und dem Kranken voraussetze.

In Schriften sowie in öffentlichen Vorträgen zur Aufklärung über Geschlechtskrankheiten darf auch kein Anerbieten eines Kurpfuschers zur Behandlung oder eines Arztes oder Kurpfuschers zur Fernbehandlung oder zur Erteilung von Ratschlägen für Selbstbehandlung enthalten sein.

In Vorträgen oder Schriften usw. eines Arztes darf kein unlauteres Erbieten zur Behandlung auf Grund eigener Wahrnehmung durch den Arzt enthalten sein.

Der öffentliche Aufklärungsvortrag oder die Aufklärungsschrift usw. darf nicht zugleich auch die Ankündigung oder Anpreisung eines Mittels, Gegenstandes oder Verfahrens zum Zweck der Heilung oder Linderung von Geschlechtskrankheiten enthalten, es sei denn, es handle sich um einen Vortrag vor Ärzten, Apothekern oder erlaubterweise mit solchen Mitteln usw. Handeltreibenden oder um die Verbreitung der Schrift usw. nur an diese Berufskreise oder um einen Aufsatz in einer wissenschaftlichen ärztlichen oder pharmazeutischen Fachzeitschrift.

Soweit eine dieser Ausnahmen nicht gegeben ist, verstößt ein Vortrag usw. nicht gegen die Bestimmungen der §§ 7 oder 11 des Gesetzes zur Bekämpfung der Geschlechtskrankheiten und ist infolgedessen insoweit nicht strafbar. Wohl aber kann der Vortrag usw. gegen andere reichsrechtliche oder landesrechtliche Strafbestimmungen verstoßen, etwa gegen §§ 184, 184 a StGB. (vgl. RG. Bd. 48 S. 230), gegen Bestimmungen des Reichspreßgesetzes, gegen Polizeiverordnungen usw. Ist dies der Fall, so ist der Vortrag usw. natürlich insoweit trotz der allgemeinen Fassung des § 12 strafbar.

Löwenstein („Deutsche Zeitschrift für Wohlfahrtspflege" Jhg. 2 S. 612) meint, es seien in den Ausführungsbestimmungen Hinweise erforderlich, um das Abhalten von Aufklärungsvorträgen durch Laien und durch Naturheilkundige zu verhindern. Die bisherigen Ausführungsbestimmungen haben solche Hinweise nicht gegeben. Und wenn es auch erwünscht wäre, daß derartige Aufklärungsvorträge nur von wirklich sachverständiger Seite erfolgten, so kann es doch nicht als angängig erachtet werden, daß das Abhalten derartiger Vorträge lediglich um deswillen verboten wird, weil der Vortragende ein Naturheilkundiger oder ein Laie ist. Auch diesen Aufklärungsvorträgen gegenüber hat die Polizei nur ihre allgemeinen Befugnisse, die ihr gegenüber Vorträgen jeder Art zustehen.

§ 13.

Die Reichsregierung kann das Inverkehrbringen von Mitteln oder Gegenständen, die zur Verhütung von Geschlechtskrankheiten dienen sollen, von dem Ergebnis einer amtlichen Prüfung abhängig machen und das Inverkehrbringen hierfür nicht geeigneter Gegenstände verbieten. Sie kann auch Vorschriften über das Ausstellen, Ankündigen oder Anpreisen der hiernach zugelassenen Mittel oder Gegenstände treffen.

Wer Mittel oder Gegenstände, die auf Grund des Abs. 1 Satz 1 vom Verkehr ausgeschlossen sind, in Verkehr bringt, wird mit Gefängnis bis zu sechs Monaten und mit Geldstrafe oder mit einer dieser Strafen bestraft. Ebenso wird bestraft, wer einer nach Abs. 1 Satz 2 getroffenen Vorschrift zuwiderhandelt.

1. Bedeutung der Vorschrift.

Nach StGB. § 184 Ziff. 3 wird mit Gefängnis bis zu einem Jahre und mit Geldstrafe oder mit einer dieser Strafen bestraft, wer „Gegenstände, die zu unzüchtigem Gebrauche bestimmt sind, an Orten, welche dem Publikum zugänglich sind, ausstellt oder solche Gegenstände dem Publikum ankündigt oder anpreist". Neben der Gefängnisstrafe kann auf Verlust der bürgerlichen Ehrenrechte und auf Zulässigkeit von Polizeiaufsicht erkannt werden.

Nach der ständigen Rechtsprechung des Reichsgerichts machte sich bisher eines Vergehens gegen diese Bestimmung auch derjenige schuldig, der Mittel oder Gegenstände, die zur Verhütung von Geschlechtskrankheiten dienen sollen, öffentlich ankündigte, anpries oder ausstellte (vgl. die eingehenden Zitate bei Olshausen § 184 Anm. 11).

Nach der durch § 16 II des Gesetzes zur Bekämpfung der Geschlechtskrankheiten erfolgten Einfügung einer Ziffer 3a in § 184 StGB. (vgl. unten § 16 Anm. 5, 6, 7) ist, einem vielfach in der Kritik, insbesondere von ärztlicher Seite, geäußerten Wunsche entsprechend, diese Auslegung des § 184 Ziff. 3 StGB. für die Zukunft unmöglich gemacht (vgl. auch Olshausen § 184 Anmerkung 13a). Da aber mit der grundsätzlichen Freigabe der Ankündigung usw. trotz der Strafvorschrift des § 184 Nr. 3a die Gefahr von Mißständen verknüpft war, hat man es für zweckmäßig gehalten, die in § 13 enthaltenen Bestimmungen zu treffen.

Die Begründung S. 10 führt folgendes an: „Es hat sich herausgestellt, daß die im Handel befindlichen zur Verhütung von Geschlechtskrankheiten bestimmten Gegenstände vielfach für diesen Zweck ungeeignet sind. Sie können dann nur dazu dienen, daß der Käufer um sein Geld betrogen wird und daß er sich im Vertrauen auf die erwartete Schutzwirkung gerade einer erhöhten Ansteckungsgefahr aussetzt. Der Reichsregierung soll deshalb durch Abs. 1 Satz 1 die Möglichkeit gegeben werden, solche für ihre Zweckbestimmung unbrauchbare Gegenstände vom Verkehr auszuschließen. An und für sich ist das Ausstellen, Ankündigen und Anpreisen von Gegenständen, die zur Verhütung von Geschlechtskrankheiten dienen, nach § 15 II (jetzt § 16 II) gestattet, sofern es nicht in einer Sitte oder Anstand verletzenden Weise erfolgt. Satz 2 des Abs. 1 soll die Möglichkeit bieten, hierüber genauere Vorschriften zu erlassen, soweit es sich um Gegenstände handelt, die auf ihre Brauchbarkeit geprüft und zugelassen worden sind."

2. Inhalt der Vorschriften der Reichsregierung.

Nach der im Ausschuß gegebenen Erklärung des Ministerialdirektors Dammert (Ber. II S. 21 f.) hat das Reichsministerium des Innern von der ihr erteilten Ermächtigung in der Weise Gebrauch zu machen beabsichtigt, daß

1. in ernsten, der hygienischen Volksbelehrung dienenden Vorträgen auf den von solchen Gegenständen zu erwartenden gesundheitlichen Schutz hingewiesen werden kann,

2. die Ankündigung und Anpreisung solcher Gegenstände an Ärzte, Apotheker, Drogisten und Inhaber einschlägiger Geschäfte sowie in Fachzeitschriften zugelassen wird,

3. in Ladengeschäften durch Tafeln mit unanstößigen Aufschriften auf die Gelegenheit zum Ankauf hingewiesen werden kann.

Dagegen soll es nicht gestattet werden, daß Schutzmittel in Schaufenstern oder Schaukästen ausgelegt oder im offenen Laden in Glasschränken oder unter der Glasplatte des Ladentisches sichtbar aufgestellt werden.

Die Vorschriften der Reichsregierung dürfen sich nur auf Mittel oder Gegenstände beziehen, die zur Verhütung von Geschlechtskrankheiten dienen sollen, nicht auch auf solche, die zur Heilung oder Linderung von Geschlechtskrankheiten dienen sollen. Ob die Mittel usw. außerdem noch zu einem anderen

Zweck dienen sollen oder doch tatsächlich erfahrungsgemäß dienen, so zur Verhütung der Empfängnis, ist gleichgültig. Es kommt nur darauf an, ob die Mittel zu jenem Zweck dienen sollen, nicht darauf, ob sie ihm tatsächlich dienen. Wenn sie für jenen Zweck ungeeignet sind, kann und soll die Reichsregierung ihr Inverkehrbringen verbieten. Ob ein Mittel usw. nicht geeignet ist, ist, wenn nicht die Reichsregierung besondere Richtlinien aufstellt, an welche die prüfende Stelle gebunden ist, dem pflichtgemäßen freien Ermessen der prüfenden Stelle zur Beurteilung überlassen. Hierbei ist aber zu berücksichtigen, daß es heutigen Tages irgendwelche Mittel, die geeignet sind, die Ansteckung mit einer Geschlechtskrankheit mit Sicherheit zu vermeiden, überhaupt nicht gibt (Blaschko, Welche Aufgaben . . . S. 6). Es kann sich also bei der Prüfung, jedenfalls bis auf weiteres, nur darum handeln, festzustellen, ob die Mittel mehr oder weniger geeignet sind.

Über den Begriff von Mitteln und von Gegenständen vgl. § 11 Anm. 9.

Die Reichsregierung kann nur das Inverkehrbringen verbieten, nicht auch die Herstellung. Ein Mittel usw. wird dann in Verkehr gebracht, wenn es anderen überlassen wird, wobei es gleichgültig ist, ob das Überlassen entgeltlich oder unentgeltlich erfolgt (Lpz. K. § 324 Anm. 8, RG. Bd. 3 S. 122). Das wird auch hier zu gelten haben, da gerade ungeeignete Mittel, auch wenn sie scheinbar oder wirklich unentgeltlich abgegeben werden, statt zur Verhütung zur Verbreitung der Geschlechtskrankheiten beitragen können, indem sie diejenigen, die sich im Vertrauen auf ihre Wirksamkeit ihrer bedienen, sorgloser und leichtfertiger machen. Fälle, in denen ein tatsächlich unentgeltliches Inverkehrbringen erfolgt, werden allerdings, wenn überhaupt, so doch nur äußerst selten vorkommen. In der Hauptsache ist an das gewerbsmäßige oder doch entgeltliche Inverkehrbringen gedacht. Das Inverkehrbringen ist verboten, gleichgültig, ob das Mittel im Inland in den Verkehr gebracht werden soll oder im Ausland.

Über die zur Prüfung zuständige Stelle, das Prüfungsverfahren, etwaige Rechtsmittel gegen die Entscheidung der prüfenden Stelle hat die Reichsregierung nach ihrem Ermessen zu bestimmen. Ob sie die Einzelheiten landesrechtlichen Bestimmungen überlassen darf, kann zweifelhaft sein; doch wird die Frage wohl bejaht werden dürfen.

Die Reichsregierung kann ferner Vorschriften über das Ausstellen, Ankündigen oder Anpreisen der nach einer Prüfung zugelassenen Mittel oder Gegenstände erlassen.

Obgleich es aus der Fassung der Bestimmung nicht hervorgeht, ist hierdurch der Reichsregierung nicht die Vollmacht gegeben, Vorschriften über jegliches Ausstellen usw. zu treffen. Vielmehr ist auch in § 13 Abs. 1 nur ein solches Ausstellen usw. gemeint, wie es in § 16 II geregelt ist. Es ist mithin nicht zulässig, Vorschriften zu erlassen, die sich auf ein nichtöffentliches Ausstellen beziehen oder auf ein nichtöffentliches Ankündigen oder Anpreisen, es sei denn, dies geschehe durch Verbreitung von Schriften usw. Zweifelhaft kann es sein, ob auch Vorschriften ergehen dürfen über das Ankündigen usw. Wenn das Ankündigen usw. in Fachzeitschriften erfolgt, wenn auch in ärztlichen oder in pharmazeutischen, so handelt es sich stets um ein öffentliches Ankündigen. Anders, wenn es sich um Vereinszeitschriften handelt, die lediglich den Vereinsmitgliedern zugänglich sind, es sei denn, daß es sich um einen Verein ganz lockeren Gefüges handle, der zur Umgehung der Vorschriften dienen soll. Wird eine Vereinszeitschrift aber auch in einer Gastwirtschaft, in einem Lesesaal oder dergl. ausgelegt, so daß auch Nichtvereinsmitglieder von dem Inhalt Kenntnis nehmen können, so handelt es sich auch bei den in ihnen enthaltenen Anzeigen um öffentliche Anzeigen.

Als zulässig wird es zu erachten sein, das Ankündigen usw. von Mitteln usw. zu verbieten, die nicht in den Verkehr gebracht werden dürfen, gleichgültig, ob es sich um einen vorläufigen oder um einen endgültigen Ausschluß vom Verkehr handelt.

Die Vorschriften über das Ausstellen dürfen nicht so weit gehen, daß das öffentliche Ausstellen usw. überhaupt unmöglich gemacht wird. Im übrigen aber sind diesen Vorschriften keine Grenzen gesetzt. Es liegt aber nicht im Sinn des Gesetzes, die Ankündigung usw. in übermäßiger Weise einzuschränken. Das ergibt sich aus § 16 II.

Nur auf das Ausstellen usw. können sich die Vorschriften beziehen, nicht auf den Verkauf oder das sonstige Inverkehrbringen. Insbesondere wäre es nicht zulässig, im Interesse des Jugendschutzes eine Bestimmung dahin zu erlassen, daß Jugendlichen unter 16 Jahren oder Jugendlichen oder Minderjährigen überhaupt derartige Mittel nicht verkauft oder überlassen werden dürfen. Es gibt auch keine andere Bestimmung, die ein derartiges erziehungswidriges Verhalten unerlaubt machen würde, da weder § 16 II noch auch § 184 Ziff. 2 StGB. zutreffen.

Von der Befugnis Vorschriften auf Grund des § 13 zu erlassen, hat die Reichsregierung bisher nicht Gebrauch gemacht und nach einer mir gemachten Mitteilung ist der Erlaß solcher Vorschriften offenbar auch zunächst nicht beabsichtigt. Das wäre zu bedauern. Denn, wie Jadassohn S. 26 richtig bemerkt, ist mit diesen prophylaktischen Mitteln usw. vielfach grober Unfug getrieben worden. Da aber durch die Verwendung ungeeigneter Mittel usw. nur die Ansteckungsgefahr vergrößert wird, da sich diejenigen, die sich ihrer bedienen, in ihrer vermeintlichen Sicherheit wiegen und daher leichtfertiger sind, als sie es sonst wären, ist dieser Standpunkt der Reichsregierung zu bedauern. Auch Jadassohn S. 26 hatte den dringenden Wunsch ausgesprochen, daß die Reichsregierung von dieser ihr gegebenen Möglichkeit „gründlichst" Gebrauch mache. Hoffentlich holt sie ihr Versäumnis möglichst bald nach.

3. Strafbarer Tatbestand.

Hat die Reichsregierung entsprechende Bestimmungen erlassen, so macht sich jedermann, gleichgültig ob Gewerbetreibender oder nicht, ob Arzt oder Nichtarzt, strafbar, wenn er entweder vom Verkehr ausgeschlossene Gegenstände in den Verkehr bringt oder wenn er den über das Ausstellen usw. ergangenen Vorschriften zuwiderhandelt.

Zweifel könnten entstehen, wann ein Mittel usw. *vom Verkehr ausgeschlossen* ist: Ob schon dann, wenn es noch nicht amtlich geprüft und zugelassen ist oder erst dann, wenn die amtliche Prüfung ergeben hat, daß es nicht geeignet ist und wenn es auf Grund dieser Feststellung durch Entscheidung der zuständigen Stelle vom Verkehr ausdrücklich ausgeschlossen ist. Es kann mithin zweifelhaft sein, ob schon der vorläufige Ausschluß vom Verkehr kraft Gesetzes genügt oder ob nur solche Mittel usw. gemeint sind, die kraft Entscheidung der zuständigen Stelle im Einzelfall dauernd vom Verkehr ausgeschlossen sind. § 13 Abs. 1 beabsichtigt, das Publikum vor nicht geeigneten Mitteln nach Möglichkeit zu schützen. Ob ein Mittel geeignet ist oder nicht, kann endgültig zwar erst nach einer amtlichen Prüfung festgestellt werden; bis aber durch die amtliche Prüfung festgestellt worden ist, daß das Mittel geeignet ist, muß immer mit der naheliegenden Möglichkeit gerechnet werden, daß es ungeeignet ist. Wenn die Reichsregierung durch eine entsprechende Vorschrift das Inverkehrbringen von dem Ergebnis einer amtlichen Prüfung abhängig gemacht hat, so sind damit bis zur erfolgten Prüfung alle Mittel usw. vorläufig vom Verkehr ausgeschlossen. Da auch mit ihrem Inverkehrbringen die, wenn auch nicht sichere, so doch naheliegende, Gefahr verbunden ist, daß Schädigungen des Publikums durch ungeeignete Mittel erfolgen, so werden auch die nur vorläufig vom Verkehr ausgeschlossenen Mittel als solche zu betrachten sein, die im Sinne des § 13 Abs. 2 vom Verkehr ausgeschlossen sind.

Ist ein Vergehen einmal erfolgt, so wird die Bestrafung auch nicht etwa dadurch ausgeschlossen, daß nachträglich das Inverkehrbringen genehmigt wird. Das gilt sowohl in dem Fall, daß die zuständige Stelle ihre ursprüngliche Entscheidung inzwischen geändert hat als auch dann, wenn die Zuwiderhandlung durch Inverkehrbringen eines vorläufig vom Verkehr ausgeschlossenen Mittels usw., das nachher von der zuständigen Stelle zugelassen worden ist, begangen worden ist. Selbst dann, wenn das Mittel usw. zur Prüfung schon eingereicht war und mit Sicherheit damit gerechnet werden konnte, daß die Entscheidung dahin lauten würde, daß keine Bedenken gegen das Inverkehrbringen beständen, würde sich derjenige strafbar machen, der das Mittel vorher in den Verkehr bringt. Als maßgebender Zeitpunkt wird derjenige Zeitpunkt anzusehen sein, in welchem dem Antragsteller die Entscheidung der Prüfstelle, durch die das Inverkehrbringen gestattet wird, amtlich bekannt gemacht wird. Von diesem Zeitpunkt an darf nicht nur der Antragsteller, der in der Regel wohl mit dem Fabrikanten des Mittels usw. identisch sein wird, das Mittel usw. in den Verkehr bringen, sondern auch jeder Dritte, ohne Rücksicht darauf, ob er die Entscheidung gekannt hat oder nicht.

Eine strafbare Zuwiderhandlung liegt nur dann vor, wenn sie vorsätzlich begangen wird. Zum Vorsatz gehört, daß der Täter weiß, daß seine Tätigkeit ein Inverkehrbringen, Ausstellen usw. von Mitteln usw. ist. Dagegen ist es nicht erforderlich, daß der Täter weiß, daß das Inverkehrbringen des Mittels vorläufig oder endgültig verboten worden ist oder daß er weiß, daß und welche Vorschriften über das Ankündigen usw. ergangen sind. Auch wenn der Täter der Überzeugung ist, daß die zuständige Stelle das Inverkehrbringen des Mittels zugelassen hat, handelt er doch vorsätzlich, wenn er sich in dieser Beziehung irrt und wenn er das Mittel in Verkehr bringt. Um den Interessenten Gelegenheit zu geben, sich in zuverlässiger Weise darüber zu vergewissern, ob das Inverkehrbringen eines bestimmten Mittels usw. erlaubt ist oder nicht, würde es sich empfehlen, wenn die Entscheidungen der Prüfstelle im Reichsanzeiger und in Fachzeitschriften maßgebend veröffentlicht werden würden.

Solange und soweit die Reichsregierung Vorschriften über das Ausstellen usw. nicht erlassen hat, kommt nur die Strafbestimmung des § 184 Nr. 3a StGB. in der Fassung des Gesetzes über die Bekämpfung der Geschlechtskrankheiten § 16 II in Frage. (Vgl. unten § 16 Anm. 5, 6, 7).

Die Vergehen gegen § 13 werden für das gesamte Reichsgebiet durch die Deutsche Zentralpolizeistelle zur Bekämpfung unzüchtiger Bilder, Schriften und Inserate bearbeitet (Allgemeine Verfügung des preuß. Justizministers vom 24. Oktober 1927 (pr. Justizministerialblatt S. 328).

4. Angedrohte Strafen.

Als Strafe angedroht ist Gefängnis von einem Tage bis zu sechs Monaten in Verbindung mit Geldstrafe von 3 *RM* bis zu 10 000 *RM*, bei Gewinnsucht gemäß § 27a StGB. bis zu 100 000 *RM*. Über Einzelheiten vgl. § 5 Anm. 13.

5. Verjährung der Strafverfolgung.

Die Strafverfolgung verjährt grundsätzlich gemäß § 67 StGB. in fünf Jahren. Besteht die strafbare Handlung aber in einer Zuwiderhandlung gegen eine die Ankündigung oder Anpreisung durch eine Druckschrift verbietende oder einschränkende Vorschrift, so handelt es sich um ein Preßdelikt. Die Verjährung der Strafverfolgung erfolgt daher gemäß § 22 des Reichspreßgesetzes vom 7. Mai 1874 schon in sechs Monaten.

§ 14.

Mit Gefängnis bis zu einem Jahre und mit Geldstrafe oder mit einer dieser Strafen wird bestraft, sofern nicht nach den Vorschriften des Strafgesetzbuchs eine härtere Strafe verwirkt ist,

1. eine weibliche Person, die ein fremdes Kind stillt, obwohl sie an einer Geschlechtskrankheit leidet und dies weiß oder den Umständen nach annehmen muß;
2. wer ein syphilitisches Kind, für dessen Pflege er zu sorgen hat, von einer anderen Person als der Mutter stillen läßt, obwohl er die Krankheit des Kindes kennt oder den Umständen nach kennen muß;
3. wer ein sonst geschlechtskrankes Kind, für dessen Pflege er zu sorgen hat, von einer anderen Person als der Mutter, ohne sie vorher über die Krankheit und die gebotenen Vorsichtsmaßnahmen durch einen Arzt mündlich unterweisen zu lassen, stillen läßt, obwohl er die Krankheit des Kindes kennt oder den Umständen nach kennen muß;
4. wer ein geschlechtskrankes Kind, obwohl er die Krankheit kennt oder den Umständen nach kennen muß, in Pflege gibt, ohne den Pflegeeltern von der Krankheit des Kindes Mitteilung zu machen.

Straflos ist das Stillen oder Stillenlassen eines syphilitischen Kindes durch eine weibliche Person, die selbst an Syphilis leidet.

1. Bedeutung der Vorschrift.

Die Geschlechtskrankheiten werden zwar in der Hauptsache, aber nicht ausschließlich, durch Beischlaf übertragen. Die Ansteckung durch Beischlaf sucht § 5 nach Möglichkeit zu verhindern. Eine allgemeine Strafbestimmung des Inhalts, daß jeder, der auf irgendeine Weise einen anderen vorsätzlich oder fahrlässig mit einer Geschlechtskrankheit ansteckt, enthält zwar § 223 StGB. Diese Bestimmung kommt auch dann zur Anwendung, wenn eine geschlechtskranke Amme ein gesundes Kind oder ein geschlechtskrankes Kind eine gesunde Amme ansteckt. Obgleich in diesen Fällen der

Nachweis eines ursächlichen Zusammenhangs zwischen der Ansteckung und dem Stillgeschäft in der Regel verhältnismäßig leicht zu führen sein wird, ist es doch auch hier vielfach nicht möglich, den ursächlichen Zusammenhang in allen Fällen einwandfrei nachzuweisen.

Noch wichtiger als die erfolgte Ansteckung zu bestrafen ist es, die Ansteckung nach Möglichkeit zu verhindern. Eine allgemeine Bestimmung, nach der auch schon strafbar sein soll, wer vorsätzlich einen anderen der unmittelbaren Gefahr der Ansteckung mit einer Geschlechtskrankheit aussetzt (vgl. z. B. v. Liszt, Vorträge II S. 496 ff.; v. Lilienthal bei Aschrott-Liszt Reform II S. 295) ist Abstand genommen worden. Wohl aber sind in den §§ 14 und 15 Vorschriften erlassen und ihre Übertretung unter Strafe gestellt, durch die wenigstens die Gefährdung beim Stillgeschäft durch eine geschlechtskranke Amme oder ein geschlechtskrankes Kind nach Möglichkeit verhindert werden soll.

Daß bisher in der Tat Ansteckungen mit Geschlechtskrankheiten beim Stillen nicht allzu selten vorgekommen sind, wird von verschiedenen Seiten bestätigt. Galewsky ZBG. 1906 S. 365 erwähnt, daß Übertragung insbesondere von Syphilis beim Stillen vorkomme, daß aber auch Gonorrhöe durch die Amme ins Haus gebracht werden könne. Über die Gefahr der Übertragung der Syphilis auf die Amme vgl. auch Hammer in ZBG. 1909 S. 151 ff. Galewsky a. a. O. S. 370 hat die Forderung aufgestellt, jede Amme müsse ein Zeugnis beibringen, daß sie selbst gesund sei und daß auch ihr Kind gesund sei; ebenso müßte die Amme einen Schein erhalten, in dem der Nachweis erbracht werde, daß sie zu einem gesunden Kinde komme, in ein Haus, in dem keine Syphilis usw. herrsche.

Die Begr. S. 10 bestätigt, daß Geschlechtskrankheiten auch durch das Stillen übertragen werden, insbesondere die Syphilis: „Syphilitische Frauen, die ein fremdes Kind stillen, stecken dieses nicht selten an, ebenso wie auch Kinder, die mit angeborener Syphilis behaftet sind, gesunde Ammen anstecken können."

Nach pr. vorl. Anw. XI ist in Preußen ein Hinweis auf die Bestimmungen des § 14 gegenüber Jugendämtern, Fürsorgestellen für Mutter und Kind, Hebammen usw. in einem besonderen Erlaß geplant.

2. Verbot des Stillens durch eine geschlechtskranke Frau.

Das Verbot richtet sich an jede geschlechtskranke weibliche Person, gleichgültig, um welche Geschlechtskrankheit es sich handelt und gleichgültig auch, ob die Geschlechtskrankheit mit Ansteckungsgefahr verbunden ist oder nicht. Gleichgültig ist es auch, an welchem Körperteil die Geschlechtskrankheit auftritt. So darf eine Frau, die an Gonorrhöe der Augenschleimhaut leidet, ein fremdes Kind nicht stillen (Finger im „Gerichtssaal" Bd. 94 S. 371).

Verboten ist das **Stillen**, gleichgültig ob es einmal oder mehrere Male geschieht, ob es entgeltlich oder unentgeltlich erfolgt, gewerbsmäßig oder nicht gewerbsmäßig.

Das Stillen ist nur dann verboten, wenn es sich um ein „**fremdes Kind**" handelt. **Kind** im Sinn des § 14 Ziff. 1 ist, wie sich aus dem Zusammenhang ergibt, nur ein Säugling. Anders in Ziff. 4 vgl. unten Anm. 5. Wann ein Kind als fremdes Kind zu bezeichnen ist, kann zweifelhaft sein. Der Sprachgebrauch anderer Gesetze, so etwa der des Gesetzes betreffend Kinderarbeit in gewerblichen Betrieben vom 30. März 1903 (RGBl. S. 113) § 3 ist nicht maßgebend. Es ist von der Zweckbestimmung des Gesetzes zur Bekämpfung der Geschlechtskrankheiten auszugehen. Tut man dies, so wird man zu der Auslegung kommen müssen, daß hier der Begriff der fremden Kinder im Gegensatz zu den leiblichen Kindern gebraucht wird. Der Zweck der Bestimmung des § 14 Ziff. 1 ist es, nach Möglichkeit die Übertragung insbesondere der Syphilis durch das Stillen auf gesunde Kinder zu verhindern. Ein leibliches Kind der Stillenden wird in aller Regel schon bei der Geburt mit Syphilis behaftet sein. Ein Schaden kann dann durch das Stillen nicht mehr angerichtet werden. Anders liegt es, wenn es sich nicht um leibliche Kinder handelt, sondern um Kinder, die infolge gewisser äußerer Beziehungen immerhin eine persönlichere Beziehung zu der Stillenden haben als vollkommen fremde Kinder. So etwa Adoptivkinder, Pflegekinder, Stiefkinder, auch Enkelkinder und dergleichen. Bei ihnen besteht die Gefahr der Übertragung der Krankheit auf sie in genau dem gleichen Maße wie bei vollkommen fremden Kindern. Deshalb werden auch sie zu den fremden Kindern im Sinne des § 14 Ziff. 1 zu rechnen sein.

Auch ein fremdes Kind kann aber von einer an Syphilis leidenden weiblichen Person dann gestillt werden, wenn auch **das fremde Kind an Syphilis leidet** (§ 14 Abs. 2). Dagegen gilt das Stillverbot in vollem Umfange auch dann, wenn **das fremde Kind an einer anderen Geschlechtskrankheit als Syphilis leidet**.

Einwilligung des von der strafbaren Handlung betroffenen Teiles schließt die Strafbarkeit nicht aus (Klee, „Deutsche Richterzeitung" 1927 S. 336; ebenso Finger im „Gerichtssaal" Bd. 94 S. 371).

Die Zuwiderhandlung gegen das Verbot des § 14 Ziff. 1 ist strafbar, wenn die Täterin **vorsätzlich** handelt. Sie muß wissen, daß sie ein Kind stillt, das nicht ihr leibliches ist. Ob sie weiß, daß jedes nicht leibliche Kind als fremd im Sinne des § 14 Ziff. 1 anzusehen ist, ist dagegen gleichgültig. Sie muß ferner zur Zeit der Tat wissen, daß sie an einer Geschlechtskrankheit leidet. Dagegen braucht sie nicht zu wissen, daß die Geschlechtskrankheit mit Ansteckungsgefahr verbunden ist oder auch nur, daß sie durch das Stillen übertragen werden kann.

Nach der Formulierung des Gesetzes genügt es auch, wenn sie „den Umständen nach annehmen muß“, daß sie an einer Geschlechtskrankheit leidet. Diese Fassung findet sich schon in § 5. Sie bedeutet lediglich die Aufstellung einer Beweiserleichterung, aber nicht, daß auch fahrlässige Unkenntnis genügt (vgl. § 5 Anm. 10).

Obgleich es zweifelhaft sein kann, wird anzunehmen sein, daß diese Beweisvermutung lediglich für die Kenntnis von dem Bestehen der Geschlechtskrankheit gelten soll, nicht auch von der Kenntnis der sonstigen Tatbestandsmerkmale.

3. Verbot des Stillenlassens eines syphilitischen Kindes.

Das Verbot richtet sich an jeden, der für die Pflege eines syphilitischen Kindes zu sorgen hat. Für die Pflege eines Kindes zu sorgen hat ein jeder, dem kraft Gesetzes oder kraft Vertrages die Rechtspflicht obliegt, für das persönliche Wohl des Kindes zu sorgen. Diese Rechtspflicht obliegt insbesondere den Eltern, den Adoptiveltern, dem Vormund, den Pflegeeltern, dem Vorsteher eines Waisenhauses, dem Leiter eines Säuglingsheims usw.

Kind im Sinn des § 14 Ziff. 2 ist, wie sich aus dem Zusammenhang ergibt, nur ein Säugling. Anders in Ziff. 4 (vgl. unten Anm. 5.

Die verbotene Handlung besteht in dem Stillenlassen. Von einem Stillenlassen kann man nur dann sprechen, wenn das Stillen auch tatsächlich erfolgt, und zwar auf Anordnung oder doch mit Duldung des zur Pflege des Kindes Verpflichteten. Eine Zuwiderhandlung gegen das Verbot liegt also noch nicht in der bloßen Anordnung, wenn diese nicht tatsächlich auch ausgeführt wird. Das Stillenlassen ist auch dann verboten, wenn die Stillende von der bestehenden Syphilis des Kindes weiß und trotzdem bereit ist, das Kind zu stillen.

Gleichgültig ist auch hier, ob das Stillen gewerbsmäßig erfolgt oder nicht, ob es einmal oder mehrmals geschieht.

Das Stillenlassen muß durch eine andere Person als die Mutter erfolgen. Das Gesetz geht dabei von dem Regelfall aus, daß, wenn ein Säugling an Syphilis leidet, aller Regel nach auch die Mutter an Syphilis erkrankt sein wird. Da der auch immerhin mögliche Fall, daß die Mutter nicht geschlechtskrank ist und auch das Kind gesund geboren worden ist, aber später von einem Dritten angesteckt worden ist, beispielsweise durch eine syphilitische Hebamme, im Gesetz nicht geregelt ist und da Strafvorschriften nicht ausdehnend ausgelegt werden dürfen, so wird man die Folgerung ziehen müssen, daß nicht als verboten, zum mindesten nicht als strafbar gelten muß, wenn beispielsweise ein Vater das syphilitische Kind durch die nicht an Syphilis leidende Mutter stillen läßt. Es ist das allerdings eine wenig erfreuliche Konsequenz.

Nicht strafbar ist es, ein syphilitisches Kind von einer anderen Person als der Mutter stillen zu lassen, wenn die Stillende selbst an Syphilis leidet.

Die Einwilligung des anderen Teils ist wie bei § 14 Abs. 1 unerheblich.

Eine Zuwiderhandlung gegen § 14 Ziff. 2 ist strafbar, wenn sie vorsätzlich begangen wird. Der Täter muß wissen, daß das Kind, für dessen Pflege er zu sorgen hat, syphilitisch ist; es genügt hier also nicht, daß der Täter weiß, daß das Kind geschlechtskrank ist. Der Täter muß ferner wissen, daß er für die Pflege des Kindes zu sorgen hat und er muß schließlich auch wissen, daß das Kind von einer anderen Person als der Mutter gestillt wird.

Auch hier gilt die Beweisvermutung („den Umständen nach kennen muß", vgl. § 5 Anm. 10), und zwar auch hier nur für die Kenntnis von der Geschlechtskrankheit. Die Ausdrücke „kennen muß" und „annehmen muß" sind in gleicher Bedeutung gebraucht.

4. Verbot des Stillenlassens ohne vorherige Aufklärung.

Das Verbot richtet sich an jeden, der für die Pflege eines „sonst geschlechtskranken", d. h. also eines an Gonorrhöe oder an weichem Schanker leidenden Kindes zu sorgen hat. Über diejenigen Personen, die für die Pflege eines Kindes zu sorgen haben, vgl. oben Anm. 3. Daß die Geschlechtskrankheit mit Ansteckungsgefahr verbunden ist, ist nicht erforderlich.

Kind im Sinn des § 14 Ziff. 2 ist, wie sich aus dem Zusammenhang ergibt, nur ein Säugling. Anders in Ziff. 4 (vgl. unten Anm. 5).

Verboten ist das Stillenlassen (vgl. oben Anm. 3) durch eine andere Person als die Mutter.

Dieses Verbot deckt sich bis soweit mit dem Verbot der Ziff. 3, davon abgesehen, daß in Ziff. 2 vorausgesetzt ist, daß das Kind an Syphilis erkrankt ist, während Ziff. 3 voraussetzt, daß es an Gonorrhöe oder an weichem Schanker erkrankt ist. Während aber das Verbot der Ziff. 2 — von dem Fall abgesehen, daß auch die Stillende an Syphilis leidet — absolut ist, gilt das Verbot der Ziff. 3 nur dann, wenn die Stillende nicht vorher in gehöriger Weise aufgeklärt worden ist.

Diese Aufklärung muß mündlich geschehen, und zwar durch einen Arzt. Ist derjenige, der für die Pflege des Kindes zu sorgen hat, selbst ein Arzt, so wird dieser Vorschrift genügt sein, wenn er selbst die für das Stillen in Aussicht Genommene aufklärt. Hält man sich allerdings streng an den Wortlaut, so wird man verlangen müssen, daß der aufklärende Arzt und derjenige, der für die Pflege des Kindes zu sorgen hat, zwei verschiedene Personen sind. Da eine gewisse Interessenkollision bestehen kann, würde sich eine solche engere Auslegung auch rechtfertigen lassen.

Jedenfalls ist es zweckmäßig, wenn die Aufklärung durch einen Dritten erfolgt. Arzt ist auch hier wie in § 7 Abs. 3; § 10 Abs. 3; § 11 Abs. 2 nur ein für das Deutsche Reich approbierter Arzt, der gemäß § 7 Abs. 1 zur Behandlung von Geschlechtskrankheiten berechtigt ist. Man wird aus dem ganzen Zusammenhang der Bestimmungen des Gesetzes dies entnehmen dürfen, obgleich in dieser Aufklärung eine Behandlung nicht zu erblicken ist.

Die Aufklärung muß über die Krankheit erfolgen, muß also der betreffenden weiblichen Person davon Kenntnis geben, um welche Geschlechtskrankheit es sich handelt, welche Ansteckungsgefahr besteht, wie die Folgen einer etwaigen Ansteckung wären. Ferner muß die weibliche Person über die von ihr zu beobachtenden Vorsichtsmaßregeln, um eine Ansteckung zu vermeiden, belehrt werden. Diese Belehrung ist von besonderer praktischer Bedeutung. Sie allein genügt aber nicht. Insbesondere ist es auch wichtig, daß die weibliche Person über die Ansteckungsgefahr und über die Folgen einer eventuellen Ansteckung belehrt wird, damit sie es sich in voller Kenntnis der Tragweite ihres Entschlusses reiflich überlegen kann, ob sie diese Gefahr mit in den Kauf nehmen oder aber von dem Vertrage zurücktreten will.

Auch hier ist eine E i n w i l l i g u n g der weiblichen Person selbst bei Kenntnis der Sachlage unerheblich.

Es genügt auch nicht, daß der zur Pflege für das Kind Verpflichtete, wenn er nicht selbst Arzt ist, selbst die Aufklärung der zum Stillen in Aussicht genommenen weiblichen Person übernimmt, selbst dann nicht, wenn er diese Aufklärung nachweisbar durchaus einwandfrei und erschöpfend vorgenommen hat.

Eine v o r s ä t z l i c h e Zuwiderhandlung gegen das Verbot des § 14 Ziff. 3 ist strafbar. Der Täter muß also wissen, daß das Kind an Gonorrhöe oder an weichem Schanker leidet; ferner muß er wissen, daß er für die Pflege des Kindes zu sorgen hat. Er muß ferner wissen, daß eine andere weibliche Person als die Mutter das Kind stillt. Die Handlung besteht darin, daß er das Stillen anordnet oder duldet, obgleich er in der Lage gewesen wäre, es zu verhindern.

Es ist nicht erforderlich, daß der Täter weiß, daß er verpflichtet wäre, die betreffende weibliche Person in der vorgeschriebenen Weise aufklären zu lassen. Es ist deshalb auch ein Irrtum des Täters über den Umfang und die Art der Aufklärung unerheblich, so etwa, wenn er glaubt, die Aufklärung könne auch schriftlich erfolgen oder sie brauche nicht durch einen für das Deutsche Reich approbierten Arzt zu erfolgen oder sie brauche sich nur auf die anzuwendenden Vorsichtsmaßnahmen zu erstrecken.

Hat dagegen der Täter sich nicht über seine Rechtspflicht zur Aufklärung geirrt, sondern hat er infolge eines Tatsachenirrtums angenommen, daß er dieser Rechtspflicht genügt habe, so hat er nicht vorsätzlich gehandelt. Denn zum Begriffe des Vorsatzes gehört es auch, daß der Täter nicht der Überzeugung ist, daß er der Aufklärungspflicht so, wie das Gesetz sie tatsächlich (nicht nach der Meinung des Täters) formuliert hat, genügt habe. Hat der Täter also beispielsweise einen Mann, der sich als Arzt ausgegeben hat, mit der Aufklärung beauftragt und hat ihm dieser erklärt, daß er die Aufklärung, wie vorgeschrieben, vorgenommen habe, so hat der zur Pflege Verpflichtete zwar objektiv seiner Aufklärungspflicht nicht genügt, aber er hat das nicht vorsätzlich getan. Das Gleiche ist der Fall, wenn er einen Arzt mit der Aufklärung beauftragt und dieser ihm auch mitgeteilt hat, daß er die Aufklärung vorschriftsmäßig vorgenommen habe, während er in Wirklichkeit die betreffende weibliche Person lediglich über die Vorsichtsmaßnahmen belehrt hat.

Bezüglich der Kenntnis von der Geschlechtskrankheit des Kindes, also hier der bestehenden Gonorrhöe oder des Schankers, stellt das Gesetz („den Umständen nach kennen muß", vgl. § 5 Anm. 10) eine Beweisvermutung auf.

Die Ausnahme des § 14 Abs. 2 kommt bei dieser Zuwiderhandlung nicht in Betracht, da Tatbestandsmerkmal bei der Zuwiderhandlung gegen § 14 Ziff. 3 ja ist, daß das Kind an einer anderen Geschlechtskrankheit als Syphilis leidet.

In E II war in den damaligen § 11 — den jetzigen § 14 — noch folgende Bestimmung aufgenommen, daß sich strafbar mache, „wer ein mit Krankheitserscheinungen an der Haut oder an Schleimhäuten behaftetes Kind, für dessen Pflege er zu sorgen hat, von einer anderen Person als der Mutter stillen läßt, ohne vorher durch einen Arzt die Art der Krankheit feststellen zu lassen". Hiernach war Voraussetzung also lediglich, daß sich Krankheitserscheinungen irgendwelcher Art an der Haut oder an den Schleimhäuten des Kindes zeigten, daß es z. B. an sogenannten Schwämmchen litt. Es war nicht erforderlich, daß das Kind geschlechtskrank war, ja nicht einmal, daß es sich um eine Krankheit oder ein Leiden der Geschlechtsorgane handelte. In der Begr. zu E II ist für die Aufnahme dieser Vorschrift nichts näher zur Begründung aufgeführt worden. Desgleichen läßt sich nicht feststellen, weshalb diese Bestimmung nicht auch in E V und E VI aufgenommen worden ist. Sie ging zwar weit, aber nicht zu weit. Nach der jetzigen Formulierung ist es stets erforderlich, daß das Kind geschlechtskrank ist und daß dem Vater dies bekannt ist. Nach der damaligen Formulierung genügte auch schon der durch Ausschläge an der Haut oder an den Schleimhäuten ja immer bestehende Verdacht des Bestehens einer Geschlechtskrankheit, um den zur Pflege Verpflichteten rechtlich zu verpflichten, das Kind zunächst ärztlich untersuchen zu lassen, um festzustellen, ob es geschlechtskrank sei oder nicht.

5. Verbot, ein geschlechtskrankes Kind ohne vorherige Aufklärung in Pflege zu geben.

Das Verbot richtet sich gegen jedermann, der ein geschlechtskrankes Kind in Pflege gibt. Während in § 14 Ziff. 1 bis 3 unter einem „Kind", wie sich aus dem Zusammenhang ergibt, nur ein Säugling zu verstehen ist, ist der Begriff des Kindes im Sinn von § 14 Ziff. 4 nicht auf das Säuglingsalter beschränkt. Wie hoch die Grenze des Kindesalters im Sinne dieser Bestimmung anzusetzen ist, kann zweifelhaft sein. Die Abgrenzung des Kindesalters in anderen Gesetzen, die überdies schwankend ist, kann nicht maßgebend sein. Man wird wohl berechtigt sein, als Kinder im Sinne dieser Vorschrift alle Minderjährigen aufzufassen. Zum mindesten wird man alle Jugendlichen bis zu 18 Jahren als Kinder in diesem Sinne bezeichnen müssen, da sie noch nicht berechtigt sind, sich ihr Leben selbst zu bestimmen und da man von ihnen im allgemeinen noch nicht die erforderliche Einsicht voraussetzen darf, daß sie verpflichtet sind, denjenigen, bei denen sie sich in Pflege befinden, von ihrer Geschlechtskrankheit Mitteilung zu machen. Es kommt hier nicht wie in § 14 Ziff. 2 und 3 darauf an, ob der Täter für das Kind zu sorgen hat, ob ihm also eine gesetzliche oder vertragliche Rechtspflicht zur Sorge für das Kind zusteht. Es handelt sich vielmehr um ein rein tatsächliches Verhältnis zwischen dem Täter und dem Kind. Der Täter braucht nur tatsächlich in der Lage zu sein, das Kind in Pflege zu geben, ganz gleichgültig, ob er ein Recht dazu hat oder ob er unberechtigterweise handelt.

Das Kind muß geschlechtskrank sein. Im Gegensatz zu § 14 Ziff. 2 und 3 ist es gleichgültig, an welcher Geschlechtskrankheit es leidet. Daß die Geschlechtskrankheit mit Ansteckungsgefahr verbunden ist, ist auch hier nicht erforderlich.

Die Tätigkeit besteht in dem in Pflege geben, d. h. das Kind einer fremden Familie usw. geben, damit es dort wohnt und beköstigt wird. Auch wenn das Kind den mit den Eltern des Kindes nicht in ein und derselben Wohnung wohnenden Großeltern zur Pflege gegeben wird, ist dieses Tatbestandsmerkmal erfüllt. Es ist auch unerheblich, ob die Pflege entgeltlich oder unentgeltlich ausgeübt wird. Auch wenn das Kind in ein Alumnat, eine Pension, ein Waisenhaus usw. gegeben wird, um dort zu wohnen und beköstigt zu werden, wird das Kind in Pflege gegeben. In die Pflege geben Eltern ihre Tochter auch dann, wenn sie sie als Hausangestellte in Dienst geben. Wer nur den Auftrag eines anderen ausführt, gibt nicht selbst das Kind in Pflege. So etwa das Dienstmädchen, das im Auftrage des Vaters des Kindes das Kind in eine Pension bringt. Es hilft aber dem Vater bei der Unterbringung des Kindes und kann sich daher, wenn sich der Vater strafbar macht, unter Umständen wegen Beihilfe auch strafrechtlich verantwortlich machen.

Löwenstein („Deutsche Zeitschrift für Wohlfahrtspflege“ Jhg. 2 S. 613) ist anscheinend der Ansicht, daß es sich um „Pflegekinder“ im Sinne des § 19 des Reichsjugendwohlfahrtsgesetzes vom 9. Juli 1922 handelt. Anders kann man wenigstens seine unklaren Ausführungen kaum verstehen: „Jedes Kind, welches in Pflege gegeben wird, muß selbst auf alle Zeichen einer Geschlechtskrankheit im Sinne des § 19 RJWG. untersucht werden. Pflegeeltern, die ein Kind in Pflege nehmen, sollen u. a. auch auf das Vorliegen von Syphilis im Sinne des § 19 RJWG. untersucht werden.“ Nach § 19 RJWG. sind aber Pflegekinder nur „Kinder unter 14 Jahren, die sich dauernd oder nur für einen Teil des Tages, jedoch regelmäßig, in fremder Pflege befinden, es sei denn, daß von vornherein feststeht, daß sie unentgeltlich in vorübergehende Bewahrung genommen werden“. Zum Schutz der Pflegekinder im Sinn des § 19 RJWG. gelten die besonderen Bestimmungen der §§ 20 ff. RJWG. § 14 Nr. 4 des Gesetzes zum Schutz der Geschlechtskrankheiten hat aber nicht den Schutz der Pflegekinder, sondern den Schutz der Pflegeeltern im Auge; auch bezieht sich diese Bestimmung auch auf solche in Pflege gegebene Kinder, die nicht Pflegekinder in dem beschränkteren Sinne des RJWG. sind.

Verboten ist das In-Pflege-geben, auch wenn die obigen Tatbestandsmerkmale gegeben sind, nur dann, wenn den Pflegeeltern des Kindes nicht *Mitteilung von der Krankheit des Kindes* gemacht wird. Zur Mitteilung verpflichtet ist an sich derjenige, der das Kind in Pflege gibt. Wird aber die entsprechende Mitteilung, wenn auch ohne sein Vorwissen, durch einen Dritten gegeben, so handelt derjenige, der das Kind in Pflege gibt, nicht mehr unerlaubt. Es ist aber zu beachten, daß dem Sinn der Bestimmung nach eine Mitteilung über die Geschlechtskrankheit den Pflegeeltern *vor* oder *bei* dem In-Pflege-geben gemacht werden muß. Eine nachträgliche Mitteilung, nachdem das Kind schon in Pflege gegeben worden ist, genügt nicht, gleichgültig von wem sie gemacht wird. Das ergibt sich aus dem Zweck der Vorschrift des § 14 Ziff. 4, eine Gefährdung der Pflegeeltern nach Möglichkeit zu verhüten und ihnen die Möglichkeit zu geben, nach Kenntnis der Sachlage sich zu entschließen, ob sie das Kind in Pflege nehmen und die damit immerhin verbundene Ansteckungsgefahr mit in den Kauf nehmen wollen oder nicht.

Im Gegensatz zu § 14 Ziff. 3 ist lediglich eine Mitteilung über die Krankheit vorgeschrieben. Es ist also nicht erforderlich, daß diese Mitteilung mündlich erfolgt und daß sie durch einen Arzt geschieht. Nach dem Wortlaut ist es auch nur erforderlich, daß über „die Krankheit“ Mitteilung gemacht wird, nicht wie nach § 14 Ziff. 3 über „die Krankheit und die gebotenen Vorsichtsmaßnahmen“. Hiernach muß es als genügend angesehen werden, wenn die Mitteilung etwa lediglich dahin lautet, daß das Kind an Syphilis leidet oder dahin, daß es an Gonorrhöe leidet. Empfehlen wird es sich allerdings, daß über diesen unbedingt erforderlichen Inhalt der Mitteilung hinausgegangen wird und daß auch Belehrungen über Vorsichtsmaßnahmen gegeben werden, am besten durch Vermittlung eines Arztes. Dies schon mit Rücksicht auf die möglicherweise sonst eintretende Schadensersatzpflicht (vgl. unten Anm. 9).

Die vorsätzliche Zuwiderhandlung gegen § 14 Ziff. 4 ist strafbar.

Vorsätzlich handelt der Täter, wenn er weiß, daß er ein Kind in Pflege gibt; wenn er weiter weiß, daß das Kind geschlechtskrank ist, gleichgültig, ob die Geschlechtskrankheit mit Ansteckungsgefahr verbunden ist oder nicht. Daß er weiß, daß er zur Mitteilung an die Pflegeeltern verpflichtet ist, ist nicht erforderlich. Wenn er aber infolge eines tatsächlichen Irrtums der Überzeugung ist, daß er den Pflegeeltern von der Krankheit Mitteilung gemacht hat, während es in Wirklichkeit gar nicht die Pflegeeltern gewesen sind, denen er diese Mitteilung gemacht hat, so handelt er nicht vorsätzlich.

Für die Kenntnis der Geschlechtskrankheit des Kindes ist durch die § 5 entsprechende Formulierung („oder den Umständen nach kennen muß") eine Beweisvermutung aufgestellt, nicht aber fahrlässige Unkenntnis für genügend erklärt (vgl. § 5 Anm. 10).

Der Fall des § 14 Abs. 2 kann aus tatsächlichen Gründen bei einer Zuwiderhandlung gegen § 14 Ziff. 4 nicht vorliegen, weil die strafbare Handlung nicht in einem Stillen oder einem Stillenlassen besteht.

6. Das Stillen oder Stillenlassen eines syphilitischen Kindes durch eine Syphilitische.

§ 14 Abs. 2 erklärt das Stillen oder Stillenlassen eines syphilitischen Kindes durch eine weibliche Person, die selbst an Syphilis leidet, für straflos. Der gesetzgeberische Grund für diese Vorschrift ist die Erwägung, daß für die Stillende hiervon kein Schaden zu befürchten ist, während für das Kind die Ernährung mit Frauenmilch von großem Nutzen sein kann (Begr. S. 11).

Aus tatsächlichen Gründen kommt diese Vorschrift nur für die Fälle des § 14 Ziff. 1 und 2 in Frage, da Ziff. 3 ein Kind voraussetzt, das an einer anderen Geschlechtskrankheit als Syphilis leidet und da Ziff. 4 zur Voraussetzung hat, daß das Kind in Pflege gegeben, aber nicht gestillt wird.

Das Stillen oder Stillenlassen ist in dem erwähnten Fall straflos mit Rücksicht auf die Ungefährlichkeit der Handlung, ohne Rücksicht darauf, ob der Täter gewußt hat, daß die Stillende bezw. daß das Kind an Syphilis erkrankt war.

7. Strafdrohungen.

Angedroht sind bei Zuwiderhandlungen Gefängnis von einem Tage bis zu einem Jahre in Verbindung mit Geldstrafe von 3 *RM* bis zu 10 000 RM und bei Gewinnsucht gemäß § 27 a StGB. bis zu 100 000 RM oder eine dieser Strafen. Wegen der Einzelheiten vgl. § 5 Anm. 13.

8. Verjährung der Strafverfolgung.

Die Verjährung tritt gemäß § 67 StGB. erst nach fünf Jahren ein. In allen vier Fällen handelt es sich um Dauerdelikte. Das Delikt endet erst, wenn das Stillen endgültig aufhört bezw. das Kind aus der Pflege genommen wird oder die ärztliche Unterweisung bezw. Mitteilung über die Krankheit nachgeholt wird. Das ist wichtig für die Frage der Verjährung der Strafverfolgung, die erst von dem Augenblick der Beendigung des Deliktes an läuft (Klee in der „Deutschen Richterzeitung" 1927 S. 335).

9. Schadensersatzpflicht.

Wer sich gegen die Vorschriften des § 14 vergeht, macht sich unter Umständen auch schadensersatzpflichtig (vgl. Konrad Hellwig in ZBG. Bd. 1 S. 30 ff.).

§ 15.

Mit Geldstrafe bis zu einhundertfünfzig Reichsmark oder Haft wird bestraft:

1. eine Amme, die ein fremdes Kind stillt, ohne im Besitz eines unmittelbar vor Antritt der Stellung ausgestellten ärztlichen Zeugnisses darüber zu sein, daß an ihr keine Geschlechtskrankheit nachweisbar ist;
2. wer zum Stillen eines Kindes eine Amme in Dienst nimmt, ohne sich davon überzeugt zu haben, daß sie im Besitze des in Nr. 1 bezeichneten Zeugnisses ist;
3. wer, abgesehen von Notfällen, ein Kind, für dessen Pflege er zu sorgen hat, von einer anderen Person als der Mutter stillen läßt, ohne vorher im Besitz eines ärztlichen Zeugnisses darüber zu sein, daß eine gesundheitliche Gefahr für die Stillende nicht besteht.

Die Vorschriften des Abs. 1 finden im Falle des § 14 Abs. 2 keine Anwendung.

1. Bedeutung der Vorschrift.

Während § 14 durch seine Bestimmungen unmittelbar eine Gefährdung des Kindes und der Pflegeeltern oder der Amme verhindern will und deshalb das Stillen oder Stillenlassen oder In-Pflege-geben unter bestimmten Umständen entweder ganz verbietet oder von gewissen Voraussetzungen, von einer Belehrung oder von einer Mitteilung abhängig macht, geht § 15 noch weiter. § 14 kommt nur dann in Frage, wenn ein Kind oder die Stillende geschlechtskrank sind. Die Bestimmungen des § 15 dagegen gelten ohne Rücksicht darauf, ob das Kind oder die Amme tatsächlich geschlechtskrank sind oder nicht. Als Regelfall ist sogar an diejenigen Fälle gedacht, in denen eine Geschlechtskrankheit tatsächlich nicht vorliegt. Es wird durch § 15 mittelbar sowohl für die Stillende als auch für denjenigen, der für das zu stillende Kind zu sorgen hat, die Verpflichtung eingeführt, nicht zu stillen und nicht stillen zu lassen, bevor nicht Amme oder Kind ärztlich untersucht worden sind.

Nach pr. vorl. Anw. XI ist ein Hinweis auf die Bestimmungen des § 15 gegenüber Jugendämtern, Fürsorgestellen für Mutter und Kind, Hebammen usw. in einem besonderen Erlaß geplant.

2. Verbot ohne ärztliches Zeugnis zu stillen.

Die Vorschrift richtet sich nur an Ammen, nicht wie § 14 Ziff. 1 gegen jede weibliche Person, die ein fremdes Kind stillt (vgl. auch § 14 Ziff. 2 und 3 sowie § 14 Abs. II). Der Ausdruck Amme wird nur noch in § 15 Ziff. 2 verwendet. § 15 Ziff. 3 bezieht sich wiederum auf alle Personen (außer der Mutter), die ein Kind stillen. Unter einer Amme pflegt man nach dem Sprachgebrauch nur solche Frauen zu verstehen, die das Stillen entgeltlich betreiben, die mit den Eltern des Kindes einen Dienstvertrag schließen, bei ihnen eine Stellung als Amme annehmen. Daß in diesem Sinne das Wort auch hier aufzufassen ist, ergibt sich daraus, daß in § 15 Ziff. 1 vom „Antritt der Stellung" die Rede ist und in Ziff. 2 davon, daß der Täter eine Amme „in Dienst nimmt".

Einer Amme ist es verboten ein fremdes Kind zu stillen, ohne im Besitz eines unmittelbar vor Antritt der Stellung ausgestellten ärztlichen Zeugnisses darüber zu sein, daß an ihr keine Geschlechtskrankheit nachweisbar ist. Stillen ist das Anlegen eines Säuglings an die Brust und das Trinkenlassen der Muttermilch. Zu den Dienstobliegenheiten einer Amme gehört zwar auch noch eine weitere Tätigkeit, die mit dem Stillen unmittelbar zusammenhängt, so das Aufbinden des Kindes, das Herausnehmen aus dem Wagen, das Trockenlegen, Saubermachen usw. Gewiß ist es richtig, daß alle diese Tätigkeiten „mit entsprechender Sorgfalt und Reinlichkeit" vorgenommen werden müssen, weil sonst das hilflose Kind leicht Schaden leiden kann. Es geht aber nicht an, mit Posener S. 45 daraus zu schließen, daß auch diese vorbereitenden Tätigkeiten mit zum „Stillen" zu rechnen seien. Das ist eine unzulässige ausdehnende Auslegung einer Strafvorschrift.

Nur das Stillen eines fremden Kindes, d. h. nicht das Stillen ihres eigenen leiblichen Kindes, ist der Amme verboten. Das Zeugnis, in dessen Besitz sie sein muß, muß ein ärztliches Zeugnis sein, d. h. es muß von einem für das Deutsche Reich approbierten Arzt ausgestellt sein. Es muß dahin lauten, daß „eine Geschlechtskrankheit nicht nachweisbar" ist. In E 1918 § 7 Ziff. 1 war eine andere Formulierung gewählt. Hiernach hatte das ärztliche Zeugnis dahin zu lauten, daß die Amme „nicht an einer Geschlechtskrankheit leidet". Diese Formulierung hat aber schon E I durch die jetzige Formulierung ersetzt. Maßgebend ist hierfür wohl die Erwägung gewesen, daß auch bei sorgsamster ärztlicher Untersuchung in manchen Fällen nicht mit einer jede Möglichkeit eines Irrtums ausschließenden Sicherheit festgestellt werden kann, daß die betreffende Person an einer Geschlechtskrankheit nicht leidet, sondern nur, daß irgendwelche Symptome einer Geschlechtskrankheit an ihr weder bei äußerlicher Untersuchung noch bei Vornahme der Wassermann-Reaktion usw. zurzeit nachweisbar sind. Es wird mithin auch durch das ärztliche Zeugnis keine Gewähr dafür geschaffen, daß die Amme zur Zeit der Untersuchung, geschweige denn zur Zeit des Antritts der Stellung oder zur Zeit des Stillens nicht geschlechtskrank ist.

Für das Zeugnis ist ein amtlicher Vordruck (vgl. Anhang) herausgegeben. Die Ausführungsbestimmungen, so z. B. pr. vorl. Anw. VIII 9, schreiben vielfach seine Benutzung vor. Das ist auch sehr zweckmäßig. Der Arzt, der dies aber nicht tut, macht sich nicht strafbar. Die Folge wäre aber im allgemeinen nur die, daß die Gesundheitsbehörden, die von einem solchen Fall erfahren, berechtigt sind, Ausstellung eines vorschriftsmäßigen Zeugnisses zur Fortsetzung des Stillens zu verlangen. Unter Umständen kann sich auch der Arzt, der ein sachlich nicht ausreichendes Zeugnis ausgestellt hat, ehrengerichtlich verantwortlich machen. Unmittelbar bindet ihn aber die pr. vorl. Anw. VIII 9 nicht. Die Amme oder derjenige, der für die Pflege des Kindes zu sorgen hat, machen sich nicht strafbar, wenn sie sich mit einem ärztlichen Zeugnis begnügen, das nicht auf einem etwa ausgegebenen amtlichen Vordruck abgefaßt ist. Praktisch wird es auch kaum vorkommen, daß sie sich strafbar machen, wenn sie nur ein sachlich nicht ausreichendes Zeugnis besitzen. Dies könnte höchstens dann der Fall sein, wenn ihnen bekannnt ist, daß das Zeugnis den zu stellenden Anforderungen nicht entspricht, wenn sie etwa wissen, daß das Zeugnis ohne die erforderliche Untersuchung des Kindes und der Mutter ausgestellt ist und daß dies kein ausreichendes Zeugnis im Sinne des § 15 ist oder wenn sie wissen, daß der betreffende Arzt im Deutschen Reich nicht approbiert worden ist und daß sein Zeugnis daher den Bestimmungen nicht entspricht.

Das Zeugnis muß vor Antritt der Stellung ausgestellt sein. Antritt der Stellung ist der tatsächliche Dienstantritt, nicht der Abschluß des Dienstvertrages. Als Dienstantritt wird man hier nicht das Zuziehen der Amme in die Hausgemeinschaft ihres Dienstherrn ansehen dürfen, sondern den Beginn ihrer tatsächlichen Dienstleistungen durch Stillen des fremden Kindes. Denn aus der Fassung der Bestimmung ergibt sich unzweideutig, daß die Amme sich erst durch das Stillen strafbar macht, daß es also nicht verboten ist, einen Dienstvertrag zu schließen oder in die Hausgemeinschaft des Dienstherrn zu ziehen, ohne im Besitze eines solchen Zeugnisses zu sein. Dann wäre es aber widersinnig, wenn man die Amme, die das fremde Kind stillt, zwar dann, wenn das Zeugnis vor ihrem Zuzuge zu dem Dienstherrn ausgestellt ist, für straffrei halten, aber als strafbar ansehen würde, wenn das Zeugnis zwar nach ihrem Zuzug, aber noch vor Beginn des Stillens ausgestellt ist. Im letzteren Fall gibt das ärztliche Zeugnis, da es neuer ist, eine größere Gewähr dafür, daß die Amme beim Beginn des Stillens tatsächlich nicht an einer Geschlechtskrankheit leidet als in dem ersten Fall. Andererseits wird durch den bloßen Zuzug der Amme in die Hausgemeinschaft des Dienstherrn eine irgendwie in Betracht kommende Gefahr der Übertragung der Geschlechtskrankheit auf das Kind noch nicht herbeigeführt; auch richtet sich § 15 Ziff. 1 ja überhaupt nicht gegen diese Gefahr, sondern nur gegen die Gefahr der Übertragung der etwaigen Geschlechtskrankheit durch das Stillen. Man wird deshalb sich dahin entscheiden müssen, daß es ausreichend ist, wenn das Zeugnis vor dem Beginn des Stillens erlangt ist. Dabei ist allerdings nicht zu verkennen, daß die Formulierung der entsprechenden Übertretung des Dienstherrn in Ziff. 2 („in Dienst nimmt") gegen diese Auslegung sprechen könnte. Entscheidend ist dieser Einwand aber nicht (vgl. unten Anm. 3).

Das ärztliche Zeugnis muß „u n m i t t e l b a r" vor Antritt der Stellung ausgestellt sein. Ein fester Maßstab dafür, wann ein Zeugnis als unmittelbar vor Antritt des Dienstes ausgestellt gelten kann, läßt sich nicht angeben. In dem Wort unmittelbar kommt die Tendenz des Gesetzes zum Ausdruck, möglichst große Gewähr dafür zu geben, daß die Amme auch tatsächlich nicht an einer Geschlechtskrankheit zur Zeit des Antritts des Dienstes leidet. Der entscheidende Zeitpunkt ist dabei der Beginn des Stillens (vgl. oben). Es liegt daher auch im Sinn des Gesetzes, wenn bei der Auslegung davon ausgegangen wird, daß das Wort unmittelbar eine zeitliche Beziehung zwischen diesem Zeitpunkt und zwischen der Ausstellung des ärztlichen Zeugnisses herstellen soll. Negativ läßt sich sagen, daß ein Zeugnis, das wochenlang oder gar monatelang vor diesem Zeitpunkt ausgestellt worden ist, auf keinen Fall mehr als ausreichend angesehen werden kann. Das würde wichtig sein für den Fall, daß die Amme schon einige Wochen vor dem Beginn des Stillens zugezogen ist, vorausgesetzt, daß man schon in der Aufnahme in die häusliche Gemeinschaft den Antritt der Stellung erblicken würde. Selbst wenn sie vor dem Zuzug ärztlich untersucht sein und ein vorschriftsmäßiges Zeugnis erhalten haben sollte, würde das doch nicht ausreichen. Sie würde gegen § 15 Ziff. 1 verstoßen, wenn sie, ohne sich nochmals ein Zeugnis ausstellen zu lassen, nach Wochen mit dem Stillen beginnen würde. Liegt aber zwischen dem Zuzug der Amme und dem Beginn des Stillens nur eine Spanne von einigen Tagen, so wird man in der Regel nicht verlangen können, daß die Amme ein neues ärztliches Zeugnis beibringt. Das wird selbst für den Fall gelten, daß sie inzwischen nachweisbar geschlechtlichen Verkehr gehabt hat. Dadurch wird allerdings die Möglichkeit der frischen Ansteckung der Amme und damit die Möglichkeit, daß das vorher ausgestellte ärztliche Zeugnis wertlos ist, geschaffen. Aber der Gesetzgeber hat den Grundgedanken, der zur Schaffung der Bestimmung des § 14 Ziff. 1 geführt hat, sowieso nicht folgerichtig durchgeführt. Sonst würde er eine dauernde ärztliche Überwachung der Amme oder doch wenigstens ihre periodische Untersuchung während der ganzen Zeit, wo sie das fremde Kind stillt, gefordert haben.

Die Ausstellung des Zeugnisses muß unmittelbar vor Antritt des Dienstes erfolgt sein. Als Zeitpunkt der Ausstellung wird im allgemeinen der Tag zu gelten haben, an welchem das ärztliche Zeugnis niedergeschrieben und datiert ist. Dabei ist aber stillschweigende Voraussetzung, daß die Niederschrift des Zeugnisses auch im unmittelbaren Anschluß an die ärztliche Untersuchung stattgefunden hat, daß die Untersuchung also spätestens am Tage vorher abgeschlossen — nicht begonnen — ist. Denn nur die Tatsache, daß die maßgebende Untersuchung unmittelbar vor Antritt der Stellung erfolgt ist, gibt eine gewisse Gewähr dafür, daß das Ergebnis der Untersuchung auch noch in diesem Zeitpunkt zutreffend ist. Und nur unter dieser Voraussetzung hat das Zeugnis ja überhaupt einen Wert. Ergibt sich also aus dem Zeugnis selbst, daß die Untersuchung schon längere Zeit vor dem Tage der Ausstellung des Zeugnisses stattgefunden hat, so ist als Zeitpunkt der Ausstellung des Zeugnisses nicht der Tag anzunehmen, von dem das Zeugnis datiert ist, sondern der Tag, an dem die Untersuchung seinerzeit vorgenommen worden ist, mithin der Tag, an dem das Zeugnis eigentlich hätte ausgestellt werden sollen.

Die Amme muß im Besitz eines solchen Zeugnisses sein. Im Besitz eines solchen Zeugnisses ist sie dann, wenn ihr das Zeugnis von dem Arzt übermittelt worden ist. Es genügt also nicht, daß die maßgebende Untersuchung schon stattgefunden hat und daß der Arzt der Amme überdies mitgeteilt hat, daß keinerlei Bedenken bestehen, sondern es ist erforderlich, daß das schriftliche Zeugnis schon ausgeschrieben und überdies der Amme durch den Arzt übermittelt worden ist. Dieser Übermittlung an die Amme wird man es gleichstellen dürfen, wenn das Zeugnis von dem Arzt im Einvernehmen mit der Amme unmittelbar an den Dienstherrn, bei dem die Amme in Dienst treten wollte, geschickt worden ist. Denn ebensowenig wie die Amme dadurch, daß sie das ihr übergebene oder zugeschickte Zeugnis ihrem Dienstherrn, der von ihm ja gemäß § 15 Ziff. 2 Kenntnis nehmen muß, übergibt, an dem Zeugnis den „Besitz" verliert, ebenso muß man auch sagen, daß sie das Zeugnis „besitzt", wenn es mit ihrem Einverständnis unmittelbar an den

Dienstherrn geschickt wird. Die Amme braucht andererseits nur im Besitz eines solchen Zeugnisses zu sein. Es ist ihr nicht die Pflicht auferlegt, dieses Zeugnis dem Dienstherrn zu übergeben oder auch nur es ihm vorzulegen zur Einsichtnahme. Tut sie das nicht, so wird allerdings der Dienstherr den Dienstvertrag nicht abschließen oder von ihm zurücktreten, da er dann seiner Verpflichtung gemäß § 15 Ziff. 2 nicht nachkommen kann. Die Amme selbst aber handelt gegen keine Vorschrift.

Die Amme macht sich strafbar, wenn sie vorsätzlich gegen das Verbot verstößt. Vorsätzlich handelt sie, wenn sie weiß, daß sie ein fremdes Kind stillt, daß sie nicht im Besitz eines ärztlichen Zeugnisses darüber ist, daß an ihr eine Geschlechtskrankheit nicht nachweisbar ist oder daß dieses Zeugnis nicht unmittelbar vor Antritt ihres Dienstes ausgestellt worden ist. Besitzt sie ein solches Zeugnis, ohne daß sie weiß, daß sie trotzdem an einer Geschlechtskrankheit leidet, so macht sie sich selbst dann nicht strafbar, wenn sie tatsächlich an einer Geschlechtskrankheit leidet und ihr dies nur aus Fahrlässigkeit unbekannt geblieben ist. Weiß sie aber, daß sie an einer Geschlechtskrankheit leidet, so macht sie sich, wenn sie im Besitz des vorgeschriebenen ärztlichen Zeugnisses ist, zwar nicht einer Übertretung gegen § 15 Ziff. 1 schuldig, wohl aber eines Vergehens gegen § 14 Ziff. 1. Das ärztliche Zeugnis, das ja auch nur dahin lautet, daß eine Geschlechtskrankheit nicht nachweisbar ist, nicht dahin, daß eine Geschlechtskrankheit nicht besteht, gibt also nicht einen Freibrief.

Ist die Amme nicht im Besitze eines vorschriftsmäßigen Zeugnisses und stillt sie trotzdem das fremde Kind, so macht sie sich gemäß § 15 Abs. II dann nicht strafbar, wenn sie selbst syphilitisch ist und das Kind gleichfalls an Syphilis leidet. Dabei ist es gleichgültig, ob die Amme ihre Krankheit und die Krankheit des Kindes kennt oder nicht.

3. Verbot eine Amme in Dienst zu nehmen, ohne sich von dem Zeugnis überzeugt zu haben.

Das Verbot des § 15 Ziff. 2 richtet sich gegen den Dienstherrn einer Amme. Es entspricht dem für die Amme bestehenden Verbot des § 15 Ziff. 1.

Über den Begriff der Amme vgl. oben Anm. 2. Die Amme handelt nicht unerlaubt, wenn sie das vorschriftsmäßige Zeugnis hat, es aber vor oder bei Dienstantritt nicht vorzeigt (vgl. oben Anm. 2). Wohl aber ist der Dienstherr verpflichtet, sich davon zu überzeugen, daß die Amme ein vorschriftsmäßiges Zeugnis hat. Wie er sich die Überzeugung verschaffen soll, davon ist nichts gesagt. Es wird als erforderlich zu erachten sein, daß entweder der Dienstherr selbst oder doch in seinem Auftrage ein von ihm Bevollmächtigter, etwa die Ehefrau oder der Hausarzt usw., persönlich Einsicht in das Zeugnis nehmen.

Sie müssen sich dabei auch davon überzeugen, daß es sich dem äußeren Anschein nach um ein den Vorschriften entsprechendes Zeugnis handelt, daß es also insbesondere ein ärztliches Zeugnis ist, daß es unmittelbar vor Dienstantritt ausgestellt worden ist und daß es dahin lautet, daß eine Geschlechtskrankheit nicht nachweisbar sei. (Über diese Erfordernisse im einzelnen vgl. Anm. 2.) Entspricht das Zeugnis diesen Anforderungen offensichtlich nicht, so hat sich der Dienstherr nicht davon überzeugt, daß die Amme das vorgeschriebene Zeugnis hat. Er darf dann die Amme nicht in Dienst nehmen, bis sie ihm ein neues vorschriftsmäßiges Zeugnis vorgelegt hat. Entspricht das Zeugnis dem äußeren Anschein nach den Anforderungen, so darf sich der Dienstherr damit begnügen. Er ist nicht etwa verpflichtet — im Einverständnis mit der Amme — Rückfragen bei dem betreffenden Arzt zu halten, um sich noch größere Gewißheit zu verschaffen, daß auch tatsächlich alles in Ordnung ist.

Für den Inhalt des Zeugnisses ist insbesondere folgendes zu beachten: Der Dienstherr muß sich von dem Besitz des Zeugnisses überzeugt haben, bevor er die Amme „zum Stillen eines Kindes ... in Dienst nimmt". In diesem Zusammenhang wird man das Indienstnehmen ebenso auszulegen haben wie in § 15 I Ziff. 1, es also mit dem Antritt der Stellung gleichzusetzen haben. Auch ein Indienstnehmen liegt also noch nicht vor bei Abschluß des Dienstvertrages, sondern erst bei Aufnahme in die Hausgenossenschaft und zwar auch dann erst, wenn tatsächlich mit dem Stillen begonnen wird. Der Dienstherr muß sich also vor dem Stillenlassen davon überzeugen, daß die Amme im Besitz des vorgeschriebenen Gesundheitszeugnisses ist.

Nach Reckzeh („Zeitschrift für die gesamte Versicherungswissenschaft" Bd. 27 S. 328) zeigen Kinder, die mit angeborener Syphilis behaftet sind, zwar häufig gut erkennbare Krankheitserscheinungen, werden vielfach aber auch ohne alle erkennbaren Krankheitszeichen geboren und sind gerade deshalb für ihre Umgebung eine große Gefahr der Ansteckung.

Ebenso kommt es nach Jadassohn S. 35 f. häufig vor, daß ein Neugeborenes vollständig frei von syphilitischen Symptomen ist und dann erst nach Wochen oder Monaten offensichtlich erkrankt, obgleich es die Spirochäten von Geburt bezw. vom Leben im Mutterleib an in sich trägt. Daß ein solches Kind die Amme anstecken könne, sei zweifellos. Die einzige Methode, um dies zu verhüten, sei die Untersuchung auch der Mutter des Kindes. Das Gesundheitszeugnis könne daher grundsätzlich nur nach Untersuchung der Mutter des zu stillenden Kindes ausgestellt werden. Es kommt hier nach Jadassohn vor allem auf die Syphilis an. Die Syphilisfreiheit insbesondere von Kindern in den ersten Monaten könne einwandfrei nur dadurch festgestellt werden, daß auch die Mutter untersucht werde. Dies müsse daher vor Ausstellung des Zeugnisses in allen

Fällen geschehen. Auch Löwenstein („Deutsche Zeitschrift für Wohlfahrtspflege" Jhg. 2 S. 613) weist zutreffend darauf hin, daß bei der Untersuchung des Kindes auch darauf Rücksicht genommen werden müsse, daß sich syphilitische Erscheinungen nach einem Latenzstadium nicht selten erst nach Monaten zeigen und daß deshalb zur Feststellung, ob ein Kind syphilitisch sei, auch eine Untersuchung der Mutter vorgenommen werden müsse. Zu weit aber geht es, wenn er hinzufügt, die Ausführungsbestimmungen sollten die Blutuntersuchung jeder Schwangeren und die Blutuntersuchung bei der Geburt durch Untersuchung des Plazentarblutes vorsehen, um festzustellen, ob Syphilis der Mutter vorliegt. Er übersieht dabei, daß sich das Gesetz nur gegen die mit Ansteckungsgefahr verbundenen Geschlechtskrankheiten richtet und daß daher die Ausführungsbestimmungen nicht darüber hinausgehende Vorschriften vorsehen dürfen.

Die pr. vorl. Anw. VIII Abs. 9 bestimmt, daß bei der Ausstellung eines Zeugnisses über den Gesundheitszustand der Amme etwa amtlich herausgegebene Vordrucke benützt werden sollen. Ein Zeugnis, das gegen diese Bestimmung verstößt, ist nur dann unzulänglich, wenn sich auch sachliche Bedenken gegen die Zuverlässigkeit des Zeugnisses ergeben. Jadassohn S. 36 hält z. B. vor der Ausstellung des Gesundheitszeugnisses an die Amme in allen Fällen die Blutuntersuchung auf Syphilis und die mikroskopische Untersuchung auf Gonokokken selbst bei vollständig negativem klinischem Befund für unentbehrlich. Dem ist beizustimmen. Sollte nun ein amtlicher Vordruck die Anwendung dieser Untersuchungsmethoden verlangen und das der Amme ausgestellte Zeugnis über ihre Anwendung keine Auskunft geben, so würde das Zeugnis nicht nur formell gegen pr. vorl. Anw. VIII Abs. 9 verstoßen, sondern auch sachlich unzulänglich sein. Sollte beispielsweise nach dem amtlichen Vordruck zweckmäßigerweise auch verlangt werden, daß nicht nur das Kind, sondern auch die Mutter auf Syphilis untersucht worden ist und daß das Ergebnis dieser Untersuchung in dem Zeugnis zum Ausdruck kommt, so würde ein ärztliches Zeugnis, das sich darüber nicht ausläßt, als ein vorschriftsmäßiges ärztliches Zeugnis nicht anzuerkennen sein. In dem amtlichen Vordruck (vgl. Anhang) kommt dies nicht zum Ausdruck.

Im übrigen vgl. über die Folgen der Nichtbeachtung dieser Bestimmung oben Anm. 2.

Die Vorschrift des § 15 Ziff. 2 ist nicht im Interesse der Gesundheit der Amme gegeben, sondern im Interesse der Gesundheit des Kindes.

Strafbar macht sich der Dienstherr dann, wenn er vorsätzlich gegen das Verbot verstößt. Vorsätzlich handelt er dann, wenn er die Amme stillen läßt, ohne daß er sich davon überzeugt hat, daß sie im Besitz eines vorschriftsmäßigen Zeugnisses ist. Dies auch dann, wenn die Amme nicht nur kerngesund ist, sondern auch im Besitz eines vorschriftsmäßigen Zeugnisses ist. Schwieriger ist die

Frage, ob sich der Dienstherr auch dann strafbar macht, wenn er der Meinung ist, sich in zuverlässiger Weise von dem Besitz des Zeugnisses überzeugt zu haben, während er dies in Wirklichkeit nicht getan hat. So etwa, wenn sich der Dienstherr lediglich auf die Angaben der Amme verlassen und auf Grund dieser Angaben die Überzeugung gewonnen hat, daß sie tatsächlich im Besitz eines Zeugnisses sei, obgleich er sich nicht durch Augenschein davon überzeugt hat, daß die Angaben der Amme auch tatsächlich zuverlässig sind. Wenngleich es zweifelhaft sein kann, ob es sich in diesem Fall nicht nur um einen nicht beachtlichen Rechtsirrtum über den Begriff des „Sichüberzeugens" handelt, wird man doch davon auszugehen haben, daß das Gesetz lediglich verlangt, daß sich der Dienstherr von dem Besitz des Zeugnisses überzeugt hat, ohne daß im Gesetz zum Ausdruck kommt, in welcher Weise die Überzeugung gewonnen sein soll, und daß der Dienstherr dann nicht vorsätzlich handelt, wenn er der Ansicht ist, daß er die von dem Gesetz geforderte Überzeugung tatsächlich gewonnen hat. Es würde dann nur ein fahrlässiges Verhalten vorliegen, das aber nicht strafbar ist.

Ist das Kind syphilitisch und ist gleichzeitig auch die Amme syphilitisch — mag der Dienstherr dies wissen oder nicht — so macht sich der Dienstherr nicht strafbar, wenn er sich nicht von dem Besitz des vorschriftsmäßigen Zeugnisses der Amme überzeugt hat (§ 15 Abs. II).

Ist das Kind gesund und die Amme geschlechtskrank, obgleich sie das vorschriftsmäßige Zeugnis hat, und weiß der Dienstherr, der sich von dem Besitz des vorgeschriebenen Zeugnisses überzeugt hat, daß die Amme trotzdem geschlechtskrank ist, so macht er sich trotzdem nicht strafbar, wenn er in Kenntnis des Sachverhalts die Amme das Kind stillen läßt. Dagegen macht sich die Amme gemäß § 15 Ziff. 1 in einem solchen Falle strafbar. Wird durch das Stillen das bisher gesunde Kind mit der Geschlechtskrankheit angesteckt, so macht sich der Dienstherr dann allerdings einer vorsätzlichen oder fahrlässigen Körperverletzung schuldig, je nach den Umständen. Auch die Amme würde in diesem Fall wegen vorsätzlicher oder fahrlässiger Körperverletzung zu bestrafen sein, während die Bestrafung aus § 15 Ziff. 1 entfallen würde. Dienstherr und Amme würden als Mittäter zu bestrafen sein.

4. Verbot ein Kind durch eine andere als die Mutter stillen zu lassen, ohne im Besitz eines ärztlichen Zeugnisses über das Kind zu sein.

In E II war eine dem § 15 Ziff. 3 entsprechende Bestimmung überhaupt nicht enthalten. Bei der Ausschußberatung wurde von den Sozialdemokraten ein Antrag gestellt, folgende Ziff. 3 einzufügen: „wer ein Kind, für dessen Pflege er zu sorgen hat, von einer anderen Person als der Mutter stillen läßt, ohne im Besitze eines unmittelbar vorher ausgestellten Zeugnisses darüber zu sein, daß weder an dem Kinde noch an dessen Mutter eine Geschlechtskrankheit nachweisbar ist". Hiernach mußte sich das ärztliche Zeugnis also nicht nur auf den Gesundheitszustand des Kindes, sondern auch auf den Gesundheitszustand der Mutter beziehen, jedesmal aber nur insoweit, als eine geschlechtliche Erkrankung in Frage kommt. Gegen den Widerspruch des Regierungsvertreters wurde dieser Antrag in der ersten Lesung des Ausschusses angenommen (Ber. I S. 10).

In der zweiten Lesung des Ausschusses wurde auf Grund eines demokratischen Antrages die Ziff. 3 folgendermaßen gefaßt: „wer ein Kind, für dessen Pflege er zu sorgen hat, von einer anderen Person als der Mutter stillen läßt, ohne vorher einen Arzt zu Rate gezogen zu haben" (Ber. I S. 15). Hier kam also nicht mehr zum Ausdruck, daß sich die Untersuchung nur auf eine etwaige Geschlechtskrankheit beziehen sollte und andererseits war nicht mehr zwingend vorgeschrieben, daß nicht nur das Kind, sondern auch die Mutter ärztlich untersucht werden sollte. Der Sache nach sollte aber die in erster Lesung angenommene Vorschrift nur insofern geändert werden, als die Untersuchung der Mutter zwar die Regel bilden, aber nicht notwendig sein sollte. Man hat dabei wohl insbesondere an diejenigen Kinder gedacht, die sich in Säuglingsheimen befinden, bei denen sich eine Untersuchung der Mutter meist überhaupt nicht ermöglichen läßt. Das geht zwar nicht aus dem Ausschußbericht I hervor, wohl aber aus den späteren Verhandlungen über die Fassung, die dann schließlich zu der jetzigen Fassung geführt haben.

In E VI war die Bestimmung entsprechend dem Ausschußantrag zu E II aufgenommen worden. In der Ausschußberatung (Ber. II S. 19) lag ein sozialdemokratischer Antrag vor, der diejenige Fassung wiederherstellen wollte, die bei der Ausschußberatung über den E II in erster Lesung seinerzeit angenommen worden war. Eventuell war beantragt, die Bestimmung so zu fassen, daß die „Mutter" herausblieb, der Schluß also hieß: „... daß an dem Kinde keine Geschlechtskrankheit nachweisbar ist". Demgegenüber lag ein deutschnationaler Antrag vor, der diejenige Fassung vorschlug, die Gesetz geworden ist.

Über die Begründung der verschiedenen Anträge und die Bedenken, die gegen die vorgeschlagenen Fassungen vorgebracht wurden, äußert sich Ber. II S. 19 f. folgendermaßen:

Zur Begründung der sozialdemokratischen Anträge wurde ausgeführt, der Gesetzentwurf mache einen Unterschied zwischen stillenden Ammen und stillenden Müttern, er gewähre jenen einen geringeren Schutz gegen Ansteckung als diesen, stelle also in der vorliegenden Form ein Klassengesetz vor. Rednerinnen des Zentrums befürchteten, daß bei Annahme des sozialdemokratischen Antrages in den Säuglingsheimen solche Kinder, die von ihren Müttern verlassen worden seien, zugrunde gehen würden. Man könne die Kinder, deren Mütter zu einer Untersuchung nicht herangezogen werden können, nicht von der Aufnahme in die Anstalt ausschließen, vielmehr müsse die Möglichkeit geschaffen werden, auch sie mit Muttermilch zu ernähren. Die Amme, die fremde Kinder zu stillen bereit sei, fände dadurch ausreichenden Schutz, daß nach § 14 ein Arzt zu Rate gezogen werden müsse. Vertreterinnen der sozialdemokratischen Fraktion wiesen demgegenüber darauf hin, daß man die Säuglinge auch mit von der Brust abgenommener Milch ernähren könne, um eine Berührung mit der stillenden Frau zu vermeiden. Das könne und müsse bei Kindern geschehen, über deren Gesundheitszustand ein einwandfreies Urteil nicht möglich sei. Zu dieser Methode bemerkte eine Abgeordnete der Zentrumspartei, daß diese Methode nur bei solchen Säuglingen in Frage komme, die zu schwach zum Saugen an der Mutterbrust seien. Ein deutschnationales Mitglied des Ausschusses wies darauf hin, daß in diesem Zusammenhang nur die Syphilis für die Ansteckung in Frage komme.

Ministerialdirigent Dr. Hamel führte aus, es treffe zu, daß das Stillen von Säuglingen durch fremde Personen in der ganz überwiegenden Mehrzahl der Fälle in den Säuglingsheimen erfolge, wo die von der Frau Abgeordneten des Zentrums geschilderten Schwierigkeiten durch die Einführung des Zeugniszwanges für die zu stillenden Kinder alsdann tatsächlich entstehen würden. Die an der Ammenbrust getrunkene Milch dürfe mit sogenannter abgedrückter Ammenmilch nicht gleich bewertet werden. Für das Kind falle die sehr wesentliche Tätigkeit des Saugens aus, andererseits sei die Ergiebigkeit der Milchabsonderung beim Saugen erheblich größer als beim Abdrücken; bei diesem Verfahren pflege sie alsbald stark nachzulassen. Es treffe nicht zu, daß der Amme vom Kinde aus die gleiche Ansteckungsgefahr drohe wie dem Kinde von der Amme aus. Das Kind dürfte etwa zehnmal so stark von der Amme gefährdet sein als umgekehrt die Amme durch das Kind. Daher sei eine verschiedene Behandlung von Amme und Kind bezüglich des Zeugniszwangs sachlich keineswegs ungerechtfertigt. Tatsächlich seien syphilitische Infektionen von Ammen durch Kinder große Seltenheiten. Zur Verhütung solcher Infektionen reiche die in der Regierungsvorlage vorgesehene Fassung aus, wonach kein Kind von einer anderen Person als der Mutter gestillt werden dürfe, ohne daß vorher ein Arzt zu Rate gezogen worden sei. Über die Forderung der Regierungsvorlage hinauszugehen,, begegne erheblichen ethischen Bedenken. Diesen gegenüber werde man sich allenfalls mit dem Vermittlungsvorschlage, wonach für das Kind lediglich ein Zeugnis darüber verlangt werde, daß gesundheitliche Bedenken gegen das Stillen nicht bestehen, abfinden können. Nicht angängig erscheine es, ein Gesundheitszeugnis nur für das Kind zu fordern. Demgegenüber biete die Regierungsvorlage, jedesmal einen Arzt hinzuzuziehen, den bei weitem besseren Schutz. Auch die Mutter müsse gegebenenfalls mit in die Untersuchung einbezogen werden.

Die sozialdemokratischen Mitglieder des Ausschusses beharrten gleichwohl auf ihrem Standpunkt. Wenn in zehn vom Hundert der Fälle eine Ansteckung der Amme durch den gestillten Säugling erfolge, so ergebe sich daraus die Notwendigkeit eines besonders starken Schutzes der Ammen und der stillenden Mütter, die ein größeres Kapital an Volkskraft darstellten als die Kinder. Die sozialdemokratischen Vertreter erklärten sich bereit, bis zur zweiten Lesung einen Zusatz zu § 14 vorzuschlagen, nach dem von der Beibringung der Zeugnisse abzusehen sei, wenn die Mütter nicht aufgefunden oder aus anderen Gründen einer Untersuchung nicht zugänglich gemacht werden könnten.

Ein deutschnationaler Abgeordneter machte darauf aufmerksam, daß der zu Rate gezogene Arzt und die Eltern, die eine Amme in Anspruch nehmen, haftpflichtig seien, wenn sie eine Gefährdung der Amme durch den Säugling zulassen. Es beständen ethische Bedenken dagegen, daß von jeder Mutter, die nicht selbst stillen könne, ein Zeugnis darüber verlangt werde, daß sie nicht geschlechtskrank sei.

Auch von demokratischer Seite wurde dem sozialdemokratischen Antrage widersprochen. Vielfach unterstützten sich die Frauen aus nachbarlicher Hilfe gegenseitig im Stillen. In solchen Fällen sei es unbillig, Zeugnisse über den Gesundheitszustand zu verlangen. Der Arzt sei nach § 13 ohnehin gezwungen, sehr vorsichtig und gewissenhaft zu verfahren; er werde sich, wenn er ein Urteil über den Gesundheitszustand des Kindes abzugeben habe, auch über denjenigen der Mutter unterrichten. In Erwägung zu ziehen sei die Annahme der Fassung des sozialdemokratischen Eventualantrages.

Die Vertreter der Reichsregierung wandten ein, daß alsdann eine Lücke bestehe. Der Arzt solle sich nicht auf die Untersuchung des Kindes beschränken, sondern sie auch auf die Mutter ausdehnen. Annehmbar sei dagegen der deutschnationale Änderungsantrag.

Ein kommunistisches Mitglied sprach seine Verwunderung darüber aus, daß der Ausschuß im vorliegenden Falle auf eine vorbeugende Wirkung des Gesetzes verzichten wolle. Diese Wirkung wolle der sozialdemokratische Antrag erzielen; seine Annahme sei deshalb zu befürworten. Es sei gleichgültig, ob den Müttern, die nicht selbst stillen könnten und deshalb eine Amme in Anspruch nehmen müßten, die Untersuchung peinlich sei. Werde sie nicht vorgeschrieben, so werde eine Gesellschaftsklasse besonders bevorzugt. Ein Redner der bayerischen Volkspartei warnte vor Annahme der sozialdemokratischen Anträge; das Gesetz dürfe nicht schikanös wirken. Oft müßten sich mehrere Frauen im Stillen unterstützen und es sei praktisch unmöglich, sie alle zu untersuchen und Zeugnisse von ihnen einzufordern, ganz abgesehen davon, daß erhebliche Kosten entstehen würden.

Daraufhin wurde die jetzige Fassung angenommen.

Aus diesen Erörterungen ist zu entnehmen, daß man trotz der allgemeineren Fassung des § 15 Ziff. 3 doch nur an die Gefahr einer Übertragung einer G e s c h l e c h t s k r a n k h e i t, insbesondere der Syphilis, auf die Amme gedacht hat und daß man es als selbstverständlich betrachtet hat, daß sich das ärztliche Zeugnis normalerweise nicht nur über den Gesundheitszustand des Kindes nach dieser Richtung hin zu äußern habe, sondern auch über denjenigen der Mutter und daß im allgemeinen nur dann, wenn die Untersuchung der Mutter nicht möglich sei, der Arzt allein auf Grund einer Untersuchung des Kindes das Zeugnis solle ausstellen dürfen, daß eine gesundheitliche Gefahr für die Stillende nicht bestehe.

Das Verbot richtet sich an denjenigen, der für die Pflege eines Kindes zu sorgen hat. Über diesen Begriff vgl. oben § 14 Anm. 3.

Der zur Pflege für das Kind Verpflichtete darf das Kind durch eine andere Person als die Mutter nur stillen lassen, wenn er ein vorschriftsmäßiges Zeugnis über die Gesundheit des Kindes besitzt. Ob die zum Stillen des Kindes bestimmte Person eine Amme (vgl. § 15 Anm. 2) ist oder nicht, ob sie das Stillen nur aushilfsweise einmal oder auf die Dauer vornehmen soll, ob sie es entgeltlich oder unentgeltlich tun soll, ist unerheblich.

Das Zeugnis muß ein ärztliches Zeugnis sein, d. h. von einem für das Deutsche Reich approbierten Arzt ausgestellt worden sein. Es muß, wenn man sich an den Wortlaut des § 15 Ziff. 3 hält, dahin lauten, „daß eine gesundheitliche Gefahr für die Stillende nicht besteht". Eine gesundheitliche Gefahr für die Stillende kann aber auch dann bestehen, wenn das Kind nicht geschlechtskrank, insbesondere nicht syphilitisch ist. Man wird aber aus dem Zusammenhang der Bestimmung und aus der Gesamttendenz des Gesetzes zur Bekämpfung der Geschlechtskrankheiten zu schließen haben, daß es sich hier nicht um jede irgendwie geartete gesundheitliche Gefahr handeln soll, sondern nur um die durch eine etwaige Geschlechtskrankheit des Kindes drohende Gefahr. Die Untersuchung des Kindes, die auch hier der Ausstellung eines ärztlichen Gesundheitszeugnisses unbedingt vorangehen muß, wird sich daher auch nur auf die Untersuchung des Kindes auf Anzeichen einer Geschlechtskrankheit zu erstrecken haben. Es wird zulässig und zweckmäßig sein, wenn in dem ärztlichen Zeugnis zum Ausdruck kommt, daß eine gesundheitliche Gefahr für die Stillende aus einer Geschlechtskrankheit des Kindes nicht besteht. So jetzt auch der amtliche Vordruck (vgl. Anhang). Ein solches Zeugnis wird auch den Anforderungen des § 15 Ziff. 3 entsprechen, so daß der Pflegepflichtige nicht unerlaubt handelt, wenn er auf Grund eines solchen Zeugnisses das Stillen zuläßt. Ergibt die Untersuchung des Kindes, daß es an Syphilis leidet, so muß der Arzt die Ausstellung eines Gesundheitszeugnisses unbedingt ablehnen, da dann stets Ansteckungsgefahr gegeben ist. Aus § 14 Ziff. 2 ergibt sich auch, daß der Gesetzgeber das Stillen eines syphilitischen Kindes durch eine andere Person als seine Mutter verhindern will, es sei denn (Abs. 2), daß auch die Stillende an Syphilis erkrankt ist. Leidet das Kind zwar nicht an Syphilis, wohl aber an einer anderen Geschlechtskrankheit, so hindert das nicht die Ausstellung eines ärztlichen Zeugnisses dahin, daß für die Stillende keine Gefahr besteht. Das Stillenlassen von Kindern, die an Gonorrhöe oder an weichem Schanker leiden, ist auch, wie sich aus § 14 Ziff. 3 ergibt, keineswegs unbedingt verboten. Vielmehr ist es statthaft dann, wenn die Stillende vorher über die Krankheit und die gebotenen Vorsichtsmaßregeln durch einen Arzt mündlich unterwiesen worden ist. Es wird daher auch als zulässig erachtet werden müssen, daß das Zeugnis dahin lautet, daß das Kind an Gonorrhöe oder an weichem Schanker leide, daß aber eine gesundheitliche Gefahr nicht bestehe, wenn von der Stillenden die gebotenen Vorsichtsmaßregeln, über die sie vorher gemäß § 14 Ziff. 3 vor Beginn des Stillens durch einen Arzt mündlich unterrichtet werden müsse, beachtet würden. Auch wer im Besitze eines solchen Gesundheitszeugnisses ist, vergeht sich nicht gegen § 15 Ziff. 3, wenn er das Stillen zuläßt. Wohl aber macht er sich wegen Vergehens gegen § 14 Ziff. 3 strafbar, wenn er das Stillen zuläßt, bevor die erforderliche Unterweisung der Stillenden erfolgt ist.

Der Dienstherr muß im Besitz eines solchen ärztlichen Zeugnisses sein, d. h. das Zeugnis muß zu der Zeit, wo das Stillen stattfindet, schon ausgestellt und ihm ausgehändigt worden sein.

Nicht vorgeschrieben ist es, daß die Amme sich davon zu überzeugen hat, ob der Dienstherr im Besitze eines solchen Zeugnisses ist; auch ist dem Dienstherrn nicht vorgeschrieben, daß er von sich aus verpflichtet ist, das Zeugnis der Amme auf Wunsch oder ohne weiteres zur Kenntnisnahme vorzulegen. Auch wenn sich der Pflegepflichtige weigern würde, der Stillenden das Zeugnis vorzulegen und das Stillen dann trotzdem erfolgen würde, vielleicht weil es sich um eine wirtschaftlich abhängige Amme handelt, die ihre Stellung nicht riskieren will, würde sich der Dienstherr doch nicht strafbar machen, vorausgesetzt nur, daß er das Zeugnis vor Beginn des Stillens tatsächlich im Besitz hat.

Es macht sich strafbar, wer vorsätzlich gegen das Verbot des § 15 Ziff. 3 verstößt. Der Pflegepflichtige ist also strafbar, wenn er weiß, daß er ein vorschriftsmäßiges ärztliches Zeugnis nicht besitzt und wenn er es trotzdem zuläßt, daß das Kind, für dessen Pflege er zu sorgen hat, von einer anderen Person als der Mutter gestillt wird.

Gemäß § 15 Abs. 2 ist er aber dann nicht strafbar, wenn das Kind an Syphilis leidet und die Stillende gleichfalls an Syphilis erkrankt ist, wobei es nicht darauf ankommt, ob dem Pflegepflichtigen die Erkrankungen der Stillenden und des Kindes bekannt sind oder nicht.

Auch derjenige, der vorsätzlich handelt, macht sich ferner nach der ausdrücklichen Ausnahmevorschrift des § 15 Ziff. 3 dann nicht strafbar, wenn es sich um einen **Notfall** handelt.

Über die Notwendigkeit, in Notfällen von dem Besitz eines Gesundheitszeugnisses absehen zu dürfen, ist bei den Beratungen viel verhandelt worden. Der Abgeordnete Bayersdörfer (Verh. S. 8728) hat die Notwendigkeit einer solchen Ausnahmevorschrift folgendermaßen begründet: „Nehmen Sie auf dem Lande den Fall an, daß eine Frau plötzlich erkrankt und nun rasch eine Mutter aus der Umgebung herbei muß, um das Kind zu stillen. Bis der Nachweis, daß keine Geschlechtskrankheit vorliegt, erbracht ist, kann das Kind längst gestorben sein. Das Kind muß aber gestillt werden. Nun sind die Gesundheitsverhältnisse der einzelnen Personen auf dem Lande so bekannt, daß man ganz ruhig ohne das umständliche Verfahren der Untersuchung auf Erkrankung an einer Geschlechtskrankheit der Nachbarin die Erlaubnis zum Stillen geben kann." Deshalb sei der Antrag gestellt worden, die Worte einzufügen „abgesehen in Notfällen".

Wann ein Notfall vorliegt, läßt sich nur schwer umgrenzen. Es ist jedenfalls nicht erforderlich, daß ein **Notstand** im Sinne des § 54 StGB. vorliegt. Ja man kann sogar sagen, daß ein Notfall im Sinne des § 15 Ziff. 3 voraussetzt, daß der Pflegepflichtige nicht schon deswegen nicht strafbar ist, weil er in einem unverschuldeten, auf andere Weise nicht zu beseitigenden Notstande zur Rettung aus einer gegenwärtigen Gefahr für Leib oder Leben des Täters oder eines Angehörigen gehandelt hat. Denn um in diesem Falle die Strafbarkeit auszuschließen, bedurfte es keiner besonderen Bestimmung. Es gibt aber Fälle, in denen von einem Notstand im Sinne des Gesetzes nicht die Rede sein kann, so etwa deswegen, weil das Kind kein Angehöriger des Pflegepflichtigen ist oder aus irgendeinem anderen Grunde und wo man doch von einer gewissen Not des Pflegepflichtigen sagen kann, wo er beispielsweise nicht in der Lage ist, sich das ärztliche Zeugnis schnell zu verschaffen oder wo die damit verbundenen Unkosten für ihn nicht tragbar sind. In solchen Fällen, wo ein schneller Entschluß im Interesse der Gesundheit des Kindes erforderlich ist oder doch erforderlich erscheint und die Beschaffung eines ärztlichen Zeugnisses bis zum Beginn des Stillens entweder überhaupt nicht möglich oder doch nur unter unverhältnismäßig großen Schwierigkeiten möglich ist, soll sich der Pflegepflichtige über sonst gemäß § 15 Ziff. 3 bestehende Verpflichtung hinwegsetzen dürfen. Das gesundheitliche Interesse des Kindes soll hier den Vorrang haben vor dem gesundheitlichen Interesse der Stillenden.

Auch wer in einem solchen Notfall handelt und deshalb sich nicht gemäß § 15 Ziff. 3 strafbar macht, bleibt aber gemäß § 14 Ziff. 2 oder 3 strafbar, wenn er weiß, daß das Kind geschlechtskrank ist und er trotzdem das Stillen zuläßt.

Auch wenn er nicht weiß, daß das Kind geschlechtskrank ist, er aber immerhin mit dieser Möglichkeit rechnet, weil er verdächtige Erscheinungen an dem Kinde wahrgenommen hat oder weil er weiß, daß die Mutter syphilitisch ist und er mit der Möglichkeit der Übertragung der Syphilis durch die Mutter auf das Kind rechnet, wird der Pflegepflichtige auch dann, wenn ein Notfall vorliegt, nicht als berechtigt anzusehen sein, das Kind stillen zu lassen. Er macht sich dann, wenn er das Stillen zuläßt, da er ja die Geschlechtskrankheit des Kindes nicht tatsächlich kennt, zwar nicht des Vergehens gegen § 14 Ziff. 2 oder 3 schuldig, aber er ist durch die Ausnahmebestimmung des § 15 Ziff. 3 auch nicht als ermächtigt anzusehen, sich über die Verpflichtung zur vorherigen Verschaffung des ärztlichen Zeugnisses hinwegzusetzen. Wenn das Gesetz es dem Pflegepflichtigen gestattet, sich in Notfällen über die ihm sonst im Interesse der Gesundheit der Stillenden obliegende Pflicht hinwegzusetzen, wenn es also die Gesundheit des Kindes hier höher bewertet als die Gesundheit der Stillenden, so ist der maßgebende Gedanke doch wohl der, daß die für die Stillende drohende Gefahr im allgemeinen als so entfernt anzusehen ist, daß die dem Kinde durch die Verzögerung des Stillens drohende gesundheitliche Gefahr als erheblich schwerwiegender erscheinen muß. Wenn nun aber gewisse Anzeichen dafür bestehen, daß das Kind möglicherweise geschlechtskrank ist, so rückt die Gefahr einer Gesundheitsschädigung der Stillenden durch das Stillen erheblich näher. Es wird nicht im Sinne des Gesetzes, das ja gerade die Bekämpfung der Geschlechtskrankheiten zum Ziele hat, liegen, daß es auch in solchen Fällen dem Pflegepflichtigen gestatten will, sich im Interesse der auf anderen Gebieten liegenden gesundheitlichen Gefahren für das Kind über diese für die Stillende bestehende, nicht ganz entfernte, Gefahr ihrer gesundheitlichen Schädigung durch eine Ansteckung mit einer Geschlechtskrankheit hinwegzusetzen. Man wird deshalb in solchen Fällen den Pflegepflichtigen für verpflichtet halten müssen, sich, auch wenn ein Notfall vorliegt, zunächst durch Einholung eines ärztlichen Zeugnisses darüber zu vergewissern, ob der Verdacht einer geschlechtlichen Erkrankung des Kindes begründet ist oder nicht.

5. Strafen.

Angedroht ist für Zuwiderhandlungen gegen § 15 Geldstrafe bis zu 150 *RM* oder Haft. Es handelt sich im Gegensatz zu den Zuwiderhandlungen gegen § 14 also um Übertretungen und nicht um Vergehen. Der geringste Betrag der Geldstrafe ist daher auch nicht 3 *RM*, sondern 1 *RM* (§ 27 StGB.). Für Teilzahlungen usw. gilt das gleiche wie bei Vergehen (vgl. oben § 5 Anm. 13). Die Haft kann von einem Tage bis zu sechs Wochen verhängt werden. (StGB. § 18).

6. Zusammentreffen mit anderen strafbaren Handlungen.

Die Übertretungen gegen § 15 Ziff. 2 und 3 können nicht durch zwei selbständige Handlungen begangen werden, da in beiden Fällen erst durch das Stillenlassen die strafbare Handlung begonnen wird. Wohl aber können sie durch ein und dieselbe Handlung (StGB. § 73) begangen werden.

Das gleiche gilt auch für die Übertretung gegen § 15 Ziff. 1 und das Vergehen gegen § 14 Ziff. 1.

Die Übertretung gegen § 15 Ziff. 2 kann mit jedem der Vergehen gegen § 14 Ziff. 2 oder 3 in Realkonkurrenz stehen, also durch zwei selbständige Handlungen begangen werden. Es finden dann aber nicht die Bestimmungen des § 74 StGB. über die Bildung einer Gesamtstrafe Anwendung, da es sich nicht um zwei Vergehen, sondern um ein Vergehen und eine Übertretung handelt; vielmehr ist gemäß § 77 StGB. auf die Haft besonders zu erkennen.

Das gleiche gilt von der Übertretung gegen § 15 Ziff. 3.

7. Verjährung der Strafverfolgung.

Da es sich bei den Zuwiderhandlungen gegen § 15 nur um Übertretungen handelt, verjährt die Strafverfolgung gemäß § 67 StGB. schon in drei Monaten. Für den Zeitpunkt des Beginns der Verjährung ist zu beachten, daß es sich um ein Dauerdelikt handelt (vgl. oben § 14 Anm. 8.

§ 16.

Das Strafgesetzbuch wird abgeändert wie folgt:

I. § 180 erhält folgenden zweiten und dritten Absatz:

Als Kuppelei gilt insbesondere die Unterhaltung eines Bordells oder eines bordellartigen Betriebs.

Wer einer Person, die das achtzehnte Lebensjahr vollendet hat, Wohnung gewährt, wird auf Grund des Abs. 1 nur dann bestraft, wenn damit ein Ausbeuten der Person, der die Wohnung gewährt ist, oder ein Anwerben oder ein Anhalten dieser Person zur Unzucht verbunden ist.

II. Im § 184 wird hinter Nr. 3 folgende Vorschrift eingefügt:

3a) wer in einer Sitte oder Anstand verletzenden Weise Mittel, Gegenstände oder Verfahren, die zur Verhütung von Geschlechtskrankheiten dienen, öffentlich ankündigt, anpreist oder solche Mittel oder Gegenstände an einem dem Publikum zugänglichen Orte ausstellt.

III. § 361 Nr. 6 erhält folgende Fassung:

wer öffentlich in einer Sitte oder Anstand verletzenden oder andere belästigenden Weise zur Unzucht auffordert oder sich dazu anbietet;

IV. Im § 361 wird hinter Nr. 6 eingefügt:

6a) wer gewohnheitsmäßig zum Zwecke des Erwerbes in der Nähe von Kirchen oder in der Nähe von Schulen oder anderen zum Besuche durch Kinder oder Jugendliche bestimmten Örtlichkeiten oder in einer Wohnung, in der Kinder oder jugendliche Personen zwischen drei und achtzehn Jahren wohnen, oder in einer Gemeinde mit weniger als fünfzehntausend Einwohnern, für welche die oberste Landesbehörde zum Schutze der Jugend oder des öffentlichen Anstandes eine entsprechende Anordnung getroffen hat, der Unzucht nachgeht.

V. Im § 362 Abs. 3 Satz 2 werden die Worte „Im Falle des § 361 Nr. 6" durch die Worte „In den Fällen des § 361 Nr. 6,6a" ersetzt.

1. Entstehungsgeschichte der Novelle zu § 180 StGB.

StGB. § 180 hat jetzt folgenden Wortlaut:

„Wer gewohnheitsmäßig oder aus Eigennutz durch seine Vermittlung oder durch Gewährung oder Verschaffung von Gelegenheit der Unzucht Vorschub leistet, wird wegen Kuppelei mit Gefängnis nicht unter einem Monate bestraft; auch kann zugleich auf Geldstrafe, auf Verlust der bürgerlichen Ehrenrechte sowie auf Zulässigkeit von Polizeiaufsicht erkannt werden. Sind mildernde Umstände vorhanden, so kann die Gefängnisstrafe bis auf einen Tag ermäßigt werden.

Als Kuppelei gilt insbesondere die Unterhaltung eines Bordells oder eines bordellartigen Betriebs.

Wer einer Person, die das achtzehnte Lebensjahr vollendet hat, Wohnung gewährt, wird auf Grund des Abs. 1 nur dann bestraft, wenn damit ein Ausbeuten der Person, der die Wohnung gewährt ist, oder ein Anwerben oder ein Anhalten dieser Person zur Unzucht verbunden ist."

Abs. 1 entspricht der bisherigen Fassung; Abs. 2 und 3 sind durch das Gesetz zur Bekämpfung der Geschlechtskrankheiten § 16 I hinzugefügt worden.

Abs. 2 und Abs. 3 gehen von verschiedenen Tendenzen aus. Abs. 2, der im Zusammenhang mit § 17 des Gesetzes zur Bekämpfung der Geschlechtskrankheiten steht, will, um in der Rechtsprechung und insbesondere in der Verwaltungspraxis bisher aufgetauchte Zweifel zu beseitigen, dafür sorgen, daß künftig das Halten eines Bordells oder eines bordellartigen Betriebs als Kuppelei strafrechtlich verfolgt werden muß, ohne Rücksicht darauf, ob das Halten des Bordells usw. etwa mit polizeilicher Genehmigung geschieht. Abs. 3 will im Gegensatz dazu sorgen, daß eine Tätigkeit, die nach der Rechtsprechung bisher allgemein als Kuppelei aufgefaßt worden ist, künftig nicht mehr als Kuppelei strafbar sein soll, es sei denn, daß gewisse Voraussetzungen vorliegen.

§ 180 Abs. 3 war in fast genau dem gleichen Wortlaut schon in E I § 12 enthalten; § 180 StGB. Abs. 2 ist durch E III in das Gesetz hineingekommen.

StGB. § 361 Ziff. 6 in seiner bisherigen Fassung bestimmte, daß mit Haft bestraft wird „eine Weibsperson, welche wegen gewerbsmäßiger Unzucht einer polizeilichen Aufsicht unterstellt ist, wenn sie den in dieser Hinsicht zur Sicherung der Gesundheit, der öffentlichen Ordnung und des öffentlichen Anstandes erlassenen polizeilichen Vorschriften zuwiderhandelt, oder welche, ohne einer solchen Aufsicht unterstellt zu sein, gewerbsmäßig Unzucht treibt". Die Polizeiverwaltungen und die ihnen übergeordneten Verwaltungsinstanzen standen vielfach auf dem Standpunkt, daß sie auf Grund dieser Ermächtigung auch befugt seien, aus polizeilichen Gründen Bordelle zu genehmigen und daß dann die Inhaber von Bordellen, wenn sie sich an die polizeilichen Vorschriften hielten, nicht bestraft werden könnten, insbesondere nicht wegen Kuppelei (vgl. Haldy, „Die Wohnungsfrage der Prostituierten", Hannover 1914 S. 65 ff.). Das Reichsgericht hat demgegenüber in ständiger Rechtsprechung den Standpunkt vertreten, daß auch das Halten eines Bordells oder eines bordellartigen Betriebes, auch wenn es polizeilich genehmigt worden sei, als Kuppelei strafbar sei. In der Wissenschaft waren die Meinungen über diese Frage geteilt (vgl. Haldy a. a. O. S. 48 ff., 55 ff., 93 ff.; Olshausen § 180 Anm. 12). Diesen Zwiespalt zwischen Verwaltung und Rechtsprechung, der bis in die neueste Zeit hinein, wenn auch abgeschwächt, bestanden hat, will der neue Abs. 2 zu § 180 StGB. für die Zukunft unmöglich machen. Maßgebend für diese Stellungnahme war wohl vor allem die grundsätzliche Anschauung, daß Bordelle und ebenso die Kasernierung der Unzucht (vgl. § 17) weder aus gesundheitspolizeilichen noch aus sicherheits- oder ordnungspolizeilichen Gründen erforderlich seien. Man hat im Gegenteil gehofft, daß durch ihre Beseitigung die Erfüllung der gesundheitspolizeilichen Maßnahmen dadurch gefördert werden würde. Ob diese Annahme begründet gewesen ist, wird erst die Zukunft zeigen.

Über die Nützlichkeit oder Schädlichkeit des Verbots der Bordelle sind die Ansichten recht geteilt. Auch ein so vorsichtiger Forscher wie Aschaffenburg („Das Verbrechen und seine Bekämpfung", 3. Aufl. Heidelberg 1923 S. 106) äußert sich dahin, daß alle Gefahren der Winkelprostitution für die Öffentlichkeit, unter denen die Gefährdung der Gesundheit durch die erhöhte Ansteckungsgefahr obenan stehe, um so üppiger gedeihen, je eifriger die Polizei gegen jede bordellartige Einrichtung vorgehe und dadurch die Dirnen in die verborgenen Winkel, in schmutzige Kneipen, in die städtischen Anlagen treibe. Nur ein Mißstand, der Mädchenhandel, sei von der Einrichtung der Bordelle schwer zu trennen; doch sei eine zweckmäßige Kasernierung auch gegen ihn das beste Gegenmittel. Übrigens darf seine Bedeutung nicht übertrieben werden (vgl. Heindl „Der Berufsverbrecher", Berlin 1926 S. 303 ff.). Auch viele Polizeiverwaltungen glauben mit den Bordellen gute Erfahrungen gemacht zu haben (vgl. zu der ganzen Frage auch Wolzendorff S. 68; Kleinschmidt und Schachwitz in „Die Polizei" 19. Jhg. S. 100). Das Gesetz hat aber diesen Bedenken nicht Rechnung getragen. Die Verwaltungspraxis und Rechtsprechung muß, auch wenn sie diesen Standpunkt des Gesetzes nicht für zweckmäßig hält, doch loyal das Gesetz im Sinne dieses Willens des Gesetzgebers auslegen.

Daß die bloße Gewährung einer Wohnung an eine Prostituierte, ohne daß in der Wohnung selbst Unzucht getrieben werden sollte, noch nicht als Kuppelei strafbar sei, hat auch das Reichsgericht nicht verkannt, da es den richtigen Satz aufgestellt hat, in dem bloßen Vermieten einer Wohnung an eine Prostituierte könne nicht mit der Begründung, daß in der Versagung eines Unterkommens an eine Prostituierte eine Erschwerung der Unzucht überhaupt liegen würde, kein Vorschubleisten gefunden werden. Andererseits hat das Reichsgericht auch wiederholt ausgesprochen, daß der Unzucht „durch Gewährung von Gelegenheit" im Fall des Vermietens an eine Prostituierte zum Zweck der Unzucht in den Mietsräumen unmittelbar Vorschub geleistet wird (Olshausen § 180 Anm. 8 und 4b; Haldy a. a. O. S. 48 ff.). Dabei wurde zum Ausdruck gebracht, daß der Vermieter dann aus Eigennutz handle, wenn das Erlangen des Mietpreises für ihn das Motiv zur Vermietung der Wohnung an Prostituierte zu Unzuchtszwecken sei; es genüge aber der normale Nutzen und es sei deshalb gleichgültig, ob der Vorteil sich als ein außergewöhnlicher darstelle oder ob die Vermietung an andere Personen den gleichhohen Mietspreis erzielt haben würde (RG. Bd. 41 S. 225). Wie Begr. S. 11 ausführt, sind infolge dieser Rechtsprechung „zahlreiche Bestrafungen von Hausbesitzern und Zimmervermietern vorgekommen, denen die Absicht, aus dem unzüchtigen Treiben der Dirnen besonderen Nutzen zu ziehen, ferngelegen hat. Dieser Rechtszustand hat in den Kreisen der Betroffenen Beunruhigung hervorgerufen und zu einer größeren Zurückhaltung der Vermieter, und zwar gerade der besseren Elemente unter ihnen, geführt. Den Dirnen ist es dadurch schwer gemacht, überhaupt eine Wohnung zu finden. Sie sind, um ihre Wohnung nicht zu verlieren, oft genötigt, ihr unzüchtiges Treiben zu verheimlichen und sich von dem Vermieter ausbeuten zu lassen. Geht man davon aus, daß die Prostitution, wenigstens in den großen Städten, nicht beseitigt werden kann, so muß man den Dirnen auch die Möglichkeit geben, eine Wohnung zu haben und in dieser ihr Gewerbe auszuüben. Sonst drängt man die Unzucht auf die Straße und in die Familie". Es wird dann auf die verschiedenen gesetzgeberischen Versuche seit 1892 verwiesen, die dahin zielten, die Wohnungskuppelei unter gewissen Voraussetzungen straflos zu machen. Der dem Reichstag vorliegende Entwurf eines Allgemeinen Deutschen Strafgesetzbuchs vom 14. Mai 1927 (Reichstag III 1924/27 Drucks. Nr. 3390) hat in § 304 Abs. 2 und § 305 Abs. 2 die durch das Gesetz zur Bekämpfung der Geschlechtskrankheiten neu eingefügten Bestimmungen wörtlich übernommen.

Interessant ist es, daß nach einer neueren Entscheidung das Danziger Obergericht schon vor dem Inkrafttreten der Neufassung des § 180 unter Hinweis auf die Tatsache, daß die bisherige Auslegung „dem sozialen Rechtsempfinden" der heutigen Zeit nicht mehr entspreche und unter Hinweis auf die in dem Strafgesetzentwurf zum Ausdruck kommende neuere Entwicklung den § 180 so ausgelegt hat, wie er jetzt durch § 16 I des Gesetzes zur Bekämpfung der Geschlechtskrankheiten gestaltet worden ist („Volkswart" 1927 S. 140 f.).

2. Bedeutung der neuen Bestimmungen über Kuppelei.

Die Tendenz der Neufassung des § 180 StGB. geht dahin, auch Prostituierten die Möglichkeit zu schaffen, ohne ausgebeutet zu werden, als Mieter wie andere zu wohnen. Es soll ihnen dadurch erleichtert werden, den Weg in das bürgerliche Leben zurückzufinden. Da es ihnen erfahrungsgemäß gerade aus Bordellen schwer wird sich aus dem Sumpf herauszuziehen, ist durch die Neufassung der Kampf gegen die Bordelle auf eine klare rechtliche Basis gestellt worden.

So wünschenswert es auch wäre, daß diese dem Gesetz zugrunde liegenden Gedanken sich restlos verwirklichen ließen, so darf doch bezweifelt werden, ob dies in absehbarer Zeit möglich sein wird. Schwierigkeiten werden sich allerdings nach dieser Richtung hin nur dort ergeben, wo nicht schon — wie dies in Bayern beispielsweise schon seit 1923 geschehen ist (bayer. AB. zu § 16 I) — seit längerer Zeit die Bordelle beseitigt sind. Mit Recht sagt Sellmann S. 35, die Bordelle könnten nicht an einem bestimmten Tage überall in Deutschland geschlossen werden: „Vorher muß treue und unermüdliche Vorbereitungsarbeit geleistet werden. Vor allem muß die

Bereitschaft wachsen, für die unglücklichen Mädchen und Frauen, die jetzt die Bordelle verlassen, wirkliche Heime und geeignete Arbeitsstätten offen zu halten." Daran aber wird es wohl vielfach fehlen. In Leipzig ist es allerdings nach den Mitteilungen Sellmanns S. 36 ff. gelungen, nach und nach innerhalb eines Jahres sämtliche 35 Bordelle mit 135 Insassen zu schließen und sie anderweit unterzubringen. Nach dem Bericht des Pflegeamts hat eine große Anzahl der Prostituierten die von dem Pflegeamt in großzügiger Weise angebotene Hilfe gern angenommen und die günstige Gelegenheit, ein neues Leben zu beginnen, freudig ergriffen. Verhältnismäßig wenig Mädchen haben die Fürsorge des Pflegeamts abgelehnt oder es vorgezogen, in eine andere Stadt zu ziehen, in der noch nicht solche wirksamen Maßnahmen gegen die Prostitution ergriffen worden waren. Dank der verständnisvollen Mitarbeit des städtischen Arbeitsnachweises ist es gelungen, allen Mädchen, die die Hilfe des Pflegeamtes annehmen wollten, sehr bald Arbeit zu verschaffen.

Diese Erfahrungen sind gewiß ermutigend. Immerhin bleibt noch abzuwarten, ob sich die große Mehrzahl der früheren Prostituierten auch auf die Dauer bewährt. Auch wird man wohl nicht in allen Städten geneigt oder imstande sein, in so großzügiger Weise für die Prostituierten zu sorgen. Zu bedenken bleibt auch, daß hiermit eine Bevorzugung der Prostituierten bei der Wohnungsvermittlung und der Arbeitsvermittlung verbunden ist, die notwendigerweise zu einer Benachteiligung anderer Wohnungsuchender und Arbeitsuchender führen muß. Und schließlich sind doch auch in Leipzig die 135 früheren Bordellinsassen doch immerhin nur ein verschwindend kleiner Teil der Prostituierten. Wird man sich daher vor einer zu optimistischen Betrachtung der Lage hüten müssen, so mag immerhin das Leipziger Beispiel zur Nacheiferung anregen.

Durch den durch pr. vorl. Anw. IX Abs. 8 aufrechterhaltenen Runderlaß des pr. Ministers des Innern und des pr. Ministers für Volkswohlfahrt vom 23. Juni 1927 (Ministerialblatt für die preuß. innere Verwaltung 1927 S. 655) IX werden die Gemeindebehörden ersucht, Einrichtungen und Vorkehrungen zu treffen und zu fördern, durch die den nicht mehr unter sittenpolizeilicher Kontrolle stehenden Prostituierten der Weg zur Rückkehr in das bürgerliche Leben, insbesondere durch Beschaffung geeigneter Arbeitsgelegenheit, geebnet wird. Ob diese an sich dankenswerten Bestrebungen größeren Erfolg haben werden, muß nach manchen Erfahrungen auf diesem Gebiet leider bezweifelt werden, da Prostituierte, die schon längere Zeit der Unzucht nachgehen — und um solche wird es sich gerade bei denjenigen, die bisher eingeschriebene Dirnen gewesen sind, in der Regel handeln — vielfach jeglicher Arbeit so entwöhnt sind, daß sie geradezu arbeitsunfähig geworden sind und, auch wenn sie einmal den Versuch machen, sich durch ihrer Hände Arbeit ihren Unterhalt zu verdienen, doch meistens schnell wieder rückfällig werden. Das wird leider auch künftig kaum anders werden.

Durch denselben Runderlaß VIII sind die Ortspolizei- und Gemeindebehörden unter Hinweis auf § 17 des Gesetzes zur Bekämpfung der Geschlechtskrankheiten auch ersucht worden, den Straßen, Häuserblocks und Häusern (Bordellen), die besonders für Zwecke der Gewerbsunzucht eingerichtet sind, diese Eigenschaft allmählich durch wohnungswirtschaftliche und bauliche Maßnahmen zu nehmen. Dieser Abschnitt des Runderlasses ist durch pr. vorl. Anw. IX Abs. 8 aufrechterhalten worden. Es kann aber fraglich sein, ob und inwieweit diese Maßnahmen von Erfolg begleitet sind. Soweit die Prostituierten rechtsgültige Mietverträge mit den Hauseigentümern abgeschlossen haben, können sie zwangsweise nicht entfernt werden. Und wenn sie selbst den Wunsch haben, eine andere Wohnung zu erhalten, so wird es vielfach unüberwindliche Schwierigkeiten machen, ihnen eine solche zu verschaffen, wenigstens dann, wenn sie auch künftig der gewerbsmäßigen Unzucht nachgehen wollen.

Friedrichs wirft im „Deutschen Wohnungsarchiv" Jhg. 2 S. 243 f. die Frage auf, ob nicht die Prostituierten trotz der „verwaltungsrechtlichen Freigebung des Unzuchtgewerbes" nicht doch Wohnungsschwierigkeiten haben werden. Und er bejaht die Frage mit guten Gründen. Nach § 2 des Mieterschutzgesetzes vom 30. Juni 1926 kann der Mieter auf Aufhebung des Mietverhältnisses klagen, wenn der Mieter usw. sich einer erheblichen Belästigung des Vermieters oder eines Hausbewohners schuldig macht. Jeder nicht nur gelegentliche außereheliche Geschlechtsverkehr, der sich äußerlich bemerkbar mache oder zur Schau getragen werde, könne zu einer erheblichen Belästigung der anderen Hausbewohner werden, auch wenn nur das sittliche Empfinden der Hausbewohner durch ihn verletzt werde. Das habe auch künftig zu gelten, insbesondere für die Prostituierten: „Die Änderung der Methode in der verwaltungsrechtlichen Behandlung ändert nichts daran, daß das Gewerbe ehrlos, unsittlich und anstößig ist, und selbst das aufrichtigste Mitleid mit denen, die mehr durch Unglück als Schuld hineingeraten sind, kann nicht dazu führen, den Hausgenossen gegen ihren Willen die Hausgemeinschaft aufzudrängen. Das Verhalten kann sogar ein solches sein, daß dem Vermieter die Fortsetzung nicht zugemutet werden kann, und keine Abmahnung nötig ist." Dies gelte jedenfalls dann, wenn eine Mieterin nach dem Einzuge in die Wohnung mit der gewerbsmäßigen Unzucht beginne oder ihr Gewerbe vorher verschwiegen habe.

Friedrichs vertritt dort auch die Ansicht, daß es, sobald erst normale Wohnungsverhältnisse eingetreten seien, zulässig sein werde, ganz offen Häuser für den Gebrauch von Prostituierten herzustellen, sofern nur die Mieten in einem angemessenen Verhältnis zu den Baukosten stehen und der Hauswirt an dem Verdienst oder dem Umsatz der Mieterinnen keinen Anteil hat. Dem ist beizustimmen. Es wäre dies insbesondere auch kein Verstoß gegen § 17. Soweit es sich um Neubauten handelt, die den Beschränkungen nicht unterliegen, wäre es sogar schon heute zulässig, solche Häuser zu bauen. Es ist Friedrichs auch zuzustimmen, wenn er fortfährt, solche Häuser würden möglicherweise sogar notwendig werden. Sie werden vielleicht ebensosehr im Interesse der Prostituierten, die Wohnungsschwierigkeiten haben werden, notwendig werden, als auch im Interesse der Allgemeinheit, die ein Interesse daran hat, daß sich das Treiben der Prostituierten nur an bestimmten Orten abspielt. Private Bauunternehmer werden allerdings wohl auf lange Jahre hinaus kein wirtschaftliches Interesse an solchen Bauten haben; wohl aber läßt es sich denken, daß eine Stadtverwaltung derartige Häuser errichtet, unter Umständen eine ganze Straße. Auch das wäre kein Verstoß gegen § 17, da irgendein, wenn auch nur mittelbarer, Zwang gegen Prostituierte, in einem dieser Häuser Wohnung zu nehmen, selbstverständlich nicht ausgeübt werden könnte.

3. Der Begriff der Kuppelei.

Gemäß § 304 des Entwurfes eines Allgemeinen Deutschen Strafgesetzbuchs vom 14. Mai 1927 begeht Kuppelei, „wer durch seine Vermittlung oder durch Gewähren oder Verschaffen von Gelegenheit der Unzucht Vorschub leistet". Dies ist auch die in § 180 Abs. 1 StGB. enthaltene Begriffsbestimmung des geltenden Rechts. Wie aber künftig, so ist auch jetzt schon die Kuppelei nur unter bestimmten Voraussetzungen strafbar. Sie ist gemäß § 180 Abs. 1 StGB. strafbar, wenn sie gewohnheitsmäßig oder aus Eigennutz erfolgt. Sie ist ferner gemäß § 181 selbst dann, wenn sie weder gewohnheitsmäßig noch aus Eigennutz betrieben wird, strafbar, wenn entweder, um der Unzucht Vorschub zu leisten, hinterlistige Kunstgriffe angewendet werden, oder der Schuldige zu der verkuppelten Person in dem Verhältnis des Ehemanns zur Ehefrau, von Eltern zu Kindern, von Vormündern zu Pflegebefohlenen, von Geistlichen, Lehrern oder Erziehern zu den von ihnen zu unterrichtenden oder zu erziehenden Personen steht.

Als Unzucht gilt nach wie vor auch der Beischlaf zwischen Verlobten (Olshausen § 180 Anm. 2). Der Entwurf eines Allgemeinen Deutschen Strafgesetzbuchs vom 14. Mai 1927 erklärt in § 307 Abs. 2 die Duldung des Beischlafs zwischen Verlobten durch Eltern usw. für straffrei, soweit diese Kuppelei nicht aus Eigennutz oder an einer Person begangen wird, die unter 18 Jahre alt ist. Auch die Gewährung einer Wohnung zum Zweck der Unzuchtsausübung in der Wohnung ist Kuppelei und wenn die Wohnung gewährt wird, weil der Hauswirt oder Vermieter auch nur den üblichen Preis für die Wohnung verdienen will, so ist die Kuppelei auch aus Eigennutz begangen (vgl. oben Anm. 1; vgl. auch Olshausen § 180 Anm. 11). Der Vorsatz erfordert das Bewußtsein, daß durch die geübte Tätigkeit objektiv die Unzucht gefördert werde (Olshausen § 180 Anm. 13).

Durch § 180 Abs. 2 ist klargestellt, daß auch das Halten eines Bordells oder eines bordellartigen Betriebes Kuppelei ist.

Nach Löwenstein („Deutsche Zeitschrift für Wohlfahrtspflege" Jhg. 2 S. 613) bedarf der Auslegung, was unter einem bordellartigen Betrieb zu verstehen sei: „Zurzeit gehören dazu auch telephonische Vermittlungsstellen und Treffpunkte, bei denen sich der Betrieb in gesellschaftlichen Formen abwickelt." Ob es sich bei den von Löwenstein angedeuteten Veranstaltungen tatsächlich um einen „bordellartigen Betrieb" handelt, dürfte zweifelhaft sein: Nicht jeder Kuppeleibetrieb ist ein bordellartiger Betrieb. Die Frage wird nur im Einzelfall entschieden werden können.

Die bayer. AB. zu § 16 Ziff. I weist darauf hin, daß darauf zu achten sei, daß nicht die nunmehrige Straflosigkeit des Wohnungsvermietens an Personen, die gewohnheitsmäßig zum Zwecke des Erwerbs der Unzucht nachgehen, zur Bildung bordellartiger Betriebe führe. Diese Mahnung ist durchaus berechtigt. Es wird aber im Einzelfall oft sehr schwer sein, festzustellen, ob es sich nur um ein reines mietrechtliches Verhältnis handelt oder um einen bordellartigen Betrieb. So wird sich z. B. aus der bloßen Tatsache, daß in einem Hause mehrere Wohnungen oder in einer größeren Wohnung mehrere Zimmer an Prostituierte vermietet sind, keineswegs notwendigerweise der Schluß ziehen lassen, es müsse sich um einen bordellartigen Betrieb handeln. Von einem bordellartigen Betrieb kann man immer nur dann sprechen, wenn der Hauseigentümer oder der Wohnungsinhaber in irgendeiner Weise an den Erträgnissen der in seinem Hause oder in seiner Wohnung wohnenden Prostituierten aus ihrem Gewerbe beteiligt ist.

Wie die Entstehungsgeschichte (vgl. oben Anm. 1) ergibt, sollte durch § 180 Abs. 2 für die Zukunft verhindert werden, daß Polizeibehörden auf Grund der ihnen bisher durch § 361 Ziff. 6 erteilten Ermächtigung die Genehmigung zum Betriebe eines Bordells erteilen. Ob eine solche Bestimmung nach der Neufassung des § 361 Ziff. 6 StGB. durch § 16 III des Gesetzes zur Bekämpfung der Geschlechtskrankheiten überhaupt noch erforderlich gewesen wäre, mag dahingestellt bleiben. Es dürfte sich mehr um eine programmatische Erklärung handeln. Insbesondere soll durch § 180 Abs. 2 StGB. nicht etwa zum Ausdruck gebracht werden, daß das Halten eines Bordells oder bordellartigen Betriebes nunmehr unter allen Umständen als Kuppelei strafbar sein solle. Strafbar ist das Unterhalten eines Bordells nur dann, wenn es entweder aus Eigennutz oder aber gewohnheitsmäßig erfolgt.

In der Formulierung des Verbots kommt zum Ausdruck, daß das Gesetz von der Erwägung ausgeht, daß das Halten von Bordellen an sich ohne weiteres unter den Begriff der Kuppelei fällt, daß also die Zweifel, die bisher mitunter aufgetaucht waren, nicht begründet gewesen seien. Es soll mithin das Gesetz insofern nicht geändert, sondern nur authentisch festgestellt werden, daß die Polizeibehörde nicht befugt ist, auf Grund ihrer allgemeinen Befugnisse die Polizeierlaubnis zur Errichtung eines Bordells zu geben und den Bordellwirt dadurch der Strafverfolgung wegen Kuppelei zu entziehen. Deshalb kann man auch von dem Halten eines Bordells nur dann sprechen, wenn den Prostituierten nicht nur Wohnung gewährt wird, sondern dies außerdem entweder gewohnheitsmäßig oder aber aus Eigennutz geschieht. Liegt keine dieser Voraussetzungen vor, so kann auch von der Unterhaltung eines Bordells keine Rede sein. Und auch von einem bordellartigen Betriebe wird man in einem solchen Fall begründeterweise nicht sprechen können.

Auf Eigennutz beruht das Unterhalten des Bordells usw. allerdings schon dann, wenn nur der übliche normale Gewinn erstrebt wird, auch wenn mit der Unterhaltung des Bordells ein Ausbeuten der Prostituierten oder ein Anwerben oder ein Anhalten zur Unzucht nicht verbunden ist. Denn die Bestimmung des § 180 Abs. 3 kommt nur auf den üblichen Fall der Kuppelei (Abs. 1) zur Anwendung, nicht auch auf den in Abs. 2 geregelten Sonderfall. Handelt derjenige, der ein Bordell unterhält, aber nicht aus Eigennutz in diesem weiten Sinn — man hat allen Ernstes ja schon die Einrichtung kommunaler Bordelle empfohlen — so kann er wegen Kuppelei nur dann bestraft werden, wenn er die Kuppelei gewohnheitsmäßig begeht. Die Gewohnheitsmäßigkeit muß einem „durch Übung ausgebildeten, bewußt oder unbewußt selbsttätig fortwirkenden Hang zur wiederholten Vornahme der fraglichen Handlung gleicher Art entspringen" (Olshausen § 180 Anm. 10). Ob eine solche Gewohnheitsmäßigkeit vorliegt, wenn jemand ohne Eigennutz ein Bordell unterhält, kann immerhin zweifelhaft erscheinen. Liegt weder die qualifizierte Form des § 181 StGB. vor, d. h. sind keine hinterlistigen Kunstgriffe angewendet worden, um der Unzucht Vorschub zu leisten, und handelt der Bordellhalter auch weder aus Eigennutz noch auch gewohnheitsmäßig, so ist er auch künftig nicht wegen Kuppelei strafbar. Nach dem Strafgesetzentwurf ist die Kuppelei, wenn sie nur gewohnheitsmäßig, nicht auch zugleich aus Eigennutz betrieben wird, überhaupt nicht mehr strafbar.

Gemäß § 180 Abs. 3 StGB. ist das Gewähren einer Wohnung auch dann, wenn es aus Eigennutz geschieht, als einfache Kuppelei im allgemeinen nicht mehr strafbar, wenn die Person, der Wohnung gewährt wird, das 18. Lebensjahr vollendet hat. Wie sich aus der Entstehungsgeschichte ergibt (vgl. auch Begr. S. 12), ist unter Gewähren einer Wohnung nicht zu verstehen, daß die Wohnung lediglich zum Wohnen, nicht aber auch zur Verübung von Unzucht, gewährt wird — denn das war schon bisher nicht strafbar, da es sich dann nicht um Kuppelei handelt — sondern die Gewährung einer Wohnung zu Zwecken der Unzucht, also insbesondere das Vermieten von Wohnungen an Prostituierte. Wird bei diesem Vermieten die Prostituierte nicht ausgebeutet, wird also aus ihrer Zwangslage nicht ein übermäßiger Vorteil gezogen, sondern nur der übliche Gewinn, so soll die Kuppelei nicht strafbar sein. Dabei wird es als zulässig zu erachten sein, daß für die Vermietung an Prostituierte mit Rücksicht auf die Entwertung der anderen Wohnungen und die sonstigen Unannehmlichkeiten und Unbequemlichkeiten ein etwas höherer Mietzins als für sonstige Mieter genommen wird (vgl. Ber. II S. 20 f.). Friedrichs weist aber andererseits im „Deutschen Wohnungsarchiv" Jhg. 2 S. 243 zutreffend darauf hin, daß bei der Bemessung des Mietzinses nach dem Reichsmietengesetz vom 24. März 1922 die gewerbsmäßige Unzucht nicht als gewerblicher Betrieb im Sinne des § 10 mit einem Zuschlag belegt werden dürfe, da dies gegen den Geist von StGB. § 180 wäre: „Es darf nie und in keiner Form auf Frauen ein Druck dahin ausgeübt werden, daß sie ihre Zahlungsfähigkeit dadurch erhöhen, daß sie sich der gewerbsmäßigen Unzucht hingeben oder darin verbleiben." Von einer Ausbeutung spricht man dann, wenn ein übermäßiger Vermögensvorteil erstrebt wird (Lpz. K. § 301 Anm. 5); es genügt die bewußte Ausnutzung der Gelegenheit zur Erlangung eines übermäßigen Vermögensvorteils (Lpz. K. § 302 a Anm. 5).

Die Gewährung von Absteigequartieren, in denen lediglich Unzucht getrieben werden soll, in denen die Prostituierten aber nicht wohnen, fällt nicht unter die Ausnahmebestimmung des § 180 Abs. 3 (vgl. auch Begr. S. 12; ebenso Klee, „Deutsche Richterzeitung" 1927 S. 336 f.; Finger im „Gerichtssaal" Bd. 94 S. 377). Kühl („Die Polizei" Jhg. 23 S. 59) billigt diesen Standpunkt nicht. Er meint, es könne der Öffentlichkeit gleichgültig sein, ob die einzelne Prostituierte etwa in ihrem eigenen möblierten Zimmer ihr Gewerbe ausübe oder ob sie, was sehr häufig der Fall sei, wegen der Wohnungsnot usw. in einem Hotel mit ihrem „Freier" Unterkunft suche, „so daß sie ebenda gewissermaßen ihre jeweilige Wohnung hat". Er meint, es sei zu hoffen, „daß im Wege einer den praktischen Lebensbedürfnissen Rechnung tragenden extensiven Gesetzesinterpretation auch der genannte Personenkreis straflos bleiben wird, sofern der betreffende Inhaber tatsächlich nur „Wohnung" und nichts anderes gewährt und bei ihm selber nicht die strafbegründenden Umstände des § 273 Abs. 2 — gemeint ist die dem § 305 Abs. 2 der Reichstagsvorlage von 1927 entsprechende Bestimmung der Reichsratsvorlage von 1925 — vorliegen". Zur Begründung setzt er hinzu, daß nur dann der bisher für die Ermittlungsbehörden bestehende Konflikt zwischen dem gesetzlichen Zwange zur, technisch fast unmöglichen, Verfolgung der Kuppelei und den Bedürfnissen der Prostitution aus dem Wege geschafft sei. Diesen letzten Ausführungen ist beizustimmen, nicht aber den Folgerungen, die aus ihnen gezogen werden. Nach dem Wortlaut des Gesetzes und nach dem Willen des Gesetzgebers kann es keinem Zweifel unterliegen, daß die Inhaber von Absteigequartieren durch die Neufassung des § 180 StGB. nicht für straffrei erklärt werden sollten. Wenn Prostituierte nur mit ihren „Freiern" ein

Hotel aufsuchen, um dort Unzucht zu treiben, so handelt es sich dabei niemals um ein „Wohnen" in dem Hotel. Eine ausdehnende Auslegung des Gesetzes wäre allerdings insofern zulässig, als es sich um eine Einschränkung der strafbaren Handlungen und nicht um die Erweiterung ihres Kreises handeln würde. Trotzdem könnte aber eine solche ausdehnende Auslegung nicht gebilligt werden, auch dann nicht, wenn man anerkennen würde, daß in der Tat eine solche Ausdehnung vom polizeilichen Standpunkt aus als erwünscht bezeichnet werden müßte. Daß die Gesetzgeber eine solche Ausdehnung nicht gewollt haben, geht aus der Begründung hervor, und wenn man auch vielleicht bezweifeln kann, ob der Standpunkt, den das Gesetz einnimmt, zweckmäßig sein mag, so darf man sich über den in dem Gesetz zum Ausdruck gekommenen Willen des Gesetzgebers nicht durch eine solche ausdehnende Auslegung, die schon kaum noch Auslegung genannt werden kann, einfach hinwegsetzen. Dies um so weniger, als es sich um ein Kompromißgesetz handelt, das die verschiedensten einander widerstrebenden Richtungen zu einem gewissen Ausgleich hat bringen wollen. Der Anregung von Kühl darf also nicht Folge geleistet werden.

Die Ausnahmebestimmung gilt auch nur für den Fall, daß die betreffende Person, der Wohnung gewährt wird, das 18. Lebensjahr vollendet hat. Weiß der Vermieter, daß die betreffende Person noch nicht 18 Jahre alt ist, so macht er sich auch dann wegen Kuppelei strafbar, wenn er sie nicht ausbeutet, sie auch nicht zur Unzucht angeworben oder angehalten hat, vorausgesetzt nur, daß er gewohnheitsmäßig oder doch aus Eigennutz im weiteren Sinn handelt.

Ist der Vermieter davon überzeugt, daß diejenige Person, der er die Wohnung vermietet, das 18. Lebensjahr schon vollendet hat, während sie in Wirklichkeit noch unter 18 Jahre alt ist, so liegt zwar objektiv Kuppelei vor; doch kann der Vermieter nicht bestraft werden, da es ihm an dem erforderlichen Vorsatz gefehlt hat.

Löwenstein („Deutsche Zeitschrift für Wohlfahrtspflege" Jhg. 2 S. 613) spricht die Befürchtung aus, daß Personen unter 18 Jahren, die infolge ihrer sozialen Lage selbständig leben und sich ein Zimmer mieten müßten, künftig sehr schwer eine Wohnung erhalten würden, da derjenige, der an solche Personen ein Zimmer vermiete, in Gefahr sei, wegen Kuppelei bestraft zu werden, wenn der jugendliche Mieter in diesem Raum Geschlechtsverkehr habe. Er meint, es bedürfe daher in den Ausführungsbestimmungen näherer Umschreibung und näherer Schutzbestimmungen für den Vermieter, der an Personen unter 18 Jahren ein Zimmer vermiete. Diesen Ausführungen kann nicht beigestimmt werden, auch ganz abgesehen davon, daß irgendeine Auslegung oder Einschränkung der Gesetzesbestimmungen in den Ausführungsbestimmungen nicht gegeben werden kann. Löwenstein übersieht, daß die Rechtslage bezüglich der Personen unter 18 Jahren künftig genau die gleiche bleibt, wie sie es bisher gewesen ist, und daß Kuppelei nur dann vorliegt, wenn der Vermieter gewohnheitsmäßig oder aus Eigennutz handelt.

Liegt der Fall der schweren Kuppelei gemäß StGB. § 181 vor, so kommt § 180 Abs. 3 auch nicht zur Anwendung.

4. Gegen Kuppelei angedrohte Strafen.

Von dem Fall der schweren Kuppelei des § 181, der durch das Gesetz zur Bekämpfung der Geschlechtskrankheiten nicht berührt worden ist, abgesehen, ist Gefängnisstrafe von mindestens einem Monat bis zu 5 Jahren angedroht; daneben kann zugleich auch auf Geldstrafe von 3 ℳ bis zu 10 000 ℳ und, wenn die Tat aus Gewinnsucht begangen wird (§ 27 a StGB.), bis zu 100 000 *RM* erkannt werden. Sind mildernde Umstände vorhanden, so kann die Gefängnisstrafe bis auf einen Tag ermäßigt werden. § 27 b StGB. findet Anwendung (vgl. darüber § 5 Anm. 13). Als Nebenstrafen ist Aberkennung der bürgerlichen Ehrenrechte zulässig, und zwar auf die Dauer von einem Jahr bis zu fünf Jahren (StGB. § 32 Abs. 2). Auch kann auf Zulässigkeit von Polizeiaufsicht erkannt werden (vgl. StGB. § 38).

5. Sittenwidriges Ankündigen usw. von Mitteln zur Verhütung von Geschlechtskrankheiten.

Nach der ständigen Rechtsprechung des Reichsgerichts sind auch Gegenstände, die zur Verhütung der Geschlechtskrankheiten dienen, im Sinne des § 184 Ziff. 3 StGB. als Gegenstände anzusehen, „die zu unzüchtigem Gebrauche bestimmt sind“. Die Mittel im Sinne des § 16 II des Gesetzes zur Bekämpfung der Geschlechtskrankheiten (vgl. § 11 Anm. 2) gehören zu den Gegenständen im Sinne jener Vorschrift; die Verfahren dagegen, von denen § 16 II spricht, können als Gegenstände nicht bezeichnet werden. Sie sind daher von § 184 Ziff. 3 StGB. bisher nicht betroffen worden. Die öffentliche Ankündigung oder Anpreisung von Mitteln oder Gegenständen, die zur Verhütung von Geschlechtskrankheiten dienen, und ebenso ihr Ausstellen an einem dem Publikum zugänglichen Orte waren also bisher unter allen Umständen gemäß § 184 Ziff. 3 StGB. unter Strafandrohung verboten (vgl. § 13 Anm. 1).

Durch die eingefügte Ziff. 3 a zu StGB. § 184 wird zweierlei erreicht: Einmal wird § 184 Ziff. 3 insofern eingeschränkt, als Mittel und Gegenstände, die zur Verhütung von Geschlechtskrankheiten dienen, künftig angekündigt, angepriesen oder ausgestellt werden dürfen, es sei denn, daß dies in einer Sitte oder Anstand verletzenden Weise geschieht. Andererseits wird aber das bisher nicht strafbare öffentliche Ankündigen oder Anpreisen — ein Ausstellen kommt aus tatsächlichen Gründen nicht in Frage — von Verfahren, die zur Verhütung von Geschlechtskrankheiten dienen, verboten und unter

Strafe gestellt für den Fall, daß dies Ankündigen oder Anpreisen in einer Sitte oder Anstand verletzenden Weise geschieht.

Wie die Begr. zu dem Entwurf zu einem Allgemeinen Deutschen Strafgesetzbuch von 1927 S. 150 hervorhebt, ist durch Trennung der Tatbestände in zwei selbständige Paragraphen klargestellt, daß die Mittel zur Verhütung der Geschlechtskrankheiten nicht Sachen zu unzüchtigem Gebrauch im Sinne des Gesetzes sind, gleichgültig, ob sie beim ehelichen oder beim außerehelichen Beischlaf Anwendung finden sollen. Das gleiche hat aber auch schon für das jetzt geltende Recht zu gelten. Das kommt dadurch zum Ausdruck, daß die einen in § 184 Ziff. 3, die anderen in § 184 Ziff. 3a behandelt sind.

Über den Begriff des Mittels vgl. § 11 Anm. 2); über den Begriff des Gegenstandes und des Verfahrens ebendort. Es kommen nur Mittel usw. zur Verhütung, nicht auch zur Heilung oder Linderung von Geschlechtskrankheiten in Betracht. Über Ankündigen, Anpreisen, Ausstellen vgl. § 11 Anm. 2; über den Begriff öffentlich vgl. § 11 Anm. 2. Ein „dem Publikum zugänglicher Ort“ ist dasselbe wie ein „allgemein zugänglicher Ort“ in § 11 Abs. 1 (vgl. darüber § 11 Anm. 2). Die abweichende Fassung des § 16 II erklärt sich aus einer Anpassung an den Sprachgebrauch des § 184 Ziff. 3 StGB. Finger („Der Gerichtssaal“ Bd. 94 S. 366) sagt zutreffend, der Ort sei als ein dem „Publikum zugänglicher“ auch dann nicht zu bezeichnen, wenn denjenigen Personen, die zu dem abgeschlossenen Personenkreise gehören, erlaubt werde, einzelnen individuellen Personen, die nicht zu diesem Kreise gehören, den Besuch der Ausstellung zu gestatten. Das ist richtig, doch ist Gewicht darauf zu legen, daß dies nur einzelnen individuellen Personen gestattet wird. Es darf nicht durch die Form einer persönlichen Einladung versucht werden, die Ausstellung in der Tat einem erheblich größeren Kreise als dem abgeschlossenen Kreise, etwa der Vereinsmitglieder, zugänglich zu machen: Geschieht dies, so handelt es sich um eine öffentliche Ausstellung unter der Maske einer geschlossenen Veranstaltung.

Das Ankündigen oder Anpreisen durch Verbreitung von Schriften, Abbildungen oder Darstellungen ist im Gegensatz zu § 11 nicht erwähnt; es ist daher auch, wenn es in einer Sitte oder Anstand verletzenden Weise geschieht, jedenfalls auf Grund von § 184 Ziff. 3a nur dann strafbar, wenn es öffentlich geschieht.

Es kommt in dem Gesetz nicht zum Ausdruck, daß das Ankündigen usw. auch dann strafbar ist, wenn es „in verschleiernder Weise“ erfolgt, wie dies beispielsweise in § 11 des Gesetzes der Fall ist. Man wird daraus aber nicht schließen dürfen, daß nach dem Willen des Gesetzes im Fall des § 184 Ziff. 3a StGB. das Ankündigen usw. nur dann strafbar sein soll, wenn es ganz unverhüllt geschieht. Man wird auf die Nichterwähnung des in verschleiernder Weise Ankündigens usw. im Gegensatz zu der Formulierung des § 11 entscheidendes Gewicht nicht legen dürfen. Auch in § 302 des Entwurfes zu einem Allgemeinen Strafgesetzbuch von 1927 findet sich diese Wendung nicht im Gegensatz zu § 329 Abs. 2 des Entwurfs von 1919. Hierzu bemerkt die Begr. zu dem Entwurf von 1927 S. 150 zutreffend, diese Fassung sei nicht mitübernommen; doch sei zu erwarten, daß die Rechtsprechung die strafwürdigen Fälle auch nach der jetzt vorgeschlagenen Fassung des Gesetzes erkennen und bestrafen werde. Bei der Auslegung der Bestimmungen des § 184 Ziff. 1 und 4 StGB. ist die Praxis auch schon seit langem in diesem Sinne verfahren.

Wann das Ankündigen usw. in einer „Sitte oder Anstand verletzenden Weise" geschieht, läßt sich nicht allgemein sagen. Es wird bei Beurteilung der Frage davon auszugehen sein, daß die Anschauungen über das, was Sitte und Anstand erfordern und daher auch das, was sie verletzt, nach Stadt und Land, Großstadt und Kleinstadt, Osten und Westen, Norden und Süden, vielfach verschieden sind. Durch § 184 Ziff. 3 soll die Ankündigung usw. von Mitteln usw., soweit dies Sitte und Anstand verletzt, verhindert werden. Man hat dadurch, wie die Begr. S. 12 sagt, „dem sittlichen Empfinden" Rechnung getragen. Dieses sittliche Empfinden sehr weiter Volkskreise würde aber zweifellos verletzt werden, wenn alle Formen der Ankündigung usw., an die der Großstädter sich gewöhnt hat und die sein Gefühl für Sitte und Anstand nicht mehr verletzen, überall zulässig wären. Andererseits würde es nicht im Interesse der Bekämpfung der Geschlechtskrankheiten liegen, wenn die Ankündigung usw. weiteren Beschränkungen unterworfen werden würde, als durch die konkrete Sachlage unbedingt erforderlich gemacht wird. Deshalb muß es auch als zulässig gelten, der Tatsache Rechnung zu tragen, daß in der Großstadt manches ohne Schaden für Sitte und Anstand durchgehen kann, was höchst bedenklich wäre, wenn es in kleinen Städten oder auf dem Lande geschähe. Damit soll aber nicht gesagt sein, daß für die Großstadt etwa die Anschauung des abgebrühten Lebemanns darüber entscheiden soll, was Sitte und Anstand verletzt. Wie überall, so ist auch für die Großstadt darauf Rücksicht zu nehmen, daß auch Frauen und junge Leute beiderlei Geschlechts die Ankündigungen oder Anpreisungen lesen oder hören, die Ausstellungen sehen und daß es vor allem gerade auch darauf abgestellt werden muß, ob ihr Gefühl für Sitte oder Anstand verletzt wird. Aber auch Frauen und Jugendliche sind eben in der Großstadt in der Regel weitherziger als der Kleinstädter und manches, was diesen empören würde, berührt sie kaum.

Es ist mithin auf das gesunde Gefühl für Sitte und Anstand abzustellen, das in denjenigen Kreisen herrscht, denen die betreffende Ankündigung usw. voraussichtlich zu Gesicht kommen wird, zu deren Schutz die Strafbestimmung geschaffen worden ist. In der vom Kartell für Reform des Sexualstrafrechts herausgegebenen Schrift über „Sittlichkeit und Strafrecht" (Berlin

1927) S. 61 wird bemerkt, die Formel „in einer Sitte oder Anstand verletzenden Weise" zeichne sich durch eine Vieldeutigkeit und Verschwommenheit aus, die die Ursache zu Willkürlichkeit und Rechtsungleichheit werden müsse. Es wird die ganze Bestimmung sogar „platterdings ein Verbrechen" genannt!

Es kommt nur darauf an, ob die Ankündigung, an diesem Maßstab gemessen, in einer Sitte oder Anstand verletzenden Weise geschehen ist, nicht dagegen darauf, ob festgestellt werden kann, daß jemand tatsächlich Anstoß genommen hat, daß also sein Gefühl für Sitte oder Anstand verletzt worden ist. Andererseits genügt auch nicht die Feststellung, daß jemand Anstoß genommen hat, da festgestellt werden muß, ob dieses subjektive Empfinden vom Standpunkt der oben aufgestellten allgemeinen Norm aus zu billigen ist. Es bedarf daher weder eines Zeugenbeweises noch gar der Heranziehung von Sachverständigen, um die Frage zu entscheiden, ob Sitte oder Anstand verletzt worden sind.

6. Verhältnis des § 184 Ziff. 3 zu den Vorschriften der Reichsregierung über Ankündigen usw. (§ 13 Abs. 1 Satz 2).

Gemäß § 13 Abs. 1 Satz 2 kann die Reichsregierung Vorschriften über das Ausstellen, Ankündigen oder Anpreisen der nach einer Prüfung zugelassenen Mittel oder Gegenstände, die zur Verhütung von Geschlechtskrankheiten dienen sollen, erlassen (vgl. § 13 Anm. 2). Sie ist hier in der Lage auch Vorschriften zu erlassen, die dahin zielen, eine Ankündigung usw. zu verhindern, die gegen Sitte oder Anstand verstößt. Macht die Reichsregierung von dieser Ermächtigung Gebrauch, so hat das nicht etwa die Wirkung, daß dann in maßgebender Weise festgelegt ist, was Sitte oder Anstand verletzt und was nicht. Vielmehr haben die Gerichte auch dann frei zu prüfen, ob eine Form des Ankündigens usw., die von der Reichsregierung nicht verboten ist, nicht doch gegen Sitte oder Anstand verstößt. Ist das der Fall, dann liegt eine Zuwiderhandlung gegen § 184 Ziff. 3a StGB. vor. Insofern sind die Gerichte allerdings scheinbar beschränkt, als sie eine von der Reichsregierung unter dem Gesichtspunkt der Verletzung von Sitte oder Anstand verbotene Form des Ankündigens usw. bestrafen müssen, auch wenn sie der Meinung sind, Sitte oder Anstand werde dadurch nicht verletzt. Es handelt sich aber nur um eine scheinbare Ausnahme, da die Bestrafung ja nicht wegen Vergehens gegen § 184 Ziff. 3a StGB. zu erfolgen hat, sondern wegen Vergehens gegen § 13 Abs. 2 des Gesetzes zur Bekämpfung der Geschlechtskrankheiten.

Es ist mithin davon auszugehen, daß sich § 184 Ziff. 3a StGB. nur auf diejenigen Fälle beziehen soll, in denen nicht schon durch ein Verbot der Reichsregierung die betreffende Form des Ankündigens usw. verboten worden ist. Solche Verbote der Reichsregierung können aber nur bezüglich der Ankündigung usw. von Mitteln oder Gegenständen ergehen, nicht auch von Verfahren.

7. Strafbestimmungen für Vergehen gegen § 184 Ziff. 3a StGB.

Angedroht sind Gefängnis von einem Tage bis zu einem Jahre in Verbindung mit Geldstrafe von 3 *RM* bis zu 10 000 *RM* (im Fall der Gewinnsucht gemäß § 27a StGB. bis zu 100 000 *RM*), oder eine dieser Strafen. Neben der Gefängnisstrafe kann auf Verlust der bürgerlichen Ehrenrechte von einem Jahr bis zu 5 Jahren (§ 32 Abs. 2 StGB.) sowie auf Zulässigkeit von Polizeiaufsicht (vgl. § 38 StGB.) erkannt werden.

8. Verbot des öffentlich in einer Sitte oder Anstand verletzenden oder andere belästigenden Weise zur Unzucht Aufforderns oder des sich dazu Erbietens.

Nach § 361 Nr. 6 in der bisherigen Fassung wurde mit Haft bestraft „eine Weibsperson, welche wegen gewerbsmäßiger Unzucht einer polizeilichen Aufsicht unterstellt ist, wenn sie den in dieser Hinsicht zur Sicherung der Gesundheit, der öffentlichen Ordnung und des öffentlichen Anstandes erlassenen polizeilichen Vorschriften zuwiderhandelt, oder welche, ohne einer solchen Aufsicht unterstellt zu sein, gewerbsmäßig Unzucht treibt".

Über den bisherigen Rechtszustand und die Gründe, die dazu geführt haben, ihn so zu ändern, wie es geschehen ist, spricht sich Begr. S. 12 folgendermaßen aus:

„Hiernach ist die Ausübung der gewerbsmäßigen Unzucht grundsätzlich strafbar. Straflosigkeit tritt nur ein, soweit die Dirnen einer polizeilichen Aufsicht unterstellt sind und die ihnen gegenüber erlassenen Polizeivorschriften befolgen. Diese Rechtslage steht der Einführung einer vorwiegend ärztlichen Überwachung der Gewerbsunzucht im Wege; sie gestattet insbesondere nicht, solche Dirnen straflos zu lassen, welche einer polizeilichen Aufsicht nicht unterstellt zu werden brauchen, weil sie sich freiwillig der ärztlichen Untersuchung unterwerfen und dadurch sowie durch ihr sonstiges Verhalten Gewähr dafür bieten, daß ihr unzüchtiges Treiben keine Gefahr für die Gesundheit, die öffentliche Ordnung und den öffentlichen Anstand bilden werden. Im übrigen hat sich die Strafbestimmung als ungeeignet erwiesen, das Anwachsen des heimlichen Dirnentums zu verhindern. Wegen der Nachteile, welche die Unterstellung unter polizeiliche Aufsicht für das bürgerliche Leben mit sich bringt, läßt sich erfahrungsgemäß nur der geringste Teil der Dirnen in die polizeilichen Listen eintragen, die Mehrzahl unterwirft sich nicht der polizeilichen Beaufsichtigung und treibt, um einer Bestrafung zu entgehen, die Unzucht heimlich. Um diesem Übelstande zu begegnen, schlägt der Entwurf vor, die gewerbsmäßige Unzucht als solche straflos zu lassen, dafür aber Strafvorschriften gegen solche Personen aufzunehmen, welche in einer das Anstandsgefühl verletzenden Weise unzüchtigen Verkehr herbeizuführen suchen oder welche die Gewerbsunzucht in einer die Jugend gefährdenden Weise betreiben. Neben der Haftstrafe kann gemäß § 362 des Strafgesetzbuchs auf Überweisung an die Landespolizeibehörde erkannt werden."

Die grundlegenden Neuerungen gegenüber dem bisherigen Recht bestehen darin, daß einmal die gewerbsmäßige Unzucht als solche nicht mehr strafbar ist und daß zweitens die Strafbestimmung sich nicht mehr lediglich gegen Frauen, und zwar nur gegen Prostituierte, richtet, sondern gegen jedermann, also auch gegen Männer. Nach der neuen Fassung bedarf es weder der Gewerbsmäßigkeit noch überhaupt des „Betriebs" der Unzucht, d. h. der Vornahme von Handlungen, welche eine Ausübung der Unzucht darstellen (Olshausen § 361 Nr. 6 S. 1995). Es ist aber nicht nur die Strafbestimmung gegen gewerbsmäßige Unzucht, sondern auch die Rechtsgrundlage grundlegend geändert für den Erlaß eingehender polizeilicher Vorschriften „zur Sicherung der Gesundheit, der öffentlichen Ordnung und des öffentlichen Anstandes". An die Stelle der polizeilichen Vorschriften über die Sicherung der Gesundheit sind die Bestimmungen des Geschlechtskrankengesetzes getreten, insbesondere die §§ 3, 4, 8, 9. Und die polizeilichen Vorschriften zur Sicherung der öffentlichen Ordnung und des Anstandes sind ersetzt durch die neuen Bestimmungen des § 361 Ziff. 6 und 6a. (Eingehend über die Beseitigung der Reglementierung unten Anm. 14.)

Es ist damit eine Entwicklung zum Abschluß gebracht, die in mancherlei Mängeln des bisherigen Systems ihre Ursache hat, eine Entwicklung, die von den einen lebhaft als ein großer Fortschritt angepriesen ist, gegen die von anderer Seite aus aber auch Bedenken vorgebracht worden sind, die nicht mit einer Handbewegung erledigt werden können. Die Erfahrung wird zeigen, ob es gelingt, die durch die grundsätzliche Freigabe der Gewerbsunzucht heraufbeschworenen gesundheitlichen und vor allem auch sittlichen Gefahren zu beseitigen, ob die Aufgaben der Polizei bei der Verbrechensvorbeuge und der Verbrechensbekämpfung nicht durch die der Polizei genommene Überwachung der Prostituierten in schädlicher Weise beeinflußt werden (mit Rücksicht auf den nahen Zusammenhang zwischen Prostitution und Kriminalität) und ob die Durchführung der gesundheitlichen Aufgaben des Gesetzes gerade Prostituierten gegenüber tatsächlich in der von dem Gesetzgeber erhofften Weise durch diese Loslösung von der Polizei gefördert wird.

Im einzelnen ist folgendes zu bemerken: Verboten ist das Auffordern zur Unzucht und das sich dazu Anbieten. Eine Aufforderung ist nach der Rechtsprechung des Reichsgerichts „eine an einen anderen sich richtende Kundgebung, durch welche der Auffordernde diesen in einer erkennbaren, wenn auch vielleicht von ihm nicht erkannten Weise zu einem Tun oder Lassen bestimmen will" (Olshausen § 110 Anm. 3). Dabei ist es gleichgültig, ob die Aufforderung dahin geht, Unzucht mit dem Auffordernden oder aber mit irgendeinem Dritten zu treiben. Wie in § 49 a StGB. (Olshausen § 49 a Anm. 5 a), so braucht auch hier die Aufforderung sich nicht an eine bestimmte Person zu richten; vielmehr wird der Tatbestand, da das Gesetz eine Unterscheidung nicht macht, auch dort erfüllt, wo die Aufforderung an mehrere nicht individuell erkennbare Personen gerichtet ist. Ob der Aufgeforderte willens ist, die Aufforderung anzunehmen oder nicht, ist gleichgültig. (So auch Olshausen § 361 Nr. 6 S. 1995). Es ist auch nicht erforderlich, daß die Aufforderung demjenigen, für den sie bestimmt war, zur Kenntnis gelangt (Olshausen, ebendort).

Von einem Sichanbieten zur Unzucht kann man im Anschluß an die Begriffsbestimmung des Sicherbietens bei Olshausen § 49 a Anm. 5 b hier sprechen, wenn jemand sich einem anderen gegenüber bereit erklärt, Unzucht zu begehen.

Soweit die Aufforderung den Zweck hat, einen unzüchtigen Verkehr zwischen dem Aufgeforderten und dem Auffordernden herbeizuführen — also nicht zwischen dem Aufgeforderten und einem Dritten — sind Auffordern und Sichanbieten so nahe verwandt, daß es oft schwer ist, diese beiden Formen auseinanderzuhalten. Insbesondere dann, wenn die Aufforderung nicht durch Worte, sondern durch Blicke oder durch Gesten erfolgt, wird in dem Auffordern zugleich ein Sichanbieten und in dem Sichanbieten zugleich auch ein Auffordern liegen.

Eine reinliche Scheidung zwischen beiden Formen der verbotenen Tätigkeit ist aber nach der jetzigen Fassung des § 361 Ziff. 6 StGB. auch nicht erforderlich. Anders wäre es gewesen, wenn die Fassung des E IV Gesetz geworden wäre, wonach die öffentliche Aufforderung zur Unzucht ohne weiteres strafbar sein sollte, das öffentliche Sichanbieten zur Unzucht dagegen nur dann, wenn es in einer Sitte oder Anstand verletzenden oder anderen belästigenden Weise geschah. Bei den Beratungen hierüber (Ber. I S. 15 f.) ist mit Recht auf die Schwierigkeiten einer strengen Abgrenzung von Auffordern und Sichanbieten hingewiesen worden.

Das Auffordern oder Sichanbieten muß „zur Unzucht" erfolgen. Unzucht ist jedes gegen Zucht und Sitte verstoßende Handeln im Bereiche des geschlechtlichen Umgangs zwischen mehreren Personen (RG. Bd. 11 S. 4). Die Unzucht umfaßt außer dem Beischlaf auch andere gegen Zucht und Sitte im Geschlechtsverkehr verstoßende Handlungen (Olshausen § 180 Anm. 2). Auch widernatürliche Unzucht zwischen Männern (§ 175 StGB.), aber auch die nicht strafbare widernatürliche Unzucht zwischen zwei Personen weiblichen Geschlechts sind Unzucht im Sinn des § 361 Ziff. 6 StGB. Aber auch soweit die widernatürlichen Handlungen zwischen Männern nicht als widernatürliche Unzucht im Sinne des § 175 StGB. strafbar sind, sind sie doch Unzucht im Sinne des § 361 Ziff. 6 StGB.

Die Aufforderung oder das Sichanbieten muß **öffentlich** geschehen. Vgl. über diesen Begriff § 7 Anm. 10.

Aber auch ein öffentliches Auffordern oder ein öffentliches Sichanbieten zur Unzucht ist noch nicht ohne weiteres gemäß § 461 Ziff. 6 strafbar, sondern nur dann, wenn es entweder in einer Sitte oder Anstand verletzenden Weise erfolgt oder aber in einer anderen belästigenden Weise. Über die Begriffe **Sitte und Anstand** vgl. oben Anm. 8. Man wird hier mit Rücksicht darauf, daß eine öffentliche Aufforderung oder ein öffentliches Sichanbieten zur Unzucht fast notwendigerweise auch eine Verletzung von Sitte oder Anstand mit sich bringen wird, strenge Anforderungen stellen müssen. Jedes öffentliche Auffordern oder Sichanbieten zur Unzucht, das nicht in einer für Dritte kaum bemerkbaren und zurückhaltenden Weise geschieht, wird man als Sitte und Anstand verletzend bezeichnen müssen. Die öffentliche Aufforderung zur widernatürlichen Unzucht im weitesten Sinne, zwischen Männern oder zwischen Frauen, verletzt stets Sitte und Anstand.

In völlig abwegiger Weise will Löwenstein („Deutsche Zeitschrift für Wohlfahrtspflege" Jhg. 2 S. 613) die Schwierigkeiten lösen, die sich bei der Auslegung des Begriffs „Sitte oder Anstand verletzender Weise" im Einzelfall ergeben können: „Die Ausführungsbestimmungen müssen Klarheit darüber bringen, welche Tatbestände vorliegen müssen, damit ein Polizist oder ein Richter in strafrechtlichem Sinn den Begriff „in Sitte und Anstand verletzender Weise" als vorliegend ansehen kann. Die genaue Definition hierüber ist Sache des Reichsjustizministeriums." Es beruht diese Anschauung auf einer völligen Unkenntnis der Kompetenzverteilung zwischen Gesetzgebung, Justizverwaltung, Verwaltungspraxis und Rechtsprechung.

Aber auch dann, wenn die Aufforderung usw. nicht in Sitte oder Anstand verletzender Weise erfolgt, darf die Aufforderung oder das Sichanerbieten nicht **in anderer belästigender Weise** geschehen. Es kann belästigt werden sowohl derjenige, der ausdrücklich zur Unzucht aufgefordert wird, als auch derjenige, der mittelbar durch Sichanbieten zur Unzucht mit dem sich Anbietenden aufgefordert wird. Eine solche Belästigung ist z. B. darin zu erblicken, daß die Aufforderung oder das Sichanbieten trotz offenbarer Zurückweisung durch den anderen hartnäckig wiederholt wird.

In der von dem Kartell für Reform des Sexualstrafrechts herausgegebenen Schrift „Sittlichkeit und Strafrecht" S. 62 wird gegen den entsprechenden § 271 des Entwurfes eines Allgemeinen Deutschen Strafgesetzbuchs von 1925 die — man kann nur sagen, törichte — Behauptung aufgestellt, daß es immer jemand gäbe, „der das bloße Vorhandensein der Prostituierten als Belästigung empfindet"; damit wäre dann aber schon der strafbare Tatbestand erfüllt! Auch sonst sei es möglich, daß ein zweideutiges Wort, eine unvorsichtige Geste, vielleicht ein Blick genügen würde, um „einer verfolgungssüchtigen Justiz" den Tatbestand des § 271 gegeben erscheinen zu lassen; das würde zu unhaltbaren Zuständen führen.

Es genügt, daß die Aufforderung öffentlich und in einer Weise geschehen ist, die Sitte oder Anstand objektiv verletzt hat (Olshausen § 361 Nr. 6 S. 1995). Dagegen ist es nicht zutreffend, wenn Olshausen es auch als ausreichend bezeichnet, daß die Aufforderung „geeignet war andere Personen zu belästigen, ohne daß eine solche Belästigung tatsächlich stattgefunden zu haben braucht". Nach dem klaren Wortlaut muß die Aufforderung in einer „andere belästigenden Weise" erfolgen. Dadurch kommt zum Ausdruck, daß eine solche Belästigung auch tatsächlich erfolgt sein muß. Sonst hätte es heißen müssen: „in einer Weise, die geeignet ist andere zu belästigen". Es ist aber nicht erforderlich, daß die Belästigung sich gerade auf diejenige Person bezieht, an die die Aufforderung gerichtet ist. Es genügt vielmehr, daß durch die Aufforderung Dritte belästigt werden. Es wird dann allerdings in aller Regel die Aufforderung zugleich auch in einer Sitte oder Anstand verletzenden Weise erfolgt sein.

9. Verbot an bestimmten Orten der Unzucht nachzugehen.

Als geeigneter Ersatz für die bisherigen polizeilichen Vorschriften zum Schutze der Jugend und des öffentlichen Anstandes hat das Gesetz zur Bekämpfung der Geschlechtskrankheiten in § 16 IV Bestimmungen erlassen, die in § 361 StGB. eingefügt werden sollen.

Diese Bestimmungen richten sich im Gegensatz zu den Bestimmungen des § 360 Ziff. 6 nicht gegen alle Männer und Frauen, die zur Unzucht auffordern usw., sondern nur gegen diejenigen Männer und Frauen, die „gewohnheitsmäßig zum Zwecke des Erwerbes" der Unzucht „nachgehen".

Die Gewohnheitsmäßigkeit muß einem durch Übung ausgebildeten, bewußt oder unbewußt selbsttätig fortwirkenden Hang zur wiederholten Vornahme der fraglichen Handlung gleicher Art entspringen; die bloße Geneigtheit, die der Täter vermöge seiner Charakteranlage oder unter dem Einfluß äußerer Verhältnisse der sich bietenden Gelegenheit oder den sonst im Einzelfall wirksamen Anreizen entgegenbringt, reicht dazu nicht aus (Olshausen § 180 Anm. 10).

Das der Unzucht Nachgehen muß „gewohnheitsmäßig zum Zwecke des Erwerbes" geschehen. Wenngleich der Wortlaut eine andere Auslegung nicht ausschließt, braucht das Nachgehen der Unzucht nicht gerade an den verbotenen Orten gewohnheitsmäßig zum Zwecke des Erwerbes erfolgen. Der Satz ist also etwa so zu lesen: „wer gewohnheitsmäßig zum Zweck des Erwerbs der Unzucht nachgeht und dies tut in der Nähe von Kirchen . . ." So jetzt auch § 373 des Entwurfes zu einem Allgemeinen Deutschen Strafgesetzbuch von 1927: „Wer gewohnheitsmäßig zum Erwerbe Unzucht treibt und diesem Erwerb in der Nähe von Kirchen . . . nachgeht." Versonen, die entweder nicht gewohnheitsmäßig der Unzucht nachgehen oder doch nicht zum Zweck des Erwerbs, machen sich auch dann nicht strafbar, wenn sie in der Nähe von Kirchen usw. der Unzucht nachgehen. Personen aber, die gewohnheitsmäßig und zum Zweck des Erwerbs der Unzucht nachgehen, machen sich auch dann strafbar, wenn sie dies nur ausnahmsweise auch einmal in der Nähe von Kirchen usw. tun. Sie machen sich auch dann strafbar, wenn sie ausnahmsweise in demjenigen Fall, wo sie in der Nähe von Kirchen usw. der Unzucht nachgehen, dies nicht zu Zwecken des Erwerbs tun. Der Zweck der Vorschrift ist, die gewerbsmäßigen Prostituierten nach Möglichkeit von gewissen befriedeten Orten fernzuhalten. Anderer Meinung anscheinend Olshausen § 361 Nr. 6 a, wenn er sagt: „Gewohnheitsmäßig muß die Handlung des Nachgehens der Unzucht erfolgt sein, also das Sichaufhalten, Auf- und Abgehen in der Nähe von Kirchen oder Schulen 2c., das Auffordern oder Sichanbieten zur Unzucht, wie auch die ev. Unzuchtausübung selbst, die aber kein notwendiges Erfordernis des Tatbestandes bildet." Die letzte Bemerkung ist insofern richtig, als, wenn die anderen Voraussetzungen erfüllt sind, schon das Auffordern usw. in der Nähe der Kirchen genügt, ohne daß nachgewiesen zu werden braucht, daß die Aufforderung angenommen worden ist und die Unzucht dann auch tatsächlich getrieben worden ist. Andererseits aber läßt sich niemals nachweisen, daß jemand gewohnheitsmäßig zum Zweck des Erwerbs der Unzucht nachgeht, wenn nicht feststeht, daß die betreffende Person wenigstens schon in anderen Fällen auch tatsächlich die Unzucht zum Zweck des Erwerbs ausgeübt hat.

Zum Zwecke des Erwerbes geht die eine Person der Unzucht nach, wenn das Motiv für ihre Unzucht die Absicht ist, sich aus der Unzucht eine Einnahmequelle zu verschaffen. Dabei ist es allerdings nicht erforderlich, daß die Absicht dahin geht, sich eine ständige, regelmäßig fließende Einnahmequelle zu verschaffen und es liegt daher Unzucht zum Erwerbe auch dann vor, wenn die Absicht besteht, die Unzucht als Mittel zur Erlangung von Einnahmen aufzugeben, wenn eine feste Stellung erlangt wird oder sich sonstwie die wirtschaftlichen Verhältnisse bessern (vgl. auch Lpz. K. § 361 VI Anm. 4). Es wird in solchen Fällen aber vielfach an dem Tatbestandsmerkmal der Gewohnheitsmäßigkeit fehlen.

Die Worte „zum Zweck des Erwerbs" beziehen sich, wie Olshausen § 361 Nr. 6 a zutreffend bemerkt, auf die Unzuchtsausübung. Es muß also beabsichtigt sein, aus der wiederholten Begehung der Unzucht sich eine Einnahmequelle zu verschaffen: „Wo das Nachgehen der Unzucht also nicht in vollendeter Unzuchtausübung, sondern nur in Handlungen bestanden hat, die sie erst herbeiführen sollten, kann nicht die Absicht verlangt werden, aus der wiederholten Begehung der vorbereitenden Handlung sich eine Einnahmequelle zu verschaffen, sondern die Absicht, daß die Vorbereitungshandlung dazu dienen soll, die Ausübung der Unzucht gegen Entgelt als weitere

Handlung zu ermöglichen und aus der Wiederholung der letzteren sich eine Einnahmequelle zu verschaffen."

Nicht erforderlich ist es, daß die Unzucht gewerbsmäßig ausgeübt wird im Sinn des bisherigen § 361 Ziff. 6. Es ist daher nicht die Absicht erforderlich, die Unzucht gegen Entgelt, zum Zweck des Erwerbes, mit einem „individuell nicht bestimmten und geschlossenen Kreise von Männern" auszuüben, wie dies bisher als erforderlich angesehen wurde. Vgl. Frank § 361 Anm. VI; Olshausen § 361; Lpz. K. § 361 VI Anm. 4; vgl. auch RG. 45 S. 264 sowie Entscheidung des pr. Oberverwaltungsgerichts vom 11. Juli 1899 im „Preußischen Verwaltungsblatt" Bd. 21 S. 61.) Wer sich von einem Mann als Verhältnis aushalten läßt, treibt nicht Gewerbsunzucht, auch dann nicht, wenn die Absicht besteht, nach etwaiger Beendigung des Verhältnisses ein neues Verhältnis anzuknüpfen. Dies auch dann nicht, wenn die weibliche Person ihrem Verhältnis nicht treu bleibt, sondern vereinzelt einmal auch mit anderen Männern Unzucht treibt, wenn auch gegen Entgelt. § 361 Ziff. 6a ist allerdings hauptsächlich, aber keineswegs ausschließlich, auf die gewerbsmäßigen Prostituierten abgestellt. Es ist auch keineswegs erforderlich, daß die Absicht dahin geht, aus den Einnahmen aus der Unzucht den Lebensunterhalt ausschließlich zu bestreiten.

Wenngleich der Wortlaut des § 361 Ziff. 6a in seiner allgemeinen Fassung die Auslegung zuließe, daß er sich auch dann gegen diejenigen wenden wolle, die widernatürliche Unzucht im Sinne des § 175 StGB. betrieben, so könnte eine solche Auslegung doch nicht gebilligt werden. Da die widernatürliche Unzucht schon nach § 175 als Vergehen strafbar ist, kann nicht angenommen werden, daß das Gesetz unter bestimmten besonderen Voraussetzungen in § 361 Ziff. 6a dieselbe strafbare Handlung noch einmal als Übertretung hat unter Strafe stellen wollen. Dies läßt sich auch dann nicht annehmen, wenn man berücksichtigt, daß der „Unzucht nachgehen", wenn man dies auf die Unzucht zwischen Männern beziehen wollte, weitergehen würde als der Tatbestand des § 175 StGB. Es ist davon auszugehen, daß nur die — als solche nicht mehr strafbare — gewohnheitsmäßige Unzucht von Frauen zu Zwecken des Erwerbes, also im wesentlichen die gewerbsmäßige Unzucht der weiblichen Prostituierten, hat getroffen werden sollen.

Im einzelnen ist folgendes zu sagen: Kirchen sind alle zum Gottesdienst bestimmten Gebäude (vgl. § 243 Ziff. 1 StGB.). Zwischen öffentlichem und privatem Gottesdienst und den verschiedenen Arten der Religionsgemeinschaften und Religionen ist dabei nicht zu unterscheiden. Es wird nur ein der Anbetung eines persönlichen Gottes gewidmeter Dienst erfordert (vgl. Lpz. K. § 243 Anm. 1 zu Nr. III 1; Olshausen § 166 Anm. 16).

Zu den Schulen sind nicht nur die öffentlichen Schulen, sondern auch die Privatschulen zu rechnen.

In der von dem Kartell für Reform des Sexualstrafrechts herausgegebenen Schrift „Sittlichkeit und Strafrecht" (Berlin 1927 S. 79) wird mit Recht die Frage aufgeworfen, woran man die „anderen Örtlichkeiten" erkennen könne, „die zum Besuche durch Kinder oder Jugendliche bestimmt sind". Löwenstein („Deutsche Zeitschrift für Wohlfahrtspflege" Jhg. 2 S. 614) will, daß durch Ausführungsbestimmungen festgelegt werde, was unter Örtlichkeiten, die zum Besuche durch Kinder oder Jugendliche bestimmt sind, zu verstehen sei. Eine derartige Ausführungsbestimmung wäre aber unzulässig, obgleich sie praktisch wäre.

Zu den anderen zum Besuche durch Kinder oder Jugendliche bestimmten Örtlichkeiten rechnen Kindergärten, Spielplätze für Kinder, Sportplätze für Jugendliche, Pensionate für junge Mädchen, Erziehungsanstalten, Waisenhäuser, Kinderkrankenhäuser usw.

Die Abgrenzung zwischen Kindern und Jugendlichen sowie zwischen Jugendlichen und Erwachsenen ist schwer zu ziehen. Als Kinder wird man im allgemeinen wohl die noch nicht schulpflichtigen Kinder bezeichnen müssen, also bis zum vollendeten 6. Lebensjahre. Daraus, daß in dem zweiten Halbsatz von „Kindern und jugendlichen Personen zwischen drei und achtzehn Jahren" die Rede ist, kann man ebensowenig schließen, daß auch hier als Jugendliche nur Personen unter 18 Jahren gelten sollen, wie, daß Kinder nur Personen sein sollen, die wenigstens 3 Jahre alt sind. Wenn man aber bedenkt, daß Kinder und jugendliche Personen durch das gemeinsame Wohnen in einer Wohnung zusammen mit einer weiblichen Person, die gewohnheitsmäßig zum Erwerbe Unzucht treibt, noch in weit höherem Maße gefährdet werden dürften als Erwachsene, so ist allerdings der Schluß gerechtfertigt, daß auch im Sinne dieser Bestimmung nur Kinder und Jugendliche zwischen 3 und 18 Jahren gemeint sind. Die Fassung des Gesetzes ist dann allerdings als äußerst mangelhaft zu bezeichnen.

Die Orte müssen zum Besuche von Kindern oder Jugendlichen bestimmt sein. Es genügt also nicht, daß sie nur tatsächlich von Kindern oder Jugendlichen viel besucht werden. So etwa eine Straße, in der nach altem Brauch Schüler und Schülerinnen nachmittags herumzupromenieren pflegen. Auch eine nur vorübergehende Bestimmung reicht nicht aus. So ist ein Warenhaus nicht deshalb zum Besuche von Kindern bestimmt, weil die Weihnachtsausstellung jedes Jahr für Kinder veranstaltet wird oder ein Theater, weil jedes Jahr Weihnachtsvorstellungen für Kinder veranstaltet werden, ein Lichtspielhaus mit Rücksicht auf die Jugendvorstellungen, eine Gartenwirtschaft, in der ein Sommerfest für Kinder stattfindet usw. Warenhaus usw. sind auch nicht etwa wenigstens während derjenigen Zeit, wo die Weihnachtsausstellung usw. stattfindet, für Kinder bestimmt. Es muß vielmehr eine auf gewisse Dauer berechnete Bestimmung sein. Es genügt auch nicht, daß ein Lichtspielhaus während der Jugendvorstellungen tatsächlich nur oder doch weit überwiegend für Kinder und Jugendliche bestimmt ist — beispielsweise bei einer Schulvorstellung —, da es als Ganzes auch, und sogar überwiegend, für Erwachsene bestimmt ist. Falls aber in einer Gemeinde ein nur für Jugendvorstellungen bestimmtes städtisches Lichtspielhaus bestehen sollte, dann ist dieses allerdings als eine zum Besuche durch Kinder oder Jugendliche bestimmte Örtlichkeit anzusehen.

Schwierigkeiten wird in der Praxis insbesondere auch die Frage machen, wann das Nachgehen der Unzucht „in der Nähe von" Kindern usw. stattgefunden hat. Nicht mit Unrecht sagt Anna Pappritz („Soziale Praxis" Jhg. 34 S. 163), die Bestimmung „in der Nähe von" sei so unbestimmt, daß „jeder Polizeiwillkür Tür und Tor geöffnet wird". Auch meint sie, daß es sich wieder um eine Ausnahmebestimmung gegen das weibliche Geschlecht handle und daß die Bestimmung in ihrer Konsequenz zu einer Wiederherstellung der Reglementierung führen müsse. Löwenstein („Deutsche Zeitschrift für Wohlfahrtspflege" Jhg. 2 S. 613 f.) tritt dafür ein, daß durch Ausführungsbestimmungen geregelt werde, welche Entfernung als „in der Nähe von" Kirchen, Schulen usw. befindlich anzusehen sei, wobei je nach der Größe der Stadt verschiedene Entfernungen in Frage kommen könnten: „Eine Überlassung der Auslegung, was als in der Nähe von Schulen usw. zu verstehen ist, würde zu landesgesetzlichen Polizeisonderbestimmungen führen, die dem Geiste dieses Gesetzes zuwiderlaufen". Löwenstein denkt hierbei offenbar an reichsrechtliche Ausführungsbestimmungen, die aber hier nicht zulässig sind.

Ob es zulässig ist, durch Ausführungsbestimmungen der Länder den Begriff „in der Nähe von" bindend auszulegen, muß auch zum mindesten als zweifelhaft bezeichnet werden. Die pr. AB. und die pr. vorl. Ausf.-Anw. berühren diese Frage nicht. Eine solche Regelung könnte auch nicht so erfolgen, wie Löwenstein sie sich anscheinend vorstellt, indem eine bestimmte Meterzahl festgesetzt wird, die sich die Prostituierten von Kirchen usw. entfernt halten müssen, während sie der Unzucht nachgehen. Es könnte vielmehr nur für jeden einzelnen Ort besonders bestimmt werden, bis zu welchem Haus einer bestimmten Straße die Prostituierten der Unzucht nicht nachgehen dürfen. Daß solche Bestimmungen, wenn nicht die Bestimmung im wesentlichen auf dem Papier soll stehen bleiben, erforderlich sind, kann kaum bezweifelt werden, da es sonst jeder Prostituierten im Einzelfall nachgewiesen werden muß, daß sie gewußt hat, daß sie sich in der Nähe einer Kirche usw. befunden hat, als sie der Unzucht nachgegangen ist. Da aber in dem Gesetz nicht vorbehalten worden ist, daß dieser Begriff in den Ausführungsbestimmungen näher bestimmt wird, muß es als nicht zulässig angesehen werden, daß in Polizeiverordnungen derartige Vorschriften getroffen werden. Es ist bei der Auslegung des Begriffs zu berücksichtigen, daß der Zweck der Vorschrift der ist, die Kinder und Jugendlichen nach Möglichkeit vor der Berührung mit der Erwerbsunzucht zu bewahren. Dieser gesetzgeberische Gedanke ist allerdings nur unvollkommen durchgeführt. Das hindert aber nicht, daß um die betreffenden Örtlichkeiten ein größerer Bannkreis gezogen wird, innerhalb dessen das erwerbsmäßige auf Gewohnheit beruhende Nachgehen der Unzucht verboten ist. Es ist von den Gerichten in jedem einzelnen Fall festzustellen, ob tatsächlich in der Nähe einer Kirche usw. der Unzucht nachgegangen ist oder nicht. Meinungsverschiedenheiten können und werden darüber sicherlich vorkommen.

Verboten ist ferner die gewohnheitsmäßige Unzucht zu Zwecken des Erwerbes in einer Wohnung, in der Kinder oder jugendliche Personen zwischen drei und achtzehn Jahren wohnen. Es ist also nicht das Wohnen an sich in einer solchen Wohnung verboten, sondern nur das Treiben von Unzucht, und auch dies nur dann, wenn es sowohl gewohnheitsmäßig geschieht als auch zu Zwecken des Erwerbes. Auch eine Prostituierte darf in einer Wohnung wohnen, in der sich Kinder oder Jugendliche zwischen 3 und 18 Jahren befinden; sie darf dort sogar ihren Zuhälter empfangen und mit ihm Unzucht treiben; nur darf sie ihr Gewerbe in dieser Wohnung nicht ausüben. Auch ist es jungen Mädchen, die das Verhältnis irgendeines jungen Mannes sind, unbenommen, in einer Wohnung, in der sich Kinder und Jugendliche in diesem Alter befinden, zu wohnen und dort ihren Liebhaber zu empfangen. Der durch § 361 Ziff. 6a angestrebte Jugendschutz ist also nur sehr unvollkommen erreicht worden.

Bei dem Verbot, in einer Wohnung, in der Kinder oder jugendliche Personen zwischen 3 und 18 Jahren wohnen, der Unzucht nachzugehen, ist nicht, wie die von dem Kartell für Reform des Sexualstrafrechts herausgegebene Schrift „Sittlichkeit und Strafrecht" (Berlin 1927 S. 79) annimmt, auch an den Fall gedacht, daß eine Prostituierte in der Wohnung desjenigen Mannes, mit dem sie mitgegangen ist, die Unzucht ausübt, sondern nur an den Fall, daß sie in ihrer eigenen Wohnung die Unzucht ausübt. Der Wortlaut läßt allerdings eine andere Auslegung zu. Praktisch wäre eine solche Strafbestimmung aber kaum durchzuführen, da Vorsatz oder Fahrlässigkeit in den wenigsten Fällen erwiesen werden könnte. Die Handlung ist auch bei weitem nicht so gefährlich als die Ausübung der Unzucht in der eigenen Wohnung, da dies unendlich häufiger vorkommen wird. Es müßte sonst auch die Strafbestimmung sich allgemein gegen alle männlichen und weiblichen Personen richten, die in einer Wohnung die Unzucht ausüben, in der sich Kinder und Jugendliche zwischen 3 und 18 Jahren befinden. Jedenfalls würde diese Handlungsweise genau so gefährlich und genau so strafwürdig sein als die Handlungsweise einer Prostituierten, die ihrem „Freier" in dessen Wohnung folgt, in der sich jugendliche Personen des fraglichen Alters befinden. Die Bestimmung muß daher einschränkend ausgelegt werden.

Sind, während die Prostituierte in eine Wohnung einzieht, um dort Unzucht zu treiben, dort nur Kinder unter 3 Jahren, so handelt die Prostituierte nicht verbotswidrig. Sobald aber eines der Kinder 3 Jahre alt wird, muß sie entweder ausziehen oder aber doch das Unzuchttreiben in der Wohnung unterlassen. Sonst macht sie sich strafbar.

Über den Begriff der **Wohnung** im Sinne des § 361 Ziff. 6 a gab Ministerialdirektor Dammann im Ausschuß bei der Beratung des E II in der Fassung des E IV im Auftrage des Reichsministeriums des Innern die Erklärung ab, daß der Begriff der Wohnung in diesem Sinn nicht zu eng ausgelegt werden dürfe: „Die zum strafrechtlichen Tatbestande gehörige Wohnungsgemeinschaft wird nicht etwa nur dann anzunehmen sein, wenn es sich um Räume handelt, für die ein einheitliches Mietverhältnis besteht; zu ein und derselben Wohnung werden vielmehr auch solche Räume zu rechnen sein, die einen gemeinsamen Korridorabschluß haben oder die so liegen, daß ihre Bewohner auf die gemeinsame Benutzung der Küche, des Aborts oder des Baderaumes angewiesen sind" (Ber. I S. 17). Diese Erklärung kann zwar insofern als richtig anerkannt werden, als sie besagt, daß nicht das bürgerlichrechtliche Mietsverhältnis entscheidend ist, dagegen geht sie m. E. zu weit, als sie auch schon die gemeinsame Benutzung von dem Abort als ausreichend ansieht. Dies mag in dem Fall zutreffen, daß der gemeinsame Abort innerhalb der einen Wohnung sich befindet; denn dann liegt es schließlich nicht anders, als wenn die Küche gemeinsam benutzt wird. Dann kann eine engere Berührung der Prostituierten mit den in der Wohnung befindlichen Jugendlichen oder Kindern eintreten. Anders aber dann, wenn der gemeinsame Abort, wie das auch heute noch nicht allzu selten der Fall ist, auf dem Treppenflur liegt, also nicht innerhalb der eigentlichen Wohnung, sondern außerhalb. Hier liegt die Sache durchaus nicht anders, als wenn die Treppe oder der Hof gemeinsam benutzt wird. Ja vom Standpunkte des Jugendschutzes aus — und das und nicht der im übrigen das Gesetz beherrschende gesundheitliche Standpunkt ist hier doch der beherrschende — kann man sogar sagen, daß die gemeinsame Benutzung von Treppe und Hof den Kindern und Jugendlichen erheblich größere sittliche Gefahren durch die Prostituierte bringen kann als die doch nie im engeren Sinne des Wortes gleichzeitig erfolgende Benutzung des Aborts. Die gemeinsame Benutzung vom Abort, der sich außerhalb der Wohnung befindet, könnte höchstens vom gesundheitlichen Standpunkt aus als unerwünscht bezeichnet werden, da hierdurch eine gewisse Ansteckungsgefahr hervorgerufen wird. Da das Verbot es auf die Anwesenheit von Kindern und Jugendlichen abstellt, noch dazu in einem bestimmten Alter, nämlich von 3 bis 18 Jahren, ist dies Verbot ganz offensichtlich nicht aus gesundheitlichen Gründen, sondern im Interesse des Jugendschutzes erlassen. Denn wenn gesundheitliche Gründe maßgebend wären, dann müßte das gemeinsame Bewohnen von Wohnungen mit gemeinsamem Abort verboten werden, gleichgültig, ob die Mitbewohner der Wohnung sämtlich erwachsen sind oder nicht. Deshalb wird die gemeinsame Benutzung eines Aborts trotz der Erklärung der Reichsregierung nicht als ausreichend anzusehen sein, um für sich schon das Tatbestandsmerkmal einer gemeinsamen Wohnung zu erfüllen.

In „einer Wohnung", d. h. in einer gemeinsamen Wohnung. Das ist auch dann der Fall, wenn die Prostituierte usw. ein besonderes Zimmer hat, in das Kinder und Jugendliche Zutritt haben. Dies auch dann, wenn das Zimmer von dem gemeinsamen Flur der Wohnung aus einen besonderen Eingang hat, die Prostituierte usw. also, um ihr Zimmer zu betreten, nicht durch die Küche, ein Zimmer oder sonstige Räume ihrer Wirtsleute hindurchgehen muß. Dagegen wird man nicht mehr davon reden können, daß sich die Prostituierte mit den Kindern und Jugendlichen in „einer Wohnung" befinde, wenn sie zwar von einer Familie mit Kindern ein Zimmer abgemietet hat, dieses Zimmer aber von der übrigen Wohnung vollkommen abgetrennt ist und einen besonderen Eingang vom Hausflur hat. Denn daß sie nur Untermieterin ist und insofern mit ihrem Vermieter zusammen eine Wohnung teilt, die dieser vom Hauswirt gemietet hat, kann als entscheidend nicht angesehen werden; denn sonst würde man zu dem unsinnigen Ergebnis kommen, daß in diesem Falle das Unzuchttreiben zwar verboten ist, dagegen erlaubt, wenn genau dasselbe Zimmer unmittelbar vom Hauswirt gemietet worden ist, obgleich die tatsächlichen Verhältnisse genau so liegen, insbesondere die Gefährdung oder Nichtgefährdung der Kinder und Jugendlichen in der Wohnung nebenan genau die gleiche ist. Die Auslegung, was eine Wohnung ist, muß nicht vom Standpunkte des Mietrechts aus getroffen werden, sondern von dem Zweckgedanken aus, der jene Vorschrift beherrscht.

Als Wohnung ist jede Räumlichkeit anzusehen, die der Prostituierten zum regelmäßigen Aufenthalt dient. Die Prostituierte kann auch in einem Hotel oder in einer Gastwirtschaft wohnen. Tut sie dies, so wird kaum jemals die Voraussetzung erfüllt sein, daß in dieser Wohnung auch Kinder oder Jugendliche zwischen 3 und 18 Jahren wohnen. Es gibt dann, jedenfalls wenn es sich um eine Gemeinde von wenigstens 15 000 Einwohnern handelt, keine rechtliche Möglichkeit, der Prostituierten das Wohnen in dieser Gastwirtschaft zu verbieten. Und auch der Hotelwirt macht sich nicht mehr wegen Kuppelei strafbar, wenn die Prostituierte das 18. Lebensjahr vollendet hat und er sie nicht ausbeutet, sie auch nicht zur Unzucht anhält oder sie dazu angeworben hat. Ob man sich diese Folge der getroffenen Bestimmungen klar gemacht hat, darf bezweifelt werden.

Das gewohnheitsmäßige Treiben von Unzucht zum Zwecke des Erwerbs ist endlich noch verboten in Gemeinden von weniger als 15000 Einwohnern, vorausgesetzt, daß die oberste Landesbehörde zum Schutze der Jugend oder des öffentlichen Anstandes eine entsprechende Anordnung getroffen hat. Ob in der betreffenden Gemeinde der Schutz der Jugend oder des öffentlichen Anstandes eine solche Anordnung der obersten Landesbehörde tatsächlich erforderlich gemacht hat oder nicht, ist von den Gerichten nicht nachzuprüfen. Irgendeine Form ist für die Anordnung von Reichswegen nicht vorgeschrieben. Da es sich aber um eine Rechtsverordnung handelt, ist die für eine solche landesrechtlich vorgeschriebene Form zu wahren. Ist dies nicht geschehen, so besteht keine rechtsgültige Anordnung der obersten Landesbehörde. Ob die Form gewahrt ist, haben die Gerichte nachzuprüfen. Diese Anordnung wird nur dahin ergehen dürfen, daß das gewohnheitsmäßige Nachgehen der Unzucht zum Zwecke des Erwerbes gänzlich verboten ist. Es wird also nicht nur unter bestimmten Voraussetzungen verboten werden dürfen. Bayern hat von der Ermächtigung in der Weise Gebrauch gemacht, daß es in bayer. A.B. zu § 16 IV ganz allgemein das Verbot ausgesprochen hat, in Gemeinden mit weniger als 15 000 Einwohnern gewohnheitsmäßig zum Zweck des Erwerbs der Unzucht nachzugehen. Ein solches allgemeines Verbot ist zweifellos zulässig und auch zweckmäßig. Es wird sich auch kaum rechtfertigen lassen, noch einen Unterschied zwischen Gemeinden unter 15 000 Einwohnern zu machen. Rechtlich zulässig wäre es allerdings. Württemberg hat in AB. § 7 eine Anordnung getroffen, die dasselbe bezweckt wie Bayern. Die gewählte Form ist allerdings nicht korrekt: „Wer gewohnheitsmäßig zum Zwecke des Erwerbes in einer Gemeinde mit weniger als 15 000 Einwohnern der Unzucht nachgeht, wird nach § 361 Nr. 6a des Strafgesetzbuchs bestraft." Hier handelt es sich nicht um eine „Erweiterung der Strafbestimmungen", wie die Überschrift besagt — denn die reichsrechtliche Strafbestimmung ist in § 361 Nr. 6a StGB. ja gegeben —, sondern nur um eine Erweiterung der strafbaren Tatbestände. Die Länder können die Handlung nur für verboten erklären, nicht für strafbar; die Strafbarkeit ist die gesetzliche Folge des Verbots. Löwenstein („Deutsche Zeitschrift für Wohlfahrtspflege" Jhg. 2 S. 614) meint, daß der Begriff „entsprechende Anordnung" der Willkür Tor und Tür öffne; um dieser angeblichen Gefahr zu begegnen, wünscht er, daß durch Ausführungsbestimmungen des Reichs dieser Begriff „ganz genau" definiert werde. In Wirklichkeit kann kein Zweifel darüber bestehen, daß diese Anordnung nur dahin gehen kann, daß in den betreffenden Gemeinden das gewohnheitsmäßige Nachgehen der Unzucht zum Zwecke des Erwerbes überhaupt verboten wird. Übrigens könnte die Auslegung des Gesetzes durch eine Ausführungsbestimmung nicht erfolgen, weder durch eine solche des Reichs noch durch eine solche der Länder.

Nach der herrschenden Anschauung wurde angenommen, daß die polizeilichen Vorschriften zur Sicherung der Gesundheit, der öffentlichen Ordnung und des öffentlichen Anstandes, von denen

§ 361 Ziff. 6 in der bisher geltenden Fassung sprach, nur individuelle Vorschriften seien, Polizeibefehle, die an die einzelnen eingeschriebenen Prostituierten zu richten waren. Infolgedessen stand man auf dem Standpunkt, daß die Bekanntmachung in Polizeiverordnungen nicht erforderlich sei, aber auch nicht ausreiche, daß vielmehr eine Bestrafung nur dann erfolgen dürfe, wenn die polizeiliche Anordnung der betreffenden Prostituierten persönlich bekannt gemacht worden war (Frank § 361 Anm. VI 1; Olshausen § 361 Anm. 6 b; Schwartz § 361 Anm. 16). Gegenüber den Anordnungen der obersten Landesbehörde im Sinn des § 361 Ziff. 6 a gilt dies aber nicht mehr. Es ist allerdings nicht die Form der Polizeiverordnung vorgeschrieben, aber auch nicht erforderlich, daß die Anordnung jeder einzelnen Prostituierten — eingeschriebene Prostituierte im alten Sinn gibt es ja überhaupt nicht mehr — bekannt gemacht wird. Es genügt, ist andererseits aber auch erforderlich, daß die Anordnung durch die oberste Landesbehörde erfolgt und daß sie in der für Rechtsverordnungen der obersten Landesbehörde vorgeschriebenen Form allgemein bekannt gemacht wird. Dies wird in der Regel im Zusammenhang mit den allgemeinen Ausführungsbestimmungen zu dem Gesetz erfolgen, wie dies z. B. in Bayern geschehen ist (bayer. A.B. zu § 16 zu Ziff. IV) und in Württemberg (württ. AB. § 7). Doch ist dies nicht notwendig. Eine Zuwiderhandlung gegen diese Anordnungen der obersten Landesbehörde ist strafbar auch dann, wenn die Prostituierte von dieser Anordnung Kenntnis nicht erhalten hat. Es handelt sich bei dieser Anordnung um eine Rechtsverordnung der Landesbehörde zur Ausführung des Reichsgesetzes, zu der sie durch das Reichsgesetz ausdrücklich ermächtigt worden ist. Sie ist mit ihrer formgerechten Bekanntmachung ohne weiteres für alle von ihr Betroffenen rechtsverbindlich.

„Der Unzucht nachgehen" ist aber, wie Olshausen § 361 Nr. 6 a zutreffend ausführt, weitergehend als Unzucht treiben oder ausüben. Der Begriff umfaßt „sowohl alle dem Unzuchtsbetrieb vorausgehenden Handlungen, welche die Ausübung ermöglichen oder vorbereiten sollen, wie die Unzuchtausübung selbst". Mitumfaßt ist also auch das Auffordern und Sichanbieten zur Unzucht.

Nur das Nachgehen der Unzucht ist in diesen Gemeinden verboten. Es können also Prostituierte in diesen Gemeinden wohnen, wenn sie nur außerhalb dieser Gemeinden der Unzucht nachgehen.

In allen von § 361 Ziff. 6 a geregelten Fällen besteht die strafbare Tätigkeit in dem der Unzucht Nachgehen. Daß der Unzucht dann nachgegangen wird, wenn Unzucht getrieben wird, kann keinem Zweifel unterliegen. Von einem der Unzucht Nachgehen in einem weiteren Sinn kann man aber auch schon dann sprechen, wenn versucht wird, Verbindungen anzuknüpfen mit Männern, mit denen später die Unzucht getrieben werden soll. In dem engeren Sinne ist das Wort offenbar in dem zweiten Fall gebraucht, also bei dem Verbot, in einer Wohnung usw. der Unzucht nachzugehen. In dem dritten Fall, bei dem der Unzucht Nachgehen in einer Gemeinde usw. könnte das Wort sowohl im engeren wie im weiteren Sinne gebraucht sein. Im ersten Fall dagegen, bei dem das Verbot in der Nähe von Kirchen usw. der Unzucht Nachgehen, hat die Bestimmung einen vernünftigen Sinn nur dann, wenn das Wort im weiteren Sinne verstanden wird. Denn geschützt werden soll vor allem die Sittlichkeit der Kinder und Jugendlichen und das religiöse Empfinden der Kirchgänger, daneben vielleicht auch die Heiligkeit des Ortes (bei Kirchen). Durch Unzucht in einer in der Nähe einer Schule gelegenen Wohnung wird aber die Sittlichkeit der Schulkinder nicht weiter gefährdet und durch Unzucht in einer in der Nähe einer Kirche gelegenen Wohnung wird man auch kaum die Heiligkeit der Umgebung einer Kirche als ernstlich verletzt ansehen können. Eine Gefährdung ist in diesen Fällen vielmehr nur dann gegeben, wenn draußen auf der Straße oder auf dem Platz in der Nähe der Kirche oder Schule usw. versucht wird, Beziehungen mit Männern anzuknüpfen, um dann mit ihnen zum Zwecke des Erwerbes Unzucht zu üben. In diesem weiteren Sinne wird man den Begriff also bei dem ersten Verbot auslegen müssen. Bei dem dritten Verbot wird man dann sowohl das Nachgehen der Unzucht sowohl im engeren als im weiteren Sinne als verboten anzusehen haben, da in beiden Fällen sowohl die Jugend gefährdet als auch der öffentliche Anstand verletzt werden kann.

10. Strafbare Zuwiderhandlungen gegen § 361 Ziff. 6 und 6a.

Strafbar ist das vorsätzliche Zuwiderhandeln gegen die Verbote des § 361 Ziff. 6 und Ziff. 6a. Da es sich um eine Polizeivorschrift handelt, wird man auch bei der Übertragung des § 361 Ziff. 6a schon fahrlässiges Zuwiderhandeln als strafbar ansehen dürfen (vgl. Lpz. K. Vorbemerkung 3 vor Abschnitt 29; Frank § 361 Anm. 6 II; Schwartz § 361 Anm. 16; Olshausen § 361 Anm. 6b). In der erwähnten Schrift über „Sittlichkeit und Strafrecht“ S. 79 wird die Frage aufgeworfen, ob eine Prostituierte, die ihrem Gewerbe nachgehe, auch dann bestraft werde, wenn sie gar keine Ahnung habe, daß sie sich durch Patrouillieren vor einer solchen Örtlichkeit strafbar mache? Diese Frage ist dahin zu beantworten, daß die Prostituierte sich dann nicht strafbar macht, wenn sie nicht weiß, daß sie sich in der Nähe einer der in dem Gesetz erwähnten Örtlichkeiten befindet und wenn diese Unkenntnis auch nicht auf Fahrlässigkeit zurückzuführen ist, daß dagegen die Unkenntnis der gesetzlichen Bestimmung sie nicht vor Bestrafung zu schützen vermag. Die öffentliche Aufforderung oder das öffentliche Sichanbieten zur Unzucht kann darin bestehen, daß öffentliche Ankündigungen erlassen werden, die dazu bestimmt sind, unzüchtigen Verkehr herbeizuführen durch öffentliche Verteilung von Besuchskarten, Inserate, deren Bestimmung zur Herbeiführung eines solchen Verkehrs erkennbar ist, auch wenn diese Bestimmung verschleiert ist (z. B. „energische Masseuse"). Dann liegt Idealkonkurrenz vor mit dem Vergehen gegen StGB. § 184 Ziff. 4. (So richtig Geyer und Moses § 16 zu Ziff. III Anm. 1 c.) Auch der Anzeigenredakteur kann sich strafbar machen (ebendort Anm. 1 d).

Nach der Allgemeinen Verfügung des pr. Justizministers vom 24. Oktober 1927 (pr. Justizministerialblatt S. 328) werden die Vergehen gegen § 16 II für das gesamte Reichsgebiet von der Deutschen Zentralpolizeistelle zur Bekämpfung unzüchtiger Bilder, Schriften und Inserate bearbeitet.

11. Strafen bei Zuwiderhandlungen gegen § 361 Ziff. 6 und 6a.

Als Strafe ist angedroht Haft von einem Tage bis zu sechs Wochen. Gemäß § 27 b StGB. ist aber an Stelle der Haft auf eine Geldstrafe bis zu 150 *RM* zu erkennen, wenn der Strafzweck durch eine Geldstrafe erreicht werden kann. Wird auf Haft erkannt, so kann gleichzeitig bestimmt werden, daß die Verurteilten nach verbüßter Strafe der Landespolizeibehörde zu überweisen seien (§ 362 Abs. 2 StGB.). Über die Wirkung der Überweisung vgl. § 362 Abs. 3 StGB. in Verbindung mit § 16 V des Gesetzes zur Bekämpfung der Geschlechtskrankheiten. Eine Überweisung an die Landespolizeibehörde ist nicht zulässig, wenn die Prostituierte gleichzeitig gegen § 5 des Gesetzes zur Bekämpfung der Geschlechtskrankheiten und gegen StGB. § 361 Ziff. 6a sich vergangen hat, da dann gemäß StGB. § 73 die Strafe nur aus § 5 zu entnehmen ist. Das gleiche gilt für den Fall der Idealkonkurrenz mit StGB. § 184 Ziff. 4 (vgl. oben Anm. 10). Anders, wenn die §§ 58, 67, 373 des Entwurfes eines Allgemeinen Deutschen Strafgesetzbuches von 1927 Gesetz werden sollten. Eine entsprechende Sonderbestimmung hatte auch schon E 1918 vorgesehen (Finger, „Gerichtssaal" Bd. 86 S. 289), indem er hinzugefügt hatte, daß die Überweisung auch dann zulässig sei, wenn die Strafe gemäß § 73 StGB. auf Grund eines anderen Gesetzes zu bestimmen sei.

12. Verjährung der Strafverfolgung.

Die Übertretungen gegen § 361 Ziff. 6 und 6a StGB. verjähren gemäß § 67 StGB. in drei Monaten.

13. Maßnahmen auf Grund des § 4 gegen die wegen Übertretung des § 361 Ziff. 6 oder 6a aufgegriffenen Personen.

Diejenigen Personen, die sich gegen § 361 Ziff. 6 oder 6a vergehen, werden in aller Regel dringend verdächtig sein, geschlechtskrank zu sein und die Geschlechtskrankheit weiterzuverbreiten. Sie sind daher der Gesundheitsbehörde anzuzeigen oder, wenn sie festgenommen sind, ihr vorzuführen. Es kann sich dabei aber um Personen handeln, die mit Rücksicht auf ihre Jugend usw. als besonders gefährdet und hilfsbedürftig erscheinen.

Nach pr. vorl. Anw. IX Abs. 4 können weibliche Personen, die auf Grund des § 16 III oder IV festgestellt oder aufgegriffen sind, im Einverständnis mit der Gesundheitsbehörde statt dieser der Fürsorgestelle für Gefährdete angezeigt werden. Das Einverständnis der Gesundheitsbehörde braucht nicht für sämtliche weibliche Personen erteilt zu werden; vielmehr wird es zulässig sein, das Einverständnis auf bestimmte Gruppen zu beschränken, beispielsweise jugendliche weibliche Personen unter einem bestimmten Alter. Ergänzend kommt pr. vorl. Anw. VII Abs. 5 in Betracht, wonach es sich empfiehlt, daß die Gesundheitsbehörde auch die gesundheitliche Überwachung geschlechtskranker Personen, bei denen eine längere sozialfürsorgerische Betreuung erforderlich ist, den zuständigen Fürsorgestellen überträgt, soweit diese dazu bereit und geeignet sind. Die betreffenden Fürsorgestellen sind dann im Rahmen der ihnen von der Gesundheitsbehörde übertragenen Geschäfte Hilfsorgane dieser Behörde; für die Durchführung der ihnen übertragenen gesundheitlichen Aufgaben sind die Anordnungen der Gesundheitsbehörde maßgebend.

Die bayer. A.B. zu § 16 III betont ausdrücklich, daß durch die Aufhebung der sittenpolizeilichen Aufsicht selbstverständlich das polizeiliche Vorgehen gegen Personen, die gewohnheitsmäßig zum Zwecke des Erwerbes Unzucht treiben, insoweit nicht berührt sei, als es aus Gründen der öffentlichen Sicherheit und Ordnung erforderlich sei. Es wird auch darauf hingewiesen, daß bei diesem Vorgehen nach Möglichkeit auch die gesundheitlichen und fürsorgerischen Belange zu wahren seien. Insbesondere seien beanstandete jugendliche Personen den zuständigen Fürsorgestellen und Fürsorgeorganisationen zuzuführen.

Die pr. vorl. Anw. IX Abs. 3 spricht aus, daß die Polizei gemäß StPO. § 163 die Pflicht hat, den öffentlichen Verkehr daraufhin zu beobachten, daß keine Verstöße gegen § 361 Ziff. 6 und 6a begangen werden. „Ersuchen von Gesundheitsbehörden, Straßen, Plätze, Vergnügungsstätten, Gastwirtschaften u. dgl. zwecks Feststellung von Personen zu überwachen, die dringend verdächtig sind, geschlechtskrank zu sein und die Geschlechtskrankheit weiterzuverbreiten, ist stattzugeben. Zur Beobachtung und Feststellung weiblicher Personen sollen dabei auch Polizeibeamtinnen hinzugezogen werden, soweit solche zur Verfügung stehen und ihre Heranziehung unter Berücksichtigung der Eigenart der weiblichen Polizei möglich und zweckmäßig ist.“ In Ziff. 5 wird gesagt, daß weibliche Personen, die wegen Übertretung des § 361 Ziff. 6 oder 6a aufgegriffen worden sind, im Einverständnis mit der Gesundheitsbehörde statt dieser der Fürsorgestelle für Gefährdete angezeigt werden können. Nach Abs. 5 sollen die wegen dieser Übertretung aufgegriffenen Jugendlichen und diejenigen Erwachsenen, die zum erstenmal wegen dieser Übertretung aufgegriffen werden, möglichst unter Vermeidung einer polizeilichen

Festnahme den Fürsorgestellen zugeführt werden. Gegebenenfalls soll gemäß § 153 StPO. von einer Strafanzeige abgesehen werden.

14. Beseitigung der Reglementierung.

Die Frage, ob durch die Neufassung des § 361 Ziff. 6 StGB. oder vielmehr richtiger durch den Wegfall des bisherigen § 361 Ziff. 6 StGB. und den Ersatz dieser Bestimmung durch die ganz andersartigen neuen Bestimmungen, des jetzigen § 361 Ziff. 6 und 6a StGB., die Reglementierung reichsrechtlich aufgehoben worden ist oder ob die Länder nach wie vor befugt sind, in Ausübung der Polizeigewalt eine gewisse Reglementierung der Prostituierten durchzuführen, ist streitig. Die Frage wird aber allgemeiner dahin zu formulieren sein, ob durch die Gesamtheit der Bestimmungen des Gesetzes zur Bekämpfung der Geschlechtskrankheiten das Reich die Materie der sittenpolizeilichen Vorschriften für Prostituierte abschließend geregelt und dadurch der Zuständigkeit der Länder entzogen hat oder nicht. Faßt man das Problem so, so wird man bei unvoreingenommener Prüfung der Vorschriften zu der Überzeugung kommen müssen, daß seit dem 1. Oktober 1927 landesrechtliche Bestimmungen sittenpolizeilicher Art über das Verhalten von Prostituierten nicht mehr zulässig sind.

Daß das Reich auf Grund des Art. 9 Nr. 2 R.V. befugt ist, eine solche Regelung zu treffen, kann keinem Zweifel unterliegen (vgl. auch Anschütz, „Die Verfassung des Deutschen Reichs", Berlin 1921, Art. 9 Anm. 2). Ob ein Bedürfnis für eine solche Regelung bestanden hat und ob demgemäß das Reich für diesen Gesetzgebungsakt zuständig gewesen ist, kann nur der Gesetzgeber nach eigenem gewissenhaftem Ermessen entscheiden. Eine Nachprüfung seiner Entscheidung durch die Gerichte oder durch andere zur Anwendung des Gesetzes berufene Instanzen ist unzulässig (Anschütz, Art. 9 Anm. 1; Giese, „Die Reichsverfassung", 5. Aufl., Berlin 1923, Art. 9 Anm. 1).

Der Standpunkt der Literatur, die sich bisher mit dieser Frage befaßt hat, ist folgender:

Auf dem Standpunkt, daß eine Reglementierung jetzt nicht mehr möglich sei, steht Jadassohn S. 10, der betont, daß schon durch die grundsätzliche Regelung in § 3 die Reglementierung der Prostituierten aufgehoben worden sei. Richtig betont auch Klee („Deutsche Richterzeitung" 1927 S. 377), daß künftig die Länder die Duldung der gewerbsmäßigen Unzucht nicht mehr davon abhängig machen können, daß sich die Prostituierten der sittenpolizeilichen Kontrolle unterstellen. Allerdings ist nicht klar ersichtlich, ob er damit auch sagen will, daß eine Reglementierung überhaupt nicht mehr zulässig sei.

Auch Finger („Der Gerichtssaal" Bd. 94 S. 374) meint zwar, es könne „bezweifelt" werden, ob die Polizei mit Rücksicht auf die Neufassung des § 361 Ziff. 6 StGB. nicht auch Vorschriften zur Sicherung der öffentlichen Ordnung und des öffentlichen Anstandes erlassen müsse, sagt andererseits aber, infolge der Änderung des § 361 Ziff. 6 stehe es „den Landesbehörden nicht mehr frei, die Duldung der gewerbsmäßigen Unzucht davon abhängig zu machen, daß sich die Dirne polizeilichen, zur Sicherung der Gesundheit, der öffentlichen Ordnung und des öffentlichen Anstands erlassenen Vorschriften unterwirft". Es ist hiernach wohl anzunehmen, daß auch er zu der Auffassung neigt, daß eine Reglementierung nicht mehr zulässig ist. Nicht zweifelsfrei ist auch die Stellungnahme von Pfenniger S. 239 f., der zwar betont, daß das Gesetz „die bisherige reichsrechtliche Grundlage der Reglementierung, StGB. § 361 Ziff. 6", aufhebe und in § 17 die Kasernierung verbiete, aber andererseits unter Hinweis auf Fingers Aufsatz in der „Juristischen Rundschau" 1927 S. 884 — **gemeint ist wohl die „Juristische Wochenschrift"** — hinzufügt, daß damit „eine klare Stellungnahme des Gesetzgebers im Kampfe zwischen Reglementierung und Abolition nicht erfolgt" sei.

Löwenstein („Deutsche Zeitschrift für Wohlfahrtspflege" Jhg. 2 S. 607) spricht, allerdings mit einer wunderlichen Begründung, die Befürchtung aus, daß in Preußen und in süddeutschen Staaten Bestimmungen getroffen werden könnten, die dem Grundsatz der Gleichstellung von Mann und Frau und der Abschaffung der Reglementierung zuwiderliefen. Daran ist soviel richtig, daß manche Bestimmungen in der Tat im wesentlichen auf Prostituierte Anwendung finden werden, aber nicht deshalb, weil bei gleichliegenden Verhältnissen Mann und Frau verschiedenartig behandelt werden — das wäre allerdings unzulässig —, sondern weil die tatsächlichen Voraussetzungen, die zur Schaffung jener Bestimmungen Anlaß gegeben haben, bei weitem häufiger bei Prostituierten gegeben sein werden als bei anderen Frauen und Mädchen oder gar bei Männern. Sieht man sich die pr. vorl. Anw. daraufhin durch, so wird man in der Tat finden, daß eine ganze Reihe von Vorschriften offenbar gerade Prostituierte im Auge haben. Solange dadurch die grundsätzliche Gleichbehandlung von Mann und Frau nicht beeinträchtigt wird — und das ist bei den preußischen Bestimmungen nicht der Fall —, wird man hiergegen nichts einzuwenden haben. Und die Besorgnis, daß Reglementierungsvorschriften erlassen werden könnten, ist nach den Ausführungsbestimmungen Preußens, Bayerns, Württembergs, Sachsens, Badens, Hessens und Thüringens ganz unbegründet.

Den Standpunkt, daß durch die damals vorgesehene, jetzt erfolgte Änderung des § 361 Ziff. 6 StGB. „in polizeitechnischer Hinsicht" kein neuer Zustand geschaffen werde, haben Kleinschmid und Schackwitz („Die Polizei" Jhg. 19 S. 106) vertreten: „Jede durch die Prostitution herbeigeführte Gefährdung der öffentlichen Gesundheit, der öffentlichen Ordnung und des öffentlichen Anstandes, wie die Gewerbsunzucht selber, wird auch weiterhin durch die Polizei bekämpft werden müssen. Wegen der besonderen Art dieser Bekämpfung hat man in allen größeren Städten bestimmte Abteilungen der Kriminalpolizei als Sittenpolizei mit dieser Aufgabe betraut und ihnen besonders zuverlässige und geeignete Beamte zugewiesen. Immer wieder muß darauf hingewiesen werden, daß die Einrichtung von Pflegeämtern, die sich fürsorglich aller Prostituierten annehmen sollen, eine Sittenpolizei für die Bekämpfung und Sanierung der Prostitution niemals entbehrlich machen kann. Beide Einrichtungen sind vielmehr unentbehrlich und können bei gegenseitigem Hand-in-Hand-arbeiten der Allgemeinheit wertvolle Dienste leisten."

Auch Scholz (Mitt. der DGBG. 1927 S. 52) hat sich dafür ausgesprochen, daß die Reglementierung keineswegs aufgehoben sei. Zur Begründung hat er darauf verwiesen, daß das Reich zwar durch die Neufassung zu erkennen gegeben habe, daß es die Gewerbsunzucht nicht mehr verbiete und bestrafe; doch sei damit keineswegs gesagt, daß landesrechtliche Vorschriften über die Reglementierung der Prostituierten künftig nicht mehr zulässig seien. Im Gegenteil setze § 361 Ziff. 6a geradezu in Gemeinden unter 15000 Einwohnern „landespolizeiliche Bestimmungen zur Beschränkung der an sich geduldeten gewerbsmäßigen Unzucht" voraus. „Landespolizeiliche" Bestimmungen seien „daher" zulässig: „Auch § 18 des neuen Gesetzes weist darauf hin. Die Reglementierung kann durch die Landespolizeibehörden fortgeführt werden, nur ist in § 17 die Kasernierung verboten. Können landespolizeiliche Bestimmungen erlassen werden, die die Dirnen der Kontrolle unterwerfen, so können gemäß § 132 Ziff. 2 des Landesverwaltungsgesetzes vom 30. Juli 1883 auch Zwangsstrafen zur Erzwingung der Kontrollvorschriften erlassen werden."

Gegen Einwendungen, die gegen seine Auffassung geltend gemacht worden waren, verteidigt sich Scholz in einem späteren Artikel in Mitt. DGBG. 1927 S. 60. Er gibt zu, daß Strafbestimmungen gegen Verstöße gegen die polizeilichen Vorschriften für Prostituierte nicht mehr beständen; doch sei damit die Frage der Zulässigkeit der Reglementierung keineswegs entschieden. Es erscheine ihm auch sehr zweifelhaft, ob der Gesetzgeber tatsächlich die Reglementierung und nicht nur die Strafbestimmungen habe abschaffen wollen, um so mehr, als § 361 Ziff. 6a „landespolizeiliche Bestimmungen zur Beschränkung der Unzucht geradezu voraussetzt". Die Bedenken, die Mittermaier gegen seine Darlegungen geltend gemacht habe, hat Scholz in einem dritten Artikel (Mitt. DGBG. 1927 S. 74) zu widerlegen versucht. Auf seine Gründe im einzelnen wird unten eingegangen werden. Er kommt zu dem Ergebnis, es sei „nach dem jetzigen Stande der Gesetzgebung die Polizei, wie bisher, auf Grund der Landesgesetzgebung ermächtigt, die Reglementierung vorzunehmen. Sie kann alle Anordnungen wie bisher treffen, nur nicht solche, die sich unmittelbar mit dem Reichsrecht in Widerspruch setzen würden".

Die, allerdings nicht in allen Richtungen hin billigenswerten Gründe, durch die Mittermaier Scholz zu widerlegen versucht hat, werden unten des näheren erörtert werden.

Die Entstehungsgeschichte des Gesetzes ergibt, daß zwar ursprünglich die Länder den Versuch gemacht haben, die Rechtslage so zu gestalten, daß nach wie vor eine landesrechtliche (nicht, wie Scholz ständig sagt, landespolizeiliche) Reglementierung zulässig war, daß diese Bestrebungen des Reichsrats aber vom Reichstag einmütig abgelehnt worden sind und daß schließlich auch die Länder sich mit diesem Ergebnis einverstanden erklärt haben.

In der Regierungsvorlage (E I) war der bisherige § 361 Ziff. 6 StGB. durch folgende Bestimmung ersetzt: „wer öffentlich in einer Sitte oder Anstand verletzenden Weise zur Unzucht auffordert oder sich dazu anbietet." Der Reichsrat beschloß zwar diese Bestimmung zu übernehmen — als 6 a — aber als neue Ziff. 6 noch folgende Vorschrift einzufügen: „wer gewerbsmäßig Unzucht treibt und die zur Überwachung der gewerbsmäßigen Unzucht erlassenen Bestimmungen übertritt." E II brachte sowohl die Fassung der Regierungsvorlage als auch die von dem Reichsrat beschlossene Änderung.

Zur Begründung der Regierungsvorlage war ausgeführt worden u. a., daß die bisherige Rechtslage der Einführung einer „vorwiegend ärztlichen Überwachung der Gewerbsunzucht" im Wege stände und daß sich die bisherige grundsätzliche Bestrafung der Gewerbsunzucht als ungeeignet erwiesen habe, das Anwachsen des heimlichen Dirnentums zu verhindern. Deshalb werde von dem Entwurf vorgeschlagen, die Gewerbsunzucht als solche strafbar zu lassen „und die sogenannte Reglementierung der Prostitution überhaupt aufzuheben". Der Beschluß des Reichsrats wurde insbesondere damit begründet, daß mehrere Landesregierungen „die gänzliche Ausschaltung der Polizei und den vollständigen Verzicht auf jede Strafbestimmung gegenüber der gewerbsmäßigen Unzucht" als nicht angängig bezeichnet hätten: „Auch die auf vollständige Abschaffung der polizeilichen Reglementierung gerichteten Beschlüsse der Preußischen Landesversammlung heben die gerade von der Prostitution ausgehende Gefährdung der Allgemeinheit hervor". Um die Gegensätze auszugleichen, habe der Reichsrat einen vermittelnden Antrag angenommen, der „den Erlaß der zur Überwachung der gewerbsmäßigen Unzucht notwendigen Bestimmungen den einzelnen Ländern überläßt und damit ihre Anpassung an die jeweiligen örtlichen Verhältnisse ermöglicht".

Hieraus geht hervor, daß die Regierungsvorlage dadurch, daß der alte § 361 Ziff. 6 durch den jetzigen § 361 Ziff. 6 ersetzt werden sollte, beabsichtigt hat, die Reglementierung zu beseitigen, während der Reichsrat durch seine Fassung den Ländern das Recht zur Beibehaltung der Reglementierung wahren wollte. Wie die jetzige Fassung des § 16 Ziff. III und IV zeigt, hat die Regierungsvorlage und nicht der ursprüngliche Vorschlag des Reichsrats die endgültige Zustimmung der gesetzgebenden Faktoren gefunden. Schon aus dieser Entstehungsgeschichte der fraglichen Bestimmungen folgt zum mindesten, daß die gesetzgebenden Faktoren beabsichtigt haben, die Reglementierung durch die jetzige Fassung des Gesetzes auszuschließen und daß sie der Überzeugung gewesen sind, daß ihnen dies auch geglückt wäre. Es ist in diesem Zusammenhang nicht ohne Bedeutung, daß eine über die Entstehung des Gesetzes vom ersten bis zum letzten Schritt so genau unterrichtete Stelle wie die Schriftleitung der Mitt. der DGBG. in einer Anmerkung zu dem ersten Artikel von Scholz schreibt: „Allen an der Abfassung des Gesetzes zur Bekämpfung der Geschlechtskrankheiten Beteiligten ist als einer der Grundgedanken des Gesetzes die Aufhebung der polizeilichen Reglementierung und die Übernahme der notwendigen Überwachung in rein ärztlicher Art erschienen." Dem kann nur beigestimmt werden. Die Zweifel, die Scholz Mitt. der DGBG. 1927 S. 60, allerdings ohne sie zu begründen, äußert, ob der Gesetzgeber die Reglementierung tatsächlich habe aufheben und nicht nur die Strafbestimmungen des § 361 Ziff. 6 habe beseitigen wollen, sind mithin nicht begründet.

Damit ist allerdings die Frage noch nicht erledigt. Denn es könnte sein, daß es nicht gelungen ist, in dem Gesetz diesen Willen des Gesetzgebers erkennbar und in rechtsgültiger Weise zum Ausdruck zu bringen.

Darüber allerdings sind Zweifel schlechterdings nicht möglich, daß durch die Aufhebung des § 361 Ziff. 6 in der alten Fassung nicht nur die bisherige reichsrechtliche Strafbestimmung gegen die Übertretung der Kontrollvorschriften in Wegfall gekommen ist, sondern daß damit auch der Wille zum Ausdruck gekommen ist, daß die Übertretung solcher Vorschriften künftig nicht strafbar sein solle. Das Reichsrecht hat durch Beseitigung der bisherigen Strafvorschrift nach dem ganzen Zusammenhang der Regelung zweifellos die „Materie" der sittenpolizeilichen Übertretungen regeln wollen und geregelt, und zwar in dem Sinne, daß sie nicht strafbar sein sollen. Da das Reichsstrafgesetzbuch diese Materie mithin geregelt hat, darf auch das Landesrecht die Übertretung etwaiger Kontrollvorschriften auf keinen Fall zu einer strafbaren Handlung ausgestalten. So im Ergebnis auch Scholz in Mitt. der DGBG. 1927 S. 74.

Damit ist aber nicht ohne weiteres gesagt, daß die Reglementierung überhaupt unzulässig ist. Es könnte so sein, daß die Nichtbeachtung der Reglementierungsvorschriften zwar nicht bestraft werden, wohl aber ihre Beachtung durch Verwaltungszwang (Zwangsstrafen in Geld oder in Haft, unmittelbarer Zwang) erzwungen werden dürfte. Auf diesem Standpunkt steht Scholz in Mitt. der DGBG. 1927 S. 52.

Man versteht unter Reglementierung das von dem Allgemeinen Landrecht eingeführte System, wonach diejenigen Frauen, die sich als Prostituierte unter die Aufsicht der Polizei stellen und sich den von ihr gemachten Auflagen unterwerfen, „als offizielle Berufsdirnen privilegiert oder konzessioniert" werden, während nur die heimlichen Dirnen aufgegriffen und bestraft werden sollen (Schmölder, Bestrafung S. 4). Nach Geyer und Moses § 16 Vorbemerkung besteht die Reglementierung darin, „daß die Frauen, die selbst die Absicht bekennen oder die überführt werden, gewerbsmäßige Unzucht auszuüben, in eine Liste eingeschrieben werden, zu regelmäßigen polizeilichen Zwangsuntersuchungen und im Erkrankungsfalle zur Zwangsbehandlung gezwungen werden, und im übrigen einer polizeilichen Aufsicht und Beschränkung der Lebensführung durch die Sittenpolizei unterliegen". In diesem engeren Sinne kann von der Zulässigkeit einer Reglementierung künftig schon um deswillen nicht mehr die Rede sein, weil die gewerbsmäßige Unzucht künftig als solche überhaupt nicht mehr strafbar ist.

Aber auch wenn man von einem weiteren Begriff der Reglementierung ausgehen wollte, würde man doch zu keinem anderen Ergebnis kommen. Die Sittenpolizei hat nach Schuppe S. 10 zum Zweck und Inhalt die Befolgung und Überwachung von Vorschriften zur Sicherung der öffentlichen Ordnung und zur Abwendung von Gefahren für die öffentliche Gesundheit. Solche Vorschriften, die für alle Prostituierten, aber auch nur für die Prostituierten, gültig wären, könnten an sich auch nach Aufhebung der Strafbarkeit der Gewerbsunzucht denkbar sein.

Immer aber liegt im Begriff der **Reglementierung**, wie er sich geschichtlich entwickelt hat, auf jeden Fall, daß es sich um **polizeiliche Vorschriften im formellen Sinn** handelt. Die Bestimmung des § 361 Ziff. 6a enthält zwar polizeiliche Vorschriften im **materiellrechtlichen** Sinn, aber nicht im formellrechtlichen Sinn. Und auch die dort für Gemeinden unter 15000 Einwohnern zugelassenen Vorschriften der obersten Landesbehörde können als eine Reglementierung nicht erachtet werden. Die Landesbehörde wird nicht zum Erlaß **beliebiger** ordnungs- oder sittenpolizeilicher Vorschriften ermächtigt, die von den Prostituierten bei der Ausübung ihres Gewerbes zu beachten sind, sondern sie wird **lediglich** ermächtigt, zu bestimmen, daß in allen oder in bestimmten Gemeinden unter 15000 Einwohnern die Ausübung der Prostitution überhaupt verboten sein solle. So auch bayer. A.V. zu § 16 zu Ziff. IV und württ. A.V. § 7. Die pr. und die sächs. A.V. enthalten keine einschlägigen Bestimmungen. Dadurch, daß die Übertretung dieser etwa ergangenen landesrechtlichen Vorschriften durch § 361 Ziff. 6a unmittelbar mit Strafe bedroht wird, wird zwar in gewissem Umfange wieder die Strafbarkeit der gewerbsmäßigen Unzucht, die durch die Neufassung des § 361 Ziff. 6 erst beseitigt worden ist, wieder eingeführt. Aber es handelt sich dabei nicht um Vorschriften, die man auch nur zur Reglementierung im weiteren Sinne rechnen könnte. Anderer Meinung freilich Scholz, Mitt. der DGBG. 1927 S. 52, 74 und Kühl in „Die Polizei" Jhg. 23 S. 58 f., der bezüglich des entsprechenden § 382 des Entwurfs zu einem Allgemeinen Deutschen Strafgesetzbuch von 1925 ausführt, man werde nicht umhin können, „in dieser Fassung des Gesetzes eine rechtlich durchaus mögliche Handhabe zur erneuten Einführung einer Art Reglementierung oder Sonderbehandlung der gewerbsmäßigen Prostitution im alten Sinne zu erblicken". Dieser Auffassung kann aber nicht lebhaft genug widersprochen werden. Ich kann der Schriftleitung der Mitt. der DGBG. 1927 S. 52 nur beistimmen, wenn sie ihr Nachwort zu den Ausführungen von Scholz mit dem Satze schließt: „Dieses Gesetz kann nur mit gutem Willen Gutes stiften. Dazu gehört die Auffassung seiner Verordnungen in demselben Sinne, in dem sie der Gesetzgeber gewollt hat."

Keine Reglementierung ist es, wenn aus tatsächlichen Gründen irgendwelche Sondervorschriften für die Prostituierten getroffen werden, die für sie keine Gebote oder Verbote behalten. So etwa, wenn auch künftig analog der bisherigen Liste der eingeschriebenen Prostituierten eine Liste aller bekannten Prostituierten im gesundheitspolizeilichen und im ordnungspolizeilichen Interesse geführt werden sollte. Kahl S. 8 hat mit Recht betont, daß eine solche gewissenhafte Listenführung nach wie vor im öffentlichen Interesse dringend geboten sei. Er erwähnt auch, daß auch im Ausschuß des Reichstages von allen Seiten die Notwendigkeit einer polizeilichen oder ärztlichen Listenführung ausdrücklich anerkannt worden sei.

Interessant ist es zu sehen, *welcher Art denn diejenigen polizeilichen Vorschriften gewesen sind, die bisher unter der Bezeichnung „Reglementierung" zusammengefaßt worden sind.* Das Wichtigste waren die *gesundheitspolizeilichen* Vorschriften, durch die die Prostituierten verpflichtet wurden, sich regelmäßig von dem Polizeiarzt untersuchen zu lassen. So auch Kahl S. 3. Dazu kamen dann *die zum Schutze der öffentlichen Ordnung und des öffentlichen Anstandes erlassenen polizeilichen Vorschriften*, die, wie der Erlaß des preußischen Ministers des Innern und des Ministers der geistlichen, Unterrichts- und Medizinal-Angelegenheiten vom 11. Dezember 1907 (Ministerialblatt für die innere Verwaltung 1908 S. 14) rügte, vielfach „kleinliche und zu sehr in Einzelheiten gehende Beschränkungen" enthielten. Der Erlaß gab Anweisung, auf Beseitigung dieser kleinlichen Beschränkungen Bedacht zu nehmen und meinte, im allgemeinen werde es genügen, „wenn, abgesehen von den sanitätspolizeilichen Anforderungen, folgende Verhaltungsmaßregeln auferlegt werden:

1. Verbot, bestimmte Straßen, Plätze und Räumlichkeiten zu betreten — gegebenenfalls in der Beschränkung auf bestimmte Tages- oder Nachtstunden —,

2. Verbot bestimmter Straßen oder Häuser als Wohnungen,

3. Verbot, in Familien mit schulpflichtigen Kindern Wohnung zu nehmen, mit minderjährigen Personen Verbindung anzuknüpfen, Zuhälter zu beherbergen,

4. Verbot auffallenden, anstoßerregenden oder zu Unzucht anreizenden Benehmens in der Öffentlichkeit".

Daß den Polizeibehörden die bisher ihnen zustehenden gesundheitspolizeilichen Befugnisse durch §§ 3 und 4 des Gesetzes zur Bekämpfung der Geschlechtskrankheiten genommen worden sind, läßt sich nicht bestreiten und wird auch von keiner Seite in Abrede gestellt. Aber auch mit den ordnungspolizeilichen Vorschriften, wie sie jener Erlaß skizziert, verhält es sich nicht anders. Die örtliche Beschränkung ist jetzt in § 361 Ziff. 6a enthalten und abschließend geregelt. Das Verbot in bestimmten Straßen oder Häusern zu wohnen, ist durch § 17 des Gesetzes zur Bekämpfung der Geschlechtskrankheiten aufgehoben (vgl. auch die Neufassung von § 180 StGB.). Das Verbot, in Familien mit schulpflichtigen Kindern zu wohnen, ist in ähnlicher Fassung in § 361 Ziff. 6a aufgenommen worden. Das Verbot endlich sich auffallend usw. zu benehmen, ist durch § 361 Ziff. 6 ersetzt. Es fehlt mithin nur noch das Verbot, mit minderjährigen Personen Verbindungen anzuknüpfen und Zuhälter zu beherbergen. So erwünscht aber auch beide Verbote sein mögen, so müßte es doch als unzulässig bezeichnet werden, wenn sie durch landesrechtliche Bestimmungen erlassen würden. Die Gesamtheit der Vorschriften, die, materiell ordnungspolizeilichen und sittenpolizeilichen Charakters, durch das Gesetz zur Bekämpfung der Geschlechtskrankheiten in das Strafgesetzbuch aufgenommen worden sind, lassen erkennen, daß das Gesetz beabsichtigt hat, diese Materie auch nach der ordnungspolizeilichen Seite hin abschließend zu regeln.

Es ist allerdings nicht zutreffend, wenn mitunter behauptet wird, der § 361 Ziff. 6 StGB. in seiner bisherigen Fassung sei die einzige Rechtsgrundlage der Reglementierung gewesen; mit seiner Aufhebung sei daher auch automatisch den Ländern die Möglichkeit genommen, Reglementierungsvorschriften zu erlassen.

Auf dem Standpunkt, daß der bisherige § 361 Ziff. 6 StGB. die einzige Rechtsgrundlage für die Reglementierung gewesen sei, steht die Schriftleitung der Mitt. der DGBG. In ihrem Nachwort zu dem ersten Artikel von Scholz (1927 S. 52) meint sie u. a., die

Ansicht von Scholz könne nicht richtig sein: „Dann wäre ja der Absatz 6 des § 361 des RStGB. gar nicht, wie stets angenommen wurde, die einzige gesetzliche Grundlage der sittenpolizeilichen Reglementierung gewesen.“ Auf dem gleichen Standpunkt steht anscheinend auch der von dem Groß-Berliner Ärztebund in der Berliner Ärzte-Correspondenz Jhg. 2 S. 350 veröffentlichte Aufsatz über das Gesetz. Hatschek führt in seinem „Lehrbuch des deutschen und preußischen Verwaltungsrechts“ 2. Aufl., Leipzig 1922 S. 249 aus, die Sittenpolizei — er faßt diesen Ausdruck im weitesten Sinne, nicht nur auf die Prostituierten und nicht nur auf das Geschlechtsleben beschränkt — müsse, wenn sie ihre Aufgabe erfüllen wolle, eigentlich in umfassender Weise das Privatleben des einzelnen kontrollieren, während die allgemeine Ordnungspolizei gerade dieses Privatleben nicht zu ihrem Gegenstand mache. Daraus ergebe sich, daß § 10 II 17 des Allgemeinen Landrechts nicht immer das genügende Mittel sei, um die Sittenpolizei im weiteren und engeren Sinne zu handhaben: „Mitunter hat aber der Reichsgesetzgeber durch Blankettstrafgesetze (z. B. § 361 Ziff. 6 Prostitution) die nötige Rechtsgrundlage für das Einschreiten der Polizei geschaffen.“ Und Mittermaier, Mitt. der DGBG. 1927 S. 60 sagt, § 361 Ziff. 6 StGB. in seiner bisherigen Fassung sei „die einzige, recht fragwürdige, Grundlage der Reglementierung“ gewesen, die als Freiheitsbeschränkung einer gesetzlichen Grundlage bedürfe. Ähnlich auch Geyer und Moses § 16 Vorbem.

Der Ansicht, daß sich aus der bisherigen Bestimmung des § 361 Ziff. 6 StGB. lediglich die reichsrechtliche Grundlage für die Bestrafung der Kontrollvorschriften ergeben habe, daß aber die Rechtsgültigkeit der Kontrollvorschriften als solcher von dem § 361 Ziff. 6 StGB. unabhängig sei und sich in Preußen auf § 10 II 17 des Allgemeinen Landrechts und in den übrigen Ländern auf die entsprechende rechtliche Grundlage polizeilichen Wirkens, stütze, hat Wolzendorff S. 58 f. vertreten. Er kommt zu folgendem Schluß: „Die Prostitution gefährdet die öffentliche Sicherheit und Gesundheit, die Polizei hat derartige Gefährdungen zu bekämpfen; sie handelt, indem sie dies tut, innerhalb ihrer gesetzlichen Kompetenz, und somit sind alle ihre Maßregeln gegen die Prostitution zum Schutze der öffentlichen Sicherheit und Gesundheit niemals Verletzungen der persönlichen Freiheit, denn Freiheit ist im Rechte des modernen Staates nichts anderes als Freiheit von gesetzwidrigem Zwang. Handelt aber die Polizei nur im Rahmen ihrer Zuständigkeit, so steht ihr allein das Urteil darüber zu, welche Mittel sie aus Gründen der Zweckmäßigkeit wählen will; das ist ein allgemeiner Grundsatz des Polizeirechts.“ Auch Schuppe S. 8 f. verweist auf § 10 II 17 Allgemeinen Landrechts als Rechtsquelle für die Reglementierung, desgleichen Kleinschmid und Schackwitz („Die Polizei“ Jhg. 19 S. 106), sowie Scholz in Mitt. der DGBG. 1927 S. 60, 74. So wohl auch Kahl S. 3.

Der Auffassung von Wolzendorff ist meines Erachtens beizutreten. Es handelt sich bei der Reglementierung allerdings um eine gewisse Freiheitsbeschränkung im weiteren Sinn. Doch läßt sich das von allen Beschränkungen sagen, die ordnungs- oder sicherheitspolizeiliche Maßregeln irgendwelcher Art mit sich bringen. Übrigens sind diese „Freiheitsbeschränkungen" durch die Reglementierung gerade bei den praktisch hier überhaupt nur noch in Frage kommenden ordnungspolizeilichen Vorschriften außerordentlich geringfügig.

So wären mithin die Länder auf Grund ihrer allgemeinen Polizeigewalt befugt, ordnungspolizeiliche Vorschriften über das Verhalten der Prostituierten zu treffen. Sie wären auch befugt, diese Bestimmungen durch Verwaltungszwang durchzuführen, und zwar sowohl durch Geldstrafen als auch durch Haftstrafen, als auch durch unmittelbaren Zwang. Denn wenn auch nach der richtigen Meinung (Wolzendorff S. 59 Anm.) Zwangsstrafen zur Erzwingung eines Verhaltens, das gegen die Strafgesetze verstößt, nicht zulässig ist, so ist doch durch Fortfall der bisherigen Strafbestimmung das Hindernis, das der Anwendung von Zwangsstrafen entgegengestanden hat, wieder in Fortfall gekommen.

Ordnungspolizeiliche Vorschriften zur Regelung des Verhaltens von Prostituierten sind aber künftig um deswillen nicht zulässig, weil das Geschlechtskrankengesetz in § 16 auch diese Materie abschließend geregelt hat. Durch den Fortfall des bisherigen § 361 Ziff. 6 StGB. ist mittelbar der Wille des Gesetzgebers zum Ausdruck gekommen, daß auch ordnungspolizeiliche Vorschriften nach Art der bisherigen Reglementierung durch die Länder nicht mehr sollen erlassen werden dürfen. Eine solche negative Regelung durch Aufheben einer bisherigen Bestimmung ist durchaus zulässig (vgl. Olshausen EG. zum StGB. § 2 Anm. 5; Köhler, Deutsches Strafrecht, Leipzig 1917 S. 151; vgl. auch Olshausen § 361 Ziff. 6 StGB. Anm. 6 und Schwartz § 361 StGB. Anm. 17). Sodann ist die reichsrechtliche Regelung aber durch die neuen Bestimmungen des § 361 Ziff. 6 und 6a auch in positiver Weise erfolgt, wie wir sahen, indem fast alle Arten von Vorschriften, die bisher in der Hauptsache den Inhalt der ordnungspolizeilichen Reglementierungsvorschriften gebildet haben, reichsgesetzlich geregelt worden sind. Als Endergebnis läßt sich feststellen, daß das Gesetz zur Bekämpfung der Geschlechtskrankheiten in positiver und in negativer Weise diejenigen Fragen, mit denen sich bisher die gesundheitspolizeilichen und die sittenpolizeilichen Vorschriften der Reglementierung befaßt haben, abschließend geregelt hat. Eine Abänderung dieser reichsrechtlichen Bestimmungen oder auch nur ihre Ergänzung durch landesrechtliche Vorschriften ist unzulässig.

Die Zulässigkeit polizeilicher Beschränkungen sittenpolizeilicher Art für Gemeinden unter 15 000 Einwohnern kann man auch nicht mit Finger („Der Gerichtssaal" Bd. 94 S. 376) aus § 17 folgern. Denn § 17 bezieht sich allerdings nur auf Zwangskasernierungen und das Verbot hätte deshalb nicht noch besonders ausgesprochen zu werden brauchen. Doch handelt es sich dabei nur um einen „Schönheitsfehler" des Gesetzes, aus dem man bei Berücksichtigung der gesetzgeberischen Technik einen so weittragenden Schluß nicht ziehen kann (vgl. § 17 Anm. 2).

Es ist vollkommen verfehlt, wenn man meint, die Länder seien durch den § 18 zu solchen „Ausführungsbestimmungen" ermächtigt worden, wie Scholz dies annimmt. Es beruht diese Ansicht auf einem völligen Verkennen des Wesens der Ausführungsbestimmungen. Bei den ordnungspolizeilichen Vorschriften gegen Prostituierte handelt es sich zweifellos um Rechtsverordnungen, nicht um bloße Verwaltungsverordnungen. Rechtsverordnungen aber sind, wie allgemein anerkannt wird, nur auf Grund einer besonderen gesetzlichen Ermächtigung zulässig (vgl. Giese, Die Reichsverfassung 5. Aufl. § 77 Anm. II 1; Hui de Grais, Handbuch der Verfassung und Verwaltung, 23. Aufl. S. 36). Gesetzliche Ermächtigungen zum Erlaß solcher Rechtsverordnungen enthalten § 4 Abs. 4 und § 13 Abs. 1 für die Reichsregierung. Irgendeine Ermächtigung für die Länder zum Erlaß von Rechtsverordnungen, insbesondere auch auf dem uns hier interessierenden Gebiet, findet sich in dem Gesetz überhaupt nicht. Selbst die „allgemeinen Verwaltungsvorschriften", die zur Durchführung der Reichsgesetze erforderlich sind, ist gemäß R.V. Art. 77 die Reichsregierung befugt zu erlassen und nicht die Länder. Diese Verwaltungsvorschriften dürfen aber nur für Behörden und Beamte gültige organisatorische, anstaltliche oder instruktionelle Verwaltungsnormen aufstellen (Anschütz, „Die Verfassung des Deutschen Reichs", Berlin 1921 Art. 77 Anm. 2; Giese Art. 77 Anm. II 1). Diese allgemeinen Verwaltungsvorschriften können auch die Einzelheiten regeln; doch ist es den Ländern, soweit ihnen die Ausführung des betreffenden Reichsgesetzes zusteht, gestattet, diese „allgemeinen", d. h. für alle Verwaltungsbehörden im Reich und den Ländern verbindlichen Verwaltungsvorschriften, soweit sie einer Spezialisierung fähig und bedürftig sind, durch entsprechende weitere Vorschriften zu ergänzen. Alle diese Verwaltungsvorschriften sind aber nur Dienstanweisungen an die Beamten, nicht Gebote oder Verbote an die Bürger (vgl. Anschütz Art. 77 Anm. 3). Gemäß R.V. Art. 14 steht die Ausführung des Gesetzes zur Bekämpfung der Geschlechtskrankheiten den Ländern zu. Und die Bedeutung des § 18 besteht darin, daß das Reich dadurch auf das ihm sonst gemäß R.V. Art. 77 zustehende Recht zum Erlasse von allgemeinen Verwaltungsvorschriften verzichtet hat. Da es sich aber immer nur um das Recht zum Erlaß von Verwaltungsvorschriften handelt — im Gegensatz zu dem früheren Staatsrecht — können die Ausführungsvorschriften niemals irgendwelche ordnungspolizeilichen oder sittenpolizeilichen Vorschriften bringen (Giese Art. 14 Anm. II 1).

Auf diesen Standpunkt haben sich auch die bisher ergangenen Ausführungsvorschriften der Länder gestellt.

Die pr. vorl. Anw. IX Abs. 1 sagt klipp und klar: „Die sittenpolizeiliche Aufsicht über Personen, die gewerbsmäßig der Unzucht nachgehen (Reglementierung), ist durch das Reichsgesetz aufgehoben. Es dürfen also diesen Personen gegenüber keinerlei allgemeine polizeilichen Auflagen gemacht oder polizeiliche Verbote erlassen werden." Die bayer. A.B. bemerkt zu § 16 Ziff. III: „Durch die Änderung des § 361 Ziff. 6 RStGB. ist der bisherigen Reglementierung der Prostitution die gesetzliche Grundlage entzogen. Die etwa noch bestehenden Reglementierungsvorschriften treten mit dem 1. Okt. 1927 außer Kraft." § 11 der sächs. A.B. bestimmt: „Aufgehoben werden die auf die Überwachung der gewerbsmäßigen Unzucht gerichteten Bestimmungen und Anweisungen." Die württ. A.B. enthält keine einschlägige Bestimmung.

Es ist anzunehmen, daß auch die Ausführungsbestimmungen der übrigen Länder die Beseitigung der Reglementierung durch das Reichsgesetz klarstellen werden und daß sich kein Land finden wird, das einen anderen Standpunkt vertritt und durchzuführen versuchen wird.

Sollte dies aber doch der Fall sein, so hat das Reich auf Grund der ihm gemäß R.V. Art. 15 zustehenden Reichsaufsicht das Recht und die Pflicht, durch allgemeine Anweisungen und auf sonst geeignete Weise das betreffende Land zu veranlassen, seinen irrigen Rechtszustand aufzugeben.

Schon durch das Reichsgesetz, nicht erst durch die entsprechenden Vorschriften der Ausführungsverordnungen der Länder, ist die Reglementierung beseitigt worden. Es ist auch widerspruchsvoll, wenn Scholz, Mitt. der DGBG., meint, durch die Ausführungsbestimmungen könne die Landesbehörde die Reglementierung verbieten: Entweder enthält das Gesetz zur Bekämpfung der Geschlechtskrankheiten keine Bestimmungen über die Reglementierung, — dann ist nicht einzusehen, inwiefern auf einmal Ausführungsbestimmungen mit dieser Materie sich sollen befassen können; oder das Reichsgesetz regelt die Frage der Reglementierung, — dann läßt sich nicht erkennen, inwiefern Ausführungsbestimmungen eine Reglementierung für unzulässig erklären können.

Diese Frage mußte besonders ausführlich erörtert werden, weil sie von grundlegender Bedeutung ist und eine Verkennung der Rechtslage erhebliches Unheil anrichten könnte. Dies auch dann, wenn die maßgebenden obersten Landesbehörden selbst auf dem richtigen Standpunkt stehen.

Das Reichsgesetz kann in allen seinen Bestimmungen nur dann wirklich Leben gewinnen und sich durchsetzen, wenn nicht nur die obersten Verwaltungsbehörden seinen Sinn klar erkennen und besten

Willens sind, ihn durch geeignete Maßnahmen zur Durchführung zu bringen, sondern wenn auch sämtliche mit der praktischen Handhabung des Gesetzes betraute Behörden, Stellen und Beamten in den Geist des Gesetzes eingedrungen sind und loyal bemüht sind, die gesetzlichen Bestimmungen auch im Einzelfall in dem Geist auszuführen, aus dem sie geboren sind. Es ist in dieser Hinsicht nicht ohne Interesse, daß ein so erfahrener Verwaltungsbeamter wie Lindenau („Deutsche Strafrechts-Zeitung" 1918 Sp. 81) das Versagen des preuß. Ministerialerlasses vom 11. Dez. 1907 (Ministerialblatt für die preuß. innere Verwaltung 1908 S. 14) nicht darauf zurückführt, daß seine milden Bestimmungen mit dem bisherigen Rechte nicht in Einklang zu bringen gewesen seien: „Die neue Tonart fand damals keinen rechten Widerhall in den praktisch zuständigen Dienststellen, und deshalb blieb vieles beim alten. Darum ist jetzt Vorsorge zu treffen, daß Ausführungsvorschriften und ausführende Organe vom ersten bis zum letzten Buchstaben und von der Ministerialinstanz bis zur Pflegeschwester und zum Schutzmann von dem neuen Geiste erfüllt werden, der die Sittenpolizei durch ärztliche Kunst und soziale Fürsorge ersetzen will." (Über diesen Erlaß vgl. auch noch Wolzendorff S. 43 f., 62; Schmölder, Prostitution S. 33 ff.; Schmölder, Bestrafung S. 10 f.)

§ 17.

Wohnungsbeschränkungen auf bestimmte Straßen oder Häuserblocks zum Zwecke der Ausübung der gewerbsmäßigen Unzucht (Kasernierungen) sind verboten.

1. Entstehungsgeschichte und Bedeutung der Vorschrift.

Über die Vorteile und Nachteile der Kasernierung der gewerbsmäßigen Unzucht auf bestimmte Straßen oder bestimmte Häuserblocks ist in der Reformliteratur viel gestritten worden. Und auch im Reichstag gingen die Meinungen darüber auseinander.

Ob es zweckmäßig gewesen ist, die Kasernierung zu verbieten, ist nicht unbestritten. Ein erfahrener Fachmann wie Aschaffenburg („Das Verbrechen und seine Bekämpfung" 3. Aufl. Heidelberg 1923 S. 103) hat die Bestrebungen, die Kasernierung abzuschaffen, scharf mißbilligt und auf die großen Gefahren hingewiesen, die aus diesen Bestrebungen, die in dem Gesetz jetzt zum Siege geführt haben, herauswachsen: „Irgendwo muß doch die Dirne wohnen, und es handelt sich, das muß nochmals wiederholt werden, um ganze Heerscharen von Dirnen in den großen Städten; irgendwo geht sie, ob geduldet oder nicht, auf Fang aus, und irgendwo findet sie Gelegenheit zur Betreibung ihres Gewerbes. Das alles beobachten die Kinder auf der Straße und schlimmer noch innerhalb der Häuser, in denen die Prostituierten wohnen und oft genug auch ihre Gäste empfangen. Die Kinder erblicken nur die von ihrem Standpunkte aus oft glänzende Außenseite, nicht den Kern von Elend. Sie sehen Arbeit, Hunger, dürftige Kleidung in der eigenen Familie, bei den Dirnen aber Nichtstun, Kleiderluxus, ein psychologisch ungemein schwerwiegendes Motiv, Wohlleben, Vergnügungen, Theater und Bälle tagtäglich vor sich. Diese Eindrücke haften. Die Kinder verlieren die Scheu vor den Dirnen, die in ihrer Gutmütigkeit meist ihre ganze Umgebung begönnern, von denen ein Teil der Umwelt wirtschaftlich abhängig ist. Wenn dann Not oder Versuchung, Lust an Abenteuern und Neid auf die bessere Kleidung einer Freundin an das junge Mädchen herantreten, haben die Macht der Gewohnheit und das Vertrautsein mit der Erscheinung die Abneigung gegen die Laufbahn der Prostituierten so abgestumpft, daß ein ernster innerlicher Widerstand nur gefestigteren Charakteren möglich ist." (Vgl. auch Wolzendorff S. 76.)

Das sind ganz gewiß Gründe, deren Gewicht nicht zu verkennen ist. Das Gesetz hat aber anders entschieden. Vielleicht insofern nicht ganz mit Unrecht, als es ja auch bei Zulässigkeit der Kasernierung immer nur geglückt ist und immer auch nur glücken könnte, einen verhältnismäßig kleinen Teil der Prostituierten zu erfassen und durch Kasernierung mehr oder minder aus dem allgemeinen Verkehr auszuschalten. Es läßt sich auch nicht verkennen, daß die Zusammendrängung vieler Prostituierter in bestimmten Straßen usw. der Prostitution, wie Geyer und Moses § 17 Anm. bemerken, jenen Anstrich des Großbetriebes geben, der anlockend und zugleich außerordentlich demoralisierend wirkt. Vielleicht ist auch die Hoffnung nicht ganz unbegründet, daß es durch Beseitigung der Kasernierung der einen oder anderen Prostituierten erleichtert werde, ihr Gewerbe aufzugeben. Erst die Zukunft wird zeigen, ob die Gegner oder die Anhänger der Kasernierung im Recht gewesen sind.

In E VI befand sich eine dem § 17 entsprechende Vorschrift noch nicht. Die Bestimmung ist erst im Ausschuß (E VII § 13 a) in das Gesetz hineingekommen. Eine gleichartige Bestimmung war durch E III § 13 a auch schon bei der Beratung des Entwurfs von 1922 angenommen, dann aber in den E IV nicht mitübernommen worden.

Über die Kasernierungsfrage vgl. z. B. Wolff in ZBG. Bd. 4 S. 73 ff.; Fabry ZBG. Bd. 4 S. 157 ff.; Ber. I S. 3; S. 17; Abgeordnete Lüders in Verh. S. 8703 f.; Ber. II S. 19.

Bei der Beratung des E II wurde im Ausschuß von seiten der Reichsregierung ausdrücklich festgestellt, daß Einrichtungen in der Art der Bremer Helenenstraße (Kasernierung) in Zukunft unmöglich sein sollen (Ber. I S. 17).

2. Bedeutung des Verbots der Kasernierung.

Solange § 17 in Kraft ist, müssen Verwaltung und Rechtsprechung das Kasernierungsverbot sachgemäß durchführen. Ähnlich wie bei der Frage der Bordelle muß aber auch hier Gewicht darauf gelegt werden, daß das Kasernierungsverbot richtig verstanden und nicht über seine eigentliche Bedeutung hinaus ausgedehnt wird. Wenn man von der Kasernierung schlechthin sprach, so dachte man wohl ausschließlich an die zwangsweise Kasernierung. Es ist anzunehmen, daß auch nach dem Willen des Gesetzes lediglich die zwangsweise Kasernierung durch Polizeigebot unterbunden werden soll, daß dagegen das Verbot sich nicht auch zugleich gegen die freiwillige Kasernierung richtet. Es ist diese Unterscheidung wichtig für den Fall, daß sich aus tatsächlichen Gründen die Entwicklung in der Zukunft so gestalten würde, daß die Prostituierten, soweit sie ihr Gewerbe offenkundig treiben, nur in bestimmten Häusern oder Straßen Wohnung erhalten können. Ich möchte annehmen, daß das Kasernierungsverbot einer solchen Entwicklung der Dinge nicht hindernd in dem Weg stehen würde. Die Gründe, aus denen man gegen die Kasernierung Sturm gelaufen hat, treffen gegen diese freiwillige Kasernierung nicht zu oder doch höchstens in sehr geringem Maße.

Von Wohnungsbeschränkungen im Sinne der Kasernierung pflegt man nur zu sprechen, wenn die Polizeibehörde (oder überhaupt eine zuständige Verwaltungsbehörde) Prostituierten das Wohnen nur in bestimmten Straßen oder bestimmten Straßenzügen (Häuserblocks) gestattet, ihnen also das Wohnen in anderen Straßen verbietet. Eine solche polizeiliche Anordnung darf künftig nicht mehr ergehen. Die bisher ergangenen verlieren mit dem 1. Oktober 1927 ohne weiteres kraft Gesetzes ihre Wirksamkeit.

Dagegen ist es nach wie vor statthaft, daß ein Privatunternehmer Häuser baut und diese — soweit nicht etwa die Wohnungsgesetzgebung dem entgegensteht — nur Prostituierten anbietet. Soweit es sich um ein reines Mietverhältnis handelt, also nicht ein Bordell oder ein bordellartiger Betrieb damit verbunden ist, es sich auch nicht um Personen unter 18 Jahren handelt, auch ein Anwerben oder Anhalten zur Unzucht oder eine Ausbeutung der Prostituierten damit nicht verknüpft ist, ist ein solches Verhalten auch künftig weder verboten noch strafbar.

Nach dem Wortlaut des Gesetzes kann es kaum zweifelhaft sein, daß nur zwangsweise Kasernierungen durch § 17 verboten werden sollen. Denn nur zwangsweise Kasernierungen kann man als „Wohnungsbeschränkungen“ bezeichnen. Es ist wohl auch anzunehmen, daß die Helenenstraße in Bremen, auf die sich die Regierungserklärung bezieht, eine zwangsweise Kasernierung war, obgleich die Schilderung von Schmölder, Bestrafung S. 19 f. auch einen anderen Schluß zulassen würde. Für die Beschränkung des Verbots auf die zwangsweise Kasernierung spricht auch die Tatsache, daß es sich seiner Fassung nach lediglich an die Behörden richtet, und zwar wohl nur an die Polizeibehörden. Eine freiwillige Kasernierung zu verhindern sind die Behörden kaum in der Lage. Wohl aber kann den Polizeibehörden untersagt werden, die Prostituierten zwangsweise auf das Wohnen in bestimmten Straßen usw. zu beschränken.

Finger („Der Gerichtssaal" Bd. 94 S. 376) definiert infolgedessen auch die Kasernierung im Anschluß an § 17 als „Wohnungsbeschränkung zum Zwecke der Ausübung der gewerbsmäßigen Unzucht auf bestimmte Straßen oder Häuserblocks". Ebenso Posener S. 51. Geyer und Moses § 17 Anm. verweisen darauf, daß es sich um die Beseitigung der Freizügigkeit der Prostituierten handle und daß die Bestimmung eine bindende Unterlassungsvorschrift für die Polizeibehörden sei. Doch setzen sie hinzu, eine solche Verbotsbestimmung habe genügt, „da derartige Kasernierungen nur von Behörden vorgenommen wurden". In dem Runderlaß des pr. Ministers des Innern und des pr. Ministers für Volkswohlfahrt vom 23. Juni 1927 (Ministerialblatt für die preußische innere Verwaltung 1927 S. 656) VIII werden allerdings die Ortspolizeibehörden und die Gemeindebehörden unter Hinweis auf § 17 ersucht, Straßen, Häuserblocks und Häusern (Bordellen), die besonders für Zwecke der Gewerbsunzucht eingerichtet sind, diese Eigenschaft allmählich durch wohnungswirtschaftliche Maßnahmen zu nehmen. Inwieweit diese Maßnahmen Erfolg haben werden, mag dahingestellt bleiben. Man wird jedenfalls aus dieser Anweisung nicht schließen dürfen, daß auch die freiwillige Kasernierung durch § 17 getroffen werden sollte, sondern die Anweisung nur dahin aufzufassen haben, daß Prostituierten, die jene Straßen usw. zu verlassen wünschten, keine Schwierigkeiten bereitet würden und daß, soweit dies im Rahmen des Rechts möglich ist, dafür gesorgt werden solle, daß eine Zusammenballung der Prostituierten in bestimmten Straßen erschwert werde. Dagegen ist natürlich nichts einzuwenden.

Schwierigkeiten macht nur die Frage, wie man es erklären soll, daß das Kasernierungsverbot überhaupt ergangen ist. Wenn es richtig ist, daß die Polizei zu irgendwelcher Reglementierung der Prostitution nicht mehr befugt ist (vgl. § 16 Anm. 14), so wird man allerdings sagen müssen, daß das Verbot der Zwangskasernierung nicht mehr hätte ausdrücklich ausgesprochen zu werden brauchen, da es dann ganz selbstverständlich wäre. Das Verbot scheint einen vernünftigen Sinn nur dann zu bekommen, wenn man davon ausgeht, daß auch die freiwillige Kasernierung verboten werden sollte. Das ist an sich richtig, doch darf man nicht übersehen, daß es in der Technik der Gesetzgebung, namentlich in den letzten Jahren, durchaus nicht selten vorkommt, daß irgendein Rechtsgrundsatz, der sich schon aus anderen Bestimmungen zwingend ergibt, doch noch „vorsichtshalber" sozusagen ausdrücklich ausgesprochen wird. Dies insbesondere dann, wenn es sich um eine rechtspolitische Forderung weiter Kreise handelt, um die heftig gestritten worden ist und die sich jetzt durchgesetzt hat. Deshalb kann auch dieser „Schönheitsfehler" entscheidende Bedeutung nicht beanspruchen.

Lindenau („Deutsche Strafrechts-Zeitung" 1918 Sp. 80) hat die Kasernierung, d. h. die Einrichtung abgesonderter Wohnungen, in denen die Prostituierten zu den Hausbesitzern nur in ein rein mietrechtliches Verhältnis treten, für notwendig erklärt, um die Prostitution im Interesse des Jugendschutzes aus den Familienwohnungen zu verdrängen. Eine zwangsweise Kasernierung ist jetzt allerdings nicht mehr zulässig. Dagegen muß es nach wie vor als zulässig betrachtet werden, daß Privatpersonen oder Körperschaften, etwa Stadtverwaltungen, Häuser oder auch ganze Straßenzüge bauen, deren Wohnungen sie ausschließlich an Prostituierte vermieten, vorausgesetzt lediglich, daß jegliche Ausbeutung der Prostituierten vermieden wird. Die Schwierigkeit eine Wohnung zu erlangen, wird vielleicht im Laufe der Entwicklung von selbst dahin führen, daß eine derartige örtliche Zusammenfassung der Prostitution sich herausbildet, wenn auch auf anderer rechtlicher Grundlage als bisher. Im Interesse des Jugendschutzes wäre das jedenfalls zu wünschen.

Aus der Aufhebung der Kasernierung ergeben sich interessante wohnungsrechtliche Fragen, auf die Friedrichs im „Deutschen Wohnungsarchiv" Jhg. 2 S. 244 hinweist: „Frauen, welche gewerbsmäßig Unzucht treiben, haben denselben Anspruch auf Wohnungsfürsorge wie alle anderen Menschen auch. Wenn am 1. Oktober 1927 in allen Städten, wo sie besteht, die Kasernierung aufhört, so werden viele den Wunsch haben, die Wohnung zu wechseln. Die Wohnungsbehörde muß ihnen helfen. Sie darf nicht die rechtlich aufgehobene Kasernierung tatsächlich dadurch festhalten, daß sie alle Beihilfe zum Wohnungswechsel planmäßig verweigert. Es werden also Beschlagnahmen und Anträge auf Zwangsmietverträge auch zugunsten von gewerbsmäßigen Buhlerinnen vorkommen. Diese müssen ohne sittliche Entrüstung und ohne falsche Scham nach sachlichen Gesichtspunkten erledigt werden. Hierbei zeigt sich nun die große Bedeutung des in der Rechtsprechung gewonnenen Satzes, daß die Gemeinde nicht allgemein, sondern nur wegen eines bestimmten Wohnungsuchenden, als Mieterin eingesetzt werden kann. Die Gemeinde kann also nicht „für Rechnung wen es angeht" eine Wohnung anmieten und dann den Hauswirt durch Einsetzung einer unerfreulichen Mieterin überraschen, sondern sie muß Namen und Gewerbe der Wohnungsuchenden so bestimmt angeben, daß der Hauswirt sich danach erkundigen kann. Nun wird er in einer Reihe, vielleicht in der Regel der Fälle, geltend machen, daß für ihn ein unverhältnismäßiger Nachteil aus der Art der Mieterin zu besorgen sei, und ein solcher Nachteil wird immer vorliegen, wenn er nicht wegen der „Art des Hauses" oder der übrigen Hausbewohner beseitigt oder ausgeglichen ist. Wenn sich auf diese Weise zeigt, daß auch im Wege des Zwangsmietvertrages keine Wohnung für die Unzuchttreibenden zu finden ist, so ist damit die behördliche Fürsorge noch nicht zu Ende. Die Sache geht an die Polizei. Diese muß zwar nicht eine Wohnung, wohl aber ein

Obdach beschaffen, in erster Linie, indem sie notdürftig geeignete Räume in Gemeindegebäuden oder durch Anmieten beschafft. Wenn dies nicht möglich ist, kann die Polizei auch Räume Unbeteiligter in Anspruch nehmen, aber nur für eine genau bestimmte kurze Zeit, während der die Polizei bemüht sein muß, ein anderes Obdach zu beschaffen."

Friedrichs („Deutsches Wohnungsarchiv" Jhg. 2 S. 242) schließt aus § 17, daß die Polizei noch Zuständigkeiten gegenüber den Prostituierten habe, da sonst diese Bestimmung ganz sinnlos sei. Sie könne sich auch nicht auf die Anordnungen gemäß § 16 Ziff. IV beziehen, da sonst der § 17 notwendigerweise in das Strafgesetzbuch hätte aufgenommen werden müssen und nicht als verwaltungsrechtliche Vorschrift davon hätte vollkommen getrennt bleiben können. Es bleibe daher nur die Annahme, daß das Gesetz zur Bekämpfung der Geschlechtskrankheiten die „Materie" der gewerblichen Unzucht nicht habe erschöpfen, sondern der Polizei im übrigen alle Befugnisse und Ermächtigungen habe belassen wollen, die ihr von der Landesgesetzgebung anvertraut seien. Die Polizei könne infolgedessen in Preußen auf Grund von ALR. II 17 § 10 noch weitere Anordnungen treffen, soweit sie zur Erhaltung der öffentlichen Ruhe, Sicherheit und Ordnung und zur Abwendung der dem Publikum oder einzelnen Mitgliedern desselben bevorstehenden Gefahr nötig seien: „Diese Anordnungen können sich beziehen einmal auf alle Gefahren, die durch unzüchtige Handlungen hervorgerufen werden, einerlei ob die letzteren gewerbsmäßig begangen werden oder nicht, sodann aber auch auf das Leben der gewerbsmäßigen Buhlerinnen; im besonderen ist anzunehmen, daß ihnen das Wohnen und der Betrieb ihres Gewerbes in gewissen einzelnen Straßen und Häuserblocks verboten werden kann; nur darf das Verbot nicht soweit gehen, daß nur noch einzelne Straßen und Häuserblocks übrig bleiben." Einen gleichen Schluß zieht aus § 17 auch Scholz in Mitt. der DGBG. 1927 S. 74. Dieser Schluß ist aber nicht gerechtfertigt (vgl. § 16 Anm. 14).

§ 18.

Die zur Durchführung dieses Gesetzes, insbesondere für das Zusammenwirken der Behörden mit den Einrichtungen der sozialen Fürsorge notwendigen Vorschriften, werden von der obersten Landesbehörde erlassen. Die Aufbringung der entstehenden Kosten regelt sich nach Landesrecht.

Die Ausführung der Reichsgesetze obliegt grundsätzlich gemäß R.V. Art. 14 den Ländern, soweit nicht die Reichsgesetze etwas anderes bestimmen. Bei diesem Gesetz eine Ausnahme zu machen, war um so weniger angebracht, als, wie Begr. S. 12 ausführt, die Verschiedenartigkeit der örtlichen Verhältnisse, insbesondere die Mannigfaltigkeit der Behördenorganisation in den einzelnen Ländern, es geradezu notwendig machte, die zur Durchführung des Gesetzes notwendigen Vorschriften dem Landesrecht zu überlassen.

Bei dem Erlaß der Ausführungsvorschriften sind die Länder selbstverständlich gebunden, die in dem Gesetz festgelegten Gesichtspunkte zu beachten. Es muß insbesondere auch für Bereitstellung von öffentlichen Mitteln zur unentgeltlichen Behandlung Minderbemittelter gesorgt werden (§ 2 Abs. 2); die Sittenpolizei muß aufgelöst und ihre Aufgaben neben den durch das Gesetz neu geschaffenen gesundheitlichen Aufgaben Gesundheitsbehörden übertragen werden (§ 3); die Zusammenarbeit der Gesundheitsbehörden mit den Beratungsstellen, den Pflegeämtern und den sonstigen Einrichtungen der sozialen Fürsorge muß gewährleistet werden (§ 3); eventuell sind Bestimmungen dahin zu treffen, daß der Arzt die Anzeige nicht an die Gesundheitsbehörde, sondern an die Beratungsstelle zu erstatten hat (§ 9 Abs. 2); eventuell sind auch Bestimmungen für Gemeinden unter 15 000 Einwohnern zu erlassen (§ 16 IV); Vorschriften zur Durchführung des Verbots der Kasernierung sind zu erlassen (§ 17).

Durch ausdrückliche Übertragung der Ausführung an die Länder hat das Reich auf den Erlaß allgemeiner Verwaltungsvorschriften, zu deren Erlaß es sonst gemäß R.V. Art. 77 befugt wäre, verzichtet. Es steht ihm aber gemäß R.V. Art. 15 nach wie vor die Reichsaufsicht vor. Über Einzelheiten vgl. § 16 Anm. 14. Dagegen bedeutet nach Finger („Gerichtssaal" Bd. 94 S. 349) § 18 die Delegierung einer Gewalt, die das Reich gemäß R.V. Art. 14 hätte an sich ziehen können, an die Länder: Die Länder erhalten delegierte Verwaltung, über die das Reich die Dienstaufsicht hat.

Klee („Deutsche Richterzeitung" 1927 S. 332) steht auf dem Standpunkt, daß dem Reich, da die Ausführung des Gesetzes von dem Reich den Ländern ausdrücklich übertragen worden sei, die dienstliche Aufsicht über die Ausführung zustände, so daß das Reich „somit die Ausgestaltung der Dinge bei allem Spielraum, der zunächst den obersten Landesbehörden eingeräumt ist, letzten Endes in der Hand behält". Das werde von praktischer Bedeutung namentlich auf dem Gebiete der Regelung der Prostitutionsfrage werden, wo es also bei allen Verschiedenheiten doch möglich sein werde, schließlich einheitliche Grundzüge im Wege der Reichsaufsicht auszubilden.

Selbstverständlich dürfen sich die Ausführungsbestimmungen nicht gegen das Reichsrecht verstoßen (ebenso Finger im „Gerichtssaal" Bd. 94 S. 349). Deshalb wären z. B. landesrechtliche Bestimmungen, die sittenpolizeiliche Vorschriften aufrechterhalten oder neu einführen wollten, rechtsungültig (§ 16 Anm. 14).

Klee („Deutsche Richterzeitung" 1927 S. 337) bemerkt, die zu erlassenden Ausführungsvorschriften auch für Gemeinden unter 15 000 Einwohnern dürften sich aber nicht in Widerspruch setzen zu der reichsrechtlichen Vorschrift des § 17. Das ist richtig. Auch für Orte unter 15 000 Einwohnern darf aber überdies lediglich die gewerbsmäßige Ausübung der Unzucht gänzlich verboten werden; sie kann nicht von der Erfüllung gewisser Bedingungen abhängig gemacht werden; insbesondere nicht von der Bedingung, daß sich die Prostituierten etwaigen sittenpolizeilichen Vorschriften unterwerfen.

Löwenstein („Deutsche Zeitschrift für Wohlfahrtspflege" Jhg. 2 S. 606 f.) sagt, es bedeute eine Gefahr, daß die Länder die Ausführungsbestimmungen zu erlassen hätten, da einzelne Länder zu einer unangebrachten Sparsamkeit veranlaßt werden könnten; es müßten deshalb Mindestforderungen als Reichsgrundsätze aufgestellt werden: „Es muß danach gestrebt werden, daß das Reich von sich aus Grundsätze aufstellt, die den Ländern bei den von ihnen zu erlassenden Ausführungsbestimmungen zur Richtschnur dienen müssen." Besonders wichtig seien derartige Reichsgrundsätze für die Frage der zukünftigen polizeilichen Aufgaben der Länder, die nach Abschaffung der Sittenpolizei an deren Stelle zu treten hätten.

Das bedeutet aber eine Verkennung der Rechtslage.

Er geht davon aus, daß es zulässig sei, daß das Reich Ausführungsbestimmungen erlasse und in ihnen den Ländern bestimmte für sie verbindliche Weisungen gäbe: „Die Ausführungsbestimmungen des § 18 müssen die Anweisung an die Länder enthalten, ein durch Reichsausführungsbestimmungen sich ergebendes Mindestprogramm durchzuführen, da sonst die Gefahr besteht, daß neben anderen Rücksichten auch aus finanziellen Gesichtspunkten heraus die eine oder andere Forderung dieses Gesetzes nur unvollständig durchgeführt wird." Sein ganzer Aufsatz beruht auf diesem grundlegenden Irrtum.

Einer völligen Verkennung des Inhalts von Ausführungsbestimmungen und der ihnen gezogenen rechtlichen Grenzen macht sich Sklarz („Kriminalistische Monatshefte" 1927 S. 89) schuldig, wenn er es als ihre Aufgabe bezeichnet, strittige Fragen so zu umgrenzen, daß ein Irrtum nicht möglich sei: „Auf keinen Fall darf der Richter in den Zustand des freien Ermessens kommen, sondern er wird immer streng nach genau bezeichneten Richtlinien handeln müssen. Das ist bei der großen sozialen Bedeutung der Geschlechtskrankheiten an sich und des Eingriffs in die persönliche Freiheit durch das Gesetz um so mehr zu fordern, als auch ohne bösen Willen größtes soziales Elend über den einzelnen heraufbeschworen werden kann."

Trotz der Ermächtigung zum Erlaß von Ausführungsbestimmungen an die oberste Landesbehörde wird zu prüfen sein, ob nach dem Staatsrecht der einzelnen Länder eine Verordnung genügt oder aber ob ein Gesetz im formellen Sinn erforderlich ist. Wie Memelsdorff in der Sozialen Praxis Jhg. 36 S. 442 Anm. 1 zutreffend bemerkt, ist in Preußen ein Gesetz erforderlich, wenn man den Gemeinden die Aufgabe der Gesundheitsbehörden überträgt, denn es handelt sich um eine neue Aufgabe der Gemeinden und eine Regelung der finanziellen Fragen ist erforderlich. Demgemäß ist auch die preußische Ausführungsverordnung vom 24. August 1927 als „Verordnung mit Gesetzeskraft" erlassen und in der Preußischen Gesetzsammlung veröffentlicht worden. In ihr sind die grundlegenden Fragen geordnet, insbesondere die Übertragung der Aufgaben der Gesundheitsbehörden an die Stadt- und Landkreise ausgesprochen und die Kostenfrage geregelt worden. Erst zur Ausführung dieser Verordnung ist die vorläufige Anweisung vom 31. August 1927 ergangen.

Selbstverständlich sind die obersten Landesbehörden nur insoweit zum Erlaß von Ausführungsvorschriften befugt, als ihr Erlaß nicht durch das Gesetz selbst der Reichsregierung vorbehalten ist. Solche Vorbehalte finden sich in § 4 Abs. 4; § 13 Abs. 1. Solche Vorbehalte sind zulässig, ohne daß es eines verfassungsändernden Reichsgesetzes bedürfte (Anschütz, „Die Verfassung des Deutschen Reichs", Berlin 1921, Art. 14 Anm.). Auch soweit das Reich von seinem Vorbehalt nicht Gebrauch macht — wie dies für § 13 Abs. 1 zurzeit in Aussicht genommen ist, sind die Länder nicht befugt, an Stelle des Reichs die betreffenden Ausführungsvorschriften zu erlassen. Man wird wohl auch davon auszugehen haben, daß es dem Sinn des Gesetzes entspricht, wenn das in § 8 vorgesehene amtliche Merkblatt einheitlich für das ganze Deutsche Reich von der Reichsregierung bestimmt wird. Zu empfehlen wäre das auch für ein etwaiges Entlassungsblatt, für die Zeugnisse usw. Das ist inzwischen auch geschehen. Die Vordrucke sind im Anhang abgedruckt.

Die von der Reichsregierung erlassenen Ausführungsverordnungen, die preußischen, die bayerischen, die sächsischen, die württembergischen, die badischen, die thüringischen sind auch in den Erläuterungen mit verarbeitet worden und im Anhang abgedruckt worden. Abgedruckt sind auch noch die hessischen und die Hamburger.

§ 19.

Dieses Gesetz tritt am 1. Oktober 1927 in Kraft.

Mit dem gleichen Tage treten die Verordnung zur Bekämpfung der Geschlechtskrankheiten vom 11. Dezember 1918 und die Verordnung über Fürsorge für geschlechtskranke Heeresangehörige vom 17. Dezember 1918 (Reichsgesetzbl. S. 1431, 1433) außer Kraft.

Die Verordnung zur Bekämpfung der Geschlechtskrankheiten vom 11. Dezember 1918 hat für diejenigen strafbaren Handlungen, die noch vor dem 1. Oktober 1927 begangen worden sind, praktische Bedeutung. Sie ist im Anhang abgedruckt.

Auch diejenigen landesrechtlichen Vorschriften, die mit dem Gesetz zur Bekämpfung der Geschlechtskrankheiten nicht im Einklang stehen, treten ohne weiteres am 1. Oktober 1927 außer Kraft, ohne daß es ihrer formellen Aufhebung durch die Landesgesetzgebung bedarf. Für das preußische Gesetz betreffend die Bekämpfung übertragbarer Krankheiten vom 28. August 1905 (pr. Gesetzsammlung S. 373) in der Fassung der Bekanntmachung vom 25. Februar 1927 (Gesetzsammlung S. 41) ist das Außerkrafttreten durch die pr. A.B. § 12 Abs. 1 ausdrücklich bestimmt worden. Diese Bestimmung hat aber nur deklaratorische Wirkung. Die Rechtslage wäre die gleiche, wenn die Bestimmung nicht ergangen wäre.

In Preußen sind durch Runderlaß des Ministers des Innern und des Ministers für Volkswohlfahrt vom 23. Juni 1927 (Ministerialblatt für die innere Verwaltung 1927 S. 655) eine Reihe von Vorschriften erlassen, um die bisherigen sittenpolizeilichen Vorschriften schon vor dem Inkrafttreten des Gesetzes nach Möglichkeit dem Rechtszustand, der vom 1. Oktober 1927 an zu gelten hat, anzupassen. Von diesen Bestimmungen sind nur die unter VIII bis X erlassenen durch pr. vorl. Anw. IX Abs. 8 aufrechterhalten worden. Im übrigen haben sie jetzt ihre praktische Bedeutung verloren. Sie sind im Anhang abgedruckt.

Außerdem ist durch pr. A.B. § 10 bestimmt, daß ein polizeilich angeordnetes Heilverfahren, dem ein Geschlechtskranker beim Inkrafttreten der Verordnung — gemäß § 12 also am 1. Oktober 1927 — unterworfen ist, von jenem Zeitpunkt an als durch die zuständige Gesundheitsbehörde angeordnet gilt. In der Begr. zur pr. A.B. S. 16 wird hierzu ausgeführt, daß dadurch verhütet werden solle, daß ein polizeilich angeordnetes Heilverfahren, dem ein Geschlechtskranker beim Inkrafttreten des Gesetzes unterworfen ist, in diesem Zeitpunkt deswegen unterbrochen werden müsse, weil alsdann nicht mehr die Polizeibehörde, sondern die Gesundheitsbehörde für die Anordnung zuständig sei. Zutreffend wird hinzugefügt, diese Übergangsbestimmung sei auch unbedenklich, weil die Voraussetzungen, unter denen bisher die Polizeibehörde zur zwangsweisen Durchführung des Heilverfahrens befugt gewesen sei, dieselben seien, wie sie künftig für die gleichen Anordnungen der Gesundheitsbehörde gefordert werden.

Anhang.

I. Ausführungsbestimmungen des Reichs.

Verordnung zur Bekämpfung der Geschlechtskrankheiten.

Vom 11. September 1927 (Reichsgesetzblatt Teil I S. 298).

Auf Grund des § 4 Abs. 4 Satz 2, 3 des Gesetzes zur Bekämpfung der Geschlechtskrankheiten vom 18. Februar 1927 (Reichsgesetzbl. I S. 61) wird hiermit verordnet:

§ 1.

Zu den ärztlichen Eingriffen, die nur mit Einwilligung des Kranken vorgenommen werden dürfen, gehören insbesondere die Behandlung mit Salvarsan-, Quecksilber- und Wismutpräparaten, die Entnahme der Rückenmarksflüssigkeit, die Cystokopie, der Ureteren-Katheretismus und die Dehnung der Harnröhre.

§ 2.

Diese Verordnung tritt am 1. Oktober 1927 in Kraft.

Berlin, den 11. September 1927.

Der Reichsminister des Innern.

In Vertretung:

Zweigert.

II. Ausführungsbestimmungen der Länder.

1. Preußen.

a) Runderlaß des Ministers des Innern und des Ministers für Volkswohlfahrt vom 23. Juni 1927. (Ministerialblatt für die preußische innere Verwaltung Nr. 26 vom 29. Juni 1927 S. 655.)

Das am 1. Okt. 1927 in Kraft tretende Reichsgesetz zur Bekämpfung der Geschlechtskrankheiten vom 18. Febr. 1927 (RGBl. S. 61) beseitigt die Reglementierung der Prostitution und damit die Sittenpolizei als solche.

Es ist daher notwendig, schon für die Übergangszeit die Handhabung der geltenden sittenpolizeilichen Vorschriften dem kommenden

Rechtszustande möglichst anzupassen, um das Inkrafttreten des Gesetzes vorzubereiten und zu erleichtern. Sie werden daher grundsätzlich nur noch insoweit anzuwenden sein, als sie gesundheitspolizeilichen Zwecken dienen und den ordnungspolizeilichen Bestimmungen des Reichsgesetzes entsprechen.

Wir ordnen deshalb folgendes an:

I. Von den auf Grund des § 361 Ziff. 6 des StGB. erlassenen sittenpolizeilichen Vorschriften bleiben bis zum Inkrafttreten des Gesetzes zur Bekämpfung der Geschlechtskrankheiten vom 18. Febr. 1927 (RGBl. S. 61) die Bestimmungen bestehen, welche sich auf die gesundheitliche Überwachung der unter sittenpolizeilicher Aufsicht stehenden Frauenspersonen beziehen. Hierzu sind auch die zur ordnungsmäßigen Durchführung der gesundheitlichen Überwachung unentbehrlichen Anordnungen bezüglich der regelmäßigen Wohnungsangabe zu rechnen sowie diejenigen, welche das Verhalten der Prostituierten in den Diensträumen der Sittenpolizei betreffen. Kontrollbücher (Legitimationskarten) sind einzuziehen; sie können von der Polizeibehörde zu Identifizierungszwecken verwendet werden.

II. Die Bestimmungen über das Verhalten der Prostituierten auf Straßen und Plätzen und an anderen öffentlichen Orten sind in Zukunft so anzuwenden, daß ihre Handhabung dem § 16 Ziff. III des genannten Gesetzes entspricht. Das gleiche gilt für die Vorschriften, welche sich auf das Verbot der Ausübung der Gewerbsunzucht oder des Aufenthalts an bestimmten Örtlichkeiten oder in bestimmten Wohnungen zu diesem Zwecke beziehen. Diese sind nur entsprechend dem § 16 Ziff. IV des Gesetzes vom 18. Febr. 1927 anzuwenden.

III. Alle übrigen sittenpolizeilichen Vorschriften sind nicht mehr zu handhaben, insbesondere auch das Verbot des Betretens bestimmter Straßen und Orte oder des Verweilens an diesen.

Wohnungsbeschränkungen auf bestimmte Straßen, Häuserblocks oder Häuser zum Zwecke der Ausübung der gewerbsmäßigen Unzucht (Kasernierung, Bordelle) sind sofort aufzuheben.

IV. Eine Inschutzhaftnahme von Prostituierten gemäß § 6 des Gesetzes zum Schutze der persönlichen Freiheit vom 12. Febr. 1850 (GS. S. 45), weil ihr Treiben in der Öffentlichkeit Sitte und Anstand verletzt, darf nur in solchen Fällen erfolgen, in denen diese Maßnahme zum Schutze der öffentlichen Sittlichkeit, Sicherheit und Ruhe unbedingt notwendig ist.

V. Eine Neuunterstellung von Frauen unter sittenpolizeiliche Aufsicht darf nicht mehr erfolgen. Neuzuziehende, welche bis dahin unter sittenpolizeilicher Aufsicht gestanden haben, können auf Antrag bis zum 30. Sept. 1927 wieder unterstellt werden.

Den Anträgen auf Entlassung aus der sittenpolizeilichen Aufsicht ist nach Fühlungnahme mit dem Pflegeamte (vgl. VI Abs. 1) zu entsprechen.

Den trotz Vorliegens der bisher vorgeschriebenen Voraussetzungen nicht unter sittenpolizeiliche Aufsicht gestellten sowie den aus dieser Aufsicht entlassenen Frauenspersonen, die verdächtig sind, der Prostitution trotzdem nachzugehen, ist die Auflage zu machen, der Polizeibehörde von Zeit zu Zeit ärztliche Bescheinigungen, im Einvernehmen mit den Gemeinden auch von Ärzten der kommunalen Gesundheitsfürsorge, über ihren Gesundheitszustand vorzulegen oder sich von den für die sittenpolizeilichen Untersuchungen bestellten Ärzten zu den von der Polizeibehörde festgesetzten Zeiten untersuchen zu lassen.

VI. Alle in Ziff. V genannten Frauen sind den Pflegeämtern (Polizeifürsorgestellen) oder sonstigen für diese Zwecke bestehenden fürsorgerischen Einrichtungen zur Einleitung fürsorgerischer Maßnahmen zu überweisen. Die Polizeibehörden werden angewiesen, mit den genannten Stellen im engsten Einvernehmen zu arbeiten und ihnen jede notwendige Unterstützung angedeihen zu lassen.

Üben die in Ziff. V genannten Frauen die Gewerbsunzucht aus, so sind sie zur Bestrafung zu bringen, wenn sie die angebotene Fürsorge ablehnen oder sich ihr entziehen. Dies ist ihnen bei Ablehnung ihres Gesuchs auf Unterstellung oder bei Entlassung aus der sittenpolizeilichen Aufsicht ausdrücklich protokollarisch zu eröffnen.

VII. Werden Prostituierte nach Behandlung im Krankenhause als nicht sicher geheilt entlassen, so ist die über sie bestehende sittenpolizeiliche Aufsicht unter ausdrücklichem protokollarischem Hinweis auf § 3 der VO. vom 11. Dez. 1918 (RGBl. S. 1431) aufzuheben. Sie sind den genannten Fürsorgestellen zur Einleitung fürsorgerischer Maßnahmen zuzuführen. Üben sie trotzdem die Gewerbsunzucht aus, so sind sie nach § 361 Ziff. 6 StGB. oder nach § 3 der VO. vom 11. Dez. 1918 (RGBl. 1431) zur Bestrafung zu bringen und gegebenenfalls dem Arbeitshause zuzuführen.

VIII. Die Ortspolizei- und Gemeindebehörden werden unter Hinweis auf § 17 des Gesetzes zur Bekämpfung der Geschlechtskrankheiten vom 18. Febr. 1927 ersucht, schon jetzt Straßen, Häuserblocks und Häusern (Bordellen), die besonders für Zwecke der Gewerbsunzucht eingerichtet sind, diese Eigenschaft allmählich durch wohnungswirtschaftliche und bauliche Maßnahmen zu nehmen.

IX. Die Gemeindebehörden werden ersucht, Einrichtungen und Vorkehrungen zu treffen und zu fördern, durch die den nicht mehr unter sittenpolizeilicher Aufsicht stehenden Prostituierten der Weg zur Rückkehr in das bürgerliche Leben, insbesondere durch Beschaffung geeigneter Arbeitsgelegenheit, geebnet wird.

X. Ich ersuche die Reg.-Präs., mir, dem MdJ., bis zum 1. Nov. 1927 zu berichten, welche Erfahrungen auf Grund dieses RdErl. bis zum 1. Okt. 1927 gemacht worden sind. Frist zur Berichterstattung beim Reg.-Präs.: 15. Okt. 1927.

An alle Polizeibehörden. — MBliV. S. 655.

b) Ausführungsverordnung zum Reichsgesetze zur Bekämpfung der Geschlechtskrankheiten vom 18. Februar 1927 (Reichsgesetzblatt I S. 61). Vom 24. August 1927.

(Preußische Gesetzsammlung 1927 S. 171.)

Das Staatsministerium erläßt gemäß Art. 55 der Verfassung in Übereinstimmung mit dem Ständigen Ausschusse des Landtages die folgende Verordnung mit Gesetzeskraft:

§ 1.

Die durch das Reichsgesetz zur Bekämpfung der Geschlechtskrankheiten vom 18. Februar 1927 (Reichsgesetzblatt I, S. 61) den Gesundheitsbehörden erwachsenden Aufgaben werden den Stadt- und Landkreisen als Selbstverwaltungsangelegenheiten übertragen.

Die Stadt- und Landkreise haben zur Durchführung der den Gesundheitsbehörden erwachsenden Aufgaben fachlich vorgebildete Ärzte heranzuziehen.

Soweit Beratungsstellen bestehen, die den von den Behörden zu stellenden Voraussetzungen genügen, und die Errichtung neuer Stellen dadurch vermieden werden kann, sind diese Stellen heranzuziehen und anteilsmäßig mit Mitteln auszustatten.

§ 2.

Für die Durchführung der im § 4 des Reichsgesetzes zur Bekämpfung der Geschlechtskrankheiten angegebenen Maßnahmen ist die Gesundheitsbehörde zuständig, in deren Bezirk der Verdacht der Weiterverbreitung der Geschlechtskrankheit bei einem Krankheitsverdächtigen oder Kranken hervortritt.

Diese Gesundheitsbehörde kann einer anderen Gesundheitsbehörde, in deren Bezirk der Verdächtige den gewöhnlichen Aufenthalt hat, die Durchführung durch eine schriftliche Mitteilung überlassen, wenn der Verdächtige den Ort des gewöhnlichen Aufenthalts regelmäßig, mindestens aber einmal wöchentlich, aufsucht. Die Überlassung wirkt nur für die Zeit, innerhalb deren sie zulässig ist.

Bestreitet die andere Gesundheitsbehörde die Zulässigkeit der Überlassung, so hat sie dies der im Abs. 1 bezeichneten Gesundheitsbehörde unverzüglich mitzuteilen. Letztere kann die Entscheidung des Bezirksausschusses anrufen, der für die andere Gesundheitsbehörde örtlich zuständig ist. Der Bezirksausschuß beschließt endgültig.

Mit der Überlassung geht die Zuständigkeit für die im Abs. 2, Satz 2 bezeichnete Zeit auf die andere Gesundheitsbehörde über. Im Falle des Abs. 3 bleibt jedoch die bisherige Zuständigkeit bis zur Entscheidung des Bezirksausschusses bestehen.

Entsteht später zwischen den beiden Gesundheitsbehörden darüber Streit, ob die Voraussetzungen der Überlassung noch vorliegen, so kann die Gesundheitsbehörde, der die Durchführung überlassen worden war, die Entscheidung des für sie örtlich zuständigen Bezirksausschusses anrufen. Dieser beschließt endgültig. Bis zu seiner Entscheidung bleibt die bisherige Zuständigkeit bestehen.

§ 3.

Die Gesundheitsbehörden können zur Durchführung ihrer Anordnungen außer unmittelbarem Zwang (§ 4 Abs. 4 des Reichsgesetzes zur Bekämpfung der Geschlechtskrankheiten) auch das Zwangsmittel des § 132 Nr. 2 des Gesetzes über die allgemeine Landesverwaltung mit der Maßgabe anwenden, daß Haftstrafen nicht festgesetzt werden dürfen und daß sich die Höhe der Geldstrafen nach den für die Ortspolizeibehörden geltenden Vorschriften bestimmt.

Zur Vollstreckung ihrer Anordnungen können die Gesundheitsbehörden die Polizeibehörden in Anspruch nehmen.

§ 4.

Die Verwaltungsbehörden des Staates und der Gemeinden haben sich für die Erfüllung der aus dem Reichsgesetz zur Bekämpfung der Geschlechtskrankheiten und aus dieser Verordnung erwachsenden Aufgaben Beistand zu leisten.

§ 5.

Die Gesundheitsbehörde und die Träger der zur Bekämpfung der Geschlechtskrankheiten dienenden öffentlichen Einrichtungen sind verpflichtet, dem Kreisarzt über den Stand der Geschlechtskrankheiten Auskunft zu geben. Der Kreisarzt kann sich von der Ausgestaltung und dem Betriebe der vorbezeichneten öffentlichen Einrichtungen jederzeit durch Einnahme von Augenschein Kenntnis verschaffen.

§ 6.

Die Stadt- und Landkreise haben die durch die Einrichtung und Tätigkeit der Gesundheitsbehörden entstehenden Kosten zu tragen, soweit sich nicht aus den §§ 7 bis 9 etwas anderes ergibt.

§ 7.

Die Kosten eines ärztlichen Zeugnisses fallen ebenso wie die einer ärztlichen Untersuchung demjenigen Stadt- oder Landkreise zur Last, dessen Gesundheitsbehörde die Beibringung des Zeugnisses oder die Untersuchung angeordnet hat.

Jedoch können ihnen gegenüber Gebühren für die ärztliche Tätigkeit nur im Rahmen der amtlichen Gebührenordnung in Ansatz gebracht werden.

Steht jedoch zur unentgeltlichen Untersuchung und Ausstellung des Zeugnisses eine öffentliche Einrichtung zur Verfügung und macht der Verdächtige von ihr keinen Gebrauch, obgleich er auf ihr Vorhandensein hingewiesen worden war, so hat der Stadt- oder Landkreis die Kosten nur zu tragen, wenn sich der Krankheitsverdacht nicht bestätigt.

§ 8.

Der Stadt- oder Landkreis, dessen Gesundheitsbehörde angeordnet hat, daß ein Heilverfahren in einem von ihr bestimmten Krankenhause durchgeführt wird, haftet dem Unternehmer des Krankenhauses neben dem Kranken oder einem Drittverpflichteten für die Bezahlung der Krankenhauskosten. Er hat wegen dieser Kosten einen Ersatzanspruch gegenüber dem Stadt- oder Landkreise, in dem der Kranke bei der Aufnahme in das Krankenhaus den gewöhnlichen Aufenthalt hatte. Ist der Kranke hilfsbedürftig, so besteht der Ersatzanspruch gegenüber der Gemeinde oder dem Gemeindeverbande, die bei entsprechender Anwendung der Verordnung über die Fürsorgepflicht vom 13. Februar 1924 (Reichsgesetzblatt I, S. 100) als Fürsorgeverband endgültig zum Kostenersatz verpflichtet wären; das gleiche gilt, wenn der Stadt- und Landkreis sonst Kosten des von seiner Gesundheitsbehörde angeordneten Heilverfahrens deswegen getragen hat, weil der Kranke hilfsbedürftig war.

Gemeinden oder Gemeindeverbände, die danach die Kosten eines von der Gesundheitsbehörde angeordneten Heilverfahrens getragen haben, können deren Ersatz von dem Kranken oder demjenigen verlangen, der dem Kranken gegenüber zur Tragung der Kosten verpflichtet ist. Der Ersatzanspruch darf nach Maß und Voraussetzung nicht weiter geltend gemacht werden, als ihn ein Fürsorgeverband gegenüber dem Unterstützten oder dem diesem Verpflichteten Dritten hat.

Über Streitigkeiten, die zwischen Gemeinden und Gemeindeverbänden wegen Ersatzansprüchen entstehen, wird im Verwaltungsstreitverfahren endgültig von demjenigen Bezirksausschuß entschieden, der für die in Anspruch genommene Gemeinde oder den in Anspruch genommenen Gemeindeverband örtlich zuständig ist.

§ 9.

Die Durchführung der den Landkreisen nach § 1 erwachsenden Aufgaben kann durch Beschluß des Kreisausschusses kreisangehörigen Gemeinden und engeren Gemeindeverbänden (rheinischen Bürgermeistereien und westfälischen Ämtern) von mehr als 10 000 Einwohnern und in der Provinz Hannover den selbständigen Städten (§ 27 Abs. 1 der Kreisordnung für die Provinz Hannover) übertragen werden, wenn die ordnungsmäßige Bekämpfung der Geschlechtskrankheiten dadurch nicht gefährdet wird. Unter derselben Voraussetzung ist dem Antrag solcher Gemeinden oder Gemeindeverbänden zu entsprechen, durch den die Übertragung nachgesucht wird.

Die Übertragung bedarf der Genehmigung des Regierungspräsidenten, der sie nur mit Zustimmung des Bezirksausschusses versagen kann. Ist die Übertragung ohne Antrag ausgesprochen oder entgegen einem Antrag abgelehnt worden, so kann die Gemeinde oder der engere Gemeindeverband den Beschluß des Kreisausschusses mit der Beschwerde anfechten. Die Beschwerde ist binnen zwei Wochen nach der Zustellung des Beschlusses bei dem Kreisausschuß anzubringen. Der Bezirksausschuß beschließt über sie endgültig; in diesem Falle bedarf die Übertragung keiner Genehmigung durch den Regierungspräsidenten.

Um die einheitliche Bekämpfung der Geschlechtskrankheiten innerhalb seines Bezirkes zu sichern, kann der Landkreis im Rahmen der allgemeinen, zum Reichsgesetz zur Bekämpfung der Geschlechtskrankheiten erlassenen Ausführungsvorschriften Richtlinien aufstellen. Kreisangehörige Gemeinden und engere Gemeindeverbände führen innerhalb dieser Richtlinien die ihnen übertragenen Aufgaben selbständig unter eigener Verantwortung durch.

Kreisangehörige Gemeinden und engere Gemeindeverbände, denen die Durchführung übertragen ist, haben von dem sachlichen Aufwand, der ihnen im Einzelfall aus angeordneten ärztlichen Untersuchungen, Vorlagen von ärztlichen Zeugnissen und Heilverfahren entsteht, drei Zehntel zu tragen, während sieben Zehntel dem Landkreise zur Last fallen. Ersatzansprüche aus § 8 Abs. 1 Satz 2 können sie weder gegeneinander noch gegen den Landkreis geltend machen. Soweit sie sonst nach § 8 Abs. 1 und 2 wegen der Kosten eines Heilverfahrens, das ihre Gesundheitsbehörden angeordnet haben, Ersatz fordern könnten, steht der Anspruch dem Landkreise zu. Er kann sie zur Geltendmachung solcher Ansprüche allgemein ermächtigen. Soweit nichts anderes vereinbart ist, gebühren Beträge, die zur Abgeltung derartiger Ansprüche bezahlt werden, in Höhe von sieben Zehnteln dem Landkreis und in Höhe von drei Zehnteln derjenigen kreisangehörigen Gemeinde oder demjenigen engeren Gemeindeverbande, deren Gesundheitsbehörde das Heilverfahren im Einzelfall angeordnet hat.

Im übrigen gelten die für Stadt- und Landkreise gegebenen Vorschriften für Gemeinden und engere Gemeindeverbände, denen die Durchführung der Aufgaben übertragen ist, entsprechend.

§ 10.

Ein polizeilich angeordnetes Heilverfahren, dem ein Geschlechtskranker beim Inkrafttreten der Verordnung unterworfen ist, gilt von jenem Zeitpunkt ab als durch die zuständige Gesundheitsbehörde angeordnet.

§ 11.

Die Landgemeinde Helgoland gilt als Landkreis im Sinne dieser Vorschriften.

§ 12.

Diese Verordnung tritt am 1. Oktober 1927 in Kraft. Gleichzeitig treten der § 8 Nr. 9 und der § 9 Abs. 2 des Gesetzes, betreffend die Bekämpfung übertragbarer Krankheiten vom 28. August

1905 (Gesetzsamml. S. 373) in der Fassung der Bekanntmachung vom 25. Februar 1927 (Gesetzsamml. S. 41) außer Kraft.

Der Minister für Volkswohlfahrt erläßt im Einvernehmen mit dem Minister des Innern die zur Ausführung dieser Verordnung erforderlichen Bestimmungen.

Diese Bestimmungen sind dem Landtage vorzulegen und auf sein Verlangen abzuändern.

Das preußische Staatsministerium.

Braun.

Für den Minister für Volkswohlfahrt:

Braun.

c) Begründung zu dem Entwurf der Ausführungsverordnung vom 24. August 1927 (abgedruckt in der von der „Deutschen Gesellschaft zur Bekämpfung der Geschlechtskrankheiten" herausgegebenen Zusammenstellung der preußischen Ausführungsbestimmungen S. 5 ff.).

Begründung.

Am 18. Februar 1927 ist ein Reichsgesetz zur Bekämpfung der Geschlechtskrankheiten (Reichsgesetzbl. I, S. 61) erlassen worden, das am 1. Oktober 1927 in Kraft tritt.

Die Bekämpfung der Geschlechtskrankheiten hat in Preußen gegenwärtig ihre Rechtsgrundlage in dem Preußischen Gesetz zur Bekämpfung übertragbarer Krankheiten vom 28. August 1905 (Gesetzsamml. S. 373) und in der Verordnung der Reichsregierung zur Bekämpfung der Geschlechtskrankheiten vom 11. Dezember 1918 (Reichsgesetzbl. 1431). Sowohl das Preußische Gesetz wie auch die Reichsverordnung beziehen sich auf dieselben Geschlechtskrankheiten, die im § 1 des Reichsgesetzes vom 18. Februar 1927 aufgeführt sind.

Nach § 8 Nr. 9 des Preußischen Gesetzes vom 28. August 1905 kann zur Bekämpfung der Geschlechtskrankheiten bei Personen, die gewerbsmäßig Unzucht treiben, die Beobachtung Kranker, Krankheits- oder Ansteckungsverdächtiger und die Absonderung Kranker angeordnet werden. Die Beobachtung umfaßt auch bakteriologische Untersuchungen (Ausführungsbestimmungen vom 15. September 1906 zu § 8 des Gesetzes vom 28. August 1905). Der § 9 Abs. 2 desselben Gesetzes gestattet, die im § 8 Nr. 9 a. a. O. erwähnten Personen einer zwangsweisen Behandlung zuzuführen, wenn dies zur wirksamen Verhütung der Ausbreitung einer bei ihnen festgestellten Geschlechtskrankheit erforderlich erscheint. Nach den hierzu erlassenen Ausführungsbestimmungen sind Personen, die gewerbsmäßig Unzucht treiben, anzuhalten, sich an bestimmten Orten und zu bestimmten Tagen und Stunden zur Untersuchung einzufinden und sich beim Vorliegen einer Geschlechtskrankheit ärztlich behandeln zu lassen.

Die Bestimmungen empfehlen zugleich, durch Einrichtung öffentlicher ärztlicher Sprechstunden diese Behandlung möglichst zu erleichtern, und ordnen für den Fall, daß die betreffenden Personen die Sprechstunden nicht in dem erforderlichen Umfange besuchen oder daß sie verdächtig sind, trotz ihrer Erkrankung weiter gewerbsmäßig Unzucht zu treiben, eine unverzügliche Überführung in ein geeignetes Krankenhaus an. Ein Runderlaß der beteiligten Minister vom 11. Dezember 1907 (Med.-Bl. 1908, S. 56) gibt im Anschluß an diese Vorschriften den nachgeordneten Behörden auf, dafür zu sorgen, daß in allen Orten, in denen eine Überwachung der Prostitution erforderlich erscheint, Gelegenheit zur unentgeltlichen ärztlichen Behandlung Geschlechtskranker vorhanden sei. Er läßt ferner gewisse Milderungen zu, indem er gestattet, daß unter bestimmten Voraussetzungen an die Stelle der polizeiärztlichen Untersuchung und der Zwangsbehandlung Prostituierter eine freie ärztliche Untersuchung und Behandlung unter Polizeikontrolle stattfindet. Alle vorerwähnten Maßnahmen hat die örtliche Gesundheitspolizeibehörde durchzuführen.

Durch § 2 der Reichsverordnung vom 11. Dezember 1918 in Verbindung mit einem hierzu ergangenen Urteile des Preußischen Oberverwaltungsgerichts vom 4. November 1926 sind den örtlichen Gesundheitspolizeibehörden bezüglich aller Personen männlichen oder weiblichen Geschlechts, die geschlechtskrank sind und bei denen die Gefahr besteht, daß sie die Krankheit weiterverbreiten, im wesentlichen dieselben Rechte und Pflichten übertragen, die sie nach dem Preußischen Gesetz vom 28. August 1905 gegenüber Prostituierten besitzen. Endlich ist die Polizei berechtigt, auf Grund von § 361 Nr. 6 des Strafgesetzbuches von den Prostituierten, die unter sittenpolizeilicher Aufsicht stehen, die Befolgung der von ihr zum Schutze der Gesundheit, der öffentlichen Ordnung und des öffentlichen Anstandes erlassenen polizeilichen Vorschriften zu verlangen. Die Ausübung der gewerbsmäßigen Unzucht durch Personen, die keiner sittenpolizeilichen Aufsicht unterstellt sind, ist strafbar.

Das Reichsgesetz vom 18. Februar 1927 ändert die Rechtslage insofern erheblich, als es im § 3 die Durchführung der zur Bekämpfung der Geschlechtskrankheiten dienenden gesundheitlichen Aufgaben der Polizei abnimmt und besonders zu schaffenden Gesundheitsbehörden überträgt, als es ferner die Unterstellung einer Prostituierten unter Polizeiaufsicht überhaupt nicht mehr kennt und mit der im § 361 des Strafgesetzbuches vorgesehenen Strafe in den Nummern 6 und 6a dieser Strafvorschrift wesentlich veränderter Tatbestände bedroht (§ 16, III und IV). Hervorzuheben ist noch besonders, daß das Reichsgesetz jedem, der an einer mit Ansteckungsgefahr verbundenen Geschlechtskrankheit leidet und dies weiß oder den Umständen nach annehmen muß, die Pflicht auferlegt, sich behandeln zu lassen, daß es die Behandlung von Geschlechtskrankheiten und Krankheiten oder Leiden der Geschlechtsorgane nur den für das Deutsche Reich approbierten Ärzten gestattet (§§ 2 und 7), und daß es schließlich einem Arzte, der einen Geschlechtskranken behandelt, aufgibt, der Gesundheitsbehörde Anzeige zu erstatten, wenn der Kranke sich der ärztlichen Behandlung oder Beobachtung entzieht oder wenn er andere infolge seines Berufes oder seiner persönlichen Verhältnisse besonders gefährdet (§ 9 Abs. 1). Im übrigen enthält das Reichsgesetz, abgesehen von Bestimmungen, die sich auf das Verbot von Bordellen und die Aufhebung der Kasernierung von Prostituierten beziehen (§§ 16, I und 17), eine Anzahl Strafbestimmungen, die gleichfalls der Bekämpfung der Geschlechtskrankheiten dienen sollen.

Wenn auch das Reichsgesetz die obersten Landesbehörden mit dem Hinzufügen, daß sich die Aufbringung der entstehenden Kosten nach Landesrecht regelt, im § 18 ermächtigt hat, die zur Durchführung erforderlichen Vorschriften zu erlassen, so erscheint doch für Preußen ein Landesgesetz insoweit erforderlich, als es sich um die Bestimmung handelt, wem die aus der Einrichtung, der Tätigkeit und den im Einzelfall ergehenden Anordnungen der Gesundheitsbehörde erwachsenden Kosten zur Last fallen und in welcher Weise bezüglich dieser Kostenlast ein Ausgleich stattfindet (§§ 6 ff.). Ferner ist eine Gesetzesvorschrift insoweit geboten, als die Gesundheitsbehörde das Zwangsmittel erhält, Geldstrafen zu verhängen (§ 3), und für Streitfälle des Bezirksausschusses als entscheidende Instanz eingesetzt wird (§§ 2 und 8).

Da die Durchführung des Reichsgesetzes bis zum 1. Oktober 1927 geregelt sein muß, der Landtag aber bis dahin nicht mehr zusammentritt, muß der in Art. 55 der Verfassung vorgesehene Weg beschritten und in Übereinstimmung mit dem Ständigen Ausschuß des Landtags eine mit Gesetzeskraft ausgestattete Verordnung des Staatsministeriums erlassen werden.

Zu § 1.

Die gesundheitlichen Aufgaben, die durch § 3 des Reichsgesetzes der Gesundheitsbehörde übertragen werden, sind im § 4 des Reichsgesetzes zusammengefaßt. Sie entsprechen im wesentlichen den bisherigen Aufgaben der örtlichen Gesundheitspolizeibehörde auf dem Gebiete der Bekämpfung der Geschlechtskrankheiten. In dem Entwurf werden diese Aufgaben Kommunalverwaltungen überwiesen. Da das Reichsgesetz künftig bei der Bekämpfung der Geschlechtskrankheiten die fürsorgerische Tätigkeit stärker in den Vordergrund gestellt wissen will und deswegen ein enges Zusammenarbeiten der Gesundheitsbehörden mit den Einrichtungen der sozialen Fürsorge vorschreibt (§§ 3 und 18 des Reichsgesetzes), die soziale Fürsorge aber als Selbstverwaltungsangelegenheit ausgeübt wird, so erscheint es zweckmäßig, den Kommunalverwaltungen auch die Aufgaben der Gesundheitsbehörde als solche Angelegenheiten zu übertragen.

Als Kommunalverwaltungen kommen dabei zunächst die Stadtkreise in Betracht. Dagegen empfiehlt es sich nicht, allgemein die nicht kreisfreien Gemeinden mit den Aufgaben der Gesundheitsbehörde zu betrauen. Denn für kleinere Gemeinden würde der ordnungsmäßige Ausbau der Gesundheitsbehörde und die hinreichende Ausgestaltung einer mit der Gesundheitsbehörde zusammen arbeitenden Einrichtung der sozialen Fürsorge in vielen Fällen zu schwierig und kostspielig sein. Außerdem würden die Geschlechtskranken befürchten, daß ihre Krankheit leicht in der Öffentlichkeit bekannt würde, wenn sie mit einer an einem kleinen Ort befindlichen Gesundheitsbehörde oder sozialen Einrichtung zu tun hätten, und würden daher geneigt sein, sich deren Einwirkung möglichst zu entziehen. Mit der sich aus § 9 ergebenden Ausnahme sollen daher neben den Stadtkreisen die Landkreise Träger der den Gesundheitsbehörden obliegenden Aufgaben werden.

Gesundheitsbehörden werden danach in der Regel in Stadtkreisen der Magistrat oder Bürgermeister sowie etwa besonders eingerichtete Verwaltungsausschüsse (Deputationen) und in den Landkreisen die Kreisausschüsse sein. Für die laufende Geschäftsführung werden sie sich geeigneter kommunaler Einrichtungen zu bedienen haben, z. B. eines Gesundheitsamts oder Pflegeamts, die entsprechend auszubauen sein werden. In jedem Falle wird bei der Gesundheitsbehörde ein Arzt, und zwar tunlichst ein fachlich vorgebildeter Arzt, mitwirken müssen. In Kreisen, in denen die Gefahr einer Weiterverbreitung von Geschlechtskrankheiten nicht erheblich ist, wird es genügen, wenn die Gesundheitsbehörde für ihre Aufgaben lediglich die Mithilfe eines Arztes, eines Kommunalarztes oder des dann in kommunalem Dienst tätigen Kreisarztes in Anspruch nimmt.

Zu § 2.

Ist jemand dringend verdächtig, geschlechtskrank zu sein und seine Krankheit weiter zu verbreiten, oder liegt bei einem Geschlechtskranken der Verdacht vor, daß er seine Krankheit auf andere überträgt, so müssen die im § 4 des Reichsgesetzes zum Schutze der Allgemeinheit vorgesehenen Maßnahmen unverzüglich durchgeführt werden, damit die Gefahr einer Weiterverbreitung der Geschlechtskrankheit möglichst rasch eingeschränkt oder beseitigt wird. Daraus ergibt sich die Notwendigkeit, diejenige Gesundheitsbehörde für jene Maßnahmen als zuständig zu erklären, in deren Bezirk der Verdacht der Weiterverbreitung der Geschlechtskrankheit im Einzelfalle hervortritt.

Ein solcher Verdacht braucht nicht überall da zu bestehen, wo sich der Krankheitsverdächtige oder Kranke dauernd aufhält. Es kann jemand an einem Ort, an dem er sich nur vorübergehend befindet, durch seine Lebensführung einer Geschlechtserkrankung und deren Weiterverbreitung dringend verdächtig werden, während sein Verhalten in dem Orte des gewöhnlichen Aufenthalts keinerlei Verdacht gegen ihn aufkommen läßt, z. B. besteht bei einem Geschlechtskranken, der infolge seines Berufs eine besondere Ansteckungsgefahr bietet (§ 9 Abs. 1 des Reichsgesetzes), die Gefahr der Weiterverbreitung oft weit mehr in dem Ort, in dem er den Beruf ausübt, als in einem anderen Ort, in dem er etwa wohnt. Würde daher für die Maßnahmen aus § 4 des Reichsgesetzes nur die ausschließliche Zuständigkeit der Gesundheitsbehörde des Verdachtsortes vorgesehen, so würden größere Städte, insbesondere die Großstädte, stark belastet werden, denn in ihnen übt nicht nur eine erhebliche Zahl anderwärts wohnender Personen regelmäßig einen Beruf aus, der beim Vorliegen einer Geschlechtskrankheit zu deren Verbreitung besonders geeignet ist, sondern das Getriebe der Großstadt zieht zu längerem oder kürzerem vorübergehenden Aufenthalt auch sonstige Personen an sich, die in den Vergnügungen der Großstadt Gelegenheit finden, eine Geschlechtskrankheit zu erwerben und weiter zu verbreiten. Allerdings haben sich nach § 4 die Gesundheitsbehörden bei der Durchführung ihrer Aufgaben gegenseitig zu unterstützen. Die Gesundheitsbehörde des Verdachtsortes könnte also die Hilfe derjenigen Gesundheitsbehörde in Anspruch nehmen, in deren Bezirk der Verdächtige wohnt. Die um Unterstützung angegangene Gesundheitsbehörde handelte aber dann nur im Auftrage der ersuchenden Behörde und wäre zu selbständigen Anordnungen nicht befugt. Es würde daher häufig zwischen beiden Gesundheitsbehörden ein umfangreicher Schriftwechsel erforderlich sein, der schon im Interesse einer rascheren Durchführung der notwendigen Maßnahmen zu vermeiden ist. Mit diesem Interesse wird sich auch das des Krankheitsverdächtigen oder Kranken jedenfalls dann verbinden, wenn es sich um schwerwiegende Maßnahmen, insbesondere um die Anordnung einer Krankenhausbehandlung handelt. Aus diesen Erwägungen sieht der Entwurf vor, daß die Gesundheitsbehörde des Verdachtsortes die Durchführung der Maßnahmen derjenigen Gesundheitsbehörde, in deren Bezirk der Verdächtige den gewöhnlichen Aufenthalt hat, durch eine schriftliche Mitteilung überlassen kann, wenn der Verdächtige den Ort des gewöhnlichen Aufenthalts regelmäßig, mindestens aber einmal wöchentlich, aufsucht. Grundsätzlich wird zunächst die Gesundheitsbehörde des Verdachtsortes die Vorlage eines ärztlichen Zeugnisses auch dann zu fordern haben, wenn der Verdächtige im Bezirk einer anderen Gesundheitsbehörde den gewöhnlichen Aufenthalt hat und den Ort dieses Aufenthalts regelmäßig aufsucht. Es muß vermieden werden, daß diese erste Anordnung etwa durch einen Streit darüber verzögert wird, ob der Verdächtige in dem Bezirk einer andern Gesundheitsbehörde tatsächlich einen gewöhnlichen Aufenthalt hat oder nicht. Daher wird nur, wenn weitere Maßnahmen gegen den Verdächtigen erforderlich sind, weil z. B. der untersuchende Arzt die wiederholte Beibringung von Gesundheitszeugnissen für notwendig erklärt hat oder weil eine Geschlechtskrankheit nachgewiesen ist, ihre Durchführung der andern

Gesundheitsbehörde zu überlassen sein. Auf diese Behörde geht alsdann gleichzeitig die Zuständigkeit über. Fällt nachträglich eine der Voraussetzungen für die Überlassung fort, so ist damit auch der Grund hinfällig geworden, der den Übergang der Zuständigkeit auf die Gesundheitsbehörde des gewöhnlichen Aufenthalts rechtfertigte. Daher soll dann wieder die Gesundheitsbehörde zuständig sein, in deren Bezirk der Verdacht der Weiterverbreitung der Krankheit hervortritt. Kommt als solche die Gesundheitsbehörde in Frage, die seinerzeit die Durchführung überlassen hatte, so kann zwischen den beiden beteiligten Gesundheitsbehörden über die weitere Zuständigkeit Streit entstehen. Zur Entscheidung eines solchen Streits soll ebenso wie in einem Streit darüber, ob die Überlassung zulässig ist, der Bezirksausschuß berufen sein.

Die Gesundheitsbehörde, der die Durchführung gemäß Abs. 2 überlassen worden war, wird der Gesundheitsbehörde des Verdachtsortes Mitteilung zu machen haben, sobald ein Verdacht der Weiterverbreitung der Krankheit nicht mehr besteht oder der Verdächtige den bisherigen gewöhnlichen Aufenthalt aufgibt. Auch sonst wird eine Gesundheitsbehörde von dem Wechsel des Aufenthalts einer Person, gegen die sie vorgehen mußte, der Gesundheitsbehörde des neuen Aufenthalts Mitteilung zukommen lassen müssen, sofern es sich nicht nur um einen vorübergehenden Aufenthaltswechsel handelt. Diese Mitteilung ist aber nur dann zulässig, wenn die betreffende Person beim Verlassen des bisherigen Aufenthalts noch verdächtig war, eine Geschlechtskrankheit weiter zu verbreiten, und wenn ferner die Annahme begründet ist, daß sie sich auch in dem neuen Aufenthaltsort der Weiterverbreitung verdächtig machen wird.

Zu § 3.

Das Reichsgesetz erklärt es für zulässig, daß die in seinem § 4 vorgesehenen Maßnahmen unter Anwendung unmittelbaren Zwanges durchgeführt werden, soweit andere Mittel nicht ausreichen, es gibt aber den Gesundheitsbehörden selbst keine solchen anderen Mittel. Ob sich die Gesundheitsbehörde des im § 132 Nr. 2 des Gesetzes über die allgemeine Landesverwaltung bezeichneten Zwangsmittels, d. h. der Androhung und Festsetzung von Geldstrafen, bedienen könnte, erscheint zweifelhaft, denn jener Paragraph betrifft nur Anordnungen, die in Ausübung obrigkeitlicher Gewalt ergehen. Zu diesen Anordnungen sind aber nach der Rechtsprechung des Oberverwaltungsgerichts solche eines Gemeindeverwaltungsorgans in Selbstverwaltungsangelegenheiten nicht zu rechnen (OVG. Bd. 37 S. 111, Bd. 73 S. 118), also auch nicht die Anordnungen der Gesundheitsbehörde aus § 4 des Reichsgesetzes. Anderseits wird es aber Fälle geben, in denen eine Anordnung ohne Androhung eines Zwangsmittels nicht ausreichen, die sofortige Androhung und Anwendung unmittelbaren Zwanges aber nicht erforderlich sein wird. Daher verleiht der Abs. 1 der Gesundheitsbehörde ausdrücklich die Befugnis, Geldstrafen anzudrohen und festzusetzen. Die Höhe der Geldstrafe soll sich nach den für die Zwangsbefugnisse der Ortspolizeibehörden geltenden Vorschriften bestimmen. Ihr Höchstbetrag würde danach 300 Reichsmark sein. Haftstrafen, die sonst im Falle des Unvermögens an die Stelle der Geldstrafe treten, schließt der Entwurf ausdrücklich aus.

Muß die Gesundheitsbehörde unmittelbaren Zwang gebrauchen, z. B. um Personen, die zur Vorlage eines ärztlichen Zeugnisses oder zur ärztlichen Untersuchung von ihr angehalten worden sind, zwangsweise einer ärztlichen Untersuchung zuzuführen oder Geschlechtskranke nach § 4 Abs. 2 des Reichsgesetzes zwangsweise in ein Krankenhaus zu verbringen, so soll sie sich zur Vollstreckung dieser Maßnahmen der Polizeibehörden bedienen können. Diese Bestimmung, die besonders für die Gesundheitsbehörden der Landkreise von Bedeutung sein wird, steht im Einklang mit § 3 des Reichsgesetzes, der die Polizei verpflichtet, die Gesundheitsbehörden bei der Durchführung ihrer Aufgaben zu unterstützen.

Zu § 4.

Die Vorschrift bedarf keiner näheren Erläuterung.

Zu § 5.

Nach § 6 des Gesetzes, betreffend die Dienststellung des Kreisarztes usw. vom 16. September 1899 (Gesetzsamml. S. 172) hat der Kreisarzt die Aufgabe, die Durchführung der Gesundheitsgesetzgebung und der hierauf bezüglichen Anordnungen zu überwachen. Er soll sich ferner nach § 36 seiner Dienstanweisung mit dem öffentlichen Gesundheitszustande seines Bezirks bekannt machen und dauernd vertraut halten. Diesen Vorschriften trägt der § 5 des Entwurfs Rechnung. Stellt der Kreisarzt Mängel fest, so wird er den Leiter der Gesundheitsbehörde oder der zur Bekämpfung der Geschlechtskrankheiten dienenden öffentlichen Einrichtung darauf aufmerksam zu machen und sich mit ihm wegen Abstellung der Mängel ins Benehmen zu setzen haben. Zu selbständigen Anordnungen soll er nicht befugt sein. Führen seine Verhandlungen wegen Beseitigung der Mängel nicht zum Ziel, so wird er der Kommunalaufsichtsbehörde zu berichten haben, die gegebenenfalls ihrerseits das weitere zu veranlassen hat.

Zu § 6.

Über die Höhe der aus der Durchführung des Gesetzes entstehenden Kosten läßt sich noch nichts Bestimmtes sagen. Insbesondere fehlt es bisher an zuverlässigem Material über die tatsächliche Verbreitung der Geschlechtskrankheiten und ihre Verteilung auf die Städte und das flache Land. Eine auch nur einigermaßen zutreffende Schätzung ist um so schwieriger, als der Belastung der Gemeinden eine in ihrem Ausmaß nicht bekannte finanzielle Entlastung auf dem Gebiete der Polizeikosten gegenübersteht. Sollte sich später etwa trotz dieser Erleichterung auf dem Gebiete der Polizeikosten für die Gemeinden (Gemeindeverbände) eine erhebliche finanzielle Mehrbelastung ergeben, so wird diese bei der Neugestaltung des Finanzausgleichs in Rechnung zu stellen sein.

Zu § 7.

Wenn die zuständige Gesundheitsbehörde einer Person aufgibt, ein ärztliches Zeugnis über ihren Gesundheitszustand beizubringen oder sich der Untersuchung durch einen von ihr benannten Arzt zu unterziehen, so werden die durch die Ausstellung des Zeugnisses und die Untersuchung entstandenen Kosten nicht dem Krankheitsverdächtigen, sondern dem Stadt- oder Landkreis aufzubürden sein, dessen Gesundheitsbehörde die Vorlage des Zeugnisses oder die Untersuchung angeordnet hat. Denn die Auflage, ein ärztliches Zeugnis über den Gesundheitszustand beizubringen oder eine ärztliche Untersuchung vornehmen zu lassen, dient nur dazu, der Gesundheitsbehörde eine Unterlage dafür zu verschaffen, ob sie im Einzelfalle zur Erfüllung ihrer Aufgabe, die Weiterverbreitung von Geschlechtskrankheiten zu verhüten, Maßregeln ergreifen soll. Es handelt sich daher um Kosten von Ermittelungen im öffentlichen Interesse, die ähnlich wie Kosten polizeilicher Ermittelungen endgültig aus öffentlichen Mitteln getragen werden müssen (vgl. OVG. Bd. 55 S. 31, 32, RGEntsch. in Zivilsachen Bd. 35 S. 306). Eine Ausnahme wird nur für den Fall vorzusehen sein, in dem zur unentgeltlichen Untersuchung und Ausstellung eines ärztlichen Zeugnisses eine öffentliche Einrichtung zur Verfügung steht. Als solche Einrichtungen kommen in erster Linie die schon jetzt in größerer Zahl vorhandenen „Beratungsstellen für Geschlechtskranke" in Betracht. In ihnen kann sich jeder unentgeltlich daraufhin untersuchen lassen, ob er an einer Geschlechtskrankheit leidet. Die Stellen haben sich im Kampfe gegen die Geschlechtskrankheiten bisher besonders bewährt, sie werden von einer großen Zahl Personen in Anspruch genommen und sind durchaus geeignet, künftig den Gesundheitsbehörden bei der Erfüllung ihrer Aufgaben wertvollste Unterstützung zu leisten. Ist der Verdächtige von der Gesundheitsbehörde bei der Anforderung des ärztlichen Zeugnisses auf eine solche öffentliche Beratungs- und Untersuchungsstelle aufmerksam gemacht worden, so kann für den Fall, daß sich der Verdacht bestätigt, der Öffentlichkeit nicht zugemutet werden, daß sie die aus der Nichtbenutzung einer solchen Einrichtung entstehenden Kosten trägt, sie müssen vielmehr dem Kranken zur Last fallen. Dabei kann es keinen Unterschied machen, ob die Beratungs- oder Untersuchungsstelle vom Kreise oder von anderer Seite, etwa von einer Arbeitsgemeinschaft eingerichtet ist, der die Gemeinden und die Träger der Reichsversicherung, sowie etwaiger Einrichtungen privater charitativer Fürsorge, zu deren Arbeitsgebiet auch die Bekämpfung der Geschlechtskrankheiten gehört, als Mitglieder angehören. Das Netz dieser Beratungsstellen wird in manchen Teilen Preußens noch erweitert und ergänzt werden müssen, und im Zusammenhang hiermit wird die Bildung von Arbeitsgemeinschaften, die sich die Schaffung solcher Stellen zur Aufgabe machen, künftig in weitem Maße zu fördern sein. Anderseits besteht aber nicht die Absicht, anläßlich der Durchführung des Reichsgesetzes in eine bewährte Organisation schon vorhandener Beratungs- und Untersuchungsstellen einzugreifen.

Zu § 8.

Nach § 4 Abs. 2 des Reichsgesetzes können Geschlechtskranke durch die Gesundheitsbehörde einem Heilverfahren unterworfen werden, wenn ein Verdacht der Weiterverbreitung der Krankheit besteht. Die Gesundheitsbehörde wird in Ausführung dieser Vorschrift regelmäßig dem Kranken nur aufzugeben brauchen, daß er sich bei einem selbstgewählten Arzt in Behandlung gibt und binnen einer bestimmten Frist nachweist, daß er der Anordnung entsprochen hat. Kommt der Kranke der Anordnung nach, so hat die Gesundheitsbehörde zunächst nichts weiter zu veranlassen. Leistet der Kranke ihrer Anordnung nicht Folge, so wird sie je nach der Dringlichkeit des Falles, insbesondere nach der Größe der Ansteckungsgefahr, die von dem Kranken ausgeht, entweder sich zunächst darauf beschränken, ihrer Anordnung durch Androhung von Geldstrafen (§ 3) stärkeren Nachdruck zu verleihen, oder sie wird sogleich die Verbringung in das Krankenhaus veranlassen. Diese letztere Maßregel ist nach § 4 Abs. 2 des Reichsgesetzes zulässig, wenn sie der Gesundheitsbehörde nach Lage des Einzelfalles zur Verhütung der Ausbreitung der Geschlechtskrankheit erforderlich erscheint.

Nach einem allgemeinen Grundsatz des Polizeirechts hat jeder selbst dafür zu sorgen, daß ein polizeiwidriger Zustand beseitigt wird, der bezüglich seiner Person oder seines Eigentums besteht. Demnach hat er auch selbst die Kosten zu tragen, die durch die Herstellung eines polizeimäßigen Zustandes erwachsen. Wie in der Einleitung zur Begründung des Entwurfs ausgeführt wird, stellt sich eine Geschlechtskrankheit, mit der die Gefahr einer Weiterverbreitung verbunden ist, zurzeit als ein polizeiwidriger Zustand dar. Die Kosten der polizeilich angeordneten Zwangsheilung einer Geschlechtskrankheit sind daher von dem Kranken oder demjenigen zu tragen, der ihm gegenüber zur Tragung dieser Kosten verpflichtet ist. Da vom Inkrafttreten des Reichsgesetzes ab die Bekämpfung der Geschlechtskrankheiten den Gesundheitsbehörden obliegen, also nicht mehr polizeilichen Charakter haben wird, so wird künftig der vorbezeichnete Grundsatz des Polizeirechts für die Kostenlast nicht mehr maßgebend sein. Nach § 2 des Reichsgesetzes ist aber jeder Geschlechtskranke verpflichtet, sich von einem in Deutschland approbierten Arzt behandeln zu lassen. Aus dieser ebenfalls öffentlich-rechtlichen Pflicht wird unbedenklich die weitere Pflicht eines Geschlechtskranken abgeleitet werden können, daß er die Kosten eines

Heilverfahrens auch dann zu tragen hat, wenn er sich diesem Verfahren erst auf Grund einer Anordnung der Gesundheitsbehörde unterzogen hatte. Andernfalls würde der Kranke, der seiner Pflicht aus § 2 a. a. O. freiwillig nachkommt, ungünstiger gestellt sein als ein Kranker, den erst die Gesundheitsbehörde zur Erfüllung anhalten muß.

Wenn nach den jetzt geltenden Vorschriften ein Geschlechtskranker von der Polizei zur Heilbehandlung in ein Krankenhaus verbracht wird, so hat der Träger der Polizeikosten die Kosten einer solchen Heilung zu tragen, auch wenn die Polizei nicht von ihm verwaltet wird, da es sich nach der ständigen Rechtsprechung des Oberverwaltungsgerichts bei derartigen Kosten um mittelbare Polizeikosten handelt (Polizeikostengesetz in der Fassung vom 6. November 1924 — Gesetzsamml. S. 727 —, OVG. Bd. 46 S. 139, Bd. 56 S. 142). Dem Träger der mittelbaren Polizeikosten ist es dann überlassen, gegenüber dem Geschlechtskranken oder einem Drittverpflichteten Ersatzansprüche zu erheben. Im Anschluß an diese Regelung bestimmt § 8, daß ein Stadt- oder Landkreis, dessen Gesundheitsbehörde ein Heilverfahren in einem bestimmten Krankenhaus angeordnet hat, dem Unternehmer dieses Krankenhauses für die Kosten der Krankenhausbehandlung haftet. Dieser Unternehmer braucht also nicht seinerseits nach einem anderen Verpflichteten zu suchen. Beschränkte man den hiernach haftenden Stadt- oder Landkreis auf Ersatzansprüche gegen den Geschlechtskranken oder gegen diesen verpflichtete Dritte, so würden größere Städte, die häufig die Krankenhausbehandlung nicht ortseingesessener Personen werden anordnen müssen, zum besten derjenigen Stadt- oder Landkreise finanziell benachteiligt sein, in denen solche Kranke den gewöhnlichen Aufenthalt haben (vgl. Begründung zu § 2). Deswegen sieht der § 8 Abs. 1 für den Stadt- oder Landkreis, dessen Gesundheitsbehörde die Krankenhausbehandlung angeordnet hat, einen Kostenersatzanspruch gegenüber demjenigen Stadt- oder Landkreise vor, in dessen Bezirk der Geschlechtskranke bei der Aufnahme in das Krankenhaus den gewöhnlichen Aufenthalt hatte.

Der Satz 3 des Abs. 1 regelt die Kostenlast eines angeordneten Heilverfahrens — nicht nur einer angeordneten Krankenhausbehandlung —, wenn der Kranke hinsichtlich der Kosten zugleich als hilfsbedürftig im Sinne der Fürsorgepflichtverordnung anzusehen ist [1]). Gewährt der Träger der Gesundheitsbehörde, der in der Regel

---

[1]) Um dem § 2 Abs. 2 des Reichsgesetzes Rechnung zu tragen, soll der Begriff der Hilfsbedürftigkeit in einer besonderen Verordnung, die die Verordnung über Fürsorgeleistungen vom 20. Dezember 1924 — Gesetzsammlung S. 764 — abändern wird, in folgender Weise erweitert werden:

Als hilfsbedürftig sollen auch gelten:

1. Geschlechtskranke, soweit sie ohne Gefährdung ihres oder

mit dem vorläufig verpflichteten Bezirksfürsorgeverband identisch sein wird, auf Antrag oder ohne Antrag einem Hilfsbedürftigen, der durch Anordnung der Gesundheitsbehörde einem Heilverfahren unterworfen ist, zur Durchführung des Heilverfahrens eine Geldunterstützung oder weist er ihn auf seine Kosten einem Arzte zu oder gewährt er ihm unmittelbar Krankenhausbehandlung, so ist nach der Rechtsprechung des Bundesamts für das Heimatwesen nicht mit Sicherheit damit zu rechnen, daß es diese Aufwendungen als Kosten der öffentlichen Fürsorge ansehen wird. Das Bundesamt hat in solchen Fällen bisher das Vorliegen einer Fürsorgeleistung verneint, weil die Heilung unter dem Gesichtspunkte, daß der Kranke seinen Mitmenschen schädlich wird, nicht aber aus dem Gesichtspunkt der Fürsorge für seine Person veranlaßt worden ist, und weil „eine sanitätspolizeiliche Maßnahme, selbst wenn sie von einem Fürsorgeverband durchgeführt wird, nicht zu einer fürsorgerischen wird" (vgl. Bundesamt Bd. 28 S. 77, 37 S. 77/78, 62 S. 119 f.). Ist hiernach die unmittelbare Anwendung der Fürsorgepflichtverordnung nicht zu erwarten, so bedarf es der besonderen Anordnung ihrer entsprechenden Anwendung. Sonst würden gerade in den Fällen, in denen ein Ersatz der Kosten vom Kranken in absehbarer Zeit nicht zu erwarten ist, die Kosten dem Stadt- oder Landkreise des Verdachtsorts unter Umständen endgültig zur Last fallen, z. B. stets dann, wenn der Kranke einen gewöhnlichen Aufenthalt innerhalb Preußens nicht hat. Eine solche landesrechtliche Anordnung, die nur preußische Fürsorgeverbände verpflichten kann, hat die Wirkung, als ob die Fürsorgepflichtverordnung insoweit ausschließlich in Preußen gelte. Hat z. B. die Gesundheitsbehörde eines Stadt- oder Landkreises das Heilverfahren eines Kranken, der in Preußen den gewöhnlichen Aufenthalt nicht hat, angeordnet, so erhält der Stadt- oder Landkreis nach § 8 Abs. 1 des Entwurfs in Verbindung mit § 7 Abs. 2 Halbsatz 2 der Fürsorgepflichtverordnung einen Ersatzanspruch gegen den preußischen Landesfürsorgeverband, in dem sich der Kranke zur Zeit der Behandlung aufhält, und zwar auch dann, wenn er den gewöhnlichen Aufenthalt in einem anderen deutschen Lande hat.

Daß die Kosten eines angeordneten Heilverfahrens letzten Endes von dem zu tragen sind, der freiwillig seiner Behandlungspflicht nicht nachgekommen ist, ist bereits oben (Abs. 2 der Begründung zu diesem Paragraphen) gesagt. Soweit daher Gemeinden oder Gemeindeverbände solche Kosten übernommen haben, ist ihnen aus-

---

ihrer Unterhaltsberechtigten notwendigen Lebensbedarfs die Kosten einer Geschlechtskrankheit nicht tragen können,

2. unter den gleichen Voraussetzungen wie 1. auch Personen, welche die ihnen auf Grund einer Versicherung zustehende ärztliche Behandlung einer Geschlechtskrankheit nicht in Anspruch nehmen können, weil sie ihnen wirtschaftliche Nachteile bringen könnte.

drücklich ein Ersatzanspruch gegen den Kranken und diesem verpflichtete Dritte gegeben. Doch soll er nach Maß und Voraussetzung nicht weiter geltend gemacht werden, als er einem Fürsorgeverband gegen einen Unterstützten zusteht.

Zu § 9.

Von dem Grundsatz, daß nur Stadt- oder Landkreise die Aufgaben der Gesundheitsbehörde durchzuführen haben, ist zugunsten kreisangehöriger Gemeinden und engerer Gemeindeverbände von mehr als 10 000 Einwohnern und der selbständigen Städte in der Provinz Hannover eine Ausnahme vorgesehen. Der Landkreis soll berechtigt und verpflichtet sein, diesen Gemeinden und Gemeindeverbänden die Durchführung der Aufgaben der Gesundheitsbehörde zu übertragen, sofern dadurch nicht die ordnungsmäßige Bekämpfung der Geschlechtskrankheiten gefährdet wird. Bei der Entscheidung darüber, ob eine solche Gefährdung zu besorgen ist, wird zu berücksichtigen sein, in welchem Umfange in der betreffenden Gemeinde oder dem Gemeindeverbande die Gefahr einer Ausbreitung von Geschlechtskrankheiten besteht, ob die Gemeinde oder der Gemeindeverband zur Bekämpfung dieser Gefahr eine ausreichende Organisation besitzt oder schaffen kann und ob durch die Übertragung die Bekämpfung der Geschlechtskrankheiten in den übrigen Gebietsteilen des Kreises erschwert wird. Die Überlassung soll der Genehmigung des Regierungspräsidenten bedürfen, die Versagung der Genehmigung aber von der Zustimmung des Bezirksausschusses abhängig sein. Bei einem Streit, der wegen der Übertragung zwischen den Kreisen und der Gemeinde oder dem Gemeindeverbande entsteht, soll der Bezirksausschuß endgültig entscheiden. Über die Wirkung der Übertragung und die Befugnis des Kreises, im Interesse einer einheitlichen Bekämpfung der Geschlechtskrankheiten innerhalb seines Bezirks Richtlinien aufzustellen, läßt sich der Abs. 3 aus.

Der Abs. 4 bezweckt einen Lastenausgleich zwischen dem Kreise und den Gemeinden und Gemeindeverbänden, denen die Durchführung übertragen ist.

Zu § 10.

Die Vorschrift soll verhüten, daß ein polizeilich angeordnetes Heilverfahren, dem ein Geschlechtskranker beim Inkrafttreten des Gesetzes unterworfen ist, in diesem Zeitpunkt deswegen unterbrochen werden muß, weil alsdann nicht mehr die Polizei-, sondern die Gesundheitsbehörde für die Durchführung eines solchen Verfahrens zuständig ist. Sie ist unbedenklich, weil die Voraussetzungen, unter denen jetzt die Polizei einen Geschlechtskranken einem Heilverfahren unterwerfen kann, dieselben sind, wie sie künftig für eine gleiche Anordnung der Gesundheitsbehörde gefordert werden. Es wird in dieser Hinsicht auf die Einleitung der Begründung und die Ausführungen zu § 1 Bezug genommen.

d) Vorläufige Anweisung*) zur Durchführung des Reichsgesetzes zur Bekämpfung der Geschlechtskrankheiten vom 18. Februar 1927 (RGBl. I, S. 61) und der hierzu ergangenen Ausführungsverordnung vom 24. August 1927 (Ges.-S. S. 171). („Volkswohlfahrt. Amtsblatt des Preußischen Ministeriums für Volkswohlfahrt" 1927 S. 877.)

Auf Grund des Reichsgesetzes zur Bekämpfung der Geschlechtskrankheiten vom 18. Februar 1927 (RGBl. 1, S. 61) und des § 12 der hierzu ergangenen Ausführungsverordnung vom 24. August 1927 (GSS. 171) erlasse ich im Einvernehmen mit dem Minister des Innern folgende Anweisung:

I. Träger der den Gesundheitsbehörden erwachsenden Aufgaben.

1. Die durch das Reichsgesetz zur Bekämpfung der Geschlechtskrankheiten den Gesundheitsbehörden erwachsenden Aufgaben sind den Stadt- und Landkreisen als Selbstverwaltungsangelegenheiten übertragen worden (§ 1 Ausf.-VO.). Gesundheitsbehörden werden danach in der Regel in Stadtkreisen der Magistrat oder Bürgermeister sowie etwa besonders eingerichtete Verwaltungsausschüsse (Deputationen) und in den Landkreisen die Kreisausschüsse sein.

2. Der Landkreis ist berechtigt und auf Antrag verpflichtet, kreisangehörigen Gemeinden und engeren Gemeindeverbänden von mehr als 10 000 Einwohnern sowie in der Provinz Hannover den selbständigen Städten die Durchführung der den Gesundheitsbehörden erwachsenden Aufgaben zu übertragen, wenn durch die Übertragung die ordnungsmäßige Bekämpfung der Geschlechtskrankheiten nicht gefährdet wird (§ 9 Abs. 1 Ausf.-VO.). Bei der Entscheidung, ob eine solche Gefährdung zu befürchten ist, muß geprüft werden, in welchem Umfange in der Gemeinde oder in dem Gemeindeverbande die Gefahr einer Weiterverbreitung von Geschlechtskrankheiten besteht, ob die Gemeinde oder der Gemeindeverband zur Bekämpfung dieser Gefahr eine ausreichende Einrichtung besitzt oder schaffen kann, und ob durch die Übertragung die Bekämpfung der Geschlechtskrankheiten in den übrigen Gebietsteilen des Kreises etwa erschwert wird. Eine Einrichtung ist dabei nur dann als ausreichend anzuerkennen, wenn außer einer ordnungsmäßigen Organisation der Gesundheitsbehörde die Möglichkeit einer fürsorgerischen Einwirkung genügend gesichert ist. Die Übertragung hat sich auf alle Aufgaben der Gesundheitsbehörde zu erstrecken. Die im § 9 Abs. 2 Ausf.-VO. vorgesehene Genehmigung des Regierungspräsidenten ist vom

*) Anmerkung: Eine vorläufige Anweisung ergeht, weil die für die Ausführungsbestimmungen zu dem Reichsgesetz erforderliche vorherige Anhörung des Staatsrats wegen der Eilbedürftigkeit nicht stattfinden konnte.

Vorsitzenden des Kreisausschusses einzuholen, und zwar, wenn die Übertragung vom Kreisausschuß ohne Antrag beschlossen worden war, erst, nachdem die Beschwerdefrist abgelaufen ist und die Gemeinde oder der Gemeindeverband von dem Beschwerderecht keinen Gebrauch gemacht hat. Die Versagung der Genehmigung, die von der Zustimmung des Bezirksausschusses abhängig ist, kann nur darauf gestützt werden, daß die Übertragung eine ordnungsmäßige Bekämpfung der Geschlechtskrankheiten gefährden würde. Eine Übertragung, die Gegenstand eines Beschwerdeverfahrens war, in dem der Bezirksausschuß entschieden hat, bedarf keiner Genehmigung des Regierungspräsidenten.

II. Organisation der Gesundheitsbehörde.

1. Die Gesundheitsbehörde kann die Geschäftsführung anderen geeigneten kommunalen Einrichtungen übertragen. Die Wahl dieser Einrichtungen, die gegebenenfalls entsprechend auszubauen sind, wird sich nach den örtlichen Verhältnissen und Bedürfnissen richten. Die Übertragung eines Teiles der Geschäfte auf Fürsorgestellen für Gefährdete behandelt Abschnitt VII Abs. 5. Eine örtliche Verteilung der Geschäftsführung kann in der Weise stattfinden, daß die damit beauftragten Stellen innerhalb des ihnen unterstellten Gebietes die Geschäfte nach den allgemeinen Anordnungen und unter der Verantwortung der Gesundheitsbehörde erledigen. Dabei ist jedoch von einer Verteilung auf kleinere Orte abzusehen, weil dort der Verkehr zwischen einem Krankheitsverdächtigen oder Kranken und der mit der Wahrnehmung der Geschäfte betrauten Stelle leicht einer Beobachtung durch die Öffentlichkeit ausgesetzt wäre. Die Gesundheitsbehörde hat dafür zu sorgen, daß durch die Verteilung nicht die Einheitlichkeit der Geschäftsführung verloren geht. Dazu wird es in erster Linie erforderlich sein, daß jede mit Geschäften der Gesundheitsbehörde betraute Stelle alle ihr als geschlechtskrankverdächtig oder geschlechtskrank bekannt werdenden Personen der Gesundheitsbehörde meldet (vgl. hierzu Abschnitt VII Abs. 6).

2. Bei jeder Gesundheitsbehörde muß ein Arzt, und zwar ein Facharzt für Geschlechtskrankheiten oder ein für diese Krankheiten fachlich vorgebildeter Arzt (Ärztin) mitwirken. Inwieweit ihm, oder wenn bei der Gesundheitsbehörde mehrere Ärzte tätig sind, einem von ihnen die Leitung der Geschäftsführung überlassen wird, bleibt der Regelung durch den Kreis vorbehalten.

3. Ist eine amtliche Fürsorgestelle (Pflegeamt, Polizeifürsorgestelle, Wohlfahrtsamt) oder eine entsprechende Einrichtung der privaten Wohlfahrtspflege oder eine Beratungsstelle für Geschlechtskranke vorhanden, die über geeignete fürsorgerische Kräfte verfügt (vgl. Abschnitt VII Abs. 6), so hat die Gesundheitsbehörde sich dieser zu bedienen und von der Anstellung eigener Fürsorger und Fürsorgerinnen abzusehen.

4. Im übrigen wird die nähere Organisation der Gesundheitsbehörde nach Maßgabe des örtlichen Bedürfnisses, insbesondere nach dem Umfange der Geschäfte vorzunehmen sein. Sie muß jedenfalls die Gewähr dafür bieten, daß einer Weiterverbreitung von Geschlechtskrankheiten im Einzelfalle rasch und nachdrücklich entgegengetreten werden kann.

III. Zuständigkeit der Gesundheitsbehörde, Unterstützung der Gesundheitsbehörde durch andere Behörden.

1. Für die im § 4 des Reichsgesetzes zur Bekämpfung der Geschlechtskrankheiten angegebenen Maßnahmen ist diejenige Gesundheitsbehörde zuständig, in deren Bezirk der Verdacht der Weiterverbreitung einer Geschlechtskrankheit bei dem Krankheitsverdächtigen oder Kranken hervortritt (§ 2 Ausf.=VO.). Dadurch ist die Zuständigkeit an einen einfachen Tatbestand geknüpft und der Gesundheitsbehörde die Möglichkeit gegeben, im Einzelfalle rasch einzuschreiten.

2. Zur Entlastung der größeren Städte, insbesondere der Großstädte, die erfahrungsgemäß nicht nur von einer erheblichen Zahl anderwärts wohnender Personen regelmäßig zur Ausübung eines Berufes aufgesucht werden, der im Falle einer Geschlechtskrankheit zu deren Verbreitung geeignet ist, sondern deren Getriebe auch sonst zu längerem oder kürzerem vorübergehenden Aufenthalt Personen an sich zieht, die in den Vergnügungen der Großstadt Gelegenheit finden, eine Geschlechtskrankheit zu erwerben und weiter zu verbreiten, ist im § 2 Abs. 2 Ausf.=VO. der Gesundheitsbehörde des Verdachtsortes die Befugnis eingeräumt, die Durchführung unter bestimmten Voraussetzungen der Gesundheitsbehörde des gewöhnlichen Aufenthalts zu überlassen. Diese Befugnis ist unabhängig davon, ob auch an dem Orte des gewöhnlichen Aufenthalts der Verdacht einer Weiterverbreitung der Krankheit hervortritt. Im Einzelfalle kann die Gesundheitsbehörde von der Ausübung dieser Befugnis absehen. Die Überlassung, mit der zugleich die Zuständigkeit auf die andere Gesundheitsbehörde übergeht, soll regelmäßig nur stattfinden, nachdem festgestellt ist, daß dem Verdächtigen gegenüber weitere Maßnahmen einer Gesundheitsbehörde erforderlich sind. Die Ermittlung, ob eine Person der Weiterverbreitung einer Geschlechtskrankheit verdächtig ist, soll also grundsätzlich durch die Gesundheitsbehörde des Verdachtsortes auch dann erfolgen, wenn der Verdächtige im Bezirk einer anderen Gesundheitsbehörde den gewöhnlichen Aufenthalt hat und den Ort dieses Aufenthalts regelmäßig, mindestens aber einmal wöchentlich aufsucht. Durch einen Streit darüber, ob die Überlassung der Durchführung zulässig ist, dürfen keinesfalls die gegenüber dem Krankheitsverdächtigen oder Kranken erforderlichen Maßnahmen verzögert werden.

3. Wird der Gesundheitsbehörde, der die Durchführung überlassen war, bekannt, daß nachträglich eine der Voraussetzungen für

die Überlassung fortgefallen und damit ihre Zuständigkeit erloschen ist, so hat sie dies unverzüglich der früher zuständigen Gesundheitsbehörde des Verdachtsortes mitzuteilen. Die gleiche Pflicht liegt ihr ob, wenn der Verdacht der Weiterverbreitung der Geschlechtskrankheit bei dem Verdächtigen nicht mehr besteht.

4. Für Streitigkeiten, die zwischen Gesundheitsbehörden aus der vorbezeichneten Regelung entstehen, gilt § 2 Abs. 3 und 5 Ausführungs-VO.

5. Bevor eine Gesundheitsbehörde an eine andere Behörde, auch eine andere Gesundheitsbehörde, gemäß § 4 Ausf.-VO. mit dem Ersuchen um Beistandsleistung herantritt, ist § 10 Abs. 3 des Reichsgesetzes zur Bekämpfung der Geschlechtskrankheiten zu beachten. Danach ist eine Offenbarung dessen, was der Gesundheitsbehörde über die Geschlechtskrankheit einer Person oder die Ursache dieser Krankheit oder über die sonstigen persönlichen Verhältnisse der Beteiligten bekannt geworden ist, dann zulässig, wenn sie von einem in der Gesundheitsbehörde oder in einer Beratungsstelle für Geschlechtskranke tätigen Arzte oder mit Zustimmung eines solchen Arztes an eine Behörde gemacht wird. Der Gebrauch offener Karten ist im Schriftverkehr zwischen der Gesundheitsbehörde und anderen Behörden untersagt. Bezüglich der Unterstützung der Gesundheitsbehörde durch die Polizeibehörden wird auf Abschnitt IX Bezug genommen.

IV. Durchführung der in § 4 des Reichsgesetzes bezeichneten Aufgaben.

a) Allgemeines.

1. Nach § 4 des Reichsgesetzes ist es Aufgabe der Gesundheitsbehörde, zum Schutze der Allgemeinheit die Weiterverbreitung von Geschlechtskrankheiten zu verhüten.

2. Ob jemand dringend verdächtig ist, geschlechtskrank zu sein und die Geschlechtskrankheit weiter zu verbreiten, oder ob ein Geschlechtskranker verdächtig ist, seine Krankheit auf andere zu übertragen, ist nach Lage des Einzelfalles unter sorgfältiger Berücksichtigung aller der Gesundheitsbehörde bekannt gewordenen Tatsachen zu beurteilen. Bei Personen, die gegen § 5 oder § 6 oder § 14 Nr. 1 oder § 16 III oder IV des Reichsgesetzes verstoßen haben oder die auf Grund des § 9 des Reichsgesetzes angezeigt worden sind, sowie bei Personen, die sich einem häufig wechselnden Geschlechtsverkehr hingeben, kann in der Regel der dringende Verdacht einer Geschlechtskrankheit und deren Weiterverbreitung angenommen werden. Für die Beurteilung, ob ein Geschlechtskranker der Übertragung seiner Krankheit verdächtig ist, wird es u. a. von Bedeutung sein, ob der Kranke bezw. die Eltern, der Vormund oder ein sonstiger Erziehungsberechtigter die erforderliche Einsicht in die Ansteckungsgefahr besitzen, ferner, ob die ganze Lebensführung des Kranken, insbesondere sein Verhalten während der Krankheit, oder

seine berufliche Tätigkeit die Annahme rechtfertigt, daß er andere durch sein Leiden gefährdet.

3. In manchen Fällen wird es sich empfehlen, zunächst durch geeignete Personen, etwa durch Fürsorger oder Fürsorgerinnen, Ermittlungen darüber anstellen zu lassen, ob fürsorgerische Maßnahmen ausreichen oder ob solche neben einem Vorgehen der Gesundheitsbehörde erforderlich sind. In dieser Hinsicht wird auf die Vorschriften über das Zusammenwirken der Gesundheitsbehörde mit den Einrichtungen der sozialen Fürsorge verwiesen (Abschnitt VII).

4. Vor Anordnungen, die eine Gesundheitsbehörde in den im § 4 Abs. 1 Satz 1 des Reichsgesetzes erwähnten Ausnahmefällen oder gemäß § 4 Abs. 2 des Reichsgesetzes erläßt, ist ein bei der Gesundheitsbehörde tätiger Arzt (Ärztin) gutachtlich zu hören. Das gleiche gilt für Anordnungen einer Gesundheitsbehörde, die auf Grund einer Anzeige ergehen (§ 4 Abs. 3 des Reichsgesetzes).

5. Im Einzelfalle wird die Gesundheitsbehörde vor dem Erlaß einer Anordnung auf den Verdächtigen dahin einwirken können, daß er ihr freiwillig ein ärztliches Zeugnis vorlegt oder, wenn er geschlechtskrank ist, ihr freiwillig nachweist, daß er in ärztlicher Behandlung steht. Ferner bleibt es dem Ermessen der Gesundheitsbehörde überlassen, ob sie ihre Anordnung im Einzelfalle sogleich mit der Androhung eines Zwangsmittels verbindet. Als Zwangsmittel kommen Geldstrafen (§ 3 Ausf.-VO.) und unmittelbarer Zwang (§ 4 des Reichsgesetzes) in Betracht. Letzterer ist nur anzuwenden, wenn andere Mittel zur Durchführung der im § 4 Abs. 1 und 2 des Reichsgesetzes angegebenen Maßnahmen nicht ausreichen (§ 4 Abs. 4 a. a. O.). Ist im Einzelfalle von vornherein anzunehmen, daß solche anderen Mittel nicht genügen werden, so kann sofort unmittelbarer Zwang angewandt werden.

6. Die nach § 4 des Reichsgesetzes zulässigen Anordnungen der Gesundheitsbehörde unterliegen der Beschwerde im Aufsichtswege. Kommt danach in zweiter Instanz eine ministerielle Entscheidung in Betracht, so ist der Minister für Volkswohlfahrt zuständig.

7. Der Schriftverkehr der Gesundheitsbehörde mit dem Verdächtigen oder einer anderen Person, die ein berechtigtes Gesundheitsinteresse daran hat, über die Geschlechtskrankheit des anderen unterrichtet zu werden (§ 10 Abs. 3 des Reichsgesetzes), hat nur unter Benutzung verschlossener, undurchsichtiger Umschläge stattzufinden. Die Umschläge dürfen nicht durch einen Aufdruck erkennen lassen, daß es sich um eine Zusendung der „Gesundheitsbehörde“ handelt. Die Gesundheitsbehörde hat stets darauf bedacht zu sein, daß sie ihre Tätigkeit in einer nach außen möglichst unauffälligen Form ausübt, damit Nachteile oder Unannehmlichkeiten für den Verdächtigen, soweit als möglich, vermieden werden.

b) Vorgehen gegen einen Krankheitsverdächtigen.

1. Die Gesundheitsbehörde oder ein von ihr ermächtigter Beamter bestimmt, welcher Beamte oder Angestellte der Gesundheitsbehörde Personen, die mit Namensnennung andere der Erkrankung an einem Geschlechtsleiden bezichtigt haben, zu vernehmen hat. In erster Linie soll die Vernehmung durch einen bei der Gesundheitsbehörde tätigen Arzt (Ärztin) und sofern dies nicht möglich ist, durch eine fürsorgerisch geschulte Kraft erfolgen. Findet die Vernehmung nicht durch einen Arzt statt, so wird es sich empfehlen, mindestens für diejenigen Fragen, die zur Feststellung des dringenden Verdachtes der Erkrankung an einem Geschlechtsleiden von Bedeutung sind, einen ärztlicherseits aufgestellten Fragebogen benutzen zu lassen. Die Niederschrift, die über die Vernehmung zu fertigen ist, soll dem Vernommenen vorgelesen und zur Unterschrift vorgelegt werden. Keiner Vernehmung bedarf es, wenn ein Arzt auf Grund des § 9 Abs. 1 des Reichsgesetzes eine Anzeige erstattet. Bei Anzeigen einer Beratungsstelle für Geschlechtskranke oder einer Behörde (z. B. Polizeibehörde, Pflegeamt, Polizeifürsorgestelle, Wohlfahrts- oder Jugendamt) oder einer privaten Einrichtung der Wohlfahrtspflege, mit der die Gesundheitsbehörde ständig zusammenarbeitet, sind nur die gegebenenfalls benannten Gewährspersonen zu vernehmen.

2. Der Name des Anzeigenden ist geheimzuhalten.

3. Dem Krankheitsverdächtigen ist grundsätzlich die Wahl des Arztes zu überlassen, von dem er sich ein ärztliches Zeugnis über seinen Gesundheitszustand ausstellen läßt. Er ist aber auf öffentliche Einrichtungen (Beratungs- oder Untersuchungsstellen für Geschlechtskranke) hinzuweisen, in denen er sich unentgeltlich untersuchen und ein ärztliches Zeugnis ausstellen lassen kann, und darauf aufmerksam zu machen, daß er bei Bestätigung des Krankheitsverdachts die Kosten der Untersuchung und des Zeugnisses selbst zu tragen hat, wenn er von diesen Einrichtungen keinen Gebrauch macht (§ 7 Ausführungs-VO.).

4. Ein Ausnahmefall, in dem die Gesundheitsbehörde fordern kann, daß ihr das Zeugnis eines von ihr benannten Arztes eingereicht wird, oder daß der Verdächtige sich der Untersuchung durch einen solchen Arzt unterzieht, wird u. a. dann vorliegen, wenn nach der Ansicht des bei der Gesundheitsbehörde tätigen Arztes das eingereichte Zeugnis nicht genügt, z. B. weil es nicht von einem Facharzt oder einem fachlich vorgebildeten Arzt ausgestellt ist, in dem betreffenden Falle wegen der Schwierigkeit der Beurteilung aber das Zeugnis eines solchen Arztes nötig erscheint. Auch für derartige Ausnahmefälle, in denen der Verdächtige nicht einen selbstgewählten Arzt in Anspruch nehmen darf, wird ihm dort, wo es die örtlichen Verhältnisse gestatten, die Möglichkeit zu geben sein,

unter mehreren Ärzten zu wählen. Frauen ist in solchen Fällen tunlichst auch das Aufsuchen von Ärztinnen zu ermöglichen. Von Personen, von denen bekannt ist, daß sie häufig wechselnden Geschlechtsverkehr ausüben, und bei denen damit gerechnet werden kann, daß sie durch Täuschungsmittel ein etwaiges Geschlechtsleiden zu verbergen suchen, kann gefordert werden, daß sie das Zeugnis eines von der Gesundheitsbehörde benannten Arztes oder, wenn eine öffentliche Beratungs- oder Untersuchungsstelle für Geschlechtskranke vorhanden ist, das Zeugnis einer solchen Stelle beibringen. Die Auswahl der zu benennenden Ärzte und Ärztinnen, die tunlichst Fachärzte für Geschlechtskrankheiten oder für diese Krankheiten fachlich eingehender vorgebildet sein sollen, soll im Einvernehmen mit der Ärztekammer oder einer örtlichen Ärzteorganisation stattfinden. Die Notwendigkeit der wiederholten Beibringung von Gesundheitszeugnissen (§ 4 Abs. 1 des Reichsgesetzes) wird z. B. dann vorliegen, wenn die erste Untersuchung noch zu keinem abschließenden Ergebnis geführt hat, oder wenn es sich um eine Person handelt, die häufig wechselnden Geschlechtsverkehr ausübt.

5. Die Gesundheitsbehörde hat darauf zu achten, daß sich das beigebrachte ärztliche Zeugnis auch tatsächlich auf diejenige Person bezieht, von der sie die Vorlage eines solchen Zeugnisses gefordert hat. Nötigenfalls wird sie geeignete Mittel ergreifen müssen, um etwaigen Täuschungsversuchen zu begegnen.

6. In allen Fällen, in denen eine Geschlechtskrankheit festgestellt wird, ist nach der Ansteckungsquelle zu forschen und sind Ermittlungen anzustellen, ob der Kranke inzwischen eine andere Person, insbesondere Angehörige, einer Ansteckungsgefahr ausgesetzt hat. Gegen eine Person, von der die Ansteckung ausgegangen war oder die der Kranke inzwischen durch sein Geschlechtsleiden gefährdet hat, ist das weitere auf Grund des § 4 des Reichsgesetzes und dieser Vorschriften zu veranlassen.

c) Vorgehen gegen Geschlechtskranke.

1. Geschlechtskranken, die verdächtigt sind, ihre Krankheit weiter zu verbreiten, wird die Gesundheitsbehörde regelmäßig nur aufzugeben brauchen, daß sie sich in ärztliche Behandlung begeben und binnen einer bestimmten Frist nachweisen, daß sie dieser Aufforderung entsprochen haben. Leisten sie der Anordnung keine Folge oder entziehen sie sich nachträglich einer Heilbehandlung, so kann die Gesundheitsbehörde von ihnen verlangen, daß sie sich in einem von ihr bestimmten Krankenhause behandeln lassen und die Befolgung ihrer Anordnung nötigenfalls durch Anwendung unmittelbaren Zwanges durchsetzen. Liegen im Einzelfalle besondere Verhältnisse vor, ist z. B. auf Grund bestimmter Tatsachen (leichtsinnige Lebensführung, Mangel an Einsicht des Kranken), von vornherein zu besorgen, daß der Kranke während der freien ärztlichen Behandlung trotz Fortdauer der Ansteckungsgefahr Geschlechtsverkehr ausübt oder bedingen die Lebensverhältnisse des Kranken, z. B.

Obdachlosigkeit, überfüllte Wohnung oder die Berufstätigkeit des Kranken eine besonders nahe, nicht anders zu beseitigende Gefahr der Weiterverbreitung der Krankheit, so wird sofort anzuordnen sein, daß das Heilverfahren in einem von der Gesundheitsbehörde bestimmten Krankenhause durchgeführt wird. Bei Personen, die eine Familie ernähren, ist besonders sorgfältig zu prüfen, ob der Ansteckungsgefahr nur durch eine Krankenhausbehandlung begegnet werden kann. Wenn der in das Krankenhaus Verbrachte innerhalb seiner Familie lebt, so ist stets der Fürsorgestelle Mitteilung zu machen zwecks Prüfung, ob fürsorgerische Maßnahmen für die Familie erforderlich sind.

2. Von einer Anordnung, in der einem Kranken aufgegeben wird, sich in einem bestimmten Krankenhause behandeln zu lassen, ist dem Krankenhaus alsbald durch die Gesundheitsbehörde Kenntnis zu geben.

3. Für eine von der Gesundheitsbehörde angeordnete Unterbringung eines Kranken kommen neben den öffentlichen Krankenhäusern auch solche der privaten Wohlfahrtspflege in Betracht. Außer für die Heilbehandlung soll in geeigneten Fällen auch für eine erzieherische Einwirkung auf den Kranken gesorgt oder den hierzu geeigneten Einrichtungen der sozialen Fürsorge Gelegenheit zu einer derartigen Einwirkung gegeben werden. Nach Möglichkeit sind Kinder und Jugendliche in gesonderten Abteilungen unterzubringen. Ob für Kranke, von denen ein Widerstand gegen den Verbleib im Krankenhause zu erwarten ist, geschlossene Abteilungen vorzusehen sind, bleibt örtlicher Regelung überlassen, für die das Bedürfnis maßgebend sein wird.

4. In keinem Falle kann die Gesundheitsbehörde fordern, daß eine Heilbehandlung über den Zeitpunkt hinaus stattfindet, in dem die Ansteckungsgefahr beseitigt ist. Über die Art und Dauer der Heilbehandlung und über das Fortbestehen einer Ansteckungsgefahr entscheidet der behandelnde Arzt.

5. Wenn ein Kranker aus dem Krankenhaus entlassen werden soll, für den gegebenenfalls nachher fürsorgerische Maßnahmen in Betracht kommen, so soll stets der Fürsorgestelle (Pflegeamt usw.) rechtzeitig von der bevorstehenden Entlassung Kenntnis gegeben werden. Ferner soll der Gesundheitsbehörde die Entlassung eines auf ihre Anordnung in das Krankenhaus aufgenommenen Kranken mitgeteilt werden.

6. Muß eine Heilbehandlung in zeitlichen Zwischenräumen wiederholt werden, so gilt jede einzelne Behandlung als Heilverfahren im Sinne des § 4 Abs. 2 des Reichsgesetzes.

d) Wechsel des Aufenthaltsortes eines Krankheitsverdächtigen oder Kranken.

Erfährt die Gesundheitsbehörde, daß eine Person, gegen die Anordnungen auf Grund des Reichsgesetzes zur Bekämpfung der

Geschlechtskrankheiten erforderlich waren, nicht nur vorübergehend ihren Aufenthaltsort gewechselt hat, so hat sie der Gesundheitsbehörde des neuen Aufenthaltsortes Mitteilung zu machen, wenn die betreffende Person im Zeitpunkte des Aufenthaltswechsels noch verdächtig war, eine Geschlechtskrankheit weiter zu verbreiten, und vermutet werden kann, daß sie sich auch an ihrem neuen Aufenthaltsorte der Weiterverbreitung verdächtig machen wird. Auf Abschnitt III Abs. 3 wird Bezug genommen.

V. Minderbemittelte Geschlechtskranke (§ 2 Abs. 2 des Reichsgesetzes).

Um dem § 2 Abs. 2 des Reichsgesetzes Rechnung zu tragen, soll der Begriff der Hilfsbedürftigkeit durch eine Abänderung der Verordnung über Fürsorgeleistungen vom 20. Dezember 1924 (Gesetzsamml. S. 764) dahin erweitert werden, daß hilfsbedürftig auch sein werden:

1. Geschlechtskranke, soweit sie ohne Gefährdung ihres oder ihrer Unterhaltsberechtigten notwendigen Lebensbedarfs die Kosten der ärztlichen Behandlung einer Geschlechtskrankheit nicht tragen können;
2. unter den gleichen Voraussetzungen wie zu 1 Personen, welche die ihnen auf Grund einer Versicherung zustehende ärztliche Behandlung einer Geschlechtskrankheit nicht in Anspruch nehmen wollen, weil sie ihnen wirtschaftliche Nachteile bringen könnte.

Bei den Hilfsbedürftigen der zweiten Art wird die Gefahr wirtschaftlicher Nachteile vor allem anzunehmen sein, wenn bei einer Inanspruchnahme der Krankenkasse die Geschlechtskrankheit dem Betriebsleiter vermutlich bekannt werden und dies die Entlassung des Kranken aus dem Dienst- oder Arbeitsverhältnis nach sich ziehen würde. Die Gesundheitsbehörden, öffentlichen Beratungs- oder Untersuchungsstellen für Geschlechtskranke, Pflegeämter usw. sollen einem Geschlechtskranken, der angeblich hilfsbedürftig ist, Auskunft darüber erteilen, wohin er sich wegen der Gewährung von Krankenhilfe zu wenden hat.

VI. Mitwirkung öffentlicher Beratungs- und Untersuchungsstellen für Geschlechtskranke.

1. Schon jetzt bestehen in einer Anzahl von Orten öffentliche Einrichtungen, in denen sich jeder unentgeltlich ärztlich daraufhin untersuchen lassen kann, ob er geschlechtskrank ist. Diese Einrichtungen haben sich in der Gestalt von Beratungsstellen für Geschlechtskranke bei der Bekämpfung der Geschlechtskrankheiten außerordentlich bewährt und werden künftig den Gesundheitsbehörden bei der Durchführung ihrer Aufgaben wertvollste Unterstützung leisten können. Vor allem werden sie aber nach wie vor im Interesse der Minderbemittelten notwendig sein, die nicht die Kosten einer ärzt-

lichen Untersuchung aufbringen können. Daher ist darauf Bedacht zu nehmen, daß eine ausreichende Zahl solcher Einrichtungen vorhanden ist, in denen nicht nur jeder unentgeltlich auf eine Geschlechtskrankheit hin ärztlich untersucht werden kann, sondern in denen auch erforderlichenfalls unentgeltlich ein ärztliches Zeugnis über das Ergebnis der Untersuchung ausgestellt wird. Die Kreise haben deswegen an dem Vorhandensein solcher öffentlichen Beratungs- und Untersuchungsstellen für Geschlechtskranke ein finanzielles Interesse, weil sie sonst nach § 7 Ausf.-VO. stets die Kosten von der Gesundheitsbehörde geforderter ärztlicher Untersuchungen und Zeugnisse zu tragen hätten. Es ist nicht erforderlich, daß die Stellen kommunale Einrichtungen sind. Wenn an Orten öffentliche Beratungs- oder Untersuchungsstellen für Geschlechtskranke bestehen, deren Träger nicht der Stadt- oder Landkreis ist, so hat dieser von der Schaffung eigener derartiger Stellen abzusehen, wenn die Gesundheitsbehörde die vorhandenen Stellen nach ihrer Ausgestaltung, insbesondere ihrer ärztlichen Versorgung für ausreichend und für geeignet erachtet, ihr bei der Bekämpfung der Geschlechtskrankheiten wirksame Hilfe zu leisten. Örtlichen Verhandlungen bleibt es überlassen, ob und in welcher Weise der Kreis in solchen Fällen künftig an der Verwaltung dieser Stellen mitbeteiligt wird, und in welcher Weise er in Zukunft die Kosten der Stellen mitträgt. Am zweckmäßigsten werden zur Verwaltung und Unterhaltung sowohl vorhandener als auch erst einzurichtender Beratungs- oder Untersuchungsstellen für Geschlechtskranke Arbeitsgemeinschaften gebildet, die neben den Kreisen alle öffentlichen und privaten Einrichtungen umfassen, deren Aufgabe die Heilung oder Bekämpfung der Geschlechtskrankheiten ist. Die Schaffung solcher Arbeitsgemeinschaften ist daher in erster Linie anzustreben.

2. Öffentliche Beratungs- und Untersuchungsstellen für Geschlechtskranke sind besonders in denjenigen Orten erforderlich, in denen die Gefahr des Auftretens und der Weiterverbreitung von Geschlechtskrankheiten stärker hervortritt, also vor allem in größeren Städten. Ihre Zahl ist dort nach dem Bedürfnis zu bestimmen. Kleinere Orte sind aus den im Abschnitt II Abs. 1 angegebenen Gründen für die Einrichtung der Stellen ungeeignet. In Landkreisen mit einfachen Verhältnissen wird häufig eine Beratungs- und Untersuchungsstelle für das ganze Kreisgebiet genügen, und dort, wo die Gefahr der Ausbreitung von Geschlechtskrankheiten gering ist, wird sich der Kreis darauf beschränken können, vertragsmäßig einen Arzt zur Vornahme unentgeltlicher Untersuchungen und zur unentgeltlichen Ausstellung von Gesundheitszeugnissen zu verpflichten. Wo es die örtlichen Verhältnisse, insbesondere die Verkehrsverhältnisse, zulassen, kann ein Kreis von der selbständigen Einrichtung einer solchen Stelle ganz absehen, wenn er sich die Möglichkeit sichert, seine Kreisangehörigen an eine öffentliche Beratungs- oder Untersuchungsstelle eines anderen Kreises zu verweisen.

3. Die öffentlichen Beratungs- und Untersuchungsstellen sollen im Einzelfalle bemüht sein, nach Feststellung einer Geschlechtskrankheit die Ansteckungsquelle zu erforschen und die Person, von der die Ansteckung ausging, nötigenfalls zu einer ärztlichen Behandlung ihrer Krankheit zu veranlassen. Ferner sollen sie zu ermitteln suchen, ob der Kranke inzwischen eine andere Person einer Ansteckungsgefahr ausgesetzt hat. In allen Fällen, in denen ein Einschreiten der Gesundheitsbehörde erforderlich ist, sollen sie dieser Behörde Anzeige erstatten. Die Anzeigen sind an diejenige Gesundheitsbehörde zu richten, in deren Bezirk die anzuzeigende Person ihren Wohnsitz oder gewöhnlichen Aufenthalt hat, und, soweit diese nicht bekannt sind, an diejenige Gesundheitsbehörde, zu deren Bezirk die Beratungs- oder Untersuchungsstelle gehört. Weiß diese, daß sich die Person den Weisungen einer bestimmten Gesundheitsbehörde entzogen hat, so soll die Anzeige an jene Gesundheitsbehörde ergehen.

4. Zur Beratung und Untersuchung sollen tunlichst Fachärzte für Geschlechtskrankheiten oder für solche Krankheiten fachlich eingehender vorgebildete Ärzte und für weibliche Personen tunlichst Ärztinnen in den öffentlichen Beratungs- und Untersuchungsstellen zur Verfügung stehen. Eine Heilbehandlung Geschlechtskranker soll in ihnen nicht erfolgen. Ob und in welcher Weise sie eine solche Behandlung vermitteln, bleibt ihrer Regelung überlassen, bei der die Ärztekammer oder eine örtliche ärztliche Organisation beteiligt werden sollen.

5. Es ist dafür Sorge zu tragen, daß die öffentlichen Beratungs- oder Untersuchungsstellen für Geschlechtskranke auch in der Zeit der Arbeitsruhe aufgesucht werden können. Auf ihr Vorhandensein ist in geeigneter Weise öffentlich aufmerksam zu machen.

6. Die Bestimmungen über den Schriftverkehr der Gesundheitsbehörden (Abschnitt IV a Abs. 7) gelten auch für die öffentlichen Beratungs- oder Untersuchungsstellen für Geschlechtskranke.

7. Örtlicher Regelung durch die Gesundheitsbehörde bleibt es überlassen, ob ärztliche Anzeigen, die nach § 9 Abs. 1 des Reichsgesetzes zu erstatten sind, nicht an die Gesundheitsbehörde, sondern an eine öffentliche Beratungs- oder Untersuchungsstelle für Geschlechtskranke zu senden und an welche der Stellen sie zu richten sind (§ 9 Abs. 2 a. a. O.). Wegen der Meldepflicht, die in solchen Fällen jenen Stellen bezüglich Personen obliegt, die einer besonderen Gefährdetenfürsorge bedürfen, wird auf Abschnitt VII Abs. 3 verwiesen.

VII. Zusammenwirken der Gesundheitsbehörde mit den Einrichtungen der sozialen Fürsorge.

1. Zu einer wirksamen Bekämpfung der Geschlechtskrankheiten werden gesundheitliche Maßnahmen nicht ausreichen, vielmehr wird ihre Ergänzung durch sozial-fürsorgerische da notwendig werden,

wo neben der körperlichen Erkrankung eine sittliche Gefährdung oder Verwahrlosung besteht. Deshalb fordert das Reichsgesetz zur Bekämpfung der Geschlechtskrankheiten im § 3 ein enges Zusammenwirken der Gesundheitsbehörde mit dem Pflegeamt und den sonstigen Einrichtungen der sozialen Fürsorge.

2. Bei der örtlichen Verschiedenheit der Organisation derjenigen Stellen, die in den einzelnen Stadt- und Landkreisen die Aufgaben der Gesundheitsbehörde und die der sozialen Fürsorge wahrnehmen, können für die Art und Weise der Zusammenarbeit dieser Stellen nur allgemeine Richtlinien festgelegt werden.

3. Es ist Aufgabe der Gesundheitsbehörde, dafür zu sorgen, daß die bei ihr bekannt werdenden geschlechtskranken oder einer Geschlechtskrankheit verdächtigen Personen, die einer besonderen Gefährdetenfürsorge bedürfen, den dafür vorhandenen Einrichtungen und Stellen möglichst frühzeitig gemeldet werden. In erster Linie kommen dabei Kinder, Jugendliche und erwachsene weibliche Personen in Frage, daneben, soweit erforderlich, erwachsene männliche. Die gleiche Meldepflicht liegt Beratungs- oder Untersuchungsstellen für Geschlechtskranke ob, wenn ihnen auf Grund örtlicher Regelung gemäß § 9 Abs. 2 des Reichsgesetzes ärztliche Anzeigen zu erstatten sind (Abschnitt VI Abs. 7).

4. In welcher Weise die Verbindung zwischen der Gesundheitsbehörde bezw. der Beratungs- oder Untersuchungsstelle für Geschlechtskranke und den Einrichtungen der sozialen Fürsorge hergestellt wird, bleibt örtlicher Regelung überlassen. Es kommt z. B. die Teilnahme der sozial-fürsorgerischen Kräfte an den von der Gesundheitsbehörde (Beratungsstelle) eingerichteten Sprechstunden für weibliche und jugendliche Geschlechtskranke in Frage, oder die Gesundheitsbehörde (Beratungsstelle) wird die ihr angezeigten jugendlichen und weiblichen Personen zwecks Nachprüfung, ob eine fürsorgerische Betreuung notwendig ist, den Einrichtungen der sozialen Fürsorge bekanntgeben.

5. Um dem Grundsatze, daß eine Person möglichst nur von einer Stelle aus betreut werden soll, Rechnung zu tragen, wird es sich empfehlen, daß die Gesundheitsbehörde, in Fortsetzung einer schon bisher vielfach geübten Praxis, auch die gesundheitliche Überwachung geschlechtskranker Personen, bei denen eine längere sozialfürsorgerische Betreuung erforderlich ist, den zuständigen Fürsorgestellen überträgt, soweit diese dazu bereit und geeignet sind. In solchem Falle sind die Fürsorgestellen im Rahmen der ihnen von der Gesundheitsbehörde überlassenen Geschäfte Hilfsorgane dieser Behörde, und für die Durchführung der ihnen übertragenen gesundheitlichen Aufgaben sind die Anordnungen der Gesundheitsbehörde maßgebend.

6. Darüber hinaus wird sich die Gesundheitsbehörde zweckmäßig zu weiteren Aufgaben vermittelnder Art, die sich aus § 4 Abs. 1 bis 3 und § 8 des Reichsgesetzes ergeben, wie z. B. zu Fest-

stellungen, Ermittlungen, Hausbesuchen u. dgl., der Hilfe der Fürsorgestellen bedienen. Die Fürsorgestellen ihrerseits haben alle ihnen als geschlechtskrank oder geschlechtskrank verdächtig bekannt werdenden Personen der Gesundheitsbehörde zu melden, und zwar auch dann, wenn nach dem vorhergehenden Absatz eine teilweise Übertragung von Aufgaben der Gesundheitsbehörde auf sie stattgefunden hat. Die Fälle, bei denen eine fürsorgerische Betreuung nicht in Frage kommt, sind stets, auch bei der vorerwähnten Übertragung, an die Gesundheitsbehörde abzugeben.

7. Unter Einrichtungen der sozialen Fürsorge sind in erster Linie die besonderen Fürsorgestellen für Gefährdete (Pflegeämter, Polizeifürsorgestellen und ähnliche Einrichtungen der öffentlichen und privaten Wohlfahrtspflege) — an deren Stelle, wo sie nicht bestehen, die Wohlfahrtsämter treten — und die Jugendämter zu verstehen. Von der Einrichtung neuer Fürsorgestellen ist abzusehen, soweit die vorhandenen ausreichende Arbeit leisten können.

8. Ob Träger der Fürsorgestellen für Gefährdete die Gemeinde, der Staat oder die freie Wohlfahrtspflege ist, macht für ihre Zusammenarbeit mit der Gesundheitsbehörde (Beratungsstelle) grundsätzlich keinen Unterschied. Der Meldung und Weitergabe der Fälle durch die Gesundheitsbehörde (Beratungsstelle) an die Fürsorgestellen für Gefährdete steht der § 10 des Reichsgesetzes nicht im Wege. Die amtlichen (kommunalen oder staatlichen) Fürsorgestellen sind als Behörden im Sinne dieser Vorschrift anzusehen. Die privaten Fürsorgestellen können einzelne vertrauenswürdige und sachverständige Personen namhaft machen, die zu Hilfsorganen (Angestellten) der Gesundheitsbehörde oder Beratungsstelle ernannt werden können, so daß auf sie der § 10 Abs. 1 des Reichsgesetzes Anwendung findet.

VIII. Mitwirkung der Ärzteschaft.

1. Der Erfolg, den die neue Gesetzesregelung im Kampfe gegen die Geschlechtskrankheiten anstrebt, wird wesentlich davon abhängen, daß die Ärzteschaft in Erkenntnis der wichtigen Aufgabe und der hohen Verantwortung, die ihr die neuen Vorschriften auferlegen, tatkräftig bei der Bekämpfung der Geschlechtskrankheiten mitwirkt.

2. Ein Gesundheitszeugnis, dessen Beibringung gemäß § 4 des Reichsgesetzes von der Gesundheitsbehörde gefordert worden ist, soll unter Verwendung des amtlich ausgegebenen Vordrucks ausgestellt werden. Ein Antrag auf wiederholte Beibringung ärztlicher Zeugnisse (§ 4 Abs. 1 a. a. O.) bedarf einer in das Gesundheitszeugnis aufzunehmenden Begründung.

3. Als Merkblatt, dessen Aushändigung der § 8 Abs. 1 des Reichsgesetzes vorschreibt, ist das amtlich ausgegebene Belehrungsmerkblatt auszuhändigen. Die Aushändigung dieses Blattes, das den Ärzten kostenlos von der Gesundheitsbehörde zur Verfügung gestellt

wird, soll an den Kranken erfolgen, der den Empfang des Merkblattes unterschriftlich bescheinigen soll. Bei der mündlichen Belehrung wird der Kranke zweckmäßig noch besonders auf die gesetzliche Pflicht des Arztes hinzuweisen sein, der Gesundheitsbehörde oder der Beratungs- oder Untersuchungsstelle für Geschlechtskranke Anzeige zu erstatten, wenn sich der Kranke vorzeitig der ärztlichen Behandlung oder Beobachtung entzieht. Ist ein Kind geschlechtskrank, so sollen Eltern, Pflegeeltern, Vormünder, Pfleger, der Leiter einer Anstalt, in der das Kind untergebracht ist, das Belehrungsmerkblatt erhalten. Von einer Belehrung und der Aushändigung des Blattes soll nur abgesehen werden, wenn ernste Bedenken gegen die Mitteilung des Befundes an den Kranken bestehen, z. B. bei schwerer Neurasthenie, Gefahr des Selbstmordes usw. In diesen Fällen soll auf dem für die Empfangsbescheinigung bestimmten Abschnitte des zurückbehaltenen Merkblattes ein entsprechender Vermerk gemacht werden.

4. Ist nach dem Befunde die frische Erkrankung an einer Geschlechtskrankheit zu vermuten, so soll der Arzt zu ermitteln suchen, wer den Kranken angesteckt hat, ob diese Person ärztlich behandelt wird und ob der von ihr angesteckte Kranke inzwischen eine andere Person einer Ansteckungsgefahr ausgesetzt hat. Erforderlichenfalls soll vom Arzte der Gesundheitsbehörde eine entsprechende Anzeige erstattet werden. Das gleiche gilt, wenn zu besorgen ist, daß sich eine Geschlechtskrankheit, z. B. infolge Zusammenwohnens oder Zusammenarbeitens, innerhalb eines bestimmten Personenkreis weiter verbreitet hat, und der Versuch, daß sich alle diesem Kreise angehörenden krankheits- und ansteckungsverdächtigen Personen freiwillig einer ärztlichen Untersuchung unterziehen, erfolglos bleibt. Die Anzeige ist an die Gesundheitsbehörde zu richten, in deren Bezirk sich der Krankheitsverdächtige gewöhnlich aufhält oder in deren Bezirk der Arzt wohnt. Bei der Anzeige ist der Gebrauch einer offenen Karte zu vermeiden.

5. Lassen der Beruf oder die persönlichen Verhältnisse des Kranken nach der Ansicht des Arztes eine Ansteckungsgefahr besonders nahe erscheinen, so muß in jedem Falle sofort an die Gesundheitsbehörde eine Anzeige ergehen.

6. Entzieht sich ein Kranker vorzeitig der ärztlichen Behandlung oder unterbricht er eine solche Behandlung seiner Krankheit, während er noch ansteckungsfähig ist, so wird der Arzt zweckmäßig den Kranken zunächst zur Wiederaufnahme der Beobachtung oder Behandlung ermahnen und hierbei einen für die Mahnung amtlich ausgegebenen Vordruck benutzen. Folgt der Kranke der Mahnung nicht und macht er auch nicht durch Beibringung der Bescheinigung eines anderen Arztes oder sonst glaubhaft, daß er sich anderweitig in ärztliche Beobachtung oder Behandlung begeben hat, so ist der Gesundheitsbehörde vom Arzt alsbald Anzeige zu erstatten (§ 9 Abs. 1 des Reichsgesetzes). Von einer vorherigen Mahnung des

Kranken ist abzusehen und die Anzeige der Gesundheitsbehörde sogleich zu senden, wenn eine Heilbehandlung vorzeitig unterbrochen wird, die auf Anordnung der Gesundheitsbehörde in einem von ihr bestimmten Krankenhause stattfand.

7. Die in den beiden letzten Absätzen erwähnten Anzeigen sind derjenigen Gesundheitsbehörde zu erstatten, in deren Bezirk der Kranke nach seiner Angabe den Wohnsitz oder gewöhnlichen Aufenthalt hat, andernfalls an diejenige Gesundheitsbehörde, in deren Bezirk der Arzt den Kranken behandelt hat. Ist dem Arzte bekannt, daß die Heilbehandlung von einer bestimmten Gesundheitsbehörde angeordnet war, so hat die Anzeige an diese Gesundheitsbehörde zu ergehen. Wenn infolge örtlicher Regelung Anzeigen aus § 9 Abs. 1 des Reichsgesetzes nicht an die Gesundheitsbehörde, sondern an eine Beratungs- oder Untersuchungsstelle für Geschlechtskranke zu senden sind, so ist die Anzeige an diese Stelle zu richten. Vordrucke für die Anzeigen stellt die Gesundheitsbehörde kostenlos zur Verfügung.

8. Nach Beseitigung der Ansteckungsgefahr kann der Arzt dem Kranken auf dessen Verlangen eine Bescheinigung darüber aushändigen, daß der Kranke nicht mehr ansteckungsgefährlich ist. Bei Personen, die häufig wechselnden Geschlechtsverkehr ausüben und bei denen daher zu befürchten ist, daß sie sich immer wieder einer Ansteckungsgefahr aussetzen, soll die Aushändigung einer solchen Bescheinigung vermieden werden.

9. Bei der Ausstellung ärztlicher Zeugnisse über den Gesundheitszustand einer Amme oder eines Säuglings (§ 15 Nr. 1 und 3 des Reichsgesetzes) sollen etwa amtlich ausgegebene Vordrucke benutzt werden.

IX. Unterstützung der Gesundheitsbehörde durch die Polizei.

1. Die sittenpolizeiliche Aufsicht über Personen, die gewerbsmäßig der Unzucht nachgehen (Reglementierung), ist durch das Reichsgesetz aufgehoben. Es dürfen also diesen Personen gegenüber keinerlei allgemeine polizeilichen Auflagen gemacht oder polizeiliche Verbote erlassen werden.

2. Die Polizei hat künftig alle ihr bekannt werdenden Personen, die dringend verdächtig sind, geschlechtskrank zu sein und die Geschlechtskrankheit weiter zu verbreiten, unverzüglich der Gesundheitsbehörde anzuzeigen. Insbesondere gilt dieser Verdacht als bestehend bei Personen, die auf Grund des § 16 III oder IV des Reichsgesetzes festgestellt oder aufgegriffen worden sind, sowie bei Personen, gegen die ein Ermittlungsverfahren aus § 5 oder § 6 oder § 14 Nr. 1 des Reichsgesetzes schwebt. Hat eine Person, bei der jener Verdacht vorliegt, keine feste Wohnung und ist die Annahme gerechtfertigt, daß sie Maßnahmen der Gesundheitsbehörde nicht Folge leisten wird, so ist sie zugleich nach Maßgabe des Gesetzes zum Schutze der persönlichen Freiheit festzuhalten.

3. Die Polizei hat, nach § 163 der Strafprozeßordnung, die Verpflichtung, den öffentlichen Verkehr daraufhin zu beobachten, daß keine Verstöße gegen § 16 III oder IV des Reichsgesetzes begangen werden. Ersuchen der Gesundheitsbehörde, Straßen, Plätze, Vergnügungsstätten, Gastwirtschaften u. dgl. zwecks Feststellung von Personen zu überwachen, die dringend verdächtig sind, geschlechtskrank zu sein und die Geschlechtskrankheiten weiter zu verbreiten, ist stattzugeben. Zur Beobachtung und Feststellung weiblicher Personen sollen dabei auch Polizeibeamtinnen herangezogen werden, soweit solche zur Verfügung stehen und ihre Heranziehung unter Berücksichtigung der Eigenart der weiblichen Polizei möglich und zweckmäßig ist.

4. Weibliche Personen, die auf Grund des § 16 III oder IV des Reichsgesetzes festgestellt oder aufgegriffen worden sind oder gegen die aus § 5 des Reichsgesetzes eine Anzeige erstattet ist, können im Einverständnis mit der Gesundheitsbehörde statt dieser der Fürsorgestelle für Gefährdete angezeigt werden (vgl. Abschnitt VII Abs. 5).

5. Soweit die auf Grund des § 16 III oder IV des Reichsgesetzes festgestellten Personen jugendlich sind oder erstmalig von der Polizei aufgegriffen werden, sollen sie, möglichst unter Vermeidung einer polizeilichen Festnahme, den Fürsorgestellen zugeführt werden. Gegebenenfalls ist nach Maßgabe des § 153 der Strafprozeßordnung von einer Strafanzeige abzusehen.

6. Die Polizeibehörden, in erster Linie die Gesundheitspolizeibehörden, haben auf Ersuchen der Gesundheitsbehörden deren Anordnungen zu vollstrecken (§ 3 Abs. 2 Ausf.-VO.).

7. Unberührt bleibt die Pflicht der Polizei, Minderjährige, die sich in dringender Gefahr körperlicher oder sittlicher Verwahrlosung befinden, wenn Gefahr im Verzuge ist und keine andere Möglichkeit besteht, sie rechtzeitig abzuwenden, in Schutzhaft zu nehmen (§§ 56, 63 RJWG. in Verbindung mit § 6 des Gesetzes zum Schutze der persönlichen Freiheit), um sie den für ein Eingreifen gegenüber der Verwahrlosung zuständigen Fürsorgestellen (Jugendamt, Pflegeamt und deren Hilfsstellen) zuzuführen.

8. Der Runderlaß über die Sittenpolizei vom 23. Juni 1927 — M. d. J. II d. 157, M. f. V. I M. III. 1804 (MBl. im V. Sp. 655, VMBl. Sp. 699) — tritt mit Ausnahme der Bestimmungen in den Abschnitten VIII bis X am 1. Oktober 1927 außer Kraft.

X. Tätigkeit des Kreisarztes.

Wenn dem Kreisarzte Mängel der zur Bekämpfung der Geschlechtskrankheiten dienenden öffentlichen Einrichtungen bekannt werden, so hat er sich wegen Abstellung der Mängel mit dem Leiter der Einrichtung in Verbindung zu setzen. Ein selbständiges Anordnungsrecht steht dem Kreisarzte nicht zu. Führen seine Verhandlungen mit dem Leiter zu keinem Ergebnis, und hält er die

Beseitigung der Mängel nach wie vor im gesundheitlichen Interesse für geboten, so hat er seiner Aufsichtsbehörde Bericht zu erstatten, die das Erforderliche zu veranlassen hat.

XI. Zu den §§ 14, 15 des Reichsgesetzes.

Ein Hinweis auf die Bestimmungen der §§ 14 und 15 des Reichsgesetzes gegenüber Jugendämtern, Fürsorgestellen für Mutter und Kind, Hebammen usw. wird einem besonderen Erlaß vorbehalten.

Berlin, den 31. August 1927.

Der Minister für Volkswohlfahrt.
Hirtsiefer.

2. Bayern.

Bekanntmachung des Staatsministeriums des Innern vom 29. September 1927 über den Vollzug des Reichsgesetzes zur Bekämpfung der Geschlechtskrankheiten.

(Ministerialamtsblatt der bayerischen inneren Verwaltung 1927 S. 49.)

Auf Grund des § 18 des Reichsgesetzes zur Bekämpfung der Geschlechtskrankheiten vom 18. Febr. 1927 (RGBl. Teil I S. 61) werden zur Durchführung dieses Gesetzes im Einvernehmen mit den Staatsministerien der Justiz, für Unterricht und Kultus, der Finanzen und für Soz. Fürsorge die nachstehenden vorläufigen Vorschriften erlassen:

Zu § 2 des Gesetzes.

Die Bevölkerung ist in geeigneter Weise über die in § 2 Abs. 1 des Gesetzes festgelegte Pflicht der Geschlechtskranken, sich von einem für das Deutsche Reich approbierten Arzte behandeln zu lassen, aufzuklären. Im Einzelfalle ist zunächst auf die freiwillige Erfüllung dieser Pflicht hinzuwirken. Bei Vorliegen der Voraussetzungen des § 4 des Gesetzes kann die Behandlung von der Gesundheitsbehörde durch die Anwendung der in diesem Paragraphen eingeräumten Befugnisse und durch Erlaß von Anordnungen auf Grund der Art. 66 Abs. II und 67 Abs. II des Polizeistrafgesetzbuches erzwungen werden. Auf Grund der Reichsversicherungsordnung (§§ 347, 529) können in die an einer Geschlechtskrankheit leidenden Versicherten durch die Krankenordnung verpflichtet und durch Geldstrafen angehalten werden, sich ärztlich behandeln zu lassen. Kommen Eltern, Vormünder oder sonstige Erziehungsberechtigte ihrer Verpflichtung, für die ärztliche Behandlung ihrer geschlechtskranken Pflegebefohlenen zu sorgen, nicht nach, so werden die Vormundschaftsgerichte auf Grund der §§ 1666, 1837 BGB. die notwendigen Maßregeln treffen; erforderlichenfalls werden die Fürsorgebehörden, insbesondere die Jugendämter diese Maßnahmen anregen und unterstützen.

Die Wahl des Arztes steht dem Erkrankten grundsätzlich frei. Soweit die Behandlungskosten nicht vom Erkrankten, sondern von der Krankenversicherung, der öffentlichen Fürsorge, einer Arbeitsgemeinschaft, einer Gemeinde oder dem Staate zu tragen sind, hat der Erkrankte sich an einen von diesen Stellen zur Behandlung zugelassenen Arzt zu wenden. Dem Erkrankten soll möglichst die Wahl zwischen mehreren Ärzten und den weiblichen Kranken die Wahl eines weiblichen Arztes offen stehen.

Für die Kosten der Behandlung haben im allgemeinen die Geschlechtskranken oder die ihnen gegenüber Unterhaltspflichtigen selbst aufzukommen. Bei versicherten Personen hat der Versicherungsträger die Behandlung nach Maßgabe der einschlägigen Vorschriften zu übernehmen. Ist der Erkrankte hilfsbedürftig im Sinne der Verordnung über die Fürsorgepflicht vom 13. Febr. 1924 (RGBl. I S. 100), so haben die öffentlichen Fürsorgeverbände für die Behandlungskosten aufzukommen. Die Prüfung der wirtschaftlichen Hilfsbedürftigkeit dieser Kranken soll ohne Engherzigkeit erfolgen; die in § 6 der Reichsgrundsätze über Voraussetzung, Art und Maß der öffentlichen Fürsorge vom 4. Dez. 1924 (RGBl. I S. 765) als Pflichtaufgabe vorgeschriebene Krankenhilfe soll ihnen in ausreichendem Maße zuteil werden und von der im § 9 II der Reichsgrundsätze vorgesehenen Möglichkeit, auf die Zurückzahlung zu verzichten, soll weitgehend Gebrauch gemacht werden, namentlich keine Zurückzahlung aus dem Arbeitslohn verlangt werden.

Als „Minderbemittelte" im Sinne des § 2 Abs. II des Gesetzes sind Personen zu betrachten, die, ohne hilfsbedürftig im Sinne der VO. über die Fürsorgepflicht zu sein, auf Grund ihrer wirtschaftlichen Lage nicht imstande sind, die notwendigen Behandlungskosten aus eigenen Mitteln zu bestreiten. Diese Voraussetzung ist jedenfalls bei Personen gegeben, deren Einkommen unter den Sätzen bleibt, bei deren Nichterreichung eine Wöchnerin nach der Reichsverordnung vom 7. Sept. 1925 zur Änderung der Reichsgrundsätze über Voraussetzung, Art und Maß der öffentlichen Fürsorge (RGBl. Teil I S. 332) Wochenfürsorge erhält. Es ist darauf hinzuwirken, daß an Orten, an denen mit einer größeren Zahl minderbemittelter Geschlechtskranker zu rechnen ist, Gelegenheit zu unentgeltlicher Untersuchung und Behandlung solcher Personen geschaffen wird. Im übrigen sind die Kosten der Behandlung Minderbemittelter, soweit sie nicht von Versicherungsträgern oder Trägern der öffentlichen oder freien Fürsorge freiwillig bestritten werden, tunlichst von den Arbeitsgemeinschaften zur Bekämpfung der Geschlechtskrankheiten zu übernehmen. Das Staatsministerium des Innern ist bereit, zur Deckung dieser Kosten auf Antrag Zuschüsse nach Maßgabe der verfügbaren Mittel zu gewähren.

Minderbemittelte, die die Übernahme der Behandlungskosten beanspruchen, weil ihnen die Behandlung auf Grund einer Versicherung wirtschaftliche Nachteile bringen könnte, haben die ihnen bei Inanspruchnahme der Versicherung drohenden Nachteile ausreichend glaubhaft zu machen.

Zu § 3.

Gesundheitsbehörde im Sinne des Gesetzes ist die Bezirksverwaltungsbehörde, in München die Polizeidirektion. Die Bezirksverwaltungsbehörde hat als Gesundheitsbehörde in steter Fühlung mit dem Amtsarzte vorzugehen und, soweit erforderlich, auch sonstige für Geschlechtskrankheiten fachlich vorgebildete Ärzte heranzuziehen. Sie kann die Durchführung ihrer gesundheitlichen Aufgaben mit Ausnahme der Anordnungen nach § 4 des Gesetzes etwa bestehenden Gesundheitsämtern oder sonstigen geeigneten Stellen ganz oder teilweise unter ihrer Aufsicht übertragen.

Die Gesundheitsbehörden sollen sich nicht auf die Ausführung der ihnen im Gesetz ausdrücklich zugewiesenen Aufgaben (§§ 4, 9) beschränken, sondern sich über die Verbreitung der Geschlechtskrankheiten in ihren Bezirken ständig auf dem Laufenden halten und alle Maßnahmen zur Bekämpfung der Geschlechtskrankheiten nach Möglichkeit fördern und unterstützen. Sie haben zu diesem Zwecke vor allem mit den bestehenden Beratungsstellen für Geschlechtskranke möglichst enge zusammenzuarbeiten und auf die Errichtung solcher Beratungsstellen an größeren Orten, an denen ein Bedürfnis hierfür besteht, hinzuwirken. Ferner haben die Gesundheitsbehörden mit der Ärzteschaft und den Arbeitsgemeinschaften zur Bekämpfung der Geschlechtskrankheiten ständig Fühlung zu halten. Sie sollen die ihnen bekannt gewordenen Geschlechtskranken einer sachgemäßen Behandlung zuführen und ihnen hierbei auch durch Vermittlung der Kostendeckung an die Hand gehen; gleichzeitig haben sie, insbesondere bei minderjährigen Geschlechtskranken, dafür zu sorgen, daß die Kranken in Fühlung mit den entsprechenden öffentlichen oder privaten Fürsorgestellen und Einrichtungen kommen. Zu diesem Zweck ist ein enges Zusammenarbeiten der Gesundheitsbehörden mit den Wohlfahrts-, Jugend- und Pflegeämtern, sowie mit den Organen der einschlägigen freiwilligen Fürsorgeverbände und der Seelsorge notwendig. Die Beamten der Ordnungs- und Wohlfahrtspolizei haben das Recht und die Pflicht, die Durchführung der gesundheitlichen und fürsorgerischen Aufgaben in jeder Weise zu unterstützen. Sie haben der Gesundheitsbehörde von allen einschlägigen Beobachtungen Kenntnis zu geben und Personen, die dringend verdächtig sind, geschlechtskrank zu sein und die Geschlechtskrankheit weiter zu verbreiten, der Gesundheitsbehörde zur weiteren Veranlassung zu melden. Sie sind verpflichtet, dieser Behörde die Durchführung ihrer Maßnahmen durch Anwendung des erforderlichen unmittelbaren Zwanges zu ermöglichen. Die Polizeibeamten werden insbesondere den gesundheitlich und sittlich gefährdeten Minderjährigen ihre Aufmerksamkeit zuwenden und sie zur Verhütung weiterer Gefährdung den Fürsorgestellen der Behörden und freien Organisationen für Minderjährige zuführen.

Zu § 4.

Zuständig zur Durchführung der Maßnahmen nach § 4 des Gesetzes ist die Gesundheitsbehörde, in deren Bezirk die verdächtige Person ihren gewöhnlichen Aufenthalt hat. In dringenden Fällen hat die Gesundheitsbehörde, in deren Bezirk der Verdacht der Weiterverbreitung der Geschlechtskrankheit hervorgetreten ist, die erforderlichen Maßnahmen vorläufig zu treffen und die Gesundheitsbehörde des Aufenthaltsortes zu verständigen. Die Frage, ob eine Person dringend verdächtig ist geschlechtskrank zu sein und die Geschlechtskrankheit weiter zu verbreiten, ist in allen Fällen auf Grund der der Behörde bekannten Tatsachen sorgfältig zu prüfen. Als dringend verdächtig im Sinne des Gesetzes werden in der Regel Personen zu betrachten sein, die gewohnheitsmäßig zum Zwecke des Erwerbs der Unzucht nachgehen, oder sich sonst einem häufig wechselnden Geschlechtsverkehr hingeben, die gegen § 16 Ziff. III und IV des Gesetzes verstoßen, oder die mit solchen Personen in engen Beziehungen stehen, ferner Personen, gegen die Anzeigen von Ärzten nach § 9 des Gesetzes oder sonstige begründete Anzeigen nach § 4 Abs. III des Gesetzes vorliegen.

Die auf Grund des § 4 Abs. I ergehende Aufforderung, ein ärztliches Zeugnis vorzulegen oder sich untersuchen zu lassen, ist ausdrücklich auch auf Art. 67 Abs. II des PStGB. zu stützen. Eine Bloßstellung der Beteiligten ist möglichst zu vermeiden; die Aufforderung ist daher in verschlossenem Umschlage ohne Überschrift zuzustellen.

Es bleibt vorbehalten, für die nach § 4 Abs. I des Gesetzes beizubringenden Zeugnisse ein amtliches Muster herauszugeben, das den beteiligten Ärzten von den Gesundheitsbehörden zur Verfügung gestellt wird. In der Regel ist das Zeugnis jedes Amtsarztes oder Facharztes für Geschlechtskrankheiten als ausreichender Nachweis des Gesundheitszustandes im Sinne des § 4 zu betrachten. Ein Ausnahmefall, in dem ein von einem bestimmten Arzte ausgestelltes Zeugnis verlangt werden kann, liegt dann vor, wenn z. B. der Arzt, dessen Zeugnis vorgelegt wird, sich als unzuverlässig erwiesen hat oder wenn es sich um eine Person handelt, die gewohnheitsmäßig zum Zwecke des Erwerbs der Unzucht nachgeht. Für Personen der letzteren Art ist eine in regelmäßigen Zwischenräumen sich wiederholende ärztliche Untersuchung notwendig; die Gesundheitsbehörde hat sie hierzu auf Antrag des untersuchenden Arztes anzuhalten. Bei Feststellung einer Geschlechtskrankheit sind solche Personen regelmäßig in ein Krankenhaus zu verbringen. Das gleiche hat zu geschehen bei Obdachlosen und sonstigen Personen, die mit

Rücksicht auf ihren Beruf oder ihre Wohnungsverhältnisse eine besondere Ansteckungsgefahr für ihre Umgebung bilden.

Bei Feststellung einer ansteckenden Geschlechtskrankheit ist nach Möglichkeit die Ansteckungsquelle zu ermitteln. Während der Krankenhausbehandlung soll möglichst auch für erzieherische Einwirkung, insbesondere bei Kindern und Jugendlichen, gesorgt werden. Vor der Entlassung aus dem Krankenhaus sind die Fürsorgestellen zu verständigen, falls fürsorgerische Maßnahmen angezeigt erscheinen.

Gegen die Anordnungen der Gesundheitsbehörde auf Grund des § 4 des Gesetzes ist binnen 14 Tagen nach der Eröffnung Beschwerde an die vorgesetzte Regierung, K. d. J., zulässig, die endgültig entscheidet. Die Beschwerde hat keine aufschiebende Wirkung.

Die Kosten des nach § 4 Abs. I verlangten ärztlichen Zeugnisses oder der angeordneten Untersuchung trägt die Gesundheitsbehörde, außer wenn der Beteiligte auf die Möglichkeit unentgeltlicher Untersuchung und Zeugnisausstellung hingewiesen worden ist und hiervon keinen Gebrauch gemacht hat. Wegen der Aufbringung der Kosten des angeordneten Heilverfahrens wird auf die Ausführungen zu § 2 verwiesen. Soweit hiernach eine Deckung nicht zu erreichen ist, fällt der notwendige Aufwand als Kosten gesundheitspolizeilicher Maßnahmen dem Staate oder der unmittelbaren Stadt nach Art. 95 der Gemeindeordnung zur Last, je nachdem die Anordnung von einem Bezirksamte oder einem Stadtrat als Gesundheitsbehörde erlassen wurde.

Zu den ärztlichen Eingriffen, die nur mit Einwilligung des Kranken vorgenommen werden dürfen, gehören nach der Verordnung des Reichsministers des Innern vom 11. September 1927 (RGBl. I S. 298) insbesondere die Behandlung mit Salvarsan-, Quecksilber- und Wismutpräparaten, die Entnahme der Rückenmarkflüssigkeit, die Cystoskopie, der Ureteren-Katheterismus und die Dehnung der Harnröhre.

Zu § 7.

Die Bezirksärzte haben die Personen, die in ihren Amtsbezirken die Heilkunde ohne staatliche Approbation ausüben, gegen unterschriftlichen Nachweis auf die Bestimmungen das § 7 hinzuweisen. (Vgl. § 72 der MB. über den bezirksärztlichen Dienst vom 23. Januar 1912, MABl. S. 153).

Zu § 8.

Die amtlich genehmigten Merkblätter werden den Ärzten auf Antrag von den Gesundheitsbehörden unentgeltlich zur Verfügung gestellt werden.

Zu § 9.

Für die Anzeige an die Gesundheitsbehörde werden Formblätter herausgegeben und den Ärzten auf Antrag von den Gesundheitsbehörden unentgeltlich zur Verfügung gestellt werden.

In Bezirken, für die gutgeleitete Beratungsstellen bestehen, kann es zweckmäßig sein, daß die ärztlichen Anzeigen nach § 9 unmittelbar an die Beratungsstellen gerichtet werden. Das Staatsministerium des Innern wird für solche Bezirke auf Antrag der Gesundheitsbehörde die erforderliche Anordnung erlassen, wenn eine Gewähr dafür geboten ist, daß die Gesundheitsbehörde und der Amtsarzt von der Beratungsstelle über die Verbreitung der Geschlechtskrankheiten in ihrem Bezirk in entsprechender Weise auf dem Laufenden gehalten werden.

Zu § 10.

Die in § 10 Abs. I festgelegte Verpflichtung zur Verschwiegenheit steht der notwendigen Fühlungnahme der Gesundheitsbehörden und Beratungsstellen mit den Wohlfahrts- und Schulbehörden, Jugendämtern u. dgl. nicht entgegen; denn nach § 10 Abs. III ist eine Mitteilung nicht unbefugt, wenn sie an eine Behörde erfolgt oder an eine Person gemacht wird, die ein berechtigtes gesundheitliches Interesse daran hat, über die Geschlechtskrankheit eines andern unterrichtet zu werden. Ein solches berechtigtes Interesse wird dem Ehegatten des Erkrankten, den Erziehungsberechtigten und Personen, die der Erkrankte infolge seines Berufes oder seiner persönlichen Verhältnisse besonders gefährdet (§ 9 Abs. I), zuzuerkennen sein. Nicht behördliche Fürsorgeorganisationen werden sich eine Mitwirkung durch Benennung geeigneter Persönlichkeiten sichern können, die von den Gesundheitsbehörden oder Beratungsstellen als Hilfskräfte (Angestellte) verpflichtet werden und dann der Schweigepflicht nach § 10 Abs. I unterliegen.

Zu §§ 14, 15.

Die Gesundheitsbehörde hat die in ihrem Bezirk gelegenen Säuglingsheime und Mütterberatungsstellen sowie die Hebammen auf die Bestimmungen der §§ 14 und 15 aufmerksam zu machen. Die Jugendämter haben die Pflegeeltern entsprechend zu belehren.

Zu § 16.

Zu Ziff. I. Es wird darauf aufmerksam gemacht, daß nur das Gewähren von Wohnung, nicht aber das Überlassen eines Raumes zur Ausübung der Unzucht straffrei ist. Die Bordelle wurden in Bayern bereits mit ME. vom 26. Jan. 1923 Nr. 2535 a 2 abgeschafft. Es ist darauf zu achten, daß nicht die nunmehrige Straflosigkeit des Wohnungsvermietens an Personen, die gewohnheitsmäßig zum Zwecke des Erwerbs der Unzucht nachgehen, zur Bildung bordellartiger Betriebe führt.

Zu Ziff. III. Durch die Änderung des § 361 Z. 6 RStGB. ist der bisherigen Reglementierung der Prostitution die gesetzliche Grundlage entzogen. Die etwa noch bestehenden Reglementierungsvorschriften treten mit dem 1. Okt. 1927 außer Kraft. Die bisher unter Sittenkontrolle stehenden Personen sind der zuständigen Gesundheitsbehörde zu melden; diese hat die erforderlichen gesundheitlichen Anordnungen zu treffen und die Fürsorgestellen zwecks Einleitung etwa erforderlicher fürsorgerischer Maßnahmen zu benachrichtigen.

Durch die Aufhebung der sittenpolizeilichen Aufsicht wird selbstverständlich das polizeiliche Vorgehen gegen Personen, die gewohnheitsmäßig zum Zwecke des Erwerbs der Unzucht nachgehen, insoweit nicht berührt, als es aus Gründen der öffentlichen Sicherheit und Ordnung erforderlich ist. Bei diesem Vorgehen sind, soweit möglich, auch die gesundheitlichen und fürsorgerischen Belange zu wahren. Insbesondere sind beanstandete minderjährige Personen den zuständigen Fürsorgestellen und -Organisationen für Minderjährige zuzuführen.

Zu Ziff. IV. Zum Schutze der Jugend und des öffentlichen Anstandes wird verboten, in Gemeinden mit weniger als 15 000 Einwohnern gewohnheitsmäßig zum Zwecke des Erwerbs der Unzucht nachzugehen.

3. Württemberg.

Verordnung des Innenministeriums über die Durchführung des Gesetzes zur Bekämpfung der Geschlechtskrankheiten.

Vom 27. September 1927. (Regierungsblatt für Württemberg. 1927 S. 297.)

Auf Grund des § 18 des Gesetzes zur Bekämpfung der Geschlechtskrankheiten vom 18. Februar 1927 (RGBl. I S. 61) wird zur Durchführung dieses Gesetzes verordnet:

I. Zu § 3 des Gesetzes.

§ 1. Gesundheitsbehörden.

Gesundheitsbehörden im Sinne des Gesetzes sind die Oberamtsärzte, in Stuttgart der Amtsarzt beim Polizeipräsidium.

§ 2. Beratungsstellen.

Beratungsstellen im Sinne des Gesetzes sind die Hauptberatungsstelle für Geschlechtskranke der Landesversicherungsanstalt Württemberg in Stuttgart und die von ihr in Stuttgart und in anderen Städten des Landes aufgestellten Beratungsärzte.

II. Zu § 4 des Gesetzes.

§ 3. Zuständige Gesundheitsbehörde.

Zuständige Gesundheitsbehörde im Sinne des § 4 Abs. 1 des Gesetzes ist der Oberamtsarzt, in dessen Amtsbezirk der Beteiligte wohnt oder seinen gewöhnlichen Aufenthalt hat, oder der von diesem Oberamtsarzt auf Antrag des Beteiligten um Übernahme der Sache ersuchte Oberamtsarzt eines anderen Bezirks.

Sie hat bei der Durchführung des RGBG. die Mitwirkung der Bezirksärzte sicherzustellen.

§ 4. Zuständigkeit zur Anwendung unmittelbaren Zwanges.

Zur Anwendung des unmittelbaren Zwanges im Falle des § 4 Abs. 4 Satz 1 des Gesetzes sind die Ortspolizeibehörden zuständig.

§ 5. Beschwerden.

Beschwerden gegen Anordnungen der Gesundheitsbehörden auf Grund des § 4 des Gesetzes werden vom Innenministerium entschieden. Im übrigen sind Beschwerden nach den allgemeinen Bestimmungen zu behandeln.

III. Zu § 9 Abs. 2 des Gesetzes.

§ 6. Überwachung Geschlechtskranker.

Die nach § 9 Abs. 1 des Gesetzes dem behandelnden Arzt obliegende Anzeige ist der Hauptberatungsstelle für Geschlechtskranke der Landesversicherungsanstalt Württemberg in Stuttgart zu erstatten.

IV. Zu § 16 Nr. IV des Gesetzes.

§ 7. Erweiterung der Strafbestimmungen.

Wer gewohnheitsmäßig zum Zwecke des Erwerbs in einer Gemeinde mit weniger als 15000 Einwohnern der Unzucht nachgeht, wird nach § 361 Nr. 6a des Strafgesetzbuchs bestraft.

V. Schlußbestimmung.

§ 8. Inkrafttreten.

Diese Verordnung tritt am 1. Oktober 1927 in Kraft.

Stuttgart, den 27. September 1927.

Bolz.

4. Sachsen.

Ausführungsverordnung zum Reichsgesetz zur Bekämpfung der Geschlechtskrankheiten. Vom 24. September 1927.

(Sächsisches Gesetzblatt 1927 S. 144.)

Auf Grund des § 18 des Gesetzes zur Bekämpfung der Geschlechtskrankheiten vom 18. Februar 1927 — RGBl. I S. 61 — (RGBG.) wird verordnet:

§ 1.

Oberste Landesbehörde im Sinne des RGBG. (§ 18) sind das Arbeits- und Wohlfahrtsministerium und das Ministerium des Innern.

§ 2.

Gesundheitsbehörde im Sinne des RGBG. (§ 3) ist die für die Bekämpfung der Geschlechtskrankheiten zuständige Behörde des Bezirksfürsorgeverbandes — § 8 Wohlfahrtspflegegesetz (WPflG.) —.

§ 3.

(1) Jeder Bezirksfürsorgeverband hat eine öffentliche, jedermann kostenlos zugängige Beratungsstelle für Geschlechtskranke im Sinne des RGBG. (§ 3) unter ärztlicher Leitung einzurichten und zu unterhalten oder sich einer solchen anzuschließen.

(2) Als Beratungsstellen im Sinne des RGBG. gelten die von der Landesversicherungsanstalt Sachsen eingerichteten Stellen.

(3) Die oberste Landesbehörde kann für die Einrichtung und den Aufbau der Beratungsstellen Richtlinien aufstellen.

§ 4.

Die Polizei hat zur Durchführung der gesundheitlichen und sozialfürsorgerischen Aufgaben des RGBG. mit Zwangsmitteln nur auf Antrag der Gesundheitsbehörde tätig zu werden.

§ 5.

Minderbemittelt im Sinne des § 2 Abs. 2 RGBG. sind außer den Hilfsbedürftigen im Sinne der Reichsverordnung über die Fürsorgepflicht vom 13. Febr. 1924 (RGBl. I S. 100) solche Personen, die auf Grund ihrer wirtschaftlichen Lage ohne Gefährdung ihres sonstigen Lebensbedarfs nicht imstande sind, die Kosten ausreichender ärztlicher Behandlung aus eigenen Mitteln zu bestreiten. § 18 des WPflG. und § 51 der Ausführungsverordnung zum WPflG. finden Anwendung.

§ 6.

Die Gesundheitsbehörde hat für die kostenlose Erlangung der nach §§ 4 und 15 Abs. 1 RGBG. erforderlichen ärztlichen Zeugnisse für Unbemittelte oder Minderbemittelte Sorge zu tragen. Die Gesundheitsbehörde hat eine Liste der in begründeten Ausnahmefällen heranzuziehenden zur Ausstellung befugten Ärzte alljährlich aufzustellen. Unter den benannten Ärzten ist die Auswahl freizulassen.

§ 7.

(1) Bei Durchführung eines Heilverfahrens in einem Krankenhaus nach § 4 Abs. 2 RGBG. muß die Mitwirkung eines Facharztes gesichert sein. Außerdem ist für die fürsorgerische Betreuung Sorge zu tragen.

(2) Die Gesundheitsbehörde soll insoweit Abmachungen mit den in Frage kommenden Krankenhäusern treffen. Die Krankenhausverwaltung ist befugt, bei zwangsweise Untergebrachten die zur Heilung und zum Schutz vor Ansteckung notwendigen Maßnahmen zu treffen.

(3) Ansteckungsfähige Obdachlose sind grundsätzlich der Krankenhausbehandlung zuzuführen.

§ 8.

Anzeigen, die sich auf Herbeiführung von Maßnahmen der in § 4 RGBG. geregelten Art beziehen, sowie ärztliche Meldungen nach § 9 sind an die Gesundheitsbehörde zu richten, die sie unverzüglich der zuständigen Beratungsstelle weitergibt. Werden Anzeigen oder Meldungen anderen Behörden eingereicht, so haben sie diese unverzüglich der Gesundheitsbehörde weiterzugeben. Die Ärzte haben sich der vom Reichsgesundheitsamt herausgegebenen Vordrucke bei der Behandlung von Geschlechtskranken zu bedienen.

§ 9.

Die bei den Gesundheitsbehörden und in den Beratungsstellen angestellten und bei der Durchführung des RGBG. beteiligten Personen sind auf Grund von § 10 RGBG. zur Verschwiegenheit ausdrücklich zu verpflichten. Das Nähere bestimmt die oberste Landesbehörde.

§ 10.

(1) Die Gesundheitsbehörde hat in Verbindung mit den Trägern der sozialen Versicherung, den Schul- und Hochschulbehörden, den Gefangenenanstalten und Gerichtsgefängnissen, den ärztlichen Bezirksvereinen, dem Landesausschuß für hygienische Volksbelehrung, den Verbänden der freien Wohlfahrtspflege, den Volkshochschulen, dem Deutschen Hygiene-Museum, dem Landesverband Sachsen der Deutschen Gesellschaft zur Bekämpfung der Geschlechtskrankheiten für laufende sexualhygienische und sexualpädagogische Unterweisung aller Kreise der Bevölkerung, insbesondere der heranwachsenden Jugend, Sorge zu tragen.

(2) Hebammen, Wochenpflegerinnen, sowie die in den Säuglingsberatungsstellen und der Pflegekinderaufsicht tätigen Personen sind auf die Vorschriften des RGBG. zum Schutze der Stillenden, der Pflegeeltern und Kinder unter Übermittlung eines Merkblattes hinzuweisen. Die Wohlfahrtspflegerinnen, sowie die in der Pflegekinderaufsicht tätigen Personen haben jeden Verdacht einer Geschlechtskrankheit der zuständigen Gesundheitsbehörde zu melden.

§ 11.

Aufgehoben werden die auf die Überwachung der gewerbsmäßigen Unzucht gerichteten Bestimmungen und Anweisungen. § 47 der Ausführungsverordnung zum WPflG. erhält folgende Fassung:

„Bei Geschlechtskranken, insbesondere bei Jugendlichen, haben die Bezirksfürsorgeverbände die erforderlichen pflegerischen und erzieherischen Maßnahmen zu treffen.“

§ 12.

Diese Bestimmungen treten am 1. Oktober 1927 in Kraft.

Dresden, den 24. September 1927.

Arbeits- und Wohlfahrtsministerium.

Für den Minister: Dr. Kittel.

Ministerium des Innern.

Für den Minister: Dr. Schulze.

5. Baden.

a) Verordnung.

(Vom 13. September 1927.)

Vollzug des Reichsgesetzes zur Bekämpfung der Geschlechtskrankheiten (Badisches Gesetz auf Verordnungsblatt S. 173).

Zum Vollzug des Reichsgesetzes zur Bekämpfung der Geschlechtskrankheiten vom 18. Februar 1927 (RGBl. I S. 61) verordnet das Staatsministerium im Namen des badischen Volkes, was folgt:

§ 1.

Oberste Landesbehörde im Sinne des Reichsgesetzes zur Bekämpfung der Geschlechtskrankheiten vom 18. Februar 1927 (RGBl. I S. 61) ist das Ministerium des Innern.

§ 2.

Diese Verordnung tritt mit dem auf ihre Verkündung folgenden Tage in Kraft.

Karlsruhe, den 13. September 1927.

Das Staatsministerium

Trunk.

b) Verordnung.

(Vom 16. September 1927.)

Vollzug des Reichsgesetzes zur Bekämpfung der Geschlechtskrankheiten (Badisches Gesetz- und Verordnungsblatt S. 176).

Auf Grund der Verordnung des Staatsministeriums vom 13. September 1927 und gemäß § 18 des Reichsgesetzes zur Bekämpfung der Geschlechtskrankheiten vom 18. Februar 1927 (RGBl. I S. 61) wird zu dessen Durchführung verordnet, was folgt:

§ 1.

Die durch das Reichsgesetz zur Bekämpfung der Geschlechtskrankheiten den Gesundheitsbehörden erwachsenen Aufgaben werden den Gemeinden als Selbstverwaltungsangelegenheiten übertragen. Die Gemeinden haben zur Durchführung der den Gesundheitsbehörden erwachsenen Aufgaben die Bezirksärzte oder sonstige fachlich vorgebildete Ärzte heranzuziehen.

§ 2.

Beratungsstellen für Geschlechtskranke im Sinne des Reichsgesetzes sind die öffentlichen Beratungsstellen für Geschlechtskranke der Landesversicherungsanstalt Baden. Das Ministerium kann im Benehmen mit dem Vorstand der Landesversicherungsanstalt und der Ärztekammer Richtlinien für die Einrichtung und den Ausbau der Beratungsstellen für Geschlechtskranke aufstellen. Es kann auch andere Einrichtungen als Beratungsstellen für Geschlechtskranke im Sinne des Reichsgesetzes erklären.

Es ist unzulässig, sich unbefugt die Bezeichnung Beratungsstelle für Geschlechtskranke oder eine ähnliche Bezeichnung zuzulegen.

§ 3.

Die Verbände und Einrichtungen der freien Wohlfahrtspflege sind bei der Durchführung des Reichsgesetzes möglichst zu beteiligen. In den Gemeinden mit mehr als 15 000 Einwohnern sind Ausschüsse einzurichten, in denen die Verbände der freien Wohlfahrtspflege und die Ärzteschaft vertreten sind. Die Bezirksärzte sind Mitglieder dieser Ausschüsse.

§ 4.

Eine Beschränkung der freien Arztwahl ist unzulässig. Über die persönlichen Verhältnisse der Geschlechtskranken ist Verschwiegenheit zu wahren.

Hinsichtlich weiblicher Personen sollen sich die Gesundheitsbehörden möglichst weiblicher Ärzte sowie der Wohlfahrtspflegerinnen und der Beamtinnen der Polizeifürsorge bedienen.

Minderjährige sind dem Jugendamt zu überweisen, soweit die Erziehungsberechtigten ihrer Verpflichtung nicht nachkommen.

§ 5.

Als von den Gesundheitsbehörden zu benennende Ärzte im Sinne des § 4 Abs. 1 des Reichsgesetzes kommen in erster Linie Fachärzte für Geschlechtskrankheiten in Frage. Die von den Ärzten einer Beratungsstelle für Geschlechtskranke ausgestellten Zeugnisse gelten ohne weiteres als Zeugnisse im Sinne des § 4 Abs. 1 des Reichsgesetzes.

§ 6.

Die in § 4 des Reichsgesetzes vorgesehenen Maßnahmen trifft die Gesundheitsbehörde. Zum Vollzug ihrer Anordnungen kann sie die Polizeibehörden um Beistand ersuchen.

Die Gesundheitsbehörde ist zuständig zur Behandlung von Anzeigen, in denen eine Person der Geschlechtskrankheit bezichtigt wird. Andere Behörden, bei denen solche Anzeigen einkommen, haben sie der Gesundheitsbehörde abzugeben.

§ 7.

Die in § 9 des Reichsgesetzes vorgeschriebene Anzeige ist an die zuständige Beratungsstelle für Geschlechtskranke zu erstatten.

§ 8.

Die aus der Heilbehandlung geschlechtskranker hilfsbedürftiger Personen entstehenden Kosten sind Kosten der Krankenhilfe im Sinne des § 6 Buchstabe b der Reichsgrundsätze über Voraussetzung,

Art und Maß der öffentlichen Fürsorge vom 6. Dezember 1924 (RGBl. I S. 765).

§ 9.

Die Tätigkeit der Polizei besteht, abgesehen von der Verfolgung strafbarer Handlungen und der Beseitigung rechts- und ordnungswidriger Zustände, im wesentlichen in Feststellungen auf Ersuchen der Gesundheitsbehörden, in Mitwirkung bei der Durchführung des § 4 des Reichsgesetzes, in Mitteilung von Beobachtungen an die Gesundheitsbehörden und in der Mitwirkung der Beamtinnen der Polizeifürsorge hinsichtlich weiblicher Personen.

§ 10.

Die Verwaltungsbehörden des Staats und der Selbstverwaltungskörper haben sich für die Erfüllung der aus dem Reichsgesetz und aus dieser Verordnung erwachsenen Aufgaben Beistand zu leisten.

§ 11.

Bordelle und bordellartige Betriebe sind verboten.

Zum Schutz der Jugend und des öffentlichen Anstandes wird gemäß § 361 Ziff. 6a des Reichsstrafgesetzbuches angeordnet, daß in Gemeinden mit weniger als 15000 Einwohnern niemand gewohnheitsmäßig zum Zwecke des Erwerbes der Unzucht nachgehen darf.

§ 12.

Die Aufsicht über die Durchführung des Reichsgesetzes obliegt dem Ministerium des Innern.

§ 13.

Diese Verordnung tritt am 1. Oktober 1927 in Kraft.

Karlsruhe, den 16. September 1927.

Der Minister des Innern

Remmele.

c) Richtlinien zur Durchführung des Reichsgesetzes zur Bekämpfung der Geschlechtskrankheiten vom 18. Februar 1927 (Reichsgesetzblatt I S. 61) und der hierzu ergangenen Vollzugsverordnung des Ministers des Innern vom 16. September 1927 (Badisches Gesetz- und Verordnungsblatt S. 179).

Vom 30. September 1927 (Badisches Gesetz- und Verordnungsblatt S. 176).

Auf Grund des § 18 des Reichsgesetzes zur Bekämpfung der Geschlechtskrankheiten vom 18. Februar 1927 (RGBl. I S. 61) und des § 12 der Vollzugsverordnung vom 16. September 1927 (G.- u. VBl. S. 176) werden folgende

Richtlinien

zur Durchführung des Reichsgesetzes erlassen:

I. Träger der den Gesundheitsbehörden erwachsenen Aufgaben und ihre Organisation.

1. Die durch das Reichsgesetz zur Bekämpfung der Geschlechtskrankheiten den Gesundheitsbehörden erwachsenden Aufgaben sind den Gemeinden als Selbstverwaltungsangelegenheiten übertragen worden. Gesundheitsbehörden sind demnach die Gemeinderäte (Stadträte). Gemäß § 52 der Gemeindeordnung können die Aufgaben der Gesundheitsbehörde einem beschließenden Ausschuß übertragen werden.

2. Bei jeder Gesundheitsbehörde muß ein Facharzt für Geschlechtskrankheiten oder ein für diese Krankheiten fachlich vorgebildeter Arzt (Ärztin) mitwirken. In den Gemeinden mit unter 15 000 Einwohnern hat, soweit die Gemeinde nicht einen eigenen fachlich vorgebildeten Arzt heranzieht, der Bezirksarzt die Gesundheitsbehörde fachlich zu beraten.

3. Die Gesundheitsbehörde kann die Geschäftsführung auf geeignete gemeindliche Einrichtungen übertragen. Sie müssen die Gewähr dafür bieten, daß einer Weiterverbreitung von Geschlechtskrankheiten rasch und nachdrücklich entgegengetreten werden kann.

4. Für die in § 4 des Reichsgesetzes zur Bekämpfung der Geschlechtskrankheiten angegebenen Maßnahmen ist in erster Linie diejenige Gesundheitsbehörde zuständig, in deren Bezirk der Verdacht der Weiterverbreitung einer Geschlechtskrankheit bei dem Krankheitsverdächtigen oder Kranken hervortritt. Es soll hierdurch die Zuständigkeit an einen einfachen Tatbestand geknüpft und der Gesundheitsbehörde die Möglichkeit gegeben werden, im Einzelfall rasch einzuschreiten.

5. Der Schriftverkehr der Gesundheitsbehörde mit den Geschlechtskranken, den der Geschlechtskrankheit Verdächtigen oder einer anderen Person, die ein berechtigtes Gesundheitsinteresse daran hat, über die Geschlechtskrankheit des anderen unterrichtet zu werden (§ 10 Abs. 3 des Reichsgesetzes), hat nur unter Benützung verschlossener undurchsichtiger Briefumschläge stattzufinden. Die Umschläge dürfen nicht durch einen Aufdruck erkennen lassen, daß es sich um eine Zusendung der „Gesundheitsbehörde“ handelt. Die Gesundheitsbehörde hat stets darauf bedacht zu sein, daß sie ihre Tätigkeit in einer nach außen möglichst unauffälligen Form ausübt, damit Nachteile oder Unannehmlichkeiten für den Geschlechtskranken soweit wie möglich vermieden werden.

II. Minderbemittelte Geschlechtskranke (§ 2 Absatz 2 des Reichsgesetzes).

Über die Durchführung des § 2 Abs. 2 des Reichsgesetzes folgen Bestimmungen nach Klärung der Rechtslage.

III. Die öffentlichen Beratungsstellen für Geschlechtskranke.

1. Öffentliche Beratungsstellen für Geschlechtskranke der Landesversicherungsanstalt Baden bestehen zurzeit in Mannheim, Heidelberg, Karlsruhe, Pforzheim, Freiburg, Villingen und Singen. Um den Geschlechtskranken der Bezirke Tauberbischofsheim und Wertheim Gelegenheit zu geben, ohne großen Zeitverlust und Kosten eine Beratungsstelle aufzusuchen, wurde mit der Landesversicherungsanstalt Unterfranken vereinbart, daß diese Kranken die Beratungsstelle in Würzburg mitbenützen dürfen. Die Errichtung von Beratungsstellen in Offenburg und Lörrach ist von der Landesversicherungsanstalt Baden beabsichtigt. Diese Einrichtungen haben sich bei der Bekämpfung der Geschlechtskrankheiten bewährt und werden künftig den Gesundheitsbehörden bei der Durchführung ihrer Aufgabe wertvolle Unterstützung leisten können. Vor allem werden sie im Interesse der Minderbemittelten notwendig sein.

2. Bevor etwa andere Einrichtungen als Beratungsstellen für Geschlechtskranke im Sinne des Reichsgesetzes erklärt werden sollen (§ 2 Abs. 1 letzter Satz der VollzVO.), sind in allen Fällen zunächst Verhandlungen mit der Landesversicherungsanstalt zu pflegen und erst nach deren ergebnislosem Verlauf ein Antrag an das Ministerium des Innern zu richten.

3. Die Landgemeinden sollen einer Beratungsstelle in der Weise zugeteilt werden, daß jeder Landesteil von der Tätigkeit einer Beratungsstelle erfaßt wird.

4. Die öffentlichen Beratungsstellen sollen im Einzelfalle bemüht sein, nach Feststellung einer Geschlechtskrankheit die Ansteckungsquelle zu erforschen und die Person, von der die Ansteckung ausging, zu einer ärztlichen Behandlung ihrer Krankheit zu veranlassen. Ferner soll sie zu ermitteln suchen, ob der Kranke inzwischen eine andere Person einer Ansteckungsgefahr ausgesetzt hat. In allen Fällen, in denen ein Einschreiten der Gesundheitsbehörde (§ 4 des Reichsgesetzes) erforderlich ist, ist dieser Behörde (dem Bezirksarzt) Anzeige zu erstatten.

5. Zur Beratung der Untersuchung sollen Fachärzte für Geschlechtskrankheiten oder für solche Krankheiten fachlich eingehend vorgebildete Ärzte und für weibliche Personen möglichst Ärztinnen in den öffentlichen Beratungsstellen zur Verfügung stehen. Eine Heilbehandlung Geschlechtskranker soll in ihnen nicht erfolgen. Ob und in welcher Weise sie eine solche Behandlung vermitteln, bleibt örtlicher Regelung vorbehalten, bei der die Ärzte-

kammer oder eine örtliche ärztliche Organisation beteiligt werden sollen.

6. Die öffentlichen Beratungsstellen für Geschlechtskranke müssen auch in der Zeit der Arbeitsruhe aufgesucht werden können. Auf ihr Vorhandensein (Straße und Hausnummer) ist in geeigneter Weise öffentlich aufmerksam zu machen.

7. Die Bestimmungen über den Schriftverkehr der Gesundheitsbehörden (Abschnitt I, Abs. 5) gelten auch für die öffentlichen Beratungsstellen für Geschlechtskranke.

IV. Zusammenwirken der Gesundheitsbehörden mit den Einrichtungen der Wohlfahrtspflege.

1. Zu einer wirksamen Bekämpfung der Geschlechtskrankheiten werden gesundheitliche Maßnahmen nicht ausreichen, vielmehr wird ihre Ergänzung durch sozialfürsorgerische Maßnahmen da notwendig werden, wo neben der körperlichen Erkrankung eine sittliche Gefährdung oder Verwahrlosung besteht oder wo es sich um Hilfsbedürftige handelt. Deshalb fordert das Reichsgesetz in § 3 ein enges Zusammenwirken der Gesundheitsbehörden mit den Einrichtungen der sozialen Fürsorge (Wohlfahrtspflege).

2. Die Gesundheitsbehörde hat dafür zu sorgen, daß die bei ihr bekannt werdenden Geschlechtskranken oder einer Geschlechtskrankheit verdächtigen Personen, die einer besonderen Gefährdetenfürsorge bedürfen, den dafür vorhandenen Einrichtungen und Stellen der Wohlfahrtspflege möglichst frühzeitig gemeldet werden. In erster Linie kommen dabei Kinder, Jugendliche und weibliche Personen in Frage. Die gleiche Meldepflicht liegt den Beratungsstellen für Geschlechtskranke ob, wenn ihnen gemäß § 9 Abs. 2 des Reichsgesetzes und § 7 der Bad. Vollzugsverordnung ärztliche Anzeigen erstattet worden sind.

3. Die Verbindung zwischen der Gesundheitsbehörde, den Beratungsstellen für Geschlechtskranke und den Einrichtungen der Wohlfahrtspflege ist örtlich sicher zu stellen.

4. Um dem Grundsatz, daß eine Person nur von einer Stelle aus betreut werden soll, Rechnung zu tragen, hat die Gesundheitsbehörde auch die gesundheitliche Überwachung geschlechtskranker Personen, bei denen eine längere fürsorgerische Betreuung erforderlich und anhängig ist, dem zuständigen Bezirksfürsorgeverband zu überlassen.

5. Darüber hinaus hat sich die Gesundheitsbehörde zweckmäßig zu weiteren Aufgaben vermittelnder Art, die sich aus § 4 Abs. 1—3 des Reichsgesetzes ergeben, der Hilfe der Fürsorgeorgane (Fürsorgerin) zu bedienen. Die Bezirksfürsorgeverbände haben alle ihnen einer Geschlechtskrankheit oder geschlechtskrank verdächtig bekanntwerdenden Personen der Gesundheitsbehörde (Bezirksarzt) zu melden. Die Fälle, bei denen eine fürsorgerische Betreuung nicht

in Frage kommt, sind stets an die Gesundheitsbehörde (Bezirksarzt) abzugeben.

6. Unter Einrichtungen der Wohlfahrtspflege sind die Bezirksfürsorgeverbände, die besonderen Fürsorgestellen für Gefährdete (Einrichtungen der freien Wohlfahrtspflege, Beamtinnen der Polizeifürsorge) und die Jugendämter zu verstehen.

7. Ob der Träger der Fürsorgestelle für Gefährdete eine öffentliche Körperschaft oder eine solche der freien Wohlfahrtspflege ist, macht für ihre Zusammenarbeit mit der Gesundheitsbehörde, dem Bezirksarzt und der Beratungsstelle für Geschlechtskranke grundsätzlich keinen Unterschied. Der Meldung und Weitergabe der Fälle durch die Gesundheitsbehörde, den Bezirkstag oder die Beratungsstelle an die Fürsorgestelle steht der § 10 des Reichsgesetzes nicht im Wege. Die Fürsorgestellen, deren Träger öffentlich-rechtliche Körperschaften sind, sind als Behörden im Sinne dieser Gesetzesvorschrift anzusehen. Die privaten Fürsorgestellen (Fürsorgestellen der freien Wohlfahrtspflege) können einzelne vertrauenswürdige und sachverständige Personen namhaft machen, die zu Hilfsorganen (Angestellten) der Gesundheitsbehörde oder der Beratungsstelle bestellt werden können, so daß auch auf sie der § 10 Abs. 1 des Reichsgesetzes Anwendung findet.

V. Durchführung der in § 4 des Reichsgesetzes bezeichneten Aufgaben.

a) Allgemeines.

1. Nach § 4 des Reichsgesetzes ist es Aufgabe der Gesundheitsbehörde, zum Schutze der Allgemeinheit die Weiterverbreitung von Geschlechtskrankheiten zu verhüten.

2. Ob jemand dringend verdächtig ist, geschlechtskrank zu sein und die Geschlechtskrankheit weiter zu verbreiten, oder ob ein Geschlechtskranker verdächtig ist, seine Krankheit auf andere zu übertragen, ist nach Lage des Einzelfalles unter sorgfältiger Berücksichtigung aller der Gesundheitsbehörde bekanntgewordener Tatsachen zu beurteilen. Bei Personen, die gegen den § 5 oder § 6 oder § 14 Nr. 1 oder § 16 III oder IV des Reichsgesetzes verstoßen haben oder die auf Grund des § 9 des Reichsgesetzes angezeigt worden sind, sowie bei Personen, die sich einem häufig wechselnden Geschlechtsverkehr hingeben, kann in der Regel der dringende Verdacht einer Geschlechtskrankheit und ihrer Weiterverbreitung angenommen werden. Für die Beurteilung, ob ein Geschlechtskranker der Übertragung seiner Krankheit verdächtig ist, wird es u. a. von Bedeutung sein, ob der Kranke oder die Erziehungsberechtigten die erforderliche Einsicht in die Ansteckungsgefahr besitzen, ferner ob die ganze Lebensführung des Kranken, insbesondere das Verhalten während der Krankheit oder seine be-

rufliche Tätigkeit die Annahme rechtfertigen, daß er andere durch sein Leiden gefährdet.

3. In solchen Fällen sind zunächst durch geeignete Personen, etwa durch Fürsorger oder Fürsorgerinnen, Ermittlungen darüber anzustellen, ob fürsorgerische Maßnahmen ausreichen oder ob solche neben einem Vorgehen der Gesundheitsbehörde erforderlich sind. In dieser Hinsicht wird auf den Abschnitt IV verwiesen.

4. Vor Anordnungen, die eine Gesundheitsbehörde in den in § 4 Abs. 1 Satz 1 des Reichsgesetzes erwähnten Ausnahmefällen oder gemäß § 4 Abs. 2 des Reichsgesetzes erläßt, ist der Arzt der Gesundheitsbehörde (Bezirksarzt) gutachtlich zu hören. Das gleiche gilt für Anordnungen einer Gesundheitsbehörde, die auf Grund einer Anzeige ergehen (§ 4 Abs. 3 des Reichsgesetzes).

5. Im Einzelfall hat die Gesundheitsbehörde vor dem Erlaß einer Anordnung auf den Verdächtigen dahin einzuwirken, daß er freiwillig ein ärztliches Zeugnis vorlegt oder, wenn er geschlechtskrank ist, freiwillig nachweist, daß er in ärztlicher Behandlung steht. Als Zwangsmittel kommt nur der in § 4 des Reichsgesetzes erwähnte unmittelbare Zwang in Betracht. Er ist nur anzuwenden, wenn andere Mittel zur Durchführung der in § 4 Abs. 1 und 2 des Reichsgesetzes angegebenen Maßnahmen nicht ausreichen (§ 4 Abs. 4 des Reichsgesetzes).

b) Vorgehen gegen einen Krankheitsverdächtigen.

1. Die Vernehmung der Personen, die mit Namensnennung andere der Erkrankung an einem Geschlechtsleiden bezichtigt haben (§ 4 Abs. 3 des Reichsgesetzes) hat in der Regel durch den bei der Gesundheitsbehörde tätigen Arzt (Ärztin), den Bezirksarzt oder, sofern dies nicht möglich ist, durch eine fürsorgerisch geschulte Kraft zu erfolgen. Keiner Vernehmung bedarf es, wenn ein Arzt auf Grund des § 9 Abs. 1 des Reichsgesetzes und § 7 der Bad. Vollzugsverordnung eine Anzeige erstattet hat. Bei Anzeigen von Seiten der Beratungsstelle für Geschlechtskranke oder von Seiten einer Behörde (z. B. Polizeibehörde, Fürsorgeamt, Jugendamt) oder von Seiten einer Einrichtung der freien Wohlfahrtspflege, mit der die Gesundheitsbehörde ständig zusammenarbeitet, sind nur die gegebenenfalls benannten Gewährspersonen zu vernehmen.

2. Der Name des Anzeigenden ist geheim zu halten.

3. Dem Krankheitsverdächtigen ist grundsätzlich die Wahl des Arztes zu überlassen, von dem er sich ein ärztliches Zeugnis über seinen Gesundheitszustand ausstellen läßt (§ 4 Abs. 1 Vollzugsverordnung). Er ist aber auf öffentliche Einrichtungen (Beratungsstellen für Geschlechtskranke) hinzuweisen, in denen er sich unentgeltlich untersuchen und ein ärztliches Zeugnis ausstellen lassen kann. Ein Ausnahmefall, in dem die Gesundheitsbehörde fordern kann, daß ihr das Zeugnis eines von ihr benannten Arztes eingereicht wird oder daß der Verdächtige sich der Unter-

suchung durch einen solchen Arzt unterzieht, wird u. a. dann vorliegen, wenn nach der Ansicht des bei der Gesundheitsbehörde tätigen Arztes das eingereichte Zeugnis nicht genügt. Auch für derartige Fälle, in denen der Verdächtige nicht einen selbstgewählten Arzt in Anspruch nehmen darf, wird ihm die Möglichkeit zu geben sein, unter mehreren Ärzten zu wählen. Frauen ist in solchen Fällen tunlichst auch das Aufsuchen von Ärztinnen zu ermöglichen. Von Personen, von denen bekannt ist, daß sie häufig wechselnden Geschlechtsverkehr ausüben und bei denen damit gerechnet werden kann, daß sie durch Täuschungsmittel ein etwaiges Geschlechtsleiden zu verbergen suchen, kann gefordert werden, daß sie das Zeugnis eines von der Gesundheitsbehörde benannten Arztes oder das Zeugnis einer öffentlichen Beratungsstelle für Geschlechtskranke beibringen. Die Auswahl der zu benennenden Ärzte und Ärztinnen, die tunlichst Fachärzte für Geschlechtskrankheiten oder für diese Krankheiten fachlich vorgebildet sein sollen, soll im Einvernehmen mit der Ärztekammer oder einer örtlichen Ärzteorganisation stattfinden. Die Notwendigkeit der wiederholten Beibringung von Gesundheitszeugnissen (§ 4 Abs. 1 des Reichsgesetzes) liegt u. a. dann vor, wenn die erste Untersuchung noch zu keinem abschließenden Ergebnis geführt hat oder wenn es sich um eine Person handelt, die häufig wechselnden Geschlechtsverkehr ausübt.

4. In allen Fällen, in denen eine Geschlechtskrankheit festgestellt wird, ist nach der Ansteckungsquelle zu forschen. Gleichzeitig sind Ermittlungen anzustellen, ob der Kranke inzwischen andere Personen, insbesondere Angehörige, einer Ansteckungsgefahr ausgesetzt hat. Gegen eine Person, von der die Ansteckung ausgegangen war oder die der Kranke inzwischen durch das Geschlechtsleiden gefährdet hat, ist das weitere auf Grund des § 4 des Reichsgesetzes und dieser Richtlinien zu veranlassen.

c) Vorgehen gegen Geschlechtskranke.

1. Geschlechtskranken, die verdächtig sind, ihre Krankheit weiter zu verbreiten, hat die Gesundheitsbehörde zunächst nur aufzugeben, daß sie sich in ärztliche Behandlung begeben und binnen einer bestimmten Frist nachweisen, daß sie dieser Aufforderung entsprochen haben. Leisten sie der Aufforderung keine Folge oder entziehen sie sich nachträglich einer Heilbehandlung, so kann die Gesundheitsbehörde von ihnen verlangen, daß sie sich in einem von ihr bestimmten Krankenhause behandeln lassen. Sie kann die Befolgung ihrer Anordnung nötigenfalls durch Anwendung unmittelbaren Zwanges durchsetzen. Bei Personen, die eine Familie ernähren, ist sorgsam zu prüfen, ob der Ansteckungsgefahr nur durch eine Krankenhausbehandlung begegnet werden kann. Wenn der in das Krankenhaus Verbrachte innerhalb seiner Familie lebte, so ist stets dem zuständigen Bezirksfürsorgeverband Mitteilung zu

machen zwecks Prüfung, ob fürsorgerische Maßnahmen für die Familie erforderlich sind.

Über die Art und Dauer der Heilbehandlung und über das Fortbestehen einer Ansteckungsgefahr entscheidet der behandelnde Arzt.

2. Wenn ein Kranker aus dem Krankenhaus entlassen werden soll, für den gegebenenfalls nachher fürsorgerische Maßnahmen in Frage kommen, so ist stets dem Bezirksfürsorgeverband (Jugendamt) sowie einer etwa mit dem Fall befaßten Einrichtung der freien Wohlfahrtspflege rechtzeitig von der bevorstehenden Entlassung Kenntnis zu geben.

3. Zu den ärztlichen Eingriffen, die nur mit Einwilligung des Kranken vorgenommen werden dürfen, gehören gemäß Verordnung des Reichsministers des Innern vom 11. September 1927 (RGBl. I S. 298) insbesondere die Behandlung mit Salvarsan-, Quecksilber- und Wismutpräparaten, die Entnahme der Rückenmarksflüssigkeit, die Cystoskopie, der Ureteren-Katheterismus und die Dehnung der Harnröhre.

d) Wechsel des Aufenthaltsorts eines Krankheitsverdächtigen oder Kranken.

Erfährt die Gesundheitsbehörde, daß eine Person, gegen die Anordnungen auf Grund des Reichsgesetzes erforderlich waren, nicht nur vorübergehend ihren Aufenthaltsort gewechselt hat, so hat sie der Gesundheitsbehörde des neuen Aufenthaltsorts Mitteilung zu machen, wenn die betreffende Person im Zeitpunkt des Aufenthaltswechsels noch verdächtig war, eine Geschlechtskrankheit weiter zu verbreiten, und wenn vermutet werden kann, daß sie sich auch an ihrem neuen Aufenthaltsorte der Weiterverbreitung verdächtig machen wird.

VI. Mitwirkung der Ärzteschaft.

1. Der Erfolg, den das Reichsgesetz im Kampfe gegen die Geschlechtskrankheiten anstrebt, wird wesentlich davon abhängen, daß die Ärzteschaft in Erkenntnis der wichtigen Aufgabe und der hohen Verantwortung, die ihr die neuen Vorschriften auferlegen, tatkräftig bei der Bekämpfung der Geschlechtskrankheiten mitwirkt.

2. Ein Gesundheitszeugnis, dessen Beibringung gemäß § 4 des Reichsgesetzes von der Gesundheitsbehörde gefordert worden ist, soll unter Verwendung des auszugebenden Vordrucks ausgestellt werden. Ein Antrag auf wiederholte Beibringung ärztlicher Zeugnisse (§ 4 Abs. 1 des Reichsgesetzes) bedarf einer in das Gesundheitszeugnis aufzunehmenden Begründung.

3. Als Merkblatt (§ 8 Abs. 1 des Reichsgesetzes) ist das auszugebende Belehrungsmerkblatt auszuhändigen. Die Aushändigung dieses Blattes, das den Ärzten kostenlos zur Verfügung gestellt wird, hat an den Kranken zu erfolgen, der den Empfang des

Merkblattes unterschriftlich zu bescheinigen hat. Bei der mündlichen Belehrung ist der Kranke noch besonders auf die gesetzliche Pflicht des Arztes hinzuweisen, der Beratungsstelle für Geschlechtskranke Anzeige zu erstatten, wenn sich der Kranke vorzeitig der ärztlichen Behandlung oder Beobachtung entzieht. Ist ein Kind geschlechtskrank, so sollen die Erziehungsberechtigten das Merkblatt erhalten. Von einer Belehrung und von der Aushändigung des Blattes kann nur abgesehen werden, wenn ernste ärztliche Bedenken gegen die Mitteilung des Befundes an den Kranken bestehen.

4. Ist nach dem Befunde die frische Erkrankung an einer Geschlechtskrankheit zu vermuten, so soll der Arzt zu ermitteln suchen, wer den Kranken angesteckt hat, ob diese Person ärztlich behandelt wird und ob der von ihr angesteckte Kranke inzwischen eine andere Person einer Ansteckungsgefahr ausgesetzt hat. Erforderlichenfalls soll vom Arzte der Beratungsstelle oder der Gesundheitsbehörde (Bezirksarzt) eine entsprechende Anzeige erstattet werden. Das gleiche gilt, wenn zu besorgen ist, daß sich eine Geschlechtskrankheit, z. B. infolge Zusammenwohnens oder Zusammenarbeitens, innerhalb eines bestimmten Personenkreises weiterverbreitet hat, und der Versuch, daß sich alle diesem Kreise angehörenden krankheits- und ansteckungsverdächtigen Personen freiwillig einer ärztlichen Untersuchung unterziehen, erfolglos bleibt. Die Anzeige ist an die Beratungsstelle oder Gesundheitsbehörde (Bezirksarzt) zu richten. Bei der Anzeige ist der Gebrauch einer offenen Karte zu vermeiden.

5. Lassen der Beruf oder die persönlichen Verhältnisse des Kranken nach der Ansicht des Arztes eine Ansteckungsgefahr besonders nahe erscheinen, so muß in jedem Fall sofort an die Gesundheitsbehörde (Bezirksarzt) eine Anzeige ergehen.

6. Entzieht sich ein Kranker vorzeitig der ärztlichen Behandlung oder unterbricht er eine solche Behandlung seiner Krankheit, während er noch ansteckungsfähig ist, so wird der Arzt den Kranken zunächst zur Wiederaufnahme der Beobachtung oder Behandlung ermahnen und hierbei einen für die Mahnung amtlich ausgegebenen Vordruck benutzen. Folgt der Kranke der Mahnung nicht und macht er auch nicht durch Beibringung der Bescheinigung eines anderen Arztes oder sonst glaubhaft, daß er sich anderweitig in ärztliche Beobachtung oder Behandlung begeben hat, so ist vom Arzt alsbald Anzeige gemäß § 9 des Reichsgesetzes und § 7 VollVO. zu erstatten. Von einer vorherigen Mahnung des Kranken ist abzusehen und der Gesundheitsbehörde sogleich eine Anzeige zu senden, wenn eine Heilbehandlung vorzeitig unterbrochen wird, die auf Anordnung der Gesundheitsbehörde in einem von ihr bestimmten Krankenhause stattfand.

7. Die in den beiden letzten Absätzen erwähnten Anzeigen sind derjenigen Beratungsstelle bezw. Gesundheitsbehörde (Bezirksarzt) zu erstatten, in deren Bezirk der Kranke nach seiner Angabe

den Wohnsitz oder gewöhnlichen Aufenthalt hat, andernfalls in deren Bezirk der Arzt den Kranken behandelt hat. Ist dem Arzte bekannt, daß die Heilbehandlung von einer bestimmten Beratungsstelle bezw. Gesundheitsbehörde (Bezirksarzt) angeordnet war, so hat die Anzeige an diese zu ergehen.

8. Nach Beseitigung der Ansteckungsgefahr kann der Arzt dem Kranken auf dessen Verlangen eine Bescheinigung darüber aushändigen, daß der Kranke nicht mehr ansteckungsgefährlich ist. Bei Personen, die häufig wechselnden Geschlechtsverkehr ausüben und bei denen daher zu befürchten ist, daß sie sich immer wieder einer Ansteckungsgefahr aussetzen, soll die Aushändigung einer solchen Bescheinigung vermieden werden.

9. Bei der Ausstellung ärztlicher Zeugnisse über den Gesundheitszustand einer Amme oder eines Säuglings (§ 15 Nr. 1 und 3 des Reichsgesetzes) sollen etwa amtlich auszugebende Vordrucke benutzt werden.

10. Wenn dem Bezirksarzt Mängel der zur Bekämpfung der Geschlechtskrankheiten dienenden öffentlichen Einrichtungen bekannt werden, so hat er sich wegen Abstellung der Mängel mit dem Leiter der Einrichtung in Verbindung zu setzen. Ein selbständiges Anordnungsrecht steht dem Bezirksarzt nicht zu. Führen seine Verhandlungen mit dem Leiter zu keinem Ergebnis und hält er die Beseitigung der Mängel nach wie vor im gesundheitlichen Interesse für geboten, so hat er dem Ministerium des Innern Bericht zu erstatten.

VII. Mitwirkung der Polizei bei der Durchführung des Reichsgesetzes.

1. Die sittenpolizeiliche Aufsicht über Personen, die gewerbsmäßig der Unzucht nachgehen (Reglementierung), ist durch das Reichsgesetz aufgehoben. Es dürfen also diesen Personen gegenüber keinerlei allgemeinen polizeilichen Auflagen gemacht oder polizeiliche Verbote erlassen werden. Entgegenstehende Bestimmungen sind aufzuheben.

2. Die Polizei hat künftig alle ihr bekanntwerdenden Personen, die dringend verdächtig sind, geschlechtskrank zu sein und die Geschlechtskrankheit weiter zu verbreiten, unverzüglich der Gesundheitsbehörde (Bezirksarzt) anzuzeigen. Dieser Verdacht kann in der Regel als bestehend bei Personen angenommen werden, die auf Grund des § 16 III oder IV des Reichsgesetzes festgestellt oder aufgegriffen worden sind, sowie bei Personen, gegen die ein Ermittlungsverfahren aus § 5 oder § 6 oder § 14 Nr. 1 des Reichsgesetzes schwebt.

3. Die Polizei hat nach § 163 der Strafprozeßordnung die Verpflichtung, den öffentlichen Verkehr daraufhin zu beobachten, daß keine Verstöße gegen § 16 III oder IV des Reichsgesetzes begangen werden. Ersuchen der Gesundheitsbehörde, Straßen,

Plätze, Vergnügungsstätten, Gastwirtschaften und dergl. zwecks Feststellung von Personen zu überwachen, die dringend verdächtig sind, geschlechtskrank zu sein und die Geschlechtskrankheit weiter zu verbreiten, ist stattzugeben. Zur Beobachtung und Feststellung weiblicher Personen sollen dabei auch Beamtinnen der Polizeifürsorge herangezogen werden, soweit solche zur Verfügung stehen und ihre Heranziehung unter Berücksichtigung der Eigenart der weiblichen Polizei möglich und zweckmäßig ist.

4. Weibliche Personen, die auf Grund des § 16 III oder IV des Reichsgesetzes festgestellt oder aufgegriffen worden sind oder gegen die aus § 5 des Reichsgesetzes eine Anzeige erstattet ist, können im Einverständnis mit der Gesundheitsbehörde statt dieser einer Fürsorgestelle für Gefährdete angezeigt werden.

5. Soweit die auf Grund des § 16 III oder IV des Reichsgesetzes festgestellten Personen jugendlich sind oder erstmalig von der Polizei aufgegriffen werden, sollen sie, möglichst unter Vermeidung einer polizeilichen Festnahme, dem Jugendamt zugeführt werden, wenn die Erziehungsberechtigten ihrer Verpflichtung nicht nachkommen. Gegebenenfalls ist nach Maßgabe des § 153 der Strafprozeßordnung von einer Strafanzeige abzusehen.

VIII. Schlußbemerkung.

Soweit in diesen Richtlinien nach dem Worte „Gesundheitsbehörde" das Wort „Bezirksarzt" in einer Klammer beigefügt ist, ist in den Gemeinden mit unter 15 000 Einwohnern stets der Bezirksarzt gemeint, wenn die Gemeinde nicht einen eigenen fachlich vorgebildeten Arzt als Berater der Gesundheitsbehörde angestellt hat (vgl. Abschn. I Abs. 2).

Karlsruhe, den 30. September 1927.

Der Minister des Innern

Remmele.

6. Thüringen.

Verordnung zur Ausführung des Reichsgesetzes zur Bekämpfung der Geschlechtskrankheiten.

Vom 19. September 1927. (Gesetzsammlung für Thüringen S. 183.)

Zur Ausführung des Reichsgesetzes zur Bekämpfung der Geschlechtskrankheiten vom 18. Februar 1927 (RGBl. I S. 61) wird hiermit folgendes verordnet:

§ 1.

Oberste Landesbehörde im Sinne des Reichsgesetzes ist das Ministerium für Inneres und Wirtschaft, Abteilung Inneres.

§ 2.

Die durch das Reichsgesetz den Gesundheitsbehörden erwachsenden Aufgaben werden in den Landkreisen den Gesundheitsämtern, in den Stadtkreisen den Stadtvorständen unter Mitwirkung des Kreisarztes als fachlichen Berater übertragen.

§ 3.

I. Beratungsstellen für Geschlechtskranke im Sinne des Reichsgesetzes sind die bei der Thüringischen Landesversicherungsanstalt bestehende Gemeinschaft zur Bekämpfung der Geschlechtskrankheiten als Beratungszentrale und die von den Kreisen oder der Thüring. Landesversicherungsanstalt eingerichteten Kreisgemeinschaften zur Bekämpfung der Geschlechtskrankheiten.

II. Das Ministerium für Inneres und Wirtschaft, Abteilung Inneres, kann weitere Einrichtungen als Beratungsstellen für Geschlechtskranke im Sinne des Reichsgesetzes erklären.

§ 4.

Die Gesundheitsbehörden haben die Wohlfahrts- und Jugendämter, die Beratungsstellen für Geschlechtskranke und sonstige öffentliche und private Einrichtungen, die sich mit Geschlechtskranken- und Gefährdetenfürsorge befassen, zur Mitarbeit heranzuziehen und zu unterstützen. Insbesondere haben die Gesundheitsbehörden und Beratungsstellen Personen, die einer besonderen Gefährdetenfürsorge bedürfen, den Wohlfahrtsämtern oder bei jugendlichen Personen den Jugendämtern möglichst frühzeitig zwecks Betreuung zu melden.

§ 5.

Als minderbemittelt im Sinne des § 2 Abs. 2 des Reichsgesetzes gelten Personen, die nach ihren wirtschaftlichen Verhältnissen nicht in der Lage sind, die Kosten ausreichender ärztlicher Behandlung aus eigenen Mitteln zu bestreiten. Bei Prüfung der wirtschaftlichen Verhältnisse darf nicht engherzig verfahren werden.

§ 6.

Für die Durchführung der in § 4 des Reichsgesetzes angegebenen Maßnahmen ist die Gesundheitsbehörde zuständig, in deren Bezirk sich der Geschlechtskranke oder Krankheitsverdächtige befindet. Hat der Kranke oder Verdächtige den gewöhnlichen Aufenthalt im Bezirke einer anderen Gesundheitsbehörde, so kann dieser die Durchführung durch eine schriftliche Mitteilung überlassen werden.

§ 7.

I. Für die Gesundheitszeugnisse nach § 4 Abs. 1 des Reichsgesetzes haben die Ärzte Vordrucke zu benutzen, die ihnen von der Gesundheitsbehörde geliefert werden.

II. Als von der Gesundheitsbehörde zu benennende Ärzte im Sinne des § 4 Abs. 1 des Reichsgesetzes kommen in erster Linie

Fachärzte für Geschlechtskrankheiten in Frage. Die von den Ärzten einer Beratungsstelle für Geschlechtskrankheiten ausgestellten Zeugnisse gelten ohne weiteres als Zeugnisse im Sinne des § 4 Abs. 1 des Reichsgesetzes.

III. Die in § 4 Abs. 3 des Reichsgesetzes vorgesehenen mündlichen Vernehmungen erfolgen durch den Kreisarzt.

§ 8.

I. Die approbierten Ärzte haben über die in ihrer Behandlung befindlichen Geschlechtskranken Buch zu führen und die Behandlung durch einen Terminkalender zu kontrollieren.

II. Die nach § 8 des Reichsgesetzes geschlechtskranken Personen auszuhändigenden Merkblätter haben die Gesundheitsbehörden den Ärzten in genügender Zahl zur Verfügung zu stellen.

§ 9.

Die Anzeigen nach § 9 Abs. 1 des Reichsgesetzes sind an die Thür. Landesversicherungsanstalt in Weimar als Geschäftsstelle der Gemeinschaft zur Bekämpfung der Geschlechtskrankheiten zu richten. Formulare für die Anzeigen werden den Ärzten von den Gesundheitsbehörden geliefert.

§ 10.

Bei der Durchführung des Reichsgesetzes hinsichtlich weiblicher Personen sollen die Gesundheitsbehörden möglichst weitgehend die Kreis- und Gemeindefürsorgerinnen zur Mitarbeit heranziehen. Soweit möglich sind weibliche Kranke durch weibliche Ärzte zu behandeln.

§ 11.

Die in der Geschlechtskrankenfürsorge tätigen Personen und Stellen haben dafür zu sorgen, daß die Namen der ihrer Fürsorge anvertrauten Geschlechtskranken geheim gehalten werden. Beamte und Angestellte sind zur Geheimhaltung des Namens und der Umstände des Geschlechtskranken zu verpflichten.

§ 12.

Die Gesundheitsbehörden können zur Vollstreckung ihrer Anordnungen die Polizeiorgane in Anspruch nehmen.

§ 13.

Die aus der Durchführung der §§ 2 Abs. 2 und 4 des Reichsgesetzes entstehenden Kosten werden, soweit sie nicht vom Kranken selbst gezahlt werden können, von den Gemeinschaften zur Bekämpfung der Geschlechtskrankheiten nach den darüber unter den Beteiligten getroffenen Vereinbarungen übernommen. Die Aufbringung etwaiger ungedeckter Kosten regelt sich nach den Ausführungsbestimmungen zur Reichsverordnung über die Fürsorgepflicht.

§ 14.

Die Bordelle und bordellartigen Betriebe sind zu schließen. Alle Vorschriften, die sich auf die Überwachung und Reglementierung der Prostitution beziehen, sind aufgehoben.

§ 15.

I. Diese Verordnung tritt am 1. Oktober 1927 in Kraft.

II. Die erforderlichen Ausführungsbestimmungen erläßt das Ministerium für Inneres und Wirtschaft, Abteilung Inneres.

Weimar, den September 1927.

Thüringisches Staatsministerium.

7. Hessen.

Erste Verordnung zur Ausführung des Reichsgesetzes zur Bekämpfung der Geschlechtskrankheiten vom 18. Februar 1927 (RGBl. Nr. 9, S. 61) vom 29. September 1927.

(Hessisches Regierungsblatt S. 178.)

§ 1.

Gesundheitsbehörden sind die Bezirksfürsorgestellen. Ärztliche Berater der Gesundheitsbehörden sind die Kreisärzte. Sie sind verpflichtet, bei der Durchführung der gesundheitlichen Aufgaben des Reichsgesetzes mitzuwirken.

Auf Antrag der Bezirksfürsorgestelle kann der Minister des Innern den Kreisarzt von der Mitwirkung bei der Durchführung befreien, soweit die gesundheitsfürsorgerischen Aufgaben des Bezirksfürsorgeverbandes einem in seinen Diensten stehenden anderen Arzt (Stadtarzt, Kreiskommunalarzt) übertragen sind.

Dem Kreisarzt ist im Falle des Abs. 2 über den Stand der Geschlechtskrankheiten Auskunft zu geben. Er ist jederzeit berechtigt, zu seiner persönlichen Unterrichtung Einsicht in den Betrieb der Gesundheitsbehörde und der Beratungsstellen (§ 2) zu nehmen.

§ 2.

Beratungsstellen für Geschlechtskranke sind die von der Landesversicherungsanstalt Hessen als Beratungszentrale im Benehmen mit den Bezirksfürsorgestellen eingerichteten und unterhaltenen Beratungsstellen für Geschlechtskranke. Der Minister des Innern kann weitere Einrichtungen als Beratungsstellen für Geschlechtskranke erklären.

Die Bezeichnung „Beratungsstelle für Geschlechtskranke" oder eine dem Sinne nach ähnliche Bezeichnung darf nur von solchen Stellen geführt werden, die durch diese Verordnung oder durch den Minister des Innern ausdrücklich hierzu erklärt sind.

§ 3.

Könnte die Behandlung auf Grund einer Versicherung einem minderbemittelten Geschlechtskranken wirtschaftliche Nachteile bringen oder wäre bei Inanspruchnahme der öffentlichen Fürsorge oder von unterhaltspflichtigen Angehörigen durch einen minderbemittelten Geschlechtskranken die aus beruflichen oder familiären Gründen gebotene Geheimhaltung gefährdet, so können die Kosten ausreichender Behandlung auch dann auf öffentliche Mittel übernommen werden. wenn eine Kostenpflicht nach Maßgabe der Fürsorgepflichtverordnung nicht begründet wäre. Die Notwendigkeit vertraulicher Behandlung ist durch die Beratungsstelle zu bescheinigen.

Die Prüfung der wirtschaftlichen Verhältnisse und der in Absatz 1 angeführten Voraussetzungen soll ohne jede Engherzigkeit erfolgen.

§ 4.

Zuständig für die Durchführung der in § 4 des Reichsgesetzes angegebenen Maßnahmen ist die Gesundheitsbehörde, in deren Bezirk sich der Geschlechtskranke oder Krankheitsverdächtige befindet. Hat der Kranke oder Verdächtige den gewöhnlichen Aufenthalt im Bezirk einer anderen Gesundheitsbehörde, so kann die Durchführung an diese abgegeben werden.

§ 5.

Die Zuständigkeitsbestimmungen der §§ 7 ff. der Reichsverordnung über die Fürsorgepflicht sind auf die im § 3 dieser Verordnung genannten Minderbemittelten entsprechend anzuwenden.

§ 6.

Die Kosten eines ärztlichen Zeugnisses fallen ebenso wie die einer ärztlichen Untersuchung demjenigen Bezirksfürsorgeverband zur Last, dessen Gesundheitsbehörde die Beibringung des Zeugnisses oder die Untersuchung angeordnet hat.

Jedoch können ihm gegenüber Gebühren für die ärztliche Tätigkeit nur im Rahmen der amtlichen Gebührenordnung in Ansatz gebracht werden.

Steht jedoch zur unentgeltlichen Untersuchung und Ausstellung des Zeugnisses eine öffentliche Einrichtung zur Verfügung und macht der Verdächtige von ihr keinen Gebrauch, obgleich er auf ihr Vorhandensein hingewiesen worden war, so hat der Bezirksfürsorgeverband die Kosten nur zu tragen, wenn sich der Krankheitsverdacht nicht bestätigt.

§ 7.

Für das nach § 4 des Reichsgesetzes vorgesehene ärztliche Zeugnis sind Vordrucke zu benutzen, die von der Gesundheitsbehörde geliefert werden.

Die Vornahme der in § 4 Absatz 3 vorgesehnen mündlichen Vernehmungen soll tunlichst der Beratungsstelle übertragen werden. Erfolgt eine Vernehmung bei der Gesundheitsbehörde, so ist sie durch ihren ärztlichen Berater vorzunehmen. Soweit es sich um weibliche Personen und Kinder handelt, kann die Vernehmung im Einvernehmen mit dem ärztlichen Berater einer geeigneten Sozialbeamtin (Kreisfürsorgerin, Wohlfahrtspflegerin) übertragen werden.

§ 8.

In den in § 4 des Reichsgesetzes erwähnten begründeten Ausnahmefällen ist dem Krankheitsverdächtigen die Wahl zwischen mehreren von der Gesundheitsbehörde benannten Ärzten zu überlassen. Die von den Ärzten einer Beratungsstelle für Geschlechtskranke ausgestellten Zeugnisse genügen in jedem Falle den Anforderungen des § 4 Absatz 1.

§ 9.

Die in § 8 des Reichsgesetzes vorgesehenen Merkblätter haben die Gesundheitsbehörden den Ärzten in genügender Zahl zur Verfügung zu stellen.

§ 10.

Die in § 9 des Reichsgesetzes vorgesehene ärztliche Anzeige ist der für den gewöhnlichen Aufenthalt und der für den Ort der Berufstätigkeit des Geschlechtskranken zuständigen Beratungsstelle zu übermitteln. Formulare für die Anzeigen sind den Ärzten durch die Gesundheitsbehörden zu liefern.

§ 11.

In den nach § 2 dieser Verordnung eingerichteten Beratungsstellen soll den Fürsorgebedürftigen der Rat sozial erfahrener Personen aus dem Kreise der freien Wohlfahrtspflege nach Möglichkeit zugänglich gemacht werden. Insbesondere sollen die Beratungsstellen bemüht bleiben, gefährdeten Geschlechtskranken die fürsorgerische und seelische Betreuung durch die auf diesem Gebiete tätigen Organisationen der freien Liebestätigkeit zu vermitteln.

§ 12.

Die Beratungsstellen sollen fürsorgerische Maßnahmen für Jugendliche nur im engsten Einvernehmen mit dem Jugendamt, im übrigen mit der Bezirksfürsorgestelle als allgemeine Wohlfahrtsbehörde treffen. Soweit in den Städten besondere Stellen oder Einrichtungen für sittlich gefährdete weibliche oder jugendliche Personen bestehen, sollen die Beratungsstellen auch mit ihnen in engster Fühlung zusammenarbeiten.

§ 13.

Die Tätigkeit der Polizei bei der Durchführung des Reichsgesetzes umfaßt:

1. Die Verfolgung strafbarer Handlungen,
2. die Vornahme von Feststellungen auf Ersuchen der Gesundheitsbehörden,
3. die Durchführung von Zwangsmaßnahmen nach Maßgabe des § 4 Absatz 4 des Reichsgesetzes auf Anordnung der Gesundheitsbehörde,
4. die Mitteilung aller Beobachtungen, die zur Feststellung ansteckungsgefährlicher Geschlechtskranker dienlich sind, an die Gesundheitsbehörden.

Insbesondere sind die Polizeibehörden verpflichtet, der Gesundheitsbehörde diejenigen Personen namhaft zu machen, von denen bekannt oder den Umständen nach anzunehmen ist, daß sie der Gewerbsunzucht nachgehen oder ihr Vorschub leisten. Hierauf bezügliche Anzeigen der Polizeibehörden sind der Beratungsstelle alsbald ohne vorherige Einvernahme des die Anzeige erstattenden Polizeibeamten zuzuleiten.

§ 14.

Beamte oder Angestellte einer Gesundheitsbehörde oder einer Beratungsstelle sind auf die ihnen nach § 10 des Reichsgesetzes obliegende Geheimhaltungspflicht durch den Leiter der Gesundheitsbehörde oder der Beratungsstelle jährlich mehrmals unter Hinweis auf die strafrechtlichen Folgen hinzuweisen. Als Angestellte einer Gesundheitsbehörde oder Beratungsstelle im Sinne des § 10 des Reichsgesetzes sind auch solche Personen anzusehen, die mit oder ohne Vergütung als Vertreter von Einrichtungen, Vereinen oder Vereinigungen der freien Liebestätigkeit in den Aufgabenkreis der Gesundheitsbehörde oder der Beratungsstelle tätig werden.

§ 15.

Bordelle oder bordellartige Betriebe sind zu schließen. Alle Vorschriften, die sich auf die Überwachung und die Reglementierung der Prostitution beziehen, sind aufgehoben.

§ 16.

Diese Verordnung tritt am 1. Oktober 1927 in Kraft.

Darmstadt, den 29. September 1927.

Der Minister des Innern.

J. V. Spamer.

8. Hamburg.

Verordnung zur Ausführung des Gesetzes zur Bekämpfung der Geschlechtskrankheiten. Vom 7. September 1927.

(Hamburgisches Gesetz- und Verordnungsblatt S. 415.)

Auf Grund § 18 des Gesetzes zur Bekämpfung der Geschlechtskrankheiten vom 18. Februar 1927 (Reichsgesetzblatt I, Seite 61) verordnet der Senat folgendes:

Artikel 1 (zu § 2).

Für minderbemittelte geschlechtskranke Personen, die keinen anderen Anspruch auf anderweitige ärztliche Behandlung haben oder denen die Behandlung auf Grund einer Versicherung wirtschaftliche Nachteile bringen könnte, wird die Behandlung auf öffentliche Kosten sichergestellt.

Für die Behandlung Minderbemittelter sind die Bezirksfürsorgeverbände, im Stadtgebiet Hamburg das Wohlfahrtsamt zuständig.

Als minderbemittelt gelten die Personen, die nach den Richtsätzen des Bezirksfürsorgeverbandes für die Gewährung von Sachleistungen, insbesondere von ärztlicher Behandlung und Wochenfürsorge, in Betracht kommen.

Die Aufbringung und Wiedereinziehung der Kosten für Zwangsbehandlung wird dem Landesfürsorgeamt, vertreten durch das Wohlfahrtsamt, übertragen.

Artikel 2 (zu § 3).

Die Durchführung der aus dem Gesetze erwachsenden gesundheitlichen Aufgaben wird für das ganze hamburgische Staatsgebiet der Gesundheitsbehörde übertragen. Diese hat sich mit dem Pflegeamte, dem Landesjugendamte und den Fürsorgeverbänden möglichst im Einvernehmen zu halten. Über die Beteiligung dieser Stellen an der Durchführung des Gesetzes sind Richtlinien aufzustellen. Bei Meinungsverschiedenheiten entscheidet der Senat.

Die Einbeziehung der Versicherungsträger und der freien Fürsorgeorganisationen in die Arbeit der Ämter wird der Arbeitsgemeinschaft für gesundheitliche Fürsorge überlassen.

Artikel 3 (zu § 4).

1. Dringend verdächtig geschlechtskrank zu sein und die Geschlechtskrankheit weiterzuverbreiten sind insbesondere

a) alle auf Grund des § 16 III und IV (§ 361 Ziffer 6 und Ziffer 6a des Strafgesetzbuchs) aufgegriffenen Personen,

b) alle nach § 9 von Ärzten angezeigten Personen,

c) alle sonst gemäß § 4 Abs. 3 der Gesundheitsbehörde bekannt werdenden Personen.

2. Begründete Ausnahmefälle im Sinne des § 4 Abs. 1 liegen insbesondere dann vor, wenn die krankheitsverdächtige und ansteckungsgefährliche Person wegen Verdachts einer strafbaren Handlung festgenommen ist oder wenn sie obdachlos ist oder wenn sie sich über ihre Person nicht oder nicht genügend ausweisen kann.

3. Die für Ausnahmefälle im Sinne des § 4 Abs. 1 zu benennenden Ärzte sollen besondere Kenntnisse und Erfahrungen auf dem Gebiete der Geschlechtskrankheiten besitzen. Frauen ist nach Möglichkeit Gelegenheit zu geben, sich von weiblichen Ärzten untersuchen und behandeln zu lassen.

4. In jedem Falle festgestellter Geschlechtskrankheiten sollen von dem untersuchenden Arzte oder dem Pflegeamt (Jugendamt) Erhebungen nach der Ansteckungsquelle angestellt werden. Die Ansteckungsquelle ist der Gesundheitsbehörde mitzuteilen, die gemäß § 4 zu verfahren hat

5. Anzeigen unbekannten Ursprungs sind, sofern sie eine Strafverfolgung bezwecken, an die zuständige Polizeibehörde abzugeben.

Namentliche Anzeigen, in denen Personen lediglich einer Geschlechtskrankheit bezichtigt werden, sind an die Gesundheitsbehörde zu leiten. Die Gesundheitsbehörde soll das Pflegeamt (Jugendamt) um Nachprüfung der Anzeigen ersuchen.

6. Soweit die Gesundheitsbehörde die Anwendung unmittelbaren Zwanges für erforderlich hält, hat sie die zuständige Polizeibehörde um seine Durchführung zu ersuchen. Die Aufgabe der Polizei beschränkt sich

dabei auf die Vor- oder Zuführung des Kranken und auf seine Sicherstellung in der Krankenanstalt.

Artikel 4 (zu §§ 14 und 15).

Jedes Pflegekind im Sinne des § 19 des Reichsgesetzes für Jugendwohlfahrt (Reichsgesetzblatt 1922 I Seite 633) muß vor der Übergabe in Pflege auf alle Zeichen der Syphilis und auf Tripper untersucht werden. Das soll möglichst auch bei allen sonstigen in Pflege zu gebenden Kindern geschehen.

Da syphilitische Erscheinungen sich häufig erst einige Monate nach der Geburt entwickeln, so soll in geeigneten Fällen zur Feststellung, ob ein Säugling syphilitisch oder syphilisfrei ist, nach Möglichkeit auch die Mutter untersucht werden.

Gegeben in der Versammlung des Senats, Hamburg, den 7. September 1927.

III. Auszug aus den reichsrechtlichen Bestimmungen über die Fürsorgepflicht.

1. Verordnung über die Fürsorgepflicht vom 13. Februar 1924. (RGBl. I S. 100.)

§ 6.

Voraussetzung, Art und Maß der zu gewährenden Fürsorge bestimmt im Rahmen der reichsrechtlichen Vorschriften das Land.

Mit Zustimmung des Reichsrats kann die Reichsregierung Grundsätze hierüber aufstellen.

2. Reichsgrundsätze über Voraussetzung, Art und Maß der öffentlichen Fürsorge. Vom 4. Dezember 1924. (RGBl. I S. 765.)

§ 1.

Die Fürsorge hat die Aufgabe, dem Hilfsbedürftigen den notwendigen Lebensbedarf zu gewähren. Sie muß dabei die Eigenart der Notlage berücksichtigen.

Sie soll den Hilfsbedürftigen tunlichst in den Stand setzen, sich und seinen unterhaltsberechtigten Angehörigen den Lebensbedarf selbst zu beschaffen.

§ 5.

Hilfsbedürftig ist, wer den notwendigen Lebensbedarf für sich und seine unterhaltsberechtigten Angehörigen nicht oder nicht ausreichend aus eigenen Kräften und Mitteln beschaffen kann und ihn auch nicht von anderer Seite, insbesondere von Angehörigen erhält.

§ 6.

Zum notwendigen Lebensbedarfe gehören

. . . . . .

b) Krankenhilfe sowie Hilfe zur Wiederherstellung der Arbeitsfähigkeit,

. . . .

§ 9.

Muß die Fürsorge eintreten, weil das Vermögen oder Einkommen des Hilfesuchenden vorerst nicht verwertet werden kann oder soll, so kann sie ihre Hilfe ausdrücklich von der Verpflichtung abhängig machen, die aufgewendeten Kosten zurückzuzahlen. Dasselbe gilt, wenn der Hilfsbedürftige später Vermögen oder hinreichendes Einkommen zu erwarten hat. Sie kann zugleich verlangen, daß die Zurückzahlung sicher gestellt wird, besonders durch Abschluß von Rentenverträgen, Bestellung von Hypotheken und Verpfändung von Vermögenswerten.

Die Zurückzahlung soll in der Regel nur ausbedungen werden, wenn sie voraussichtlich ohne besondere Härte möglich ist.

Wird Zurückzahlung aus dem Nachlaß ausbedungen, so ist auf unterhaltsberechtigte Angehörige Rücksicht zu nehmen, die beim Tode des Hilfsbedürftigen selbst der öffentlichen Fürsorge anheimfallen würden. Dasselbe gilt gegenüber Geschwistern oder anderen Personen, mit denen der Hilfsbedürftige in häuslicher Gemeinschaft gelebt hat oder die ihn ohne rechtliche Verpflichtung und ohne entsprechende Gegenleistung, wenn auch in der Erwartung einer Zuwendung von Todes wegen, unterstützt oder gepflegt haben.

IV. Amtliche Vordrucke.

1. Einheitsformblatt für Zeugnisse über den Gesundheitszustand

(gemäß § 4 Abs. 1 des Gesetzes zur Bekämpfung der Geschlechtskrankheiten vom 18. Februar 1927).

Für männliche Personen.

Bescheinigung.

Name, Vorname, Beruf, Wohnung: ....

....

geboren am ...., ist von mir am .... untersucht worden. Der Untersuchte hat sich ausgewiesen durch ....

Die Untersuchung hat ergeben[1]):

a) Syphilis.

Klinischer Befund: ....

Haut: ....

Schleimhaut: ....

Drüsen: ....

Mikroskopischer Spirochätenbefund: ....

Wa.R. und andere serodiagnostische Syphilisreaktionen: ....

b) Gonorrhöe.

Klinischer Befund: ....

Mikroskopische Untersuchung.

Ausfluß: ....

Fäden: ....

Prostatasekret: ....

c) Ulcus molle: ....

Liegen hiernach Anzeichen für das Vorhandensein einer mit Ansteckungsgefahr verbundenen Geschlechtskrankheit vor (ja — nein)? ....

.............................., den .... 19......

Stempel.

.............................., Arzt.

Adresse: ....

---

1) Ein positiver Befund ist mit +, ein negativer mit **0** zu bezeichnen. Das Zeichen — bedeutet, daß die betreffende Untersuchung nicht stattgefunden hat.

2. Einheitsformblatt für Zeugnisse über den Gesundheitszustand

(gemäß § 4 Abs. 1 des Gesetzes zur Bekämpfung der Geschlechtskrankheiten vom 18. Februar 1927).

Für weibliche Personen.

Bescheinigung.

Name, Vorname, Beruf, Wohnung: ……………………………………

……………………………………

geboren am ……………………, ist von mir am …………………… untersucht worden. Die Untersuchte hat sich ausgewiesen durch ……………………………………

Die Untersuchung hat ergeben[1]):

a) Syphilis.

Klinischer Befund: ……………………

Haut: ……………………

Schleimhaut: ……………………

Drüsen: ……………………

Mikroskopischer Spirochätenbefund: ……………………

Wa.R. und andere serodiagnostische Syphilisreaktionen: ……………………

b) Gonorrhöe.

Klinischer Befund: ……………………

Mikroskopische Untersuchung.

Harnröhre: ……………………

Bartholinische Drüsen: ……………………

Cervix: ……………………

Rektum: ……………………

c) Ulcus molle: ……………………

Liegen hiernach Anzeichen für das Vorhandensein einer mit Ansteckungsgefahr verbundenen Geschlechtskrankheit vor (ja — nein)? ……………

……………………, den …………………… 19……

Stempel. ……………………, Arzt.

Adresse: ……………………………………

---

[1]) Ein positiver Befund ist mit +, ein negativer mit 0 zu bezeichnen. Das Zeichen — bedeutet, daß die betreffende Untersuchung nicht stattgefunden hat.

Amtliches Belehrungsmerkblatt für Geschlechtskranke und Entlassungsmerkblatt.

Dieser Abschnitt bleibt in der Hand des Arztes!

A. Merkblatt erhalten: ....
(Unterschrift des Kranken)

Buch-Nr. ....

Name: .... Vorname: ....

Der Untersuchte hat sich durch ....

.... ausgewiesen

Geschlecht: männl./weibl. Geburtsjahr u. -tag: ....

ledig, verheiratet, verwitwet, getrennt, geschieden?
(Nichtzutreffendes ist durchzustreichen)

Beruf: .... Kreis: ....

Bez.-Amt: .... Wohnort: ....

Wohnung: ....Str. — Platz..............................
(Gegebenenfalls gewünschte Anschrift)

Trat in Behandlung am ....19.........

Diagnose: ....

Spirochätenbefund: ....

Gonokokkenbefund: ....

Wassermannsche Reaktion usw.: ....

Vorläufig entlassen am ....19........ bis ....19........

Zur Nachuntersuchung bestellt: Anmerkung
(z. B. Diagnose, Spirochätenbefund, Gonokokkenbefund, Wa.R., Kur)

am ....19........

am ....19........

am ....19........

am ....19........

am ....19........

am ....19........

am ....19........

Wurde endgültig entlassen am ....19........

Schlußdiagnose: ....
(Wenn sie von Aufnahmediagnose abweicht)

....
(Unterschrift des Arztes)

B. Amtliches Entlassungs-Merkblatt.

Ihre Krankheit bedarf der Beobachtung auf Ansteckungsgefahr zur Zeit[1]) nicht mehr. Sie müssen sich aber nach .... Monaten wieder zur Untersuchung und nötigenfalls zur Behandlung vorstellen[1]).

Sollten Sie wieder krankhafte oder auch nur verdächtige Erscheinungen an sich bemerken, so müssen Sie sofort einen Arzt aufsuchen.

Bei jeder späteren Erkrankung, gleichviel welcher Art, müssen Sie dem Arzt ungefragt mitteilen, daß Sie an einer Geschlechtskrankheit gelitten haben

Bevor Sie eine Ehe eingehen, müssen Sie sich wenigstens noch einmal genau durch einen Arzt untersuchen lassen (mikroskopisch, Blutprobe usw.).

Die Krankheit, die Sie gehabt haben, schützt Sie nicht vor weiteren Ansteckungen.

....
(Ort und Datum)

(Stempel)

....
(Unterschrift des Arztes).

[1]) Die Worte „zur Zeit" und der nachfolgende Satz, beginnend mit „Sie müssen sich aber" sind vom Arzt bei endgültiger Entlassung zu streichen; in diesem Falle hat er nachstehend die Streichung durch nochmalige Unterschrift zu bestätigen.

....
(Ort und Datum

(Stempel)

....
(Unterschrift des Arztes)

Auch Rückseite beachten!

C. Amtliches Belehrungs-Merkblatt für Geschlechtskranke.

(Gemäß § 8 des Gesetzes zur Bekämpfung der Geschlechtskrankheiten vom 18. Februar 1927.)

Sie leiden an einer mit Ansteckungsgefahr verbundenen Geschlechtskrankheit (Syphilis, Tripper, weichem Schanker).[1])

Sie selbst können nicht erkennen, wann Ihre Krankheit nicht mehr ansteckungsgefährlich ist. Das kann nur ein Arzt. Bei Tripper ist hierzu eine wiederholte mikroskopische Untersuchung nach Aussetzen der Behandlung, bei Syphilis eine Jahre hindurch wiederholte Untersuchung Ihres Körpers und Ihres Blutes erforderlich.

Nach dem Gesetz sind Sie verpflichtet, sich von einem Arzt behandeln zu lassen[2]). Wenn Sie sich sofort und gründlich behandeln lassen, können Sie völlig geheilt werden. Falls Sie die Anordnungen des Arztes aber nicht beachten, kann das die schwersten Folgen für Sie haben. Wenn Sie die Behandlung der Krankheit vorzeitig abbrechen, bin ich gesetzlich verpflichtet, Sie der Gesundheitsbehörde zu melden. Sie müssen mich daher sogleich benachrichtigen, wenn Sie aus einem zwingenden Grunde (z. B. anderweitige Erkrankung) die Behandlung unterbrechen müssen oder wenn Sie einen anderen Arzt in Anspruch nehmen wollen. In letzterem Falle müssen Sie mir auch dessen Namen und Wohnung angeben.

Sie dürfen aus der Beobachtung erst wegbleiben, wenn Sie der Arzt für nicht mehr ansteckungsgefährlich erklärt hat. Fangen Sie früher wieder an, geschlechtlich zu verkehren, bevor Sie von mir oder einem anderen Arzt ausdrücklich als nicht mehr ansteckungsgefährlich erklärt worden sind, so bringen Sie Ihre Mitmenschen in Gefahr. Sie setzen sich dadurch nach den hierfür eigens erlassenen gesetzlichen Bestimmungen der Gefahr einer schweren Gefängnisstrafe aus, auch wenn eine Ansteckung durch Sie nicht eintritt[3]).

Außerdem können Sie, falls Sie die Krankheit auf eine andere Person übertragen, nach § 823 des Bürgerlichen Gesetzbuchs für den entstandenen Schaden haftbar gemacht werden.

Ich bin gesetzlich verpflichtet, Sie hierüber zu belehren und Ihnen dieses amtlich genehmigte Merkblatt auszuhändigen.

....
(Ort und Datum)

(Stempel)

....
(Unterschrift des Arztes)

[1]) Das Nichtzutreffende ist zu streichen.

[2]) § 2 Abs. 1 des Gesetzes lautet: „Wer an einer mit Ansteckungsgefahr verbundenen Geschlechtskrankheit leidet und dies weiß oder den Umständen nach annehmen muß, hat die Pflicht, sich von einem für das Deutsche Reich approbierten Arzte behandeln zu lassen. Eltern, Vormünder und sonstige Erziehungsberechtigte sind verpflichtet, für die ärztliche Behandlung ihrer geschlechtskranken Pflegebefohlenen zu sorgen."

[3]) § 5 Abs. 1 des Gesetzes lautet: „Wer den Beischlaf ausübt, obwohl er an einer mit Ansteckungsgefahr verbundenen Geschlechtskrankheit leidet und dies weiß oder den Umständen nach annehmen muß, wird mit Gefängnis bis zu drei Jahren bestraft, sofern nicht nach den Vorschriften des Strafgesetzbuchs eine härtere Strafe verwirkt ist."

Rückseite des Abschnittes C.

Allgemeine Aufklärung über Geschlechtskrankheiten.

1. Bei jedem außerehelichen Geschlechtsverkehr besteht die Gefahr der Ansteckung mit Geschlechtskrankheiten. Weibliche Personen, die zu Erwerbszwecken Geschlechtsverkehr treiben, sind fast ausnahmslos, Männer und Frauen, die ein lockeres Geschlechtsleben führen, sehr häufig krank.
   Syphilis kann auch durch Küsse, von Kranken benutzte Eß- und Trinkgeschirre, Rauchgeräte (z. B. Tabakpfeifen), Rasiermesser, Rasierpinsel, Lötrohre, Blasinstrumente, Glasbläserpfeifen usw. übertragen werden. Die Ansteckung mit Tripper kann — namentlich bei kleinen Mädchen — auch durch verunreinigte Bettlaken, Handtücher, Badeschwämme usw. vermittelt werden. Die eitrige Augenentzündung der Neugeborenen, die durch eine Ansteckung mit Tripper hervorgerufen wird, bedarf wegen der Gefahr der Erblindung unverzüglich der ärztlichen Behandlung.
2. Geschlechtliche Enthaltsamkeit ist nicht gesundheitsschädlich.
3. Alkoholmißbrauch führt zu zahlreichen Ansteckungen.
4. Vermindert, aber nicht aufgehoben werden die Gefahren des außerehelichen Verkehrs durch Schutzmaßnahmen, über welche die Ärzte und Beratungsstellen sachgemäße Auskunft erteilen können.
5. Tripper und weicher Schanker treten meist sehr bald, Syphilis durchschnittlich 3 Wochen (10 bis 40 Tage) nach der Ansteckung auf.
6. Wer auch nur die geringste Veränderung an seinen Geschlechtsteilen (Ausfluß, Brennen, Abschürfungen, Geschwüre, Risse, Knötchen usw.) bemerkt, soll sofort einen approbierten Arzt aufsuchen. Dieser stellt durch mikroskopische Untersuchung fest, ob eine Ansteckung vorliegt. Frühzeitig und sachgemäß behandelte Geschlechtskrankheiten sind fast immer gut heilbar. Durch sofortige Feststellung und Behandlung der ersten Krankheitserscheinungen wird schweren Leiden vorgebeugt. Um des dauernden Erfolges sicher zu sein, müssen die Kranken oft lange behandelt oder wenigstens immer wieder untersucht werden (bei Syphilis besonders auch ihr Blut, bei Tripper mikroskopische Untersuchung). Dies gilt auch dann, wenn sie sich schon ganz gesund fühlen und äußere Krankheitserscheinungen nicht mehr vorhanden sind. Wer das nicht beachtet, hat es sich selbst zuzuschreiben, wenn er schwer krank wird oder sich wegen Gefährdung seiner Mitmenschen strafbar macht[1]).
7. Wer seine Behandlung nicht gründlich durchführen läßt, so daß die Gefahr einer Weiterverbreitung seiner Krankheit entsteht, kann nach den gesetzlichen Vorschriften zwangsweise einem Heilverfahren unterworfen und nötigenfalls in ein Krankenhaus verbracht werden[2]).
8. Wer geschlechtskrank war, muß dies bei jeder späteren Erkrankung, gleichviel welcher Art, dem Arzt auch ungefragt mitteilen.
9. Wer geschlechtskrank war, muß sich vor Wiederaufnahme des Geschlechtsverkehrs und ganz besonders vor seiner Verheiratung wenigstens noch einmal genau durch einen Arzt untersuchen lassen [3]). Ebenso müssen weibliche Personen, die an Syphilis gelitten haben, sich bei Eintritt einer Schwangerschaft noch einmal genau durch einen Arzt untersuchen lassen.
10. Die Krankheit, die Sie gehabt haben, schützt Sie nicht vor weiteren Ansteckungen.

Ausführliche Merkblätter und Schriften über die Geschlechtskrankheiten sind bei der Geschäftsstelle der Deutschen Gesellschaft zur Bekämpfung der Geschlechtskrankheiten, Berlin W 8, Wilhelmstraße 45, ferner bei den Gesundheitsbehörden, Beratungsstellen, Kliniken und Ärzten erhältlich.

---

[1]) § 5 Abs. 1 des Gesetzes zur Bekämpfung der Geschlechtskrankheiten lautet: „Wer den Beischlaf ausübt, obwohl er an einer mit Ansteckungsgefahr verbundenen Geschlechtskrankheit leidet und dies weiß oder den Umständen nach annehmen muß, wird mit Gefängnis bis zu drei Jahren bestraft, sofern nicht nach den Vorschriften des Strafgesetzbuches eine härtere Strafe verwirkt ist."

[2]) § 4 Abs. 2 des Gesetzes zur Bekämpfung der Geschlechtskrankheiten lautet: „Personen, die geschlechtskrank und verdächtig sind, weiterzuverbreiten, können einem Heilverfahren unterworfen, auch in ein Krankenhaus verbracht werden, wenn dies zur Verhütung der Ausbreitung der Krankheit erforderlich erscheint."

[3]) § 6 Abs. 1 des Gesetzes lautet: „Wer weiß oder den Umständen nach annehmen muß, daß er an einer mit Ansteckungsgefahr verbundenen Geschlechtskrankheit leidet und trotzdem eine Ehe eingeht, ohne dem anderen Teile vor Eingehung der Ehe über seine Krankheit Mitteilung gemacht zu haben, wird mit Gefängnis bis zu drei Jahren bestraft."

4. Einheitsformblatt für Ärzte zur Mahnung säumiger Patienten.

Da Sie zur Fortsetzung Ihrer Behandlung (Beobachtung) nicht wieder bei mir erschienen sind, bin ich auf Grund einer gesetzlichen Bestimmung verpflichtet, Sie der Gesundheitsbehörde zu melden[1]). Ehe ich dies tue, fordere ich Sie auf, bis zum .... die Behandlung bei mir wieder aufzunehmen oder mir bezw. der Gesundheitsbehörde mitzuteilen, daß Sie sich von einem anderen Arzt behandeln lassen und von welchem (Angabe des Namens und der Wohnung des Arztes).

Sie können auch, wenn es Ihre Verhältnisse nachweislich erfordern, von der Beratungsstelle ....

....

eine Auskunft über die Möglichkeit erhalten, sich unentgeltlich weiterbehandeln zu lassen.

...., den .... 19.........

Stempel. ...., Arzt.

Adresse: ....

Sprechstunden: ....

1) Siehe Rückseite.

(Auf der Rückseite sind § 9 Abs. 1; § 2 Abs. 1; § 4 Abs. 2 des Gesetzes abgedruckt.)

5. Ärztliche Anzeige*) über einen Fall einer ansteckungsgefährlichen Geschlechtskrankheit

(gemäß § 9 des Gesetzes zur Bekämpfung der Geschlechtskrankheiten vom 18. Februar 1927).

(Nichtzutreffendes ist zu durchstreichen.)

An das

Hauptgesundheitsamt der Stadt Berlin.

Name: ....

Vorname: ....

Geburtsjahr und Geburtstag: ....

Familienstand: ledig — verheiratet — geschieden — getrennt lebend — verwitwet

Beruf: ....

Wohnung: ....

den — die — ich behandelt habe an ....

hat die Behandlung trotz erfolgter schriftlicher Mahnung, sie fortzusetzen, abgebrochen, ohne mich davon in Kenntnis zu setzen, daß er — sie — einen anderen Arzt in Anspruch genommen hat;

hat trotz erfolgter schriftlicher Mahnung, sie fortzusetzen, sich meiner Beobachtung entzogen;

gefährdet andere infolge seines Berufs (die näheren Gründe angeben) ....

....

gefährdet andere infolge seiner besonderen persönlichen Verhältnisse (die näheren Gründe angeben)

....

Bemerkungen (wird evtl. Rücksprache gewünscht?) ....

....

Berlin, ..., den .... 192......

(Stempel) ...., Arzt.

Adresse: ....

Zur Beachtung!

*) Falls der Arzt einen Vordruck nicht zur Hand hat, kann die Mitteilung auch handschriftlich erfolgen. — Dienstmarken verabfolgt das zuständige Polizeirevier. Sofern solche nicht zur Verfügung stehen sollten, kann die Anzeige ausnahmsweise unfrankiert abgesandt werden. Weitere Anzeigen-Formulare halten die Bezirksgesundheitsämter **vorrätig**.

6. Amtliches Muster für ein ärztliches Zeugnis[1]) über den Gesundheitszustand einer Amme

(gemäß § 15 Abs. 1 Nr. 1 des Gesetzes zur Bekämpfung der Geschlechtskrankheiten vom 18. Februar 1927).

Bescheinigung.

Name, Vorname ...., geboren am ....

Familienstand, Wohnung ....

die eine Stellung als Amme antreten will, ist am .... von mir untersucht worden.

Die Untersuchte hat sich ausgewiesen durch ....

Die klinische, mikroskopische und serologische Untersuchung hat ergeben, daß an ihr eine Geschlechtskrankheit nicht nachweisbar ist.

...., den .... 19..........

Stempel. ...., Arzt.

Adresse: ....

[1]) Falls der Arzt einen Vordruck nicht zur Hand hat, kann das Zeugnis auch handschriftlich ausgefertigt werden.

7. Amtliches Muster für ein ärztliches Zeugnis[1]) über den Gesundheitszustand eines Säuglings, der von einer anderen Person als der Mutter gestillt werden soll

(gemäß § 15 Abs. 1 Nr. 3 des Gesetzes zur Bekämpfung der Geschlechtskrankheiten vom 18. Februar 1927).

Bescheinigung.

Das Kind (Name, Vorname) .... geboren am ....

des — der (Name, Vorname, Beruf und Wohnung des Vaters bezw. der Mutter) ....

....

ist am .... von mir untersucht worden. Die Persönlichkeit des Kindes wurde festgestellt

durch ....

Die Untersuchung hat ergeben, daß beim Stillen des Kindes durch eine andere Person als die Mutter eine gesundheitliche Gefahr für die Stillende nicht besteht.

.................................., den ....19..........

Stempel. ...., Arzt.

Adresse: ....

[1]) Falls der Arzt einen Vordruck nicht zur Hand hat, kann das Zeugnis auch handschriftlich ausgefertigt werden.

V. Verordnung zur Bekämpfung der Geschlechtskrankheiten.

Vom 11. Dezember 1918. (Reichsgesetzblatt S. 1431.)

Zur Bekämpfung der Geschlechtskrankheiten wird verordnet, was folgt:

§ 1.

Geschlechtskrankheiten im Sinne dieser Verordnung sind Syphilis, Tripper und Schanker, ohne Rücksicht darauf, an welchen Körperteilen die Krankheitserscheinungen auftreten.

§ 2.

Personen, die geschlechtskrank sind und bei denen die Gefahr besteht, daß sie ihre Krankheit weiter verbreiten, können zwangsweise einem Heilverfahren unterworfen, insbesondere in ein Krankenhaus überführt werden, wenn dies zur wirksamen Verhütung der Ausbreitung der Krankheit erforderlich erscheint. Ärztliche Eingriffe, die mit einer ernsteren Gefahr für Leben oder Gesundheit verbunden sind, dürfen nur mit Einwilligung des Kranken vorgenommen werden.

Die Aufbringung der entstehenden Kosten regelt sich nach Landesrecht.

§ 3.

Wer den Beischlaf ausübt, obwohl er weiß oder den Umständen nach annehmen muß, daß er an einer mit Ansteckungsgefahr verbundenen Geschlechtskrankheit leidet, wird mit Gefängnis bis zu drei Jahren bestraft, sofern nicht nach dem allgemeinen Strafgesetz eine härtere Strafe eintritt.

Die Verfolgung tritt, soweit es sich um Ehegatten und Verlobte handelt, nur auf Antrag ein.

Die Strafverfolgung verjährt in sechs Monaten.

§ 4.

Wer eine Person, die an einer mit Ansteckungsgefahr verbundenen Geschlechtskrankheit leidet, ärztlich untersucht oder behandelt, soll sie über Art und Ansteckungsfähigkeit der Krankheit sowie über die Strafbarkeit der im § 3 bezeichneten Handlung belehren.

Berlin, den 11. Dezember 1918.

Die Reichsregierung

Ebert Haase

Der Staatssekretär des Innern

Dr. Preuß.

VI. Begründung zu dem Entwurf des Gesetzes zur Bekämpfung der Geschlechtskrankheiten vom 6. Juni 1925.

I. Allgemeines.

Die bedrohlich fortschreitende Ausbreitung der Geschlechtskrankheiten hat schon seit Jahrzehnten ernste Besorgnis um die gesundheitliche Entwicklung des deutschen Volkes wachgerufen. Im Verlaufe des Krieges haben die Geschlechtskrankheiten infolge der ständig zunehmenden Lockerung des Familienlebens und der unausbleiblichen Verwilderung der der väterlichen Zucht entbehrenden Jugend nach den übereinstimmenden Angaben vielbeschäftigter Ärzte und den Wahrnehmungen der Beratungsstellen in erschreckender Weise um sich gegriffen. Die Rückkehr der Truppen und die überstürzte Demobilmachung des Heeres, die Besetzung deutscher Landesteile durch den Feind und die vielfach zu beobachtende Machtlosigkeit der Behörden haben die dem deutschen Volke drohende Gefahr der Verseuchung noch erheblich gesteigert. Besonders ernst zu beurteilen ist der Umstand, daß die Geschlechtskrankheiten nicht nur wie früher hauptsächlich in den Großstädten verbreitet sind, sondern sich auch bereits auf dem Lande eingenistet haben und in steigendem Maße auch bei Verheirateten und Jugendlichen auftreten.

Aus der von Reichs wegen im Jahre 1919 über das gesamte Reichsgebiet veranstalteten Zählung derjenigen Kranken, welche in der Zeit vom 15. November bis 14. Dezember 1919 wegen einer Geschlechtskrankheit oder wegen Folgekrankheiten der Syphilis in ärztlicher Behandlung gestanden haben, sei nachstehende Zusammenstellung wiedergegeben:

Lfde. Nr.	Land	Ortsanwesende Bevölkerung (nach der Volkszählung vom 8. Oktober 1919)	Zahl der in der Zeit vom 15. Nov. bis 14. Dez. 1919 ärztlich behandelten und gemeldeten Geschlechtkrankheiten	Darunter Militärpersonen	Verhältnis auf je 1000 ortsanwesende Einwohner	Beteiligung der Ärzte an den Meldungen in Prozenten
1	2	3	4	5	6	7
1	Preußen*)	37 829 291	84 401	6 845	2,2	50,8
2	Bayern	7 140 333	13 030	918	1,8	66,7
3	Sachsen	4 663 298	13 203	823	2,8	60,6
4	Württemberg	2 518 773	3 131	163	1,2	55,9
5	Baden	2 208 503	3 900	233	1,8	59,6
6	Thüringen	1 508 025	2 838	271	1,9	59,8
7	Hessen	1 290 988	1 833	100	1,4	56,9
8	Hamburg	1 050 359	6 996	259	6,7	53,7
9	Mecklenburg-Schwerin	657 330	1 456	258	2,2	61,7
10	Braunschweig	480 599	1 195	—	2,5	67,0
11	Oldenburg	517 765	592	—	1,1	54,4
12	Anhalt	331 258	664	4	2,0	52,9
13	Bremen	311 266	2 125	29	6,8	57,1
14	Lippe	154 318	84	—	0,5	53,5
15	Lübeck	120 568	529	68	4,4	51,7
16	Mecklenburg-Strelitz	106 394	283	—	2,7	68,9
17	Waldeck	66 432	44	—	0,7	71,4
18	Schaumburg-Lippe	46 357	24	—	0,5	78,9
	Deutsches Reich	61 001 857	136 328	9 971	2,2	55,0

Es wurden somit von den Ärzten, den Krankenhäusern und der Heeressanitätsverwaltung 136 328 Personen im ganzen Reiche gemeldet, die wegen geschlechtlicher Erkrankung während der Zeit vom 15. November bis 14. Dezember 1919 in ärztlicher Behandlung waren. Von diesen Personen standen 92 304 schon vor Beginn der Erhebung in ärztlicher Behandlung (Krankenbestand), während 44 024 erst im Laufe des Zählmonats in Behandlung kamen (Krankenzugang). Mit Hilfe der letzten Zahl läßt sich durch Multiplikation mit 12 der mutmaßliche Jahreszuzug der Neuerkrankungen, d. h.

*) Einschließlich des Saargebiets.

die eigentliche Erkrankungshäufigkeit, ermitteln. Danach würde der Jahreszugang, d. h. die Neuerkrankungen, auf 528 288, d. h. rund ½ Million Geschlechtskranker, zu schätzen sein. Letztere Zahl in Beziehung zur Bevölkerungszahl ergibt als Jahreserkrankungsziffer für Geschlechtskrankheiten die Zahl 8,7 auf je 1000 der Gesamtbevölkerung, während die Summe aus dieser und der einmaligen Bestandsziffer, die 1,5 betrug, die Gesamtziffer der behandelten (und gemeldeten) Geschlechtskranken auf je 1000 der Gesamtbevölkerung mit 10,2, d. h. 1 v. H. der Bevölkerung, ergibt.

Führen die Geschlechtskrankheiten auch nur selten alsbald zum Tode, so stellen sie doch ernste Leiden dar, welche die körperliche und geistige Leistungsfähigkeit schwer zu erschüttern und das Leben um eine Reihe von Jahren zu verkürzen vermögen. Beim Tripper, der noch von vielen Männern mit Unrecht als ein harmloses Leiden angesehen wird, sind es vor allem die Mit- und Nachkrankheiten, wie hartnäckige Gelenkentzündungen, Herz- und Nierenleiden, Veränderungen in der Vorsteherdrüse, nervöse Beschwerden, die ein Siechtum herbeiführen können. Die Tripperinfektion der Frau kann Unterleibsleiden erzeugen, welche die Arbeitsfähigkeit und Lebensfreude der Erkrankten dauernd zu beeinträchtigen vermögen. Die Syphilis pflegt eine Reihe von bedenklichen Organerkrankungen hervorzurufen, insbesondere langwierige und schwere Leiden infolge von Entartung der Blutgefäße des Herzens, ferner Erkrankungen im Innern des Auges, die zur Erblindung führen können, sowie Rückenmarkschwindsucht und Gehirnparalyse.

In unmittelbarstem Zusammenhang stehen die Geschlechtskrankheiten mit dem verhängnisvollen Rückgang der Geburten. Geschlechtliche Erkrankungen haben, wie allgemein bekannt, oft die Zeugungsunfähigkeit des Mannes zur Folge. Nicht minder häufig führen sie aber auch zur Unfruchtbarkeit der Frau. Werden die weiblichen Unterleibsorgane mit Tripper infiziert, so wird in vielen Fällen die Empfängnis unmöglich gemacht, oder nach der Geburt eines Kindes bleibt infolge entzündlicher Veränderungen und Verwachsungen an den inneren Organen jede weitere Schwangerschaft aus (Einkindsterilität). Frauen, die mit Syphilis angesteckt sind, bringen entweder überhaupt keine lebenden Kinder zur Welt oder ihre Kinder gehen meist in früher Jugend an der syphilitischen Infektion zugrunde. Die überlebenden aber sind, falls ihnen nicht eine sorgfältige ärztliche Behandlung zuteil wird, in ihrer körperlichen und geistigen Entwicklung auf das schwerste geschädigt. Vererbt sich der Tripper auch nicht auf die Nachkommenschaft, so kann doch die Übertragung des mütterlichen Trippergiftes auf die Bindehaut des Kindes während der Geburt erfolgen. Die daraus entstehende Augenentzündung der Neugeborenen kann, wie öfter beobachtet worden ist, zur Erblindung führen.

Während bei allen anderen übertragbaren Krankheiten jeder verständige Mensch der Gelegenheit zur Ansteckung sorgsam aus dem Wege geht, liegen die Verhältnisse bei den Geschlechtskrankheiten wesentlich anders. Hier ist es der ungehemmte Geschlechtstrieb, der dazu führt, daß zahllose Personen in ständigem Wechsel der geschlechtlichen Beziehungen sich immer wieder neuen Ansteckungsgefahren aussetzen. Die häufige Tatsache, daß innerhalb kurzer Zeit ein Mann mit mehreren Weibern oder ein Weib mit mehreren Männern geschlechtlich verkehrt, ist die Hauptursache für die Verbreitung der Geschlechtskrankheiten.

Besonders erschwert wird der Kampf gegen die Geschlechtskrankheiten dadurch, daß der Geschlechtskranke oft seine Erkrankung heimlich zu halten und sich der ärztlichen Behandlung zu entziehen trachtet. Die unsachgemäße Behandlung durch Laien und die verspätete Inanspruchnahme des Arztes hat in zahllosen Fällen Unheilbarkeit der Erkrankung und Übertragung der Krankheit auf andere zur Folge gehabt.

Von Aufklärung und Warnung allein, so wichtig und notwendig sie sind, ist dem ungehemmt waltenden Geschlechtstrieb gegenüber kein ausreichender Erfolg zu erwarten. Soll der weit vorgeschrittenen Verseuchung des deutschen Volkes Einhalt geboten werden, so wird man sich zu durchgreifenden Maßnahmen entschließen müssen.

Ein Entwurf zu einem Reichsgesetze zur Bekämpfung der Geschlechtskrankheiten wurde in Verbindung mit dem Entwurf eines Gesetzes gegen die Verhinderung von Geburten schon 1917 dem Bundesrate, 1918 dem Reichstag zur Beschlußfassung vorgelegt. Der Reichstagsausschuß für Bevölkerungspolitik hat die Vorlage mit einigen Änderungen angenommen; sie ist aber nicht mehr an das Plenum des Reichstags gelangt. Um wenigstens die schwersten Gefahren abzuwenden, ergingen während der Demobilmachung die Verordnung zur Verhütung von Seuchen vom 20. November 1918 (RGBl. S. 1317), welche die ärztliche Untersuchung der zur Entlassung kommenden Heeresangehörigen und die ärztliche Weiterbehandlung der Erkrankten sicherzustellen sucht, und die Verordnung zur Bekämpfung der Geschlechtskrankheiten vom 11. Dezember 1918 (RGBl. S. 1431), deren Bestimmungen in dem hiermit vorgelegten Gesetzentwurfe wiederkehren. Gleichzeitig wurden den Ländern aus Reichsmitteln Zuschüsse im Gesamtbetrage von 500 000 ℳ für die kostenlose Behandlung von geschlechtskranken Heeresentlassenen und ihren Angehörigen zur Verfügung gestellt unter der Bedingung, daß die Landesregierungen auch aus eigenen Mitteln zum mindesten einen Betrag in Höhe der ihnen bewilligten Reichsbeihilfe für den angegebenen Zweck aufwenden.

Ein weiterer Gesetzentwurf zur Bekämpfung der Geschlechtskrankheiten wurde 1920 dem Reichsrat, 1922 dem Reichstag vorgelegt und von diesem, nach eingehenden Beratungen im 14. Ausschuß, am 18. Juni 1923 in dritter Lesung mit wesentlichen Änderungen angenommen. Gegen die vom Reichstag beschlossene Fassung erhob der Reichsrat Einspruch, worauf das Gesetz zur nochmaligen Beschlußfassung dem Reichstag vorgelegt, von diesem aber nicht mehr erledigt wurde.

Der vorliegende Entwurf deckt sich im wesentlichen mit dem letzten dem Reichstag im Jahre 1922 vorgelegten Gesetzentwurf unter Berücksichtigung der Änderungen, die von dem Reichstagsausschusse für Bevölkerungspolitik bei der Beratung des Gesetzentwurfs in erster und zweiter Lesung angenommen worden sind. Soweit im übrigen noch Änderungen erfolgt sind, ist hierfür die schwierige wirtschaftliche Lage Deutschlands bestimmend gewesen.

II. Zu den Einzelbestimmungen.

Zu § 1. Zu den Geschlechtskrankheiten kann man bei einer ausdehnenden Auslegung dieses Begriffs jede Erkrankung rechnen, die an den Geschlechtsorganen auftritt. Der Gesetzentwurf soll aber nur auf diejenigen Geschlechtskrankheiten Anwendung finden, die nach der Auffassung der ärztlichen Wissenschaft als ansteckende Geschlechtskrankheiten gelten. Das sind Syphilis, Tripper und Schanker. Der Entwurf versteht unter Geschlechtskrankheiten diese drei Krankheiten ohne Rücksicht auf ihre Ansteckungsfähigkeit im Einzelfalle.

Die Syphilis ist eine schleichende Infektionskrankheit, die durch die im Kaiserlichen Gesundheitsamte von dem Mitglied dieser Behörde Fritz Schaudinn im Jahre 1915 entdeckte Spirochaeta pallida verursacht wird[1]. Dieser Krankheitserreger vermag sich in den verschiedensten Organen des Körpers anzusiedeln und zu vermehren und ist imstande, schwere Schädigungen und Zerstörungen der Gewebe hervorzurufen. Die Übertragung der Krankheit erfolgt meist durch den Geschlechtsverkehr, wobei der Krankheitserreger durch geringfügige Verletzungen der Haut oder Schleimhaut seinen Eingang in den Körper findet. Auch durch Küsse und durch das Stillen kann die Krankheit übertragen werden. Endlich sind Ärzte, Hebammen und Pflegepersonen bei der Berührung syphilitischer Kranker einer Berufsinfektion mit Syphilis ausgesetzt. Außer der unmittelbaren Übertragung der Krankheit besteht auch die Möglichkeit einer mittelbaren Infektion durch Gebrauchsgegenstände. So kann die Syphilis übertragen werden durch ärztliche oder zahnärztliche Instrumente, Rasiermesser, Kämme, Schwämme, Gabeln, Löffel, Trinkgefäße, Tabakspfeifen, Blasinstrumente usw. Nach dem Verschwinden der ersten Krankheitserscheinungen verläuft die Syphilis häufig ohne äußere Anzeichen weiter und kann noch nach Jahren schwere Krankheitserscheinungen (z. B. Rückenmarksschwind-

[1]) Arbeiten aus dem Kaiserlichen Gesundheitsamt Bd. 22 S. 527.

sucht und Gehirnerweichung) hervorrufen. Die Krankheit kann sowohl vom Vater als auch von der Mutter auf die Nachkommenschaft vererbt werden.

Die Gonorrhöe (Tripper), deren Erreger im Jahre 1879 von Neißer in Breslau entdeckt worden ist, wird fast ausschließlich durch den Geschlechtsverkehr übertragen und äußert sich beim Manne zunächst durch einen eitrigen Ausfluß aus der Harnröhre. Namentlich bei vernachlässigter Behandlung kommt es im weiteren Verlaufe der Krankheit zu Entzündungen benachbarter Teile, z. B. der Harnblase. Greift die Entzündung auf die Nebenhoden oder bei der Frau auf das Innere der Gebärmutter über, so kann Zeugungsunfähigkeit und Unfruchtbarkeit die Folge sein. Bei Frauen bedarf es unter Umständen schwieriger Operationen, um die Erkrankten vor dauerndem Siechtum zu bewahren.

Der weiche Schanker tritt in Form von Geschwüren an den Geschlechtsteilen auf und führt häufig zur Vereiterung der Leistendrüsen. Die Krankheit wird hervorgerufen durch einen von Ducrey im Jahre 1889 entdeckten kettenförmigen Bazillus. Bei sachgemäßer Behandlung führt sie in wenigen Wochen zur Heilung. Bei Vernachlässigung des Leidens kommt es jedoch zu Störungen, auch zu brandigem Zerfall der Gewebe. Von dem weichen Schanker ist der harte Schanker zu unterscheiden, der die örtliche Erscheinung der beginnenden Syphilis darstellt.

Daß es für die Anwendbarkeit des Gesetzes gleichgültig sein soll, an welchen Körperstellen die Krankheitserscheinungen auftreten, ist schon dadurch begründet, daß auch diejenigen Krankheitsformen, die nicht an den Geschlechtsorganen ihren Sitz haben, zum großen Teil ansteckend sind; es wird aber durch diese Bestimmung namentlich auch bezweckt, im Hinblick auf das Verbot im § 7 den nicht approbierten Heilbehandlern die Ausrede zu nehmen, daß sie sich zur Behandlung für befugt gehalten hätten, weil die Krankheit ihren Sitz außerhalb der Geschlechtsorgane gehabt habe.

Zu § 2. Auf die Verbreitung der Geschlechtskrankheiten hat von jeher in unheilvoller Weise das bei Geschlechtskranken häufig zu beobachtende Bestreben gewirkt, die sachgemäße Behandlung durch den Arzt zu umgehen und sich lieber selbst zu behandeln oder einem beliebigen Heilbehandler anzuvertrauen. Je früher aber der Arzt zugezogen wird, desto eher besteht Aussicht darauf, daß die Krankheit geheilt und die Übertragung auf andere verhindert werden kann. § 2 legt deshalb im Satze 1 dem Geschlechtskranken die Pflicht auf, sich von einem approbierten Arzte behandeln zu lassen. Satz 2 bringt die unentbehrliche Ergänzung für die Behandlung derjenigen Geschlechtskranken, die nicht voll geschäftsfähig sind.

Von der Aufnahme einer Strafbestimmung ist abgesehen worden, weil sie, namentlich bei nicht rechtzeitig erfolgter Inanspruchnahme des Arztes, eine Quelle der häßlichsten Angebereien und Erpressungen werden könnte. Auch würde die Furcht vor gerichtlicher Bestrafung den Kranken vielleicht davon abhalten, nach erfolgloser Selbstbehandlung oder Behandlung durch einen Laien doch noch den Arzt aufzusuchen.

Zu § 3. Der vorliegende Gesetzentwurf versucht, die Geschlechtskrankheiten vorwiegend durch gesundheitliche Maßnahmen einzudämmen. Als Träger dieser Maßnahmen sind Gesundheitsbehörden vorgesehen, deren wichtigste Aufgaben im § 4 näher bezeichnet sind. Es ist jedoch damit nicht etwa beabsichtigt, irgendwelche neuen Behörden einzurichten, was schon aus finanziellen Gründen unbedingt zu vermeiden sein wird. Vielmehr ist es gemäß § 16 dem Landesrecht überlassen, zu bestimmen, welche bereits bestehenden Dienststellen als Gesundheitsbehörden im Sinne dieses Gesetzes zu gelten haben. Wirkliche Erfolge lassen sich von der Tätigkeit der Gesundheitsbehörden aber nur dann erwarten, wenn die verständnisvolle Mitwirkung der bezüglichen Einrichtungen der sozialen Hygiene und der Gefährdetenfürsorge gesichert ist. Als solche kommen besonders in Betracht die vornehmlich von den Landesversicherungsanstalten in großer Anzahl begründeten Beratungsstellen für Geschlechtskranke und die Pflegeämter. Die Mitwirkung der Polizei ist auch bei Durchführung der gesundheitlichen Aufgaben nicht zu entraten, soweit die Anwendung von Zwangsmitteln in Frage kommt, wie sie im § 4 vorgesehen sind.

Zu § 4. Die im § 4 enthaltenen Vorschriften dienen dazu, die Erfüllung der im § 2 auferlegten Pflichten zu sichern.

Abs. 2 ist der Verordnung vom 11. Dezember 1918 entnommen. Eine erfolgreiche Bekämpfung der Geschlechtskrankheiten ist nur dann möglich, wenn wenigstens die gemeingefährlichen Kranken zwangsweise in ärztliche Behandlung gebracht werden können. Die der Gesundheitsbehörde zugewiesenen Befugnisse sind nicht etwa nur gegen die Prostituierten anwendbar, sondern unterschiedslos gegen beide Geschlechter. Geht auch die Ansteckung außerordentlich häufig von den der gewerbsmäßigen Unzucht ergebenen Personen weiblichen Geschlechts aus, so sollen doch in gleicher Weise vor allem auch diejenigen kaum minder gefährlichen Männer getroffen werden, die unbekümmert um die gesundheitlichen Folgen in ständigem Wechsel ihrer geschlechtlichen Beziehungen sich der schrankenlosen Befriedigung ihrer Triebe hingeben. Der Verdacht der Weiterverbreitung erscheint dann begründet, wenn sich die Krankheit in ansteckungsfähigem Stadium befindet und der Lebenswandel des Kranken die Übertragung auf andere ernstlich besorgen läßt.

Wollte man mit behördlichen Zwangsmaßnahmen unter allen Umständen warten, bis die Erkrankung offenkundig geworden ist, so würde man damit häufig die für die Eindämmung der Krankheit wertvollste Zeit ungenutzt verstreichen lassen. Um die rechtzeitige Einleitung der etwa nötigen Zwangsbehandlung zu ermöglichen, muß der Gesundheitsbehörde die Befugnis zustehen, auch solche Personen, die in dringendem Verdachte stehen, geschlechtskrank zu sein und die Geschlechtskrankheit weiter zu verbreiten, dem Arzte zuzuführen. Die Untersuchung des Krankheitsverdächtigen erfordert nicht nur Fachkenntnisse auf einem nicht jedem Arzte geläufigen Gebiete, sondern, da sie die Grundlage für einschneidende Maßnahmen bilden soll, auch besonderes Verantwortungsgefühl. Es erscheint deshalb geboten, die Befugnis zur Ausstellung der Gesundheitszeugnisse nicht jedem Arzte zu übertragen. Wiederholte Untersuchungen werden sich oft als unumgänglich erweisen. Um jedoch jede Willkür auszuschließen, soll sie die Gesundheitsbehörde nur auf Antrag des untersuchenden Arztes anordnen können.

Da sich nicht für alle Länder aus dem geltenden Landesrechte die Befugnis zur Anwendung unmittelbaren Zwanges ergibt, muß die für die wirksame Durchführung des Gesetzes unentbehrliche Ermächtigung hierzu durch Reichsrecht geschaffen werden. Daß ärztliche Eingriffe, die eine ernste Gefahr für Leben oder Gesundheit mit sich bringen, nicht ohne Einwilligung des Kranken vorgenommen werden dürfen, entspricht der allgemeinen Rechtsauffassung.

Welcher Behörde die im § 4 umschriebenen Aufgaben zufallen und wie die Kosten aufzubringen sind, bestimmt sich gemäß § 16 nach Landesrecht.

Zu § 5. Auch § 5 ist aus der Verordnung vom 11. Dezember 1918 übernommen.

Vor Inkrafttreten dieser Verordnung konnte die Ausübung des Beischlafs durch eine geschlechtskranke Person nur unter dem Gesichtspunkt der vorsätzlichen oder fahrlässigen Körperverletzung strafrechtlich verfolgt werden. Den Vorschriften des Strafgesetzbuchs über die Körperverletzung fehlt aber deshalb die abschreckende und vorbeugende Kraft, weil in ihnen für den Laien nicht hinreichend erkennbar zum Ausdruck kommt, daß sie sich auch auf die Ansteckung mit Krankheiten, insbesondere mit Geschlechtskrankheiten, beziehen. Auch kann eine Bestrafung aus dem vornehmlich in Betracht kommenden § 223 des Strafgesetzbuchs, da der Versuch nicht strafbar ist, nur dann eintreten, wenn die Ausübung des Beischlafs die Übertragung der Krankheit zur Folge gehabt hat. Aber auch dann scheitert die Verfolgung vielfach an der Schwierigkeit, im Einzelfalle den ursächlichen Zusammenhang zwischen dem Geschlechtsverkehr und der Erkrankung nachzuweisen. Ein wirklicher Erfolg ist von einer Strafvorschrift nur dann zu erwarten, wenn sie auch die Gefährdung erfaßt.

Es erschien deshalb geboten, der Verbreitung von Geschlechtskrankheiten auf dem Wege einer Sondervorschrift gegen Geschlechtskranke, die in Kenntnis ihrer Erkrankung den Beischlaf ausüben, entgegenzuwirken. Schon im Jahre 1893 hatte die mit der Vorberatung der Vorlage über Abänderung von Bestimmungen des Strafgesetzbuchs usw. betraute Reichstagskommission beschlossen, als

§ 327 a eine derartige Vorschrift in das Strafgesetzbuch einzustellen [1]). Dieser Vorschlag wurde später mehrfach wiederholt [2]).

Auf Anklage wegen Vergehens gegen die Verordnung vom 11. Dezember 1918 sind im Jahre 1921 im ganzen 653 Personen verurteilt, 251 freigesprochen worden; in 23 Fällen wurde das Verfahren eingestellt. Unter den Verurteilten befanden sich 542 weibliche Personen.

§ 5 des vorliegenden Entwurfs soll vor allem vorbeugend wirken; bei dem diskreten Charakter der geschlechtlichen Beziehungen werden die Fälle, in denen es bei der Gefährdung durch den Beischlaf geblieben ist, nur selten an den Richter gelangen. Mit einer Anzeige wird im allgemeinen nur dann zu rechnen sein, wenn der Geschlechtsverkehr zur Ansteckung geführt hat. Aber gerade in solchen Fällen wird die Vorschrift für die Praxis von Nutzen sein; denn sie wird ein Einschreiten in all den Fällen ermöglichen, in denen die Strafverfolgung wegen Körperverletzung bei der Schwierigkeit der Beweisführung nicht zum Ziele führt.

Der § 5 beschränkt sich darauf, die Gefährdung durch Ausübung des Beischlafs unter Strafe zu stellen. Weiterzugehen und jeden mit Strafe zu bedrohen, der einen anderen in irgendeiner Weise der unmittelbaren Gefahr der Ansteckung mit einer Geschlechtskrankheit aussetzt (zu vergleichen Gegenentwurf zum Vorentwurf eines Deutschen Strafgesetzbuchs § 274), empfiehlt sich nicht. Den praktischen Bedürfnissen wird genügt, wenn der Hauptfall, die Vollziehung des Beischlafs, getroffen wird.

Zum Tatbestande des § 5 gehört die Ausübung des Beischlafs in Kenntnis der geschlechtlichen Erkrankung und in Kenntnis der Ansteckungsgefahr. Dem Wissen ist die Kenntnis solcher Umstände gleichgestellt, die dem Täter die Annahme, daß er an einer mit Ansteckungsgefahr verbundenen Geschlechtskrankheit leide, aufnötigen. Zur Vermeidung unnötiger Eingriffe in das Familienleben soll die Verfolgung, soweit es sich um den Geschlechtsverkehr zwischen Ehegatten oder Verlobten handelt, nur auf Antrag eintreten. Antragsberechtigt ist die gefährdete Person; neben ihr oder an ihrer Stelle der gesetzliche Vertreter entsprechend der Vorschrift des § 65 des Strafgesetzbuchs. Trifft — bei eingetretener Ansteckung — der Tatbestand des § 5 mit dem Tatbestande der Körperverletzung zusammen, so kommt nach § 73 des Strafgesetzbuchs dasjenige Strafgesetz zur Anwendung, welches die schwerste Strafe androht.

Zu § 6. Eine besondere Gefahr liegt darin, daß öfters Personen, die an einer Geschlechtskrankheit gelitten haben und noch

---

[1]) Drucksachen des Reichstags, 8. Leg.-Per., II. Session, 1892/93, Nr. 183.

[2]) Zu vergleichen Drucksachen des Reichstags, 9. Leg.-Per., IV. Session 1895/97, Nr. 618, V. Session 1897/98, Nr. 35 und 191; 10. Leg.-Per., I. Session 1898/1900, Nr. 31 und 312; Sten. Ber., I. Session 1898/1900, S. 3952, und Geheime Sitzung, S. 1 ff.

nicht bis zur Beseitigung der Ansteckungsgefahr ausgeheilt sind, eine Ehe eingehen. Um die Eheschließenden auch über diese Gefahr aufzuklären und ihnen das Gewissen zu schärfen, soll der Standesbeamte nach § 45 Abs. 2 des Gesetzes über die Beurkundung des Personenstandes und die Eheschließung in der Fassung des Gesetzes vom 11. Juni 1920 (RGBl. S. 1209) den Verlobten und denjenigen, deren Einwilligung zur Eingehung der Ehe erforderlich ist, vor Anordnung des Aufgebots ein von dem Reichsgesundheitsamte verfaßtes „Merkblatt für Eheschließende" aushändigen, in dem auf die Wichtigkeit einer ärztlichen Beratung vor der Eheschließung wie auch auf die möglichen strafrechtlichen Folgen hingewiesen wird. Auch das den Geschlechtskranken gemäß § 8 vom behandelnden Arzte auszuhändigende amtlich genehmigte Merkblatt enthält entsprechende Belehrungen und Warnungen.

Zu § 7. Werden die Geschlechtskrankheiten sachverständig, rechtzeitig und gründlich behandelt, so verlaufen sie dank den besonders in den letzten Jahren erzielten Fortschritten der ärztlichen Wissenschaft in der Regel ohne bleibende Folgen für die davon Befallenen. Ungenügend oder nicht behandelt, bilden sie indessen eine dauernde Gefahr für Gesundheit und Leben des Kranken. Aber diese Gefahr beschränkt sich nicht auf den Kranken allein. Jeder Tag, den der Geschlechtskranke ohne ärztliche Behandlung verbringt, vermehrt die Wahrscheinlichkeit, daß die Krankheit auf andere übertragen wird. Eine rasche und sorgfältige Heilbehandlung gereicht also nicht nur dem Kranken selbst zum Vorteil, sondern ist auch für das allgemeine Wohl von größter Wichtigkeit.

In Ergänzung des § 2, der dem Kranken die Pflicht auferlegt, sich von einem approbierten Arzte behandeln zu lassen, verbietet deshalb § 7 im Abs. 1 Satz 1 allen Personen, die nicht die Approbation als Arzt besitzen, die Behandlung von Geschlechtskrankheiten und Krankheiten oder Leiden der Geschlechtsorgane.

Auf keinem Gebiete der Heilkunde vermögen die nicht approbierten Heilbehandler mehr Schaden anzurichten als auf dem der Geschlechtskrankheiten. Die Gefahr besteht einmal darin, daß unsachgemäße Behandlung anstatt zu der erhofften Heilung zu einer erheblichen Verschlimmerung führen kann. Noch wichtiger und auch für die Allgemeinheit von größter Bedeutung ist es, daß durch die Laienbehandlung die rechtzeitige Vornahme der notwendigen ärztlichen Eingriffe versäumt wird, worauf die Krankheit in ein chronisches Stadium eintritt, in dem sie schwer zu heilen ist und lange Zeit hindurch, wenn nicht gar dauernd, ansteckend bleibt. Dazu kommt noch, daß viele Geschlechtskranke, besonders in kleineren Orten, sich scheuen, den Arzt aufzusuchen und sich lieber an einen Laienbehandler wenden. Einen solchen aufzufinden, wird ihnen dadurch leicht gemacht, daß die Heilkünstler sich in den Tageszeitungen durch prahlerische Anzeigen, oft unter Berufung auf die Zeugnisse angeblich geheilter Patienten, zur Behandlung von Geschlechtskrankheiten anzubieten pflegen. Solche Angebote, die häufig in schamloser und ärgerniserregender Weise erfolgen, können bei unwissenden oder leichtfertigen Kranken die Meinung erwecken, daß es sich bei den Geschlechtskrankheiten um bedeutungslose Erkrankungen handele, die auch von Nichtärzten rasch und sicher geheilt werden können.

Der Entwurf verbietet deshalb ganz allgemein die Behandlung der Geschlechtskrankheiten durch Laien. Während des Krieges waren ähnliche Anordnungen bereits von den Stellvertretenden Generalkommandos mehrfach erlassen worden; mit Aufhören des Kriegszustandes sind sie jedoch außer Kraft getreten. Dabei werden keine Bedenken dagegen zu erheben sein, daß an deutschen Krankenanstalten tätige ausländische Assistenzärzte, welche die Approbation für das Deutsche Reich nicht besitzen, oder deutsche junge Mediziner, die noch nicht approbiert sind, sich an solchen Kranken unter Leitung eines approbierten Arztes betätigen.

Der Erfolg einer Heilbehandlung ist in erster Linie bedingt durch eine richtige Diagnose, wie sie nur auf Grund eigener Wahrnehmungen gestellt werden kann. Solche eigenen Wahrnehmungen fallen bei der Fernbehandlung fort, so daß die Diagnose nicht eigentlich der Behandelnde, sondern vielmehr der Kranke selbst oder einer seiner Angehörigen oder gar ein fernstehender Dritter zu stellen pflegt. Demgemäß erfolgt dann auch die Behandlung auf Grund von Angaben oder Symptomen, die völlig unsicher sind und auch auf ihre Zuverlässigkeit und Richtigkeit von dem Behandelnden nicht nachgeprüft werden können. Es bedarf keiner Erörterung, welche Gefahren und Schäden für den einzelnen und die Gesamtheit eine solche Fernbehandlung im Gefolge hat; deshalb verbietet Satz 2 des Abs. 1 allgemein jede Behandlung von Geschlechtskrankheiten und Krankheiten oder Leiden der Geschlechtsorgane, die nicht auf Grund eigener Wahrnehmung an der zu behandelnden Person erfolgt. Das Verbot macht keinen Unterschied zwischen Nichtärzten und approbierten Ärzten, denen die ärztliche Standessitte ohnedies die Fernbehandlung untersagt. Es wird jedoch nicht etwa gefordert, daß die Untersuchung des Patienten in vollem Umfang durch den behandelnden Arzt persönlich vorgenommen wird. Zulässig bleibt vielmehr, daß approbierte Ärzte ohne ihr Beisein ihre Patienten zunächst von Assistenten untersuchen und erst dann sich vorführen lassen, um auf Grund des Untersuchungsergebnisses ihrer Gehilfen in Verbindung mit den eigenen Wahrnehmungen die Behandlung zu übernehmen. Unter allen Umständen aber muß der Behandelnde den Patienten vor sich gehabt und eigene Wahrnehmungen an ihm gemacht haben.

Nicht als Fernbehandlung ist anzusprechen die gelegentliche briefliche oder telephonische Beratung, wenn hierdurch lediglich eine auf Grund vorausgegangener eigener Wahrnehmungen vorgenommene Behandlung fortgesetzt wird.

Ebenso wie die Behandlung selbst wird folgerichtig auch schon zu untersagen sein, daß diejenigen Personen, denen die Behandlung von Geschlechtskrankheiten verboten ist, sich öffentlich oder durch Verbreitung von Schriften, Abbildungen oder Darstellungen, wenn auch in einer den wahren Sachverhalt verschleiernden Weise, zur Behandlung erbieten. Damit sollen auch die versteckten, in harmlose Wendungen gekleideten, aber für diejenigen, die es angeht, wohlverständlichen Anerbieten getroffen werden; die Ausdrücke „öffentlich", „durch Verbreitung von Schriften, Abbildungen oder Darstellungen" lehnen sich an das geltende Recht an.

Das Verbot der Laienbehandlung beschränkt sich nicht auf die Behandlung der im § 1 aufgeführten Geschlechtskrankheiten, sondern erstreckt sich auf alle Krankheiten und Leiden der Geschlechtsorgane, damit nicht etwa durch den dem Laienbehandler gegenüber meist schwer zu widerlegenden Einwand, es sei für ihn nicht erkennbar gewesen, daß es sich um eine Geschlechtskrankheit gehandelt habe, er habe vielmehr angenommen, daß ein anderweitiges Leiden der Geschlechtsorgane vorliege, dem Verbote seine Wirksamkeit genommen wird. Tatsächlich ist ja auch der ganz überwiegende Teil der Laienbehandler gar nicht in der Lage, zwischen den eigentlichen Geschlechtskrankheiten und den sonstigen Erkrankungen der Geschlechtsorgane jeweils die richtige Unterscheidung zu treffen.

Im Abs. 3 wird auch den Ärzten verboten, sich zur Behandlung von Geschlechtskrankheiten usw. in unlauterer Weise, d. h. über die durch die Standesvorschriften gezogenen Grenzen hinaus, zu erbieten. Bei den Ärzten, die sich entgegen der Standessitte und den hierdurch ergangenen Urteilen der ärztlichen Ehrengerichte fortlaufend in der Tagespresse, durch Säulenanschläge und dergleichen zur Behandlung von Geschlechtskranken erbieten, handelt es sich erfahrungsgemäß meist um Personen, die frei von ethischen Bedenken in der Ausübung ihres Berufs lediglich eine Quelle persönlichen Gelderwerbes sehen und daher vor gewissenloser Ausnutzung der Kranken nicht zurückschrecken. Häufig wird dabei zur Anlockung der Kranken auch das irreführende Versprechen der „Behandlung ohne Berufsstörung" gemacht. Auf Abwege geratene Ärzte geben sogar lediglich ihren Namen zu den Anzeigen her, um die Kranken gewerbsmäßigen Heilschwindlern zur Behandlung zuzuführen. Vor solchen Ärzten, die infolge ihrer fortdauernden Ankündigungen nur zu oft regen Zulauf haben, die Kranken zu schützen, ist aber um so dringender geboten, als der vorliegende Gesetzentwurf, um die Durchführung einer ordnungsmäßigen Behandlung zu sichern, den Ärzten im § 9 eine beschränkte Meldepflicht auferlegt, die es bei mißbräuchlicher Ausnutzung ängstlichen Kranken erschweren könnte, sich von derartig gewissenlosen Ärzten wieder frei zu machen.

Zu § 8. Im Kampfe gegen die Geschlechtskrankheiten kommt nicht nur der Aufklärung des großen Publikums durch Schriften, Vorträge und Ausstellungen, sondern namentlich auch der Belehrung des einzelnen Kranken durch den behandelnden Arzt eine hervorragende Bedeutung zu. § 8 Abs. 1 verpflichtet deshalb den Arzt, der einen Geschlechtskranken untersucht oder behandelt, diesen über die Krankheit und die von ihr drohenden Gefahren zu belehren; um die Belehrung eindringlicher zu gestalten, soll der Kranke hierbei ein gedrucktes Merkblatt erhalten. Abs. 2 bringt eine ergänzende Vorschrift für den Fall, daß dem Kranken das zur Erkenntnis der Ansteckungsgefahr erforderliche Verständnis fehlt.

Sollen diese Bestimmungen wirksam durchgeführt werden, so bedarf es dazu der freiwilligen, verständnisvollen Mitarbeit der Ärzte, die nicht durch Strafandrohung erzwungen werden kann; von der Aufnahme einer Strafbestimmung ist deshalb abgesehen.

Zu § 9. Die Maßnahmen zur Bekämpfung der im § 1 des Reichsgesetzes vom 30. Juni 1900 (RGBl. S. 306) aufgeführten gemeingefährlichen Krankheiten beruhen im wesentlichen auf der von dem behandelnden Arzte zu erstattenden Anzeige, wie auch die Landesgesetze zur Bekämpfung der sonstigen übertragbaren Krankheiten vielfach die Anzeigepflicht eingeführt haben.

Sie hat vornehmlich den Zweck, der Weiterverbreitung der Krankheit durch Absonderung des Kranken und durch Desinfektionsmaßnahmen entgegenwirken zu können. Diese Gesichtspunkte treten im Kampfe gegen die Geschlechtskrankheiten stark in den Hintergrund. Hier handelt es sich vornehmlich darum, den Kranken unverzüglich in sachgemäße ärztliche Behandlung zu bringen und ihre ordnungsmäßige Durchführung bis zur Beseitigung der Ansteckungsgefahr sicherzustellen. Für die erstere Forderung, den Kranken dem Arzte zuzuführen, kommt die Anzeigeerstattung durch den Arzt nicht mehr in Frage. Für die zweite Forderung hingegen, die Sicherung der ordnungsmäßigen Durchführung der Behandlung, wird man der Anzeigepflicht nicht ganz entraten können. Bei dem diskreten Charakter der Geschlechtskrankheiten erscheint es indessen geboten, den Anspruch auf Wahrung des ärztlichen Berufsgeheimnisses möglichst zu schonen, weil sonst das Vertrauen zu dem Arzte ernstlich gestört und der Kranke vielleicht zum Laienbehandler getrieben werden könnte. Nicht zu entbehren ist dagegen die Anzeigepflicht in allen den Fällen, in denen die dringende Gefahr der Übertragung auf andere alsbaldiges Einschreiten erfordert. Der Arzt soll deshalb zur Anzeige verpflichtet sein, wenn der Kranke sich der ärztlichen Behandlung und damit überhaupt jeder gesundheitlichen Überwachung entzieht oder wenn er infolge seines Berufes (z. B. als Barbier, als Hebamme usw.) oder infolge seiner persönlichen Verhältnisse (z. B. leichtsinniger Lebensführung) eine besondere Gefahr für andere bildet.

Die Anzeige ist an die Gesundheitsbehörde zu richten, welche je nach Lage des Falles den Kranken zur Erfüllung seiner Pflichten ermahnen oder die nach § 4 zulässigen Maßnahmen ergreifen kann. Die im § 3 erwähnten Beratungsstellen für Geschlechtskranke haben sich bisher besonders deshalb als nützliche Einrichtung erwiesen, weil sie das Vertrauen der Kranken in hohem Maße zu erwerben verstanden haben. Wo solche Beratungsstellen vorhanden sind, kann es daher zweckmäßig sein, daß die Anzeige zunächst an diese geht. Sie werden gegebenenfalls zunächst dem Kranken die nötigen Anweisungen zu erteilen und der Gesundheitsbehörde erst dann Kenntnis zu geben haben, wenn ihre eigenen Bemühungen, den Kranken zur Befolgung ihrer Anweisungen zu veranlassen, erfolglos geblieben sind. Von einer Strafandrohung gegen den behandelnden Arzt bei Unterlassung der Anzeige ist aus den bei § 8 erwähnten Gründen Abstand genommen.

Zu § 10. Es liegt in der Natur der Sache, daß den Beamten und Angestellten der Gesundheitsbehörden und der Beratungsstellen in ihrer dienstlichen Tätigkeit Nachrichten zugehen, deren unbefugte Bekanntgabe für die Beteiligten nachteilige Folgen haben müßte. Um die berechtigten Interessen der Kranken zu schützen und um diese nicht von dem Verkehre mit den zu ihrem Besten errichteten Gesundheitsbehörden und Beratungsstellen abzuschrecken, muß den Beamten und Angestellten strengste Amtsverschwiegenheit zur Pflicht gemacht werden. Die im Abs. 3 gegebene Erläuterung zu Abs. 1 entspricht der in der bisherigen Rechtsprechung des Reichsgerichts zu § 300 des Strafgesetzbuchs vertretenen Rechtsauffassung (vgl. Entscheidungen des Reichsgerichts in Strafsachen, Bd. 38 S. 62).

Zu § 11. Die im § 7 ausgesprochenen Verbote könnten umgangen werden durch das Ankündigen oder Anpreisen von Mitteln, Gegenständen oder Verfahren zur Heilung oder Linderung von Geschlechtskrankheiten in Tageszeitungen und Zeitschriften.

Dieser Möglichkeit soll durch § 11 vorgebeugt werden. Die von manchen Herstellern und Händlern betriebene aufdringliche Reklame für Gegenstände der verschiedensten Art, denen angeblich unfehlbare Heilwirkung gegenüber Geschlechtskrankheiten zukommt, soll durch dieses Verbot getroffen werden, zumal sich hinter der Ankündigung solcher Mittel und Verfahren auch oft die Anreizung zur Kindesabtreibung versteckt. In oft geradezu abstoßender Weise werden in Tageszeitungen, in Volkskalendern, in illustrierten Blättern, auf Umschlägen oder in Einlagen von Büchern Heilmittel gegen Geschlechtskrankheiten dem Leser an auffallender Stelle oder durch hervortretenden Druck, manchmal unter Zuhilfenahme von Abbildungen, empfohlen oder zur Empfehlung der als unentbehrlich bezeichneten Mittel Dankschreiben oder Bestätigungen von zweifelhafter Glaubwürdigkeit mit abgedruckt, in denen geheilte Kranke oder Ärzte den glänzenden Erfolg und die vorzügliche Heilkraft der Fabrikate bezeugen.

Die Vorschrift im Abs. 2 trägt einem praktischen Bedürfnis Rechnung. Es muß die Möglichkeit offengelassen werden, daß die Mittel und Gegenstände, die zur Heilung oder Linderung von Geschlechtskrankheiten dienen, in den Kreisen bekannt werden, die sich ihrer berufsmäßig bedienen oder sie in einwandfreier, redlicher Weise in den Verkehr zu bringen pflegen. Deshalb läßt der Entwurf das Ankündigen oder Anpreisen dann straflos, wenn es ausschließlich an Ärzte oder Apotheker oder an Personen erfolgt, die mit solchen Mitteln oder Gegenständen erlaubterweise Handel treiben. Bei der Beschränkung auf diese Kreise ist eine Schädigung des großen Publikums ausgeschlossen. Selbstverständlich liegt eine solche Beschränkung bei einer Ankündigung in Tageszeitungen nicht vor, auch dann nicht, wenn etwa die Ankündigung mit der Überschrift „Nur für Ärzte", „Nur für Apotheker" und dergleichen erfolgen sollte. Auch das Ankündigen oder Anpreisen in wissenschaftlichen ärztlichen und pharmazeutischen Fachzeitschriften ist zugelassen, um die Möglichkeit zu eröffnen, daß die bezeichneten Mittel oder Gegenstände, namentlich solcher neuerer Art, unter den Ärzten und Apothekern allgemein bekannt werden und von den Ärzten geprüft und erprobt werden können. Die Zulassung ist in dieser Begrenzung unbedenklich, weil bei solchen Fachzeitschriften regelmäßig nur ein engerer sachkundiger Leserkreis in Betracht kommt. Der zugunsten anderweiter reichs- oder landesrechtlicher Vorschriften aufgenommene Vorbehalt bezieht sich insbesondere auf die Bestimmungen über den Verkehr mit Arzneimitteln und Giften.

Die Ausdrücke „ankündigen" oder „anpreisen" sind dem Strafrecht bekannt; ihre Bedeutung ist durch die Rechtsprechung (vergleiche besonders Entscheidungen des Reichsgerichts in Strafsachen Bd. 37 S. 142) klargestellt worden.

Zu § 12. Es hat sich herausgestellt, daß die im Handel befindlichen zur Verhütung von Geschlechtskrankheiten bestimmten Gegenstände vielfach für diesen Zweck ungeeignet sind. Sie können dann nur dazu dienen, daß der Käufer um sein Geld betrogen wird und daß er sich im Vertrauen auf die erwartete Schutzwirkung gerade einer erhöhten Ansteckungsgefahr aussetzt. Der Reichsregierung soll deshalb durch Abs. 1 Satz 1 die Möglichkeit gegeben werden, solche für ihre Zweckbestimmung unbrauchbare Gegenstände vom Verkehr auszuschließen. An und für sich ist das Ausstellen, Ankündigen und Anpreisen von Gegenständen, die zur Verhütung von Geschlechtskrankheiten dienen, nach § 15, II gestattet, sofern es nicht in einer Sitte oder Anstand verletzenden Weise erfolgt. Satz 2 des Abs. 1 soll die Möglichkeit bieten, hierüber genauere Vorschriften zu erlassen, soweit es sich um Gegenstände handelt, die auf ihre Brauchbarkeit geprüft und zugelassen worden sind.

Zu §§ 13, 14. Erfahrungsgemäß werden Geschlechtskrankheiten nicht nur durch den Geschlechtsverkehr, sondern öfters auch durch sonstige enge Berührung übertragen, die Syphilis besonders durch das Stillgeschäft. Syphilitische Frauen, die ein fremdes Kind stillen, stecken dieses nicht selten an, ebenso wie auch Kinder, die mit angeborener Syphilis behaftet sind, gesunde Ammen anstecken können. Es wird deshalb im § 14 des Entwurfs von der Amme ein Zeugnis über ihren Gesundheitszustand verlangt, gleichzeitig aber auch dem Dienstherrn verboten, eine Amme ohne Zeugnis anzunehmen. Umgekehrt muß zur Verhütung von Krankheitsübertragungen durch das Kind auf die Stillende, bevor eine andere Person als die Mutter zum Stillen eines Kindes herangezogen wird, jeweils ein Arzt zugezogen werden, der zu entscheiden hat, ob das Kind gestillt werden darf. Auch andere als syphilitische Geschlechtskrankheiten können von der Amme auf das Kind oder umgekehrt übertragen werden, wenn nicht die gebotene Vorsicht nach Anleitung des Arztes beobachtet wird. Ebenso kann auch die Überlassung eines geschlechtskranken Kindes an Pflegepersonen, denen von der Erkrankung nichts bekannt ist, zur Weiterverbreitung der Krankheit führen.

Der in solchen Fällen drohenden Ansteckung suchen die in §§ 13, 14 vorgesehenen Strafbestimmungen vorzubeugen. Straffreiheit soll bestehen für den Fall, daß ein syphilitisches Kind von einer weiblichen Person gestillt wird, die selbst an Syphilis leidet. Für die stillende Person ist hiervon kein Schaden zu befürchten, wohl aber kann dem Kinde die Ernährung mit Frauenmilch von großem Nutzen sein.

Zu § 15. Die als Reglementierung bekannte polizeiliche Überwachung der gewerbsmäßigen Unzucht wird im allgemeinen in der Weise durchgeführt, daß die Dirnen unter sittenpolizeilicher Aufsicht gestellt, in eine Liste eingetragen und einer regelmäßigen polizeiärztlichen Untersuchung unterworfen werden. Dieses Verfahren hat sich als unzureichend erwiesen, weil ein großer Teil der Dirnen sich scheut, mit der Polizei in Berührung zu kommen, und sich daher der polizeiärztlichen Untersuchung zu entziehen sucht. Die Zahl der heimlichen Dirnen ist aber in den meisten Städten erheblich größer als die Zahl derjenigen, die der Polizei bekannt und bei ihr eingeschrieben sind. In Berlin z. B. soll es etwa zehnmal so viel heimliche als eingeschriebene Dirnen geben. Gerade die sogenannten freien Dirnen sind aber erfahrungsgemäß am häufigsten mit Geschlechtskrankheiten behaftet. Ein wirklicher Erfolg ist deshalb im Kampfe gegen die Verbreitung der Geschlechtskrankheiten durch die Dirnen nur dann zu erwarten, wenn die Entseuchung auch des heimlichen Dirnentums gelingt.

In Preußen ist vor längerer Zeit ein dahingehender Versuch gemacht worden. Eine Verfügung der zuständigen Minister vom 11. Dezember 1907[1]) beabsichtigte, die Überwachung des Dirnentums in eine vorwiegend ärztliche Einrichtung umzugestalten. Zu diesem Zwecke sollten überall, wo sich das Bedürfnis hierzu zeigte, öffentliche ärztliche Sprechstunden für Personen, die gewerbsmäßig Unzucht treiben, eingerichtet werden. Den geschlechtskranken

---

[1]) Ministerialblatt für die preußische innere Verwaltung 1908. S. 14.

Dirnen sollte Gelegenheit zu unentgeltlicher ärztlicher Behandlung gegeben werden. Solange die Dirnen nachweisen können, daß sie sich regelmäßig einer ärztlichen Beaufsichtigung unterwerfen, sollten sie von polizeilichen Maßregeln befreit sein. Eine Unterstellung der Dirnen unter polizeiliche Beaufsichtigung sollte nur nach gerichtlicher Verurteilung wegen Gewerbsunzucht erfolgen, und es sollte alles geschehen, um den gefallenen Frauen und Mädchen die Rückkehr zu einem anständigen Lebenswandel zu erleichtern.

Die Hoffnung, daß die heimlichen Dirnen den ärztlichen Untersuchungsstellen Vertrauen entgegenbringen und bereitwillig von der dargebotenen Heilbehandlung Gebrauch machen würden, ohne mit der Polizei in Berührung zu kommen, hat sich nicht erfüllt, und zwar, wie angenommen werden darf, in der Hauptsache deshalb, weil eine so milde Handhabung der Aufsicht nicht mit den Vorschriften im § 180 und im § 361 Nr. 6 des Strafgesetzbuchs in Einklang zu bringen ist. Der § 180 des Strafgesetzbuchs steht im Wege, weil er es den Dirnen erschwert, Wohnung zu finden, und sie zwingt, ihr unzüchtiges Gewerbe im geheimen zu treiben, um nicht der Wohnung verlustig zu gehen; der § 361 Nr. 6 des Strafgesetzbuchs bildet ein Hindernis, weil er die Dirne nur dann straffrei läßt, wenn sie sich einer polizeilichen Aufsicht unterstellt hat.

I. Nach § 180 des Strafgesetzbuchs wird wegen Kuppelei bestraft, wer gewohnheitsmäßig oder aus Eigennutz durch seine Vermittlung oder durch Gewährung oder Verschaffung von Gelegenheit der Unzucht Vorschub leistet. Als eine Handlung, die der Unzucht Vorschub leistet, ist auch die Überlassung einer Wohnung zur Ausübung der Unzucht anzusehen. Ein Vermieter, der Räume zu Unzuchtzwecken an Dirnen vermietet, macht sich daher der Kuppelei schuldig, wenn er dies gewohnheitsmäßig oder aus Eigennutz tut. Das Tatbestandsmerkmal des Eigennutzes hat in der Rechtsprechung eine so weite Auslegung gefunden, daß darunter auch das in der Erlangung des gewöhnlichen Mietzinses liegende Vermögensinteresse begriffen werden kann (zu vgl. Entsch. des Reichsgerichts in Strafsachen Bd. 26 S. 40). Infolge dieser Auslegung sind zahlreiche Bestrafungen von Hausbesitzern und Zimmervermietern vorgekommen, denen die Absicht, aus dem unzüchtigen Treiben der Dirnen besonderen Nutzen zu ziehen, ferngelegen hat. Dieser Rechtszustand hat in den Kreisen der Betroffenen Beunruhigung hervorgerufen und zu einer größeren Zurückhaltung der Vermieter, und zwar gerade der besseren Elemente unter ihnen, geführt. Den Dirnen ist es dadurch schwer gemacht, überhaupt eine Wohnung zu finden. Sie sind, um ihre Wohnung nicht zu verlieren, oft genötigt, ihr unzüchtiges Treiben zu verheimlichen oder sich von dem Vermieter ausbeuten zu lassen. Geht man davon aus, daß die Prostitution, wenigstens in den großen Städten, nicht beseitigt werden kann, so muß man den Dirnen auch die Möglichkeit geben, eine Wohnung zu haben und in dieser ihr Gewerbe auszuüben. Sonst drängt man die Unzucht auf die Straße und in die Familie.

Aus diesen Gründen war schon in dem Entwurf eines Gesetzes über Abänderung von Bestimmungen des Strafgesetzbuchs usw. vom 29. Februar 1892 (Drucks. des Reichstags, 8. Leg.-Per., I. Session 1890/92 Nr. 713) der Vorschlag enthalten, die einfache Wohnungskuppelei unter gewissen Voraussetzungen straflos zu lassen. Die Vorschläge sind in späteren Vorlagen vom 22. November 1892 (Drucks. des Reichstags, 8. Leg.-Per., II. Session 1892/93 Nr. 11) und vom 3. Februar 1899 (Drucks. des Reichstags, 10. Leg.-Per., I. Session 1898/99 Nr. 112) sowie in drei Initiativanträgen aus der Mitte des Reichstags zum Ziele zu führen. Auch die Strafrechtskommission hat sich in Übereinstimmung mit dem Vorentwurfe (§ 251 Abs. 2) und dem Gegenentwurfe (§ 248 Abs. 2) in gleichem Sinne ausgesprochen und in ihrem Entwurfe zu einem Deutschen Strafgesetzbuche das bloße Gewähren von Wohnung für straflos erklärt, es sei denn, daß mit Rücksicht auf die Duldung der Unzucht ein unverhältnismäßiger Gewinn erstrebt wird.

In Anlehnung an diese Vorschläge und in Übereinstimmung mit § 272 Abs. 2, § 273 Abs. 2 des Amtlichen Entwurfs eines Allgemeinen Deutschen Strafgesetzbuchs bestimmt der Entwurf, daß die Strafvorschrift im § 180 auf das Gewähren von Wohnung keine Anwendung findet, wenn damit weder ein Ausbeuten der Person, der die Wohnung gewährt wird, noch ein Anwerben oder Anhalten dieser Person zur Unzucht verbunden ist. Die Vorschrift bezieht sich nicht auf den Tatbestand der schweren Kuppelei (§ 181 des Strafgesetzbuchs), der ein Handeln aus Eigennutz nicht voraussetzt. Nur das Gewähren von Wohnung, nicht das Überlassen eines Raumes zur Ausübung der Unzucht, ist von der Strafvorschrift des § 180 ausgenommen; deshalb hat es bezüglich der sogenannten Absteigequartiere, in denen nicht gewohnt, sondern zum Zwecke der Ausübung der Unzucht nur vorübergehend Aufenthalt genommen wird, bei dem bisherigen Rechtszustand sein Bewenden, einerlei, ob als Absteigequartiere Privat- oder Gasthäuser benutzt werden. Die Straflosigkeit entfällt, wenn der Vermieter die Dirnen ausbeutet, indem er z. B. einen übermäßig hohen Mietszins fordert, der nicht ausschließlich als Entgelt für die Überlassung der Wohnung, sondern zugleich als besondere Belohnung für die Zulassung des Unzuchtbetriebs erscheint, oder wenn er die Dirnen zur Unzucht anhält. Beides geschieht regelmäßig in den Bordellen, die, wie der neueingefügte Abs. 2 ausdrücklich bestätigt, ohne weiteres unter die Strafvorschrift des § 180 des Strafgesetzbuchs fallen. Aus Gründen des Jugendschutzes ist die Straffreiheit des Wohnungsvermieters auf die Fälle beschränkt, in denen Personen über 18 Jahren Wohnung gewährt wird. Das Gewähren von Wohnung an jüngere Personen bleibt wie bisher als Kuppelei strafbar, wenn im übrigen die Voraussetzungen des § 180 vorliegen.

II. § 184 Nr. 3 des Strafgesetzbuchs verbietet, Gegenstände, die zu unzüchtigem Gebrauche bestimmt sind, an dem Publikum zugänglichen Orten auszustellen oder dem Publikum anzukündigen oder anzupreisen.

Das Reichsgericht versteht hierunter nicht nur solche Gegenstände, die lediglich dazu bestimmt sind, der Unzucht Vorschub zu leisten, sondern auch alle diejenigen, die sich vermöge ihrer besonderen Beschaffenheit zu unzüchtigem Gebrauch eignen und dazu erfahrungsgemäß verwendet werden. Die praktische Folge dieser Auslegung ist, daß unter die Strafbestimmung ganz allgemein alle Gegenstände fallen, die überhaupt beim Geschlechtsverkehre Verwendung finden können, also insbesondere auch alle Mittel, die zur Verhütung geschlechtlicher Ansteckung dienen sollen (vgl. Entscheidungen des Reichsgerichts in Strafsachen Bd. 34 S. 365, Bd. 36 S. 312).

Erfahrene Fachärzte haben diese Auslegung mit lebhaftem Bedauern aufgenommen; ihrem Bedenken, daß bei unbehinderter Verbreitung von Schutzmitteln eine ungeheure Zahl von geschlechtlichen Erkrankungen vermieden werden könne, wird man sich nicht verschließen dürfen.

Durch Erschwerung des Vertriebs von Schutzmitteln, den außerehelichen Geschlechtsverkehr einzuschränken, ist, wie die Erfahrung erwiesen hat, unmöglich. So erscheint es denn geboten, wenigstens den der Volksgesundheit hiervon drohenden Gefahren nach Möglichkeit zu begegnen. Der Entwurf will deshalb in sinngemäßer Übereinstimmung mit § 270 des Amtlichen Entwurfs eines Allgemeinen Deutschen Strafgesetzbuchs die Beschaffung der ansteckungverhütenden Mittel von allen Erschwerungen befreien durch eine im § 184 aufzunehmende Ausnahmebestimmung, die das Ausstellen, Ankündigen und Anpreisen der zur Verhütung von Geschlechtskrankheiten dienenden Gegenstände für straflos erklärt, soweit es nicht in einer gegen Sitte oder Anstand verstoßenden Weise erfolgt. Auch dem sittlichen Empfinden dürfte durch diese Fassung Rechnung getragen sein.

III. Nach § 361 Nr. 6 des Strafgesetzbuchs wird bestraft:

a) eine weibliche Person, die wegen gewerbsmäßiger Unzucht einer polizeilichen Aufsicht unterstellt ist, wenn sie den in dieser Hinsicht zur Sicherung der Gesundheit, der öffentlichen Ordnung und des öffentlichen Anstandes erlassenen polizeilichen Vorschriften zuwiderhandelt,

b) eine weibliche Person, die, ohne einer solchen Aufsicht unterstellt zu sein, gewerbsmäßig Unzucht treibt.

Hiernach ist die Ausübung der gewerbsmäßigen Unzucht grundsätzlich strafbar. Straflosigkeit tritt nur ein, soweit die Dirnen einer polizeilichen Aufsicht unterstellt sind und die ihnen gegenüber erlassenen Polizeivorschriften befolgen. Diese Rechtslage steht der Einführung einer vorwiegend ärztlichen Überwachung der Gewerbsunzucht im Wege; sie gestattet insbesondere nicht, solche Dirnen straflos zu lassen, welche einer polizeilichen Aufsicht nicht unterstellt zu werden brauchen, weil sie sich freiwillig der ärztlichen Untersuchung unterwerfen und dadurch sowie durch ihr sonstiges Verhalten Gewähr dafür bieten, daß ihr unzüchtiges Treiben keine Gefahr für die Gesundheit, die öffentliche Ordnung und den öffentlichen Anstand bilden werde. Im übrigen hat sich die Strafbestimmung als ungeeignet erwiesen, das Anwachsen des heimlichen Dirnentums zu verhindern. Wegen der Nachteile, welche die Unterstellung unter polizeiliche Aufsicht für das bürgerliche Leben mit sich bringt, läßt sich erfahrungsgemäß nur der geringste Teil der Dirnen in die polizeilichen Listen eintragen, die Mehrzahl unterwirft sich nicht der polizeilichen Beaufsichtigung und treibt, um einer Bestrafung zu entgehen, die Unzucht heimlich. Um diesem Übelstande zu begegnen, schlägt der Entwurf vor, die gewerbsmäßige Unzucht als solche straflos zu lassen, dafür aber Strafvorschriften gegen solche Personen aufzunehmen, welche in einer das Anstandsgefühl verletzenden Weise unzüchtigen Verkehr herbeizuführen suchen oder welche die Gewerbsunzucht in einer die Jugend gefährdenden Weise betreiben. Neben der Haftstrafe kann gemäß § 362 des Strafgesetzbuchs auf Überweisung an die Landespolizeibehörde erkannt werden.

Zu § 16. Die Verschiedenartigkeit der örtlichen Verhältnisse, insbesondere die Mannigfaltigkeit der Behördenorganisation in den einzelnen Ländern macht es notwendig, daß die zur Durchführung des Gesetzes notwendigen Vorschriften dem Landesrecht überlassen bleibt.

Da der Vollzug des Gesetzes den Landesregierungen obliegt, wird auch über die Aufbringung der Kosten das Landesrecht zu bestimmen haben.

Sachverzeichnis.

(Die Ziffern geben die Seitenzahlen an.)

A.

C.

D.

H.

L.

M.

P.

Qu.

R.

T.

U.

V.

W.